历代

止痛方药精讲

南京中医药大学

主 编

吴承艳 李振彬

副主编

孙世发 吴承玉 任威铭

编 委（按姓氏笔画排序）

王 进	王志强	王继明	卞雅莉
尹桂华	吉 冬	任威铭	刘小兵
刘旭辉	衣兰杰	许 可	孙世发
孙 岩	李振彬	杨可君	杨志霞
杨 颖	吴承玉	吴承艳	张 蕾
张工彧	张晓刚	陆 玲	陈相宜
陈晓天	范 俊	范崇峰	林怡冰
季丹丹	季庭竹	周凯伦	周 雯
周鹏飞	郑绍勇	施庆武	柴 卉
晏婷婷	徐 俊	覃 康	程 茜
窦琦璐			

人民卫生出版社

·北京·

图书在版编目（CIP）数据

历代止痛方药精讲 / 吴承艳，李振彬主编. —北京：
人民卫生出版社，2021.1（2024.4 重印）
ISBN 978-7-117-30751-2

Ⅰ.①历… Ⅱ.①吴… ②李… Ⅲ.①止痛－验方－
汇编 Ⅳ.①R289.5

中国版本图书馆 CIP 数据核字（2020）第 200002 号

人卫智网	**www.ipmph.com**	医学教育、学术、考试、健康，购书智慧智能综合服务平台
人卫官网	**www.pmph.com**	人卫官方资讯发布平台

历代止痛方药精讲
Lidai Zhitong Fangyao Jingjiang

主 编：吴承艳 李振彬
出版发行：人民卫生出版社（中继线 010-59780011）
地 址：北京市朝阳区潘家园南里 19 号
邮 编：100021
E - mail：pmph @ pmph.com
购书热线：010-59787592 010-59787584 010-65264830
印 刷：三河市尚艺印装有限公司
经 销：新华书店
开 本：710×1000 1/16 印张：30
字 数：523 千字
版 次：2021 年 1 月第 1 版
印 次：2024 年 4 月第 2 次印刷
标准书号：ISBN 978-7-117-30751-2
定 价：79.00 元

打击盗版举报电话：010-59787491 E-mail：WQ @ pmph.com
质量问题联系电话：010-59787234 E-mail：zhiliang @ pmph.com

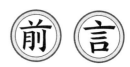

前言

　　疼痛是临床最常见的症状之一，是机体对所受刺激产生的应答反应，是一种主观感觉。它涉及临床各科，见于多种急、慢性疾病之中。据有关调查，有半数以上的患者到医院就诊是因为某种疼痛。疼痛不仅严重地危害着人们的身心健康，而且直接影响患者的生活和工作。因此，对各种痛症的研究和治疗也越来越多地受到医学界的重视，疼痛是当前医学和生物学研究的重要课题之一，亦是国际范围的重大难题。解除患者的痛苦，探讨痛症的机制，寻找有效防治痛症的方法和途径，是当今医学、药物学的基本任务之一。

　　中医诊治疼痛，历史悠久，内容丰富，从痛症病因病机的探讨、病位证候的分析，到止痛中药的应用及止痛方剂的创立，形成了颇具特色的理法方药兼备的证治体系。特别近30年来，对止痛方药的研究越来越深入，在古方的新用、止痛新方的发掘、止痛中药的研制等方面取得了可喜的研究成果。然而我们在长期的方药文献研究的基础上，结合临床痛症实际需要，发现还有许多止痛方剂和止痛中药被蕴藏在历代中医药文献中未被广泛利用。经不完全统计，历代文献中记载有止痛作用的中药多达2 000余种，记载有止痛作用的方剂更是超20 000首之多，被现代实验研究证实有镇痛作用的中药已有300多种。但目前临床常用的止痛中药只有几十种。有鉴于此，我们通过对历代中医文献中记载的有止痛作用的方剂与中药进行全面而系统的整理与研究，于2008年编撰出版了《历代止痛方药》。该书的出版，深受广大临床工作者、中医爱好者、中医药院校学生以及中医科研工作者的喜爱。为进一步满足读者及在校生学习需求，便于他们对止痛方药的理解与应用，本书在《历代止痛方药》基础上进行精简，并将笔者在博士期间对痛症理论及止痛中药的文献研究成果也分述其中。

本书的编写分为上、中、下三篇。上篇为痛症理论及止痛中药文献研究，该部分主要从中医对疼痛的认知角度，对疼痛的历史梗概、释名、病因病机、疼痛涉及的主要脏器等做了重点剖析，又对古代本草的收录、止痛中药的分类、现代研究近况及临床用药规律等做了阐述，充分彰显了中医药对疼痛辨治理论的特色和优势。中篇为历代止痛方剂，是以人体不同部位的疼痛和临床常见的特殊疼痛为疼痛名作为纲，总收载痛症 30 种。以历代治疗该痛症的有效方剂为目，其中 80% 的方剂是清代以前的有效止痛古方。每首方剂除包含了方源、组成、用法等信息外，重点对每首方剂的止痛原理做了详细解析，并对有些名方经现代实验所证实的镇痛药理也予以概述，充分显示该方古今止痛的研究动态。下篇为历代止痛中药，将中药按止痛功效分为 13 类作为纲，每类收载了古今散载于各类本草文献中的止痛中药。每味中药除记载了该药的正名、异名、炮制、镇痛药理等项外，还突出将历代医家对该药进行止痛配伍的用药经验及对该药有关止痛方面的独到见解和学术争鸣专列了配伍应用和医家论述项，完全展示了历代医家对该药止痛的认识与使用轨迹。希望本书能对学习和研究方剂、本草文献提供更多的信息，对中医痛症临床、痛症新药的科研开发均有所裨益。

本书在研究与编撰过程中，得到了本草学家宋立人教授、方剂学家彭怀仁教授的关心和支持，研究生曾妮、秦欢参与了很多校稿工作，在此表示衷心的谢忱。

由于编者学术水平所限，本书虽经反复修改，但不足之处在所难免，真诚希望广大读者不吝赐教。

编者

2019 年 12 月于南京

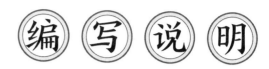

編 写 说 明

1. 本书基于中医对疼痛的认知，在全面梳理与剖析痛症相关理论的基础上，将从古至今有关止痛方药进行了系统的整理和研究，从临床痛症治疗实际出发，编撰既能体现传统中医止痛特色的方药，又能反映现代药理、药物化学实验研究的最新动态，力求资料可靠，内容新颖，反映动态，立足临床，重在实用。

2. 本书分上、中、下三篇。上篇为痛症理论及止痛中药文献研究，中篇为历代止痛方剂，下篇为历代止痛中药。

3. 上篇主要从中医对痛症的认识，分别对疼痛的概念、痛症的历史梗概、疼痛的释名、病因病机、涉及的主要脏器等做剖析，又对古代本草的收录、止痛中药的分类、现代研究近况及临床用药规律等做了阐述，以充分彰显中医药对痛症辨治理论的特色和优势。

4. 中篇是以人体不同部位的疼痛和临床常见的特殊疼痛为疼痛名，总收载痛症 30 种。

（1）每一痛症首先简要叙述中医对其认识的概念，主要病因病理，常见证型及治疗要点，并概述了该疼痛见于西医学的哪些疼痛性疾病。针对其主要矛盾，分别介绍各有特点、疗效确切、使用安全的治疗该疼痛的不同方剂，既有能适用于不同证型的止痛方剂，又有具有特殊止痛作用的方剂，实收方剂 263 首。

（2）每首方剂按正名、方源、异名、组成、用法、功用、主治、止痛原理、现代研究等内容撰写。其中正名、组成、用法、功用、主治为必备项目，其余如无资料者从缺。

1）正名收载以其始载书记载的方名为正名，并标明该方的出处。

2）【异名】收录该方异名的名称及其出处。如一方有多种异名者，则按所载异名的文献年代先后顺序进行排列。若仅有始载书的异名者，不注出处。

3）【组成】中的药物用量，根据原著，并参考有关古今度量衡对照的研究资料，一律折算为公制如 kg、g、L、ml 等；有的折算后仍不切合实用者，则参考原著用量之比例，或结合目前临床实际应用情况，拟定新的用量，以供读者参考。临床应用时，药物剂量应当注意参考最新版《中华人民共和国药典》等，并与最新有关研究相结合。

4）【用法】根据汤、丸、散等剂型的不同，仅以少数文字表明要点。

5）【功用】根据方中的药物配伍，归纳其功用，侧重说明其止痛功用。

6）【主治】根据原著收录，有的汇集诸家之说综合成文，主文一般先列痛症，后列其余病证。因篇幅所限，概不一一注明出处。能适用于西医学某些疼痛性疾病的也予以提及。

7）【止痛原理】对方剂中能说明止痛原理的，都撰写清楚，以揭示该方的配伍止痛特点，反映该方的止痛特色。

8）【现代研究】收集现代实验研究对该方有关止痛方面的研究成果，主要涉及止痛药理、科学实验及新成果、新技术、新方法。

5. 下篇是将止痛中药按止痛功效分为 13 类，总共收历代止痛中药 350 味。

（1）每类止痛中药收录标准：①历代本草文献中明确标有"止痛"字样的中药；②历代本草文献中明确记载有"主……痛""治……痛"的中药；③经现代实验研究证实有镇痛作用的中药。

（2）每味止痛中药按正名、异名、来源、炮制、镇痛药理、性味归经、功效主治、配伍应用、用法用量、使用注意、医家论述等内容撰写。其中正名、来源、性味归经、功效主治、用法用量为必备项目，其余如无资料者从缺。

1）正名即各止痛药物的条目名，选用该药现代最常用的药名为正名，并注明正名的始载书名。

2）【异名】选收现代临床常用的处方用名，以便读者按各地处方不同用名查询原药物。

3）【炮制】简要介绍该药的不同炮制方法，对通过炮制能增强止痛作用者予以特别说明。

4）【镇痛药理】主要简述该药物及其制剂或主要成分经临床或实验研究所证实的镇痛药理作用，研究成果务求新并得到公认。

5）【性味归经】主要包括性味、归经、毒性。如缺少其中部分内容，则介绍其他相应内容。其中，性分寒、热、温、凉、微寒、微温、平 7 类，味分酸、甘、咸、辛、苦、淡、涩 7 类。归经以脏腑分类。

6）【功效主治】包括功效与主治两方面内容。功效：首先介绍该药物的止痛功效，其次简要概括其他功效，功效归纳一般不超过 8 个字；主治：主要介绍传统中医所述的主要痛症，也简要提及能用于西医学的哪些疼痛性疾病。

7）【配伍应用】介绍该药物经临床配伍广泛应用于多种疼痛，并列举方剂说明。配伍药物以 2 味药为主，一般不超过 3 味。

8）【用法用量】分内服用量和外用用量。内服为主的药物先写内服用量及用法；外用为主的药物则先写外用方法及用量。煎服用量指成人 1 日常用量，研末用量指成人 1 次用量。以数字范围表示用量，有毒药物或烈性药标明最高限量。外用药除特殊者，只标"适量"。用量单位为"g"，液体药物用容量单位"ml"。

9）【使用注意】主要说明使用禁忌，包括病证禁忌、妊娠禁忌、配伍禁忌、食忌。主要指出哪些病证禁用、慎用本品，以及毒性、不良反应及预防办法。

10）【医家论述】选录历代中医学家论述该药有关止痛作用方面的独到见解、应用经验和学术争鸣。

11）【按语】除以上说明，还有必须说明的与本药止痛有关的最新研究成果。

6. 书末附有"止痛方剂索引"和"止痛中药索引"，以便读者检索。

目 录

上篇 痛症理论及止痛中药文献研究

中篇 历代止痛方剂

下篇 历代止痛中药

清热止痛药 /252

理气止痛药 /261

活血祛瘀止痛药 /309

祛痰止痛药 /384

缓急止痛药 /390

通络止痛药 /397

散结止痛药 /415

解毒止痛药 /420

上篇

痛症理论及止痛中药文献研究

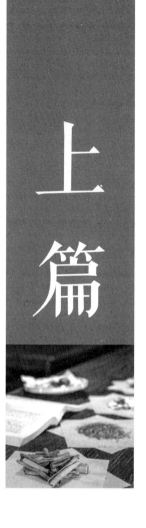

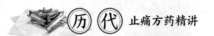
一、疼痛的概念

疼痛是临床疾病一个很普通而常见的症状。关于疼痛的**概念**，1979 年国际疼痛研究学会（International Association for the Study of Pain，IASP）将其定义为 "an unpleasant sensory and emotional experience associated with actual or potential tissue damage, or described in terms of such damage"，即 "疼痛是一种与组织损伤或潜在组织损伤（或描述的类似损伤）相关的不愉快的主观感觉和情感体验"。近年来，随着多学科交叉和慢性疾病模型的出现，科学家对于疼痛的理解更加深入。目前，IASP 提出的疼痛新定义为："Pain is a distressing experience associated with actual or potential tissue damage with sensory, emotional, cognitive, and social components"。即："疼痛是一种与组织损伤或潜在组织损伤相关的感觉、情感、认知和社会维度的痛苦体验"。疼痛涉及临床各科，见于多种急、慢性疾病之中，据有关调查，有半数以上的患者到医院就诊是因为某种疼痛。疼痛不仅严重地危害着人们的身心健康，而且直接影响患者的生活和工作。因此，对各种痛症的研究和治疗也越来越多地受到医学界的重视，疼痛是当前医学和生物学研究的重要课题之一，亦是国际范围的重大难题。研究解除患者的痛苦，探讨痛症的机制，寻找有效防治痛症的方法和途径是当代医学、药物学的基本任务之一。

二、痛症的历史梗概

自古以来，人类在劳动和生活实践中，由于疾病创伤或受到自然灾害、禽兽侵袭等原因而感受到了疼痛并予以表达。但由于受认识水平的限制和迷信、宗教的影响，古代西方国家的人们认为疼痛是触怒上帝后所受到的惩罚。疼痛一词的英文 "pain" 就是从希腊语 "poena" 和拉丁字 "Punishment"（均为 "惩罚" 之意）衍生而来。历史资料表明，早在公元前 5 世纪，在埃及、印度古国人们还把 "疼痛" 认为是 "魔鬼"，是 "上帝" 或神灵对人类的 "惩罚"。最早对 "疼痛" 的研究和治疗做出巨大贡献的当属我国的传统医学。传统医学对 "疼痛" 就有了辩证唯物的认识，首先提出了 "不通则痛" 的理论。《黄帝内经》设立专篇，奠定了痛症理论基础，其系统论述主要集中在《素问》的"举痛论""痹论"和《灵枢》的"周痹""论痛"等篇，其中《素问·举痛论》的论述尤为精详，它从病因、病机、病位、病性及疼痛的特征、预后等方面做了透彻的阐述，将疼痛分为酸痛、重痛、满痛、胀痛、绞痛、切痛、引痛等类型，认为寒邪为致痛的主要因素，以"血少""气不通"和脉络"缩蜷""绌急"为主要病机特点。如《素问·举痛论》谓："寒气入经而稽迟，泣而不行，客于脉外则血少，客于脉中则气不通，故卒然而痛"。又曰："寒气客于脉外则脉寒，脉寒则缩蜷，缩蜷则脉绌急，绌急则外引小络，故卒然而痛"。《灵枢·痈疽》进一步阐发了寒邪导致气血不畅之理，即"寒邪客于经络之中则血泣，血泣则不通"。

对于疼痛证候的认识可见于《灵枢》的"厥病""经脉""五邪""杂病"和《素问》的"刺腰痛""刺热""脏气法时论""阴阳别论"等篇，大致可归为头痛、咽痛、齿痛、目痛、肩背痛、心痛、真心痛、脑痛、胁痛、腹痛、腰痛、茎痛、疝气等类。《黄帝内经》对以肢节疼痛为特征的痹证做了更为深入的研究。在病因方面，《素问·痹论》曰："风寒湿三气杂至，合而为痹也。"在证候分类上按病因将痹痛分为行痹、痛痹、著痹三类，即"其风气胜者为行痹，寒气胜者为痛痹，湿气胜者为著痹也。"可见《内经》时代对痛症的成因、证候等均已有了一定的认识。

约成书于战国时期的《五十二病方》对疼痛的辨治已有了初步认识，该书记载了包括内、外、妇、儿、五官等科 52 类疾病，现存医方 283 首，用药 247 种，其中涉及疼痛的就有 8 处，用止痛中药者就有近 30 味。东汉张仲景《伤寒杂病论》在论述伤寒证治中，涉及痛症达 80 余处，辨证论治更为精详，形成了理法方药兼备的证治体系，《伤寒论》的辨证论治虽以六经为纲，但其中又包含着八纲、脏腑、气血津液等辨证内容，虽以伤寒病为主要对象，但同样可用于杂病，因此也构成了对痛症多角度、多层次认知的思维方式。因而，在《伤寒论》113 方中，可用于治疗痛症的处方达 34 首之多。《金匮要略》论及痛症的更多，达 90 余处，出示处方 49 首，除去重复，实际有 47 首之多，内容丰富，涉及许多杂病，如《腹满寒疝宿食病脉证治》中"寒疝绕脐痛……，其脉沉紧者，大乌头煎主之。"《奔豚气病脉证治》中"奔豚气上冲胸，腹痛……奔豚汤主之。"《妇人杂病脉证并治》中"妇人……，及腹中血气刺痛，红蓝花酒主之。"二书原文言简意赅，虽不直接论痛症病因、病机，却方中寓法、法中示理，对后世痛症辨治体系的形成与发展有着极其重要的意义。

在隋代，病因证候学取得了长足进步，医家们对病源的探讨和对疼痛症状的描述都取得了相当的成就。巢元方等人编撰的《诸病源候论》，列病候 1 739 条，经不完全统计，仅有关疼痛症状的病候描述就达 700 余条，对后世关于各种疼痛的病因、分类、诊断等方面的发展起了重大影响。如在《腰背病诸候》中首先总括腰痛的病机特点为"肾经虚损，风冷乘之"，然后细分风湿腰痛候、卒腰痛候、久腰痛候、肾著腰痛候、腰脚疼痛候、腰痛不得俯仰候等。对相似痛症，尤重视结合病机以分辨，在《心痛病诸候·心痛候》中鉴别真心痛与一般心痛时云："心为诸脏主而藏神，其正经不可伤，伤之而痛为真心痛，朝发夕死，夕发朝死。心有支别之络脉，其为风冷所乘，不伤于正经者，亦令心痛，则乍间乍甚，故成疹不死。"若伤其他支络出现的"心下急痛，谓之脾心痛也。""其状腹胀，归于心而痛甚，谓之胃心痛也。""逆气乘心而痛者，其状下重，不自收持，苦泄寒中，为肾心痛也。"巢元方创"以病统候"诊法，纲目分明，切合临床，故至今仍有指导意义。

《黄帝内经》以降，特别是在《诸病源候论》之后，唐宋医家根据各自的条件、环境、学术见解以及师承关系，逐渐形成了各个不同的学派，痛症辨治也因此在实践中不断得到发展。如唐代孙思邈《备急千金要方》在所述临床各种病证中，涉及许多有关痛症的诊治，并创制了独活寄生汤等有效良方。宋代著名的《太平圣惠方》《太平惠民和剂局方》《圣济总录》三部大型方书，汇集方剂极为丰富，收载病种及证候繁多，在理法方药体系上做出了巨大贡献。《太平圣惠方》述证虽本《诸病源候论》，但载方多达 16 834 首，其中用治心腹痛和腰痛的方剂分别达 150 余首和 140 首，足见内容详尽之一斑。《圣济总录》"逐门分类，门各有方，据经立论，论皆有统"，涉及痛症的内容详细丰富，其中集中论述痛症的有心痛、腰痛、诸痹等，散见于其他门的痛症则更多。

金元时期，由于有着前代积累的丰富的临证经验，各家对痛症的认识更加深入。他们各抒己见，各论其说，出现百家争鸣的创新局面。刘完素善治火热病证，提出"六气皆从火化"的观点，认为"胕肿疼酸"等证皆属于火，疼痛是火热之邪伤阴，精亏液燥，气行壅滞而致，治疗善用寒凉，如其在《伤寒标本·心法类萃》中说："热者极深，以致遍身清冷疼痛，咽干或痛，腹满实痛，闷乱喘息，脉来沉细，乃热蓄极深，阳厥阴伤所致。"其病变已影响到血分，就不能单纯用承气汤攻下，而应与黄连解毒汤配合使用。李杲重脾胃，创"内伤脾胃，百病由生"之说，对内伤痛症从脾胃论治探究尤深，在其著作中，曾用补中益气汤治疗具有头痛、身痛、胁痛、腹痛等症的多种病证。《兰室秘藏·胃脘痛门》记述了脾胃虚弱，寒气乘复和中虚外寒犯胃的病证，前者用草豆蔻丸，后者用麻黄豆蔻丸皆以顾护中气为宗旨。不仅如此，李杲还认为疼痛的产生是由脾胃升降失常所致。在治疗上，他相应地确立了通利之法的基本治则，如《医学发明·泄可去闭葶苈大枣之属》云："痛随利减，当通其经络，则疼痛去矣。"又如："谓如头痛，当以细辛、川芎之类通之，则无所凝滞，即痛随利减也。臂痛有六通经络，究其痛在何经络之闭，以行本经，行其气血，气血利则愈矣。"张从正重视气滞血瘀的观点，认为疼痛是由气滞血瘀所致，在治瘀中的主导思想是"贵流不贵滞"，使气血通畅，运行无阻，则诸病可安。当外邪侵入人体时，可造成气血郁滞而疼痛，因而强调祛除外邪，所谓："寒去则血行，血行则气和，气和则愈矣。""陈莝去而肠胃洁，癥瘕尽而荣卫昌。"张从正善用汗、吐、下法使气血通畅，并将其广泛用于各种痛症的治疗。朱丹溪重视郁证的论述，认为："气血冲和，万病不生，一有怫郁，诸病生焉。"故人身诸病多生于郁，郁则生滞，滞则不通，不通则痛。在治疗上他提出"痛忌补气"的学术见解，创制了治疗郁证的"越鞠丸"，并在《丹溪心法·腹痛》门中说："诸痛不可用参、芪、白术。盖补其气，气旺不通而愈甚。"对此，后世医学又不断发展，出现了"痛无补法"的学术观点。张介宾非常重视命门相火的作用，他根据自己的临床经验和研究前贤的论述认识到"不通则痛"学说及其理论不能完全解释临床中遇到的各种疼痛。"不通则痛"只是痛症的基本病理之一，而不是全部，还有许多因虚致痛的病证。"因虚致痛"与"不通则痛"是两个侧面，因而他对丹溪"痛忌补气"提出非议。他在《质疑录·论诸痛不宜补气》中指出："有曰'通则不痛'，又曰'痛随利减'。人皆以为不易之法，不知此为治实痛者言也。"还指出："夫实者，固不宜补，岂有虚者而亦不宜补乎。"所以又具体地阐明"是以治表虚痛者，阳不足也，非温经不可；里虚痛者，阴不足也，非养荣不可；上虚而痛者，心脾受伤也，非补中不可；下虚而痛者，脱泄亡阴也，非速救脾肾温补命门不可。凡属诸痛之虚者，不可以不补也。"至此，对痛症才有了一个比较全面的认识。

明清时期，在继承前人经验的基础上，对疼痛的认识无论在理论上还是具体治疗措施上都有了飞跃的发展，尤其是血瘀致痛的理论更加完善。王清任把活血化瘀法应用于多种痛症的治疗，在他所著的《医林改错》一书中，创立了通治上、中、下三部瘀证的效方，如通窍活血汤治"眼疼白珠红"，血府逐瘀汤治疗"头痛""胸痛"，膈下逐瘀汤治疗"积块""肚腹疼痛"，少腹逐瘀汤治疗"少腹积块疼痛或疼痛无积块……或崩漏，兼少腹疼痛"，身痛逐瘀汤治疗"痹证有瘀血"。实为后世诊治瘀血证的典范。唐容川毕生对血证深有研究，无论在理论还是临床实践方面均有独到见解，对疼痛的治疗也是力主"祛瘀"，他强调凡血证的治疗可遵循"止血""消瘀""宁血""补血"四大法则。清代温病大师叶桂从虚痛的疾病本质出发，创立"络虚"之说，认为"脉络失养"可致"络虚则痛"，治疗则以"甘温填补等法"，药用阿胶、芍药、枸杞子，或黄芪、人参、白术之辈以滋营益气通络。不仅如此，他还进一步阐明了实痛的病理特点，提出了"初病在经，久痛入络""久痛必入络，气血不行"，并指出："夫痛则不通，通字须究气血阴阳，便是看诊要旨矣。"在治疗上，他强调"不通则痛，痛则不通"的治疗法则，灵活运用通法于诸痛症。对于久治无效的疼痛，他用药主张必须配入虫类搜剔之品，如全蝎、蜈蚣、僵蚕等方能奏效。

中华人民共和国成立 70 余年以来，在党的中医政策正确指引下，各地以中医理论为指导，对痛症进行了广泛、深入的研究，研究的思路和方法不断完善，研究的方向日趋明确，特别是近年来取得了尤为可喜的研究进展。在实验研究方面，应用现代科学技术，对疼痛的实质、方药的作用机制分别从病理学、免疫学、内分泌学、药理学等多学科方面加以研究。在临床研究中，从辨证论治到疗效评定等方面，逐渐重视规范，尤其是 1983 年成立了全国痛症协作组后，制定了诊断标准，筛选了有效方药，从而使研究水平大为提高。在制剂方面，除传统的汤、散、膏、丹、酒、灸、熨、茶、露剂外，还运用现代新的制剂工艺，创制了许多新剂型，如气雾剂、滴丸、外用膜剂、栓剂、含化片、胶片、口服液等，堪称百花争艳，显示了中药治疗痛症的特色和优势。

纵观中医学两千多年的发展历史，中医治疗疼痛的丰富内容是牢牢根植于临床实践之中的。历代医家从不同的学派、不同的学科出发，从病因、病理、诊断、治疗以及立法、遣方、用药等方面提出了各自的见解，积累了宝贵的经验。对这些理论和经验进行全面、系统的归纳总结，加以继承和发扬，将更好地指导今后的医疗实践活动，这也是我们从事中医文献研究者们的重要责任。

三、疼痛的释名

疼痛的症状表现非常复杂，存在很大差异。几千年来，中医学关于疼痛的描述，按性质、部位等的不同分别冠以不同的名称。认识和鉴别这些疼痛的不同表现，对临床诊断和治疗有着重要的意义。其具体释名如下：

（一）疼痛的性质

1. **酸痛**　是一种痛不剧烈，而伴有痛处发酸、感觉无力的疼痛表现，多发生于四肢、躯干。如《素问·刺疟》："足胫酸痛……"。多见于湿证或虚性病理变化。

2. **重痛**　其特点为疼痛兼有沉重感，多见于头部和四肢。如《灵枢·癫狂》："癫疾始生，先不乐，头重痛"；《素问·至真要大论》："太阴之复……头顶痛重。"多因湿邪困遏气血所致。

3. **胀痛**　疼痛而兼胀感。多见于胸、胁、胃脘、腹部。如《灵枢·胀论》："胆胀者，胁下痛胀。"多因气机受阻或痰食内停所致。

4. **满痛或痞痛**　痛处有饱满的感觉或感觉局部有痞块堵塞作痛，多发生于心下胃脘等处。如《伤寒论·辨阳明病脉证并治》有"大下后，六七日不大便，烦不解，腹满痛者，此有燥屎也"。多为邪气内阻，影响气机升降失常所致。

5. **绞痛**　是一种剧烈的疼痛，痛甚如绳索之相绞，多发生于内脏器官。如《素问·至真要大论》载有"小腹绞痛"。多因寒邪内侵，或有形实邪如瘀血、砂石、虫积等闭阻气机而成。

6. **疞痛**　是一种挛急、绞结状的疼痛，多见于孕产妇腹部。如《金匮要略·妇人妊娠病脉证并治》云："妇人怀娠，腹中疞痛。"多由肝木乘脾或血虚寒结引起。

7. **掣痛**　拽拉状、牵拉性疼痛，或如电掣一般，一闪而过性疼痛。如《灵枢·论疾诊尺》曰："耳间青脉起者，掣痛。"多因虚、积冷、结气、风湿侵扰，与血相搏或筋脉失养所致。

8. **纽痛**　自我感觉筋脉抽掣而痛，多发生于经筋部位。如《灵枢·经筋》曰："足太阳之筋……其病……腋支缺盆中纽痛。"与血虚失养风动有关。

9. **痛涩**　痛有涩滞、干涩感，是一种窒闷性的疼痛。《素问·腹中论》曰："其病前后痛涩。"多由血运滞涩不畅所致。

10. **悬痛**　如有物悬挂动摇而痛，可见于胸痹、水气病。如《金匮要略·胸痹心痛短气病脉证治》曰："心中痞，诸逆心悬痛。"多由停留于胃中的水饮或寒邪向上冲逆而致。

11. **支痛**　感觉似有物横撑其中的胀痛，多见于胁及胃部疾患。如《素问·标本病传论》有"胁支痛""两胁支痛"的记载。

12. **切痛**　其痛剧烈如刀切之状，多发生于肠道。如《金匮要略·腹满寒疝宿食病脉证治》曰："腹中寒气，雷鸣切痛。"

13. **引痛** 是指两个以上的部位互相牵引作痛，多见于胁、腹、腰、背等部位。如《素问·脏气法时论》记载："胁下与腰相引而痛"，"两胁下痛引少腹"。《素问·举痛论》曰："背与心相引而痛"。《金匮要略·痰饮咳嗽病脉证并治》云："胁下痛引缺盆"；《金匮要略·消渴小便不利淋病脉证并治》谓："小腹弦急，痛引脐中"。其病机各不相同，大抵与肝胆气机阻滞、寒凝气滞、水饮与湿热留滞等有关。

14. **刺痛** 即疼痛如针刺。多发生于瘀血出现的局部，以胸胁、少腹、小腹、胃脘部较多。如《灵枢·厥病》曰："厥心痛，痛如以锥针刺其心。"多因瘀血阻络所致。

15. **冷痛** 痛处有冷感而喜暖。常见于头、腰、脘腹部。如《金匮要略·五脏风寒积聚病脉证并治》曰："腰以下冷痛，腹重如带五千钱。"多因寒邪阻络或为阳气不足，脏腑、经络不得温养而成。

16. **大寒痛** 痛处寒甚，且见全身性大寒脉证，常见于心胸、腹部。如《金匮要略·腹满寒疝宿食病脉证治》曰："心胸中大寒痛，呕不能饮食，腹中寒，上冲皮起，出见有头足，上下痛而不可触近。"此为中阳衰微，阴寒之气充斥上下所为。

17. **热痛** 痛有热感而喜凉，又称疼热或灼痛，常见于胃脘、两胁或脘部。如蛔厥症见"心中疼热，饥而不欲食，食即吐蛔"。多为阳热在上，阴寒在下之征兆。灼痛多由火邪窜络，或阴虚阳热亢盛所致。

18. **烦疼** 疼痛时烦扰不安，多见于湿痹证。如《金匮要略·痉湿暍病脉证治》曰："太阳病，关节疼痛而烦，脉沉而细者，此名湿痹"。多因湿邪流入关节，痹阻不通而致。

19. **走痛** 即痛无定处，游走不定，多见于胸胁、关节。如《素问·刺热》曰："痛走胸膺背。"多由风邪侵袭或气滞阻络而然。

20. **坚痛** 痛处按之坚硬不移，可见于瘰疬、肿瘤引起的疼痛。如《素问·骨空论》曰："缺盆骨上切之坚痛。"多为有形实邪积聚于某处，使气血结聚所致。

21. **肿痛** 为疼痛局部肿胀，或红或肤色不变，多见于疮疡、关节扭挫伤等疼痛。如《灵枢·邪气脏腑病形》曰："膀胱病者，小腹偏肿而痛。"多由局部血脉瘀阻或湿热流注所致。

（二）疼痛的程度（痛势）

1. **微痛和小痛** 有疼痛感觉，痛势微弱，患者可以忍受。如《素问·刺疟》曰："身体小痛"。《金匮要略·妇人产后病脉证治》云："产后风，续之数十日不解，头微痛，恶寒，时时有热。"

2. 弛痛 痛势和缓之谓。如《金匮要略·水气病脉证并治》："从腰以上必汗出，下无汗，腰髋弛痛，如有物在皮中状"。此为水湿蕴蓄肌中，下焦湿热之象。

3. 隐痛 痛势轻，病位深，疼痛隐隐约约，似有似无。如《金匮要略·肺痿肺痈咳嗽上气病脉证治》曰："若口中辟辟燥，咳即胸中隐隐痛，脉反滑数，此为肺痈。"

4. 急痛 痛不可耐，痛势急迫。如《金匮要略·水气病脉证并治》曰："……结寒微动，肾气上冲，喉咽塞噎，胁下急痛。"

5. 痛甚和苦痛 痛势剧烈，痛楚难以忍受。《黄帝内经》中多处出现"痛甚"二字。如《灵枢·厥病》中有"头痛甚""心痛甚，旦发夕死"等记载。《金匮要略·水气病脉证并治》记载："食饮过度，肿复如前，胸胁苦痛，象若奔豚，其水扬溢，则浮咳喘逆。"均表示疼痛甚重。

（三）疼痛的时间

1. 卒痛 指疼痛突然发作，来势迅猛，一般疼痛比较剧烈；亦有称之为疾痛、痛急、暴痛者，多见于寒性或阻塞性疼痛。如《素问·举痛论》曰："寒气客于脉外则脉寒，脉寒则缩蜷，缩蜷则脉绌急，绌急则外引小络，故卒然而痛"。

2. 时痛 即疼痛时作时止，呈阵发性发作，多见于气滞性疼痛或虚性疼痛。

3. 乍痛 即疼痛发作突然，时间短暂，移时复痛，与时痛相比，虽都为阵发性疼痛，但比时痛维持时间更短，起病急剧，多见于虫积腹痛等。

4. 痛甚不休 即持续性疼痛，无缓解之时，多为瘀血等所致。

（四）疼痛的范围

1. 攒痛 即聚痛，指疼痛集中于一处，为局限性疼痛，多见于瘀血、痰湿等有形实邪凝聚于某处引起的疼痛。

2. 偏痛 即偏于一侧疼痛，是身体对称部位的某一侧发生疼痛。如《灵枢·本脏》曰："胸偏痛"。多为气血不调，营卫不和，阴阳失调所致。

以上所列，为疼痛表现的多种形式，然而又不尽如此。这些表现形式有时单一出现，有时则数种同时出现。临证时务必细心审察，以利于辨证施治。

四、疼痛的分类

疼痛涉及临床各科，可发生于身体的任何部位，见于多种病证，往往是同症异病或同病异症。许多疼痛既是某些疾病的一组典型的症候群或综合征，又可随着疾病的发展而变化。对疼痛的分类目前尚不尽一致，概括而言大致可归纳为以下几类：

（一）按病因分类

疼痛的病因不外乎外感、内伤及创伤。

1. 外感致痛 有风邪致痛、寒邪致痛、湿邪致痛、火热致痛、燥邪致痛、疫疠致痛等，其中各有特点。

（1）风邪致痛：①疼痛多见于人体的上部，以头面痛为主；②多呈游走性，痛无定处。

（2）寒邪致痛：虽然导致疼痛的原因有许多，但疼痛表现的部位往往较固定，或在头面，或在四肢，或在胸腹。①疼痛多剧烈，部位多固定；②得温痛减，遇寒痛增；③可发生于任何部位。

（3）湿邪致痛：①疼痛多见于人体下部；②疼痛重着不移；③缠绵不愈，病程较长。

（4）火热致痛：①红肿热痛，或自觉灼热，得凉则减；②疼痛多剧烈；③周身可见，以上部为多。

（5）燥邪致痛：①疼痛多伴干涩；②部位多见于肺系，如咽喉、鼻腔、胸部等；③季节性强，多见于季秋初冬。

（6）疫疠致痛：①疼痛剧烈，如大头瘟之头痛，霍乱之腹痛；②发病急骤，病情较重，症状相似，易于流行。

2. 内伤致痛 范围颇广，诸如七情内伤、饮食劳逸、痰饮、瘀血、结石皆可致痛。其特点如下：

（1）七情内伤所致疼痛：①疼痛与情志密切相关；②多胀痛走窜；③多见于胸胁部、腹部、头部等。

（2）饮食不节致痛：①有暴饮暴食史；②其痛而拒按；③伴脘腹胀满、厌食、嗳腐吞酸，得矢气或排便痛减。

（3）劳逸失度致痛：过劳则常阴血不足，精气衰少，络脉失其濡养，其特点是隐痛、空痛、绵痛；过逸则气血壅滞，其特点是闷痛、胀痛。

（4）痰饮致痛的特点：①疼痛较剧而憋胀；②可发于任何部位且多固定，但流饮常是痛无定处。

（5）瘀血致痛的特点：①痛如针刺拒按；②痛点固定；③夜间痛甚；④痛处或见于肿块、包物；⑤多有卒痛或手术、损伤等病史。

（6）结石致痛：①好发于肾、胆、膀胱等部位；②多为绞痛，部位固定。

3. 外伤、虫兽损伤致痛的特点

（1）有外伤及虫兽损伤史。

（2）局部疼痛。

（3）多见于躯体、四肢、头面等。

（二）按病位分类

疼痛发生的部位虽多，但病位不外脏腑经络，气血津液。

由于人体以五脏为中心，通过经络，连属六腑，四肢百骸，从而构成了一个有机的整体。故脏腑功能异常所致的疼痛，主要表现在其相应的经络循行部位上。例如，病位在心（小肠），可见真心痛、小便痛（热移小肠）等；病位在肝（胆），可见胁痛、疝痛、巅顶头痛；病位在肺（大肠），可见鼻痛、咽喉痛、胸痛等；病位在脾（胃），可见胃脘痛、小腹痛、前额痛等；病位在肾（膀胱），可见腰痛、足跟痛、足心痛等。

气血津液既是构成人体的基本物质，也是维持人体生命活动的物质基础，气血津液亏损或运行输布障碍均能使机体发生疼痛。如痛发于气，有虚有实。气虚疼痛多为空痛、隐痛、绵绵作痛；气陷疼痛多为小腹、肛门坠痛；气滞疼痛多为胀痛、痛处攻窜不定；气逆疼痛多为头痛、胸脘满痛。痛发于血，亦有血虚、血瘀、血寒、血热之分。血虚疼痛多为隐痛或疼痛；血瘀致痛为痛如针刺刀割，固定不移、拒按，夜间加重；血寒疼痛则为遇寒加重、得温痛减，肤色紫黯发凉；血热致痛，多为灼痛。

痛发于津液，临床亦有虚实之别。如津液亏乏，阴血虚少，脉络失养而致虚痛；饮邪流溢的疼痛多见胸胁咳嗽引痛，或肢体重痛。

（三）按病程分类

疼痛病程分类较为简单，一般为突发短暂性疼痛和慢性疼痛。突发短暂性疼痛常见于外伤、外感六淫，实证为多。慢性疼痛多见于脏腑虚损或虚实夹杂证所致者。

（四）按病性分类

疼痛虽然千变万化，但其病变性质不外乎寒、热、虚、实四类。

寒痛，其痛剧烈，得温则减，遇寒加重；热痛，多为灼痛，其痛或剧或缓，喜凉恶热，得冷则减；虚痛，多因气、血、津、液、精、髓、阴、阳诸虚导致络脉失常，其痛多绵绵而痛或隐痛、坠痛；实痛，多由六淫、食滞、痰饮、瘀血等邪气阻滞经脉，气血运行不畅所致，其痛多为剧痛拒按。

（五）按程度、部位分类

疼痛按程度分为微痛、轻痛、甚痛、剧痛四类。

疼痛按部位分为头面部、五官部、颈项部、胸胁部、肩背部、腰及腰胯部、脘腹部、前后阴以及肢体关节疼痛九大类疼痛。

五、疼痛的病因

疼痛作为多种疾病所表现的一种自觉症状，尽管部位和程度不一，但其发生、发展和变化以及对疼痛的耐受力均与患者的体质、精神状态、致病因素的强弱和性质以及客观外界环境的影响等因素有关。因此，探讨病因对诊治疼痛来说是一个十分重要的环节。总的说来，疼痛按其病因可归纳为外感六淫致痛、内伤脏腑致痛、病理产物致痛、外伤及虫兽致痛。

（一）外感六淫致痛

风、寒、暑、湿、燥、火为天之六气，正常的情况下，六气对人是无害的。如《素问·宝命全形论》说："人以天地之气生，四时之法成。"当气候出现异常急骤的变化，或人体的适应能力与抵抗能力下降时，六气便成为致病因素即六淫。六淫侵犯人体，人体所袭部位发生病理性改变，并有产生疼痛。

1. 风邪致痛 风为春季的主气，但四季皆有，凡湿、热、燥、寒诸气，多依附于风而侵袭人体，邪气干扰正气，气血津液的正常运行遇到阻碍，就会引起受阻部位的疼痛。故风邪既是外感疾病的先导，又是引起疼痛的首要因素。又由于风"善行而数变"，风邪侵入人体，在表常稽留于皮毛，或逗留于肌肉、腠理之间，或游走于经脉、募原之中，入里能损及脏腑，上逆则直犯巅顶，下窜伤及膝胫。如《素问·骨空论》说："风从外入，令人振寒，汗出头痛，身重恶寒。"《诸病源候论·风病诸候》记载："风在于皮肤，淫淫跃跃，若画若刺，一身尽痛，侵伤气血。"《金匮翼·行痹》谓："行痹者，风气胜也，风之气善行而数变，故其证上下左右，无所留至，随其所致血气不通而为痹也。"

2. 寒邪致痛 寒主收引，寒性凝滞。正常情况下，人身气血津液之所以运行不息，通畅无阻，全赖一身阳和之气，温煦其间。如寒邪侵袭人体，则引起经脉气血的凝滞并随所袭脏腑、经脉的不同，引起或在躯干四肢、筋骨皮肉，或在胸腹内脏不同部位的疼痛。如《素问·举痛论》说："寒气客于厥阴之脉，厥阴之脉者，络阴器系于肝，寒气客于脉中，则血泣脉急，故胁肋与少腹相引痛矣。厥阴客于阴股，寒气上及少腹，血泣在下相引，故腹痛引阴股。"又如《医林绳墨·头痛》记载:"厥阴头痛者,其症四肢厥冷,面青呕吐,皆因大寒犯脑,伏留不去,故令头痛也。"素体阳虚,寒从内生,加之复感寒邪,内外相合,也引起寒性疼痛。也有寒邪兼夹他邪,诸如风寒、寒湿等,临证应随证辨治。

3. 暑邪致痛 长夏湿热火盛,袭于人体,也易引起身疼、胃痛、腹痛。如《伤寒论·辨痉湿暍脉证》名中暑为中暍,其曰:"太阳中暍者,发热恶寒,身重而疼痛。"《脾胃论·脾胃虚弱随时为病随病制方》也谓:"避暑热,纳凉于深堂大厦得之者,名曰中暑。其病必头痛恶寒,身形拘急,肢节疼痛而烦心,肌肤大热无汗。"若暑热夹湿,则如《脾胃论·长夏湿热胃困尤甚用清暑益气汤论》所言:"时当长夏,湿热大胜,蒸蒸而炽,人感之多四肢困倦,精神短少,懒于动作,胸满气促,肢节沉疼……。"

4. 湿邪致痛 湿为阴邪,其性重浊黏滞,故湿邪侵犯人体,易留滞经络、关节,脏腑各部,可见关节疼痛重着,胸膈闷痛,头部困重疼痛。如《脾胃论·饮食劳倦所伤始为热中论》曰:"如身有疼痛者,湿。"《万病回春·中湿》亦谓:"中湿而一身尽痛者,邪在表也。"《景岳全书·杂证谟》论湿邪致痛,颇得要领,其说:"湿之为病,有出于天气者,雨雾之属是也,多伤人脏气。有出于地气者,泥水之属是也,多伤人皮肉筋脉。……其为证也……在经络则为痹,为重,为筋骨疼痛,为腰痛不能转侧,为四肢痿弱酸痛;在肌肉则为麻木,为胕肿,为黄疸……在脏腑则为……为腹痛,为后重、脱肛、癫疝等证。"另外,湿邪致痛也常与其他外邪一样,兼夹为病,如风湿、寒湿、湿热、暑湿等,会引起相应的疼痛表现。

5. 燥邪致痛 燥性清肃干燥,与肺气相应。故其致痛,多致胸胁疼痛,如《素问·至真要大论》曰:"阳明司天,燥淫所胜……民病左胠胁痛……心胁暴痛,不可反侧"。《素问·六元正纪大论》谓:"金郁之发……燥气以行……民病咳逆,心胁满引少腹,善暴痛,不可反侧。"又由于燥易伤肺,肺主皮毛,燥邪伤表,可致肌痛、项背疼痛。如《医原·望病须交神气论》记载:"燥者,或肌肤刺痛,手不可扪,或项背强痛……。"

6. 火(热)邪致痛 由于热(火)性炎上,热易扰心,若火热司政之年,或火热淫胜,克伐肺金,可引起胸痛、咽喉痛、皮肤痛。热扰于心,则心痛。如《素问·五常政大论》曰:"太阳司天,寒气下临,心气上从,而火用丹起,金乃眚;寒清时举,胜则水冰。火气高明,心热烦,嗌干善渴,鼽嚏,喜悲数欠。热气妄行,寒乃复,霜不时降,善忘,甚则心痛。"《素问·至真要大论》:"少阴司天,热淫所胜,怫热至,火行其政。民病胸中烦热，嗌干，右胠满，皮肤痛……肩背臂臑及缺盆中痛，心痛肺膜。"又火热之邪亦常兼夹其他外邪而为患，如风热上壅可见头痛，咽喉红肿热痛。其他如湿热、温热、燥热等，均可见相应的疼痛症状。

（二）内伤脏腑致痛

人体以五脏六腑为中心，通过经络联属的关系，把人体各部分组成一个既分工又合作且与外在环境相通的有机整体。脏腑之间相对的平衡协调，以及人体与外界环境的整体统一，是机体维持正常生命活动的基础，疾病的发生实质上就是这种平衡协调、整体统一遭到破坏的结果。因此，除外感是导致疾病包括疼痛发生的重要原因之外，七情、劳逸、饮食等引起脏腑功能失调也是导致疼痛发生的重要原因之一。

1. 七情致痛　人的情志随着外界环境各种条件的刺激而产生种种反应性活动，一般属于正常的生理现象，不会致病。只有突然、强烈或长期、持久的情志刺激才可能影响人体生理。不同的情志变化，对内脏有着不同的影响，如《素问·阴阳应象大论》指出怒伤肝，喜伤心。情志的异常变化伤及内脏，使气机升降失常，气血功能紊乱，或气结痰凝，或血滞脉阻，或郁火内停，从而发生以疼痛为主要表现的一系列症状。临床由于情志失调而常见的疼痛有头痛、胁痛、乳房胀痛、心痛等，如《症因脉治·胸痛论》说："内伤胸痛之因，七情六欲，动其心火，刑其肺金，或怫郁气逆，伤其肺道，则痰凝气结。"《济生方·胁痛》云："夫胁痛之病……多因疲极嗔怒，悲哀烦恼，谋虑惊忧，致伤肝脏，肝脏既伤，积气攻注，攻于左侧则左胁痛，攻于右侧则右胁痛，移逆两胁则两胁俱痛。"又如《外科正宗》记载："妇人怀抱忧郁不清，致生内热……，阴中火郁作痛。"

2. 饮食致痛　脾主运化水谷精微，胃主受纳腐熟水谷，故饮食失宜，首先伤及脾胃，然后累及其他脏腑或变生他病。如饮食过重，不能及时腐熟运化则易出现脘腹胀痛，痛而拒按。其他如饮食偏嗜，或过食生冷、不洁，或过食肥甘，或嗜酒无度，或嗜食辛辣，均可损伤脾胃，使其受纳运化功能失调，或化生湿热、痰浊等，使气机痹阻产生多种疼痛。如《症因脉治·腹痛论》指出："酒积腹痛之因，其人浩饮无度，谷肉留滞于中，热气聚积于内，湿热伤脾，则酒积腹痛之症作矣。"

3. 劳逸致痛　长时间的过度劳累（包括体劳、心劳、房劳），或过度安逸均可能成为致痛因素。据陈之才调查以疼痛为主要症状的类风湿关节炎的发病有 12.5% 由于工作过度劳累所致。日本多留淳的调查结果提示引发以疼痛为主要症状的类风湿关节炎的诱因 50% 是过劳。过劳使人体精微暗耗，正气易于不足，则筋脉、肌肉失养，容易导致虚性疼痛。如《医学正传·劳极》云："若夫劳役伤形，致身体解体而作痛。"又如《三因极一病证方论·腰痛叙论》谓："房劳疲力，耗竭精气，致腰疼痛。"那么过逸则易引起气血津液的输布障碍，运行受阻，导致痰湿等病理产物的产生而壅阻气机引起疼痛。

4. **禀赋偏虚致痛**　由于以往对内伤致痛的认识重视七情、饮食、劳逸，往往忽略了素体不足的内在致病因素，因而完善其病因学说，也是指导临床"审因论治"的理论依据。

根据流行病学调查和遗传免疫学研究发现，遗传因素在以疼痛为主症的类风湿关节炎（rheumatoid arthritis，RA）和偏头痛的发病中起着重要作用。人类白细胞抗原（HLA）D位点上存在类风湿关节炎易感基因，类风湿关节炎患者与HLA-DR$_4$基因密切相关，有明显的家族倾向。孟昭义等（1991）对沈阳市居民进行了偏头痛遗传流行病学调查，发现偏头痛遗传率为25.6%，多数为常染色体显性遗传，少数为常染色体隐性或多基因遗传。上述研究结果说明了先天禀赋偏虚、不足是疼痛主要的发病原因之一。如清代喻昌在《医门法律·中风门》中指出，痹证"非必为风寒湿所痹，多因先天禀赋肾气衰薄，阴寒凝集于腰膝不解"。

另外，从上述这两种疼痛发生的性别比例来看，类风湿关节炎女性患者是男性的3倍，偏头痛发病女性患者是男性的4倍，且发病每与经、胎、产有关。《灵枢·五音五味》曰："妇人之生，有余于气，不足于血，以其数脱血也。"《傅青主女科·产后》又说："产后百节开张，血脉流散，气弱则经络间血多阻滞，累日不散，则筋牵脉引，骨节不利。"女子以肝为先天，肝藏血而司血海，胞脉系于肾。若月经不调、坠胎均损伤冲任，产后又血虚多瘀阻。故经、胎、产均可导致气血失调，肝肾亏虚，经脉不荣或经脉痹阻而疼痛。因此，对疼痛的辨治应充分重视素体亏虚方面的因素。

（三）病理产物致痛

除了外感六淫、脏腑内伤是引起疼痛的主要病因之外，在疾病过程中形成的病理产物也为致痛的重要因素之一。西医学研究表明，在疼痛的过程中，伤害性刺激作用于机体后，除直接导致机体损伤外，受损伤的细胞也释放出某些致痛性的化学物质，这与中医对病理产物的认识基本一致。

病理产物主要包括水湿痰饮、瘀血、结石，由于其均为有形之物，它们在体内一旦形成，首先阻滞气机，影响脏腑气机的升降，而导致各种痛症的发生。若痰湿上蒙，阻遏清阳则为头痛；痰湿流于经脉，阻痹气机，可见肩臂酸痛而重；痰湿阻胸，则胸痛。同样，瘀血也随痹阻部位的不同而引起各种疼痛，如头痛、胸痛、肢体痛。结石停结的部位除肾以外，一般常停于六腑，如胆结石、膀胱结石、胃结石等，从而引起相应部位的绞痛。另从临床实际看，病理性产物所致的疼痛虽可见于急性疼痛，但更多的是见于慢性疼痛，如《类证治裁·痹症论治》云痹久"必有湿痰败血瘀滞经络"。又如"久痛不愈，必有瘀血阻于脉络""痛久必瘀"。因此，临证尚需细审详辨。

（四）外伤、虫兽致痛

创伤、跌打损伤、持重努伤和烧烫伤以及虫兽咬伤均以疼痛为主要表现，它们直接作用于人体肌肤或筋骨造成损伤，引起局部或全身性疼痛。如腰部闪挫，或有所跌扑，引起瘀血留滞经脉，气血运行不畅，而致腰痛者颇为多见。《景岳全书·杂证谟·腰痛》亦谓："跌扑伤而腰痛者，此伤在筋骨，而血脉凝滞也。"当然人体各个部位均有遭受外伤致痛的可能。此外，人体暴露部位易遭毒虫如蜂、蝎、蜈蚣等咬伤，而引起红肿疼痛。故为避免外伤，应随时注意安全。

六、疼痛的病机

如上所述，疼痛是许多致病因素各自通过一定的方式和途径，导致机体病理变化而表现的一个症状。这些病理变化尽管可以引起机体不同部位、不同性质、不同程度的疼痛。但总结历代医家关于疼痛的论述和多年临床实践的经验，认为疼痛总的属性不外乎实痛和虚痛，其基本病理可归纳为"不通则痛"和"不荣则痛"，主要病变脏腑为心、肝、脑。

（一）疼痛的基本病理之一——不通则痛

"不通则痛"是指由于某种或某些致病因素侵袭人体，使其经络、脏腑之气机痹阻，血脉瘀滞不通而引起疼痛。其作为痛症的基本病理之一由来已久。早在《黄帝内经》中就已有论述，特别是《素问·举痛论》所述甚详，如其说："寒气入经而稽迟，泣而不行，客于脉外则血少，客于脉中则气不通，故卒然而痛"，"热气留于小肠，肠中痛，瘅热焦渴则坚干不得出，故痛而闭不通矣"。金元时期的李杲则在《黄帝内经》基础上，对痛症病理加以概括，在《医学发明·泄可去闭葶苈大黄之属》中明确提出了"痛则不通"的病理学说。同时，其在治疗上也相应地确立了基本原则为通利之法，即所谓"痛随利减，当通其经络，则疼痛去矣"。《黄帝内经》和李杲的论述对后世医家关于实痛病机的认识有着很大的影响，综观医家论述又结合临床实际，将引起"不通则痛"的病理变化概括为：

1. 气机阻滞 肺主治节，调节气机的出入升降；肝主疏泄，其气升发；

脾胃为气机升降之枢纽。因此，气滞致痛与肺、肝、脾、胃最为密切，可常见于以下几个方面：

（1）肺气闭郁：肺朝百脉而主宣发肃降。宣降有常，呼吸均匀，血脉流畅。若风寒闭肺，或风热壅肺，或木火刑金，或痰浊等病理产物闭肺，致肺失宣降，气机郁闭，发为胸痛，周身疼痛。

（2）肝郁气滞：肝以阴血为主，以气为用，体阴而用阳，其性喜条达，而恶抑郁。所以肝气太过与不及均可郁滞而作痛，表现为胁痛或少腹胀痛，女子可见经前乳房胀痛、痛经。

（3）脾胃气滞：脾主升，胃主降，一脏一腑，同处中焦，为气机升降之枢纽。若饮食不节，食滞中脘，或寒湿、湿热直犯中焦，均可致脾胃升降失司，运纳失常，气滞中焦而为腹痛。如《医学正传·胃脘痛》说："未有不由清痰食积郁于中、七情九气触于内之所致焉。是以清阳不升，浊阴不降，而肝木之邪得以乘机侵侮而为病矣。"

2. **瘀血阻络**　血液常由于气滞、气虚、寒凝、血热、外伤等因素而成瘀。瘀血内停，阻于脏腑、经脉，使气机阻滞，不通则痛，可常见于以下几个方面：

（1）气滞血瘀：如《仁斋直指方论·总论》云："气有一息之不运，则血有一息之不行。"故气病每易及血，血行不畅，而渐成瘀血，脉络自痹，痹则为痛。

（2）寒凝血瘀：若寒束肌表，营卫郁滞，气血不畅而致头痛、身痛；寒凝血脉，气血不畅而致肢节疼痛。

（3）湿阻血瘀：因湿为阴邪，重浊黏滞，易阻气机，随着病情的延长，每致血行不畅，瘀阻脉络而发为疼痛，如头痛如裹，周身疼痛等。

（4）热壅血瘀：若热邪壅盛，气血运行不畅而发疼痛。

（5）痰瘀互结：痰乃津液所聚，瘀乃败血而成，痰瘀同出一源，易于互结、胶着，阻塞经脉则发疼痛。

（6）气虚血瘀：《血证论》谓："运血者，即是气"。若气虚则血流迟缓，运行涩滞，乃致瘀血痹阻脉络发为痛症。诚如《不居集·虚劳》所说："虚劳之气，精不化气，气不化精，先天之真元不足则周身之道路不通，阻碍气血不能营养经络而为痛也。"

（7）外伤血瘀：外伤及其他虫兽等直接作用于皮肤或脉道，造成脉道的损伤，使血瘀脉外或瘀阻脉中而产生疼痛。

3. **寒邪凝滞**　由于寒主收引、寒性凝滞，寒邪袭表或寒中脏腑，易致经脉发生缩蜷、绌急、稽滞、拘挛等，使气血运行不畅而为疼痛。正如《素问·举痛论》所说："寒气客于脉外则脉寒，脉寒则缩蜷，缩蜷则脉绌急，绌急则外引小络，故卒然而痛"。寒邪致痛，虽有寒邪外束，或寒邪直中脏腑，或素体阳虚、寒邪内生的不同，所表现的寒性疼痛，随寒邪所在脏腑、经络部位的不同而表现出相应部位的疼痛。

4. 热邪壅遏 热邪壅盛，则正邪相搏，气血运行易受影响，加之血受热煎熬，血热阴伤，以致气血运行不畅而壅滞。正如《素问·至真要大论》云："诸病胕肿，疼酸惊骇，皆属于火。"热邪壅遏可常见于以下几个方面：

（1）热壅肺络：若邪热壅肺，则肺失宣肃，热壅气闭，肺络受伤而发疼痛。

（2）热郁肝胆：肝胆经脉布胁肋，循少腹。肝气郁结，久郁化火，火热郁于肝胆络脉，可见胁痛，正如《脉因证治·胁痛论》所说："胁痛之因……或恼怒郁结，肝火攻冲。"若肝火循经，上扰清窍，则又可见头胀痛、目赤痛、耳胀痛。

（3）热结阳明：胃主受纳，大肠主传化。若热结肠胃，燥热灼津，糟粕聚结，腑气不通，则腹胀满疼痛拒按。

（4）热扰清空：头为清阳之府，脑为髓海。若风热侵扰或他经邪热，上扰清空，则发头痛、牙痛、咽喉肿痛。

（5）热犯心经：心与小肠相表里，若热邪犯心，心脉不畅，而见心痛；若心火炽热，下移小肠，则小便赤涩灼痛。如《素问·刺热》说："热争则卒心痛"。又《素问·举痛论》云："热气留于小肠，肠中痛。"

（6）热客肌表：热邪客于肌表，阻遏肌肤络脉，壅遏气血，则见肌肤灼热疼痛，如缠腰火丹；热入经脉、关节，与气血相搏而致经脉瘀阻则关节剧痛；若热邪壅盛，热及肌肉，燔灼气血，血败肉腐，则发疔疖痈疮，焮肿灼痛。

5. 湿邪困阻 湿为阴邪，其性重浊，最易阻遏气机，闭阻气血而发疼痛，又湿性黏滞，易于和寒热相合为患，具体可见于以下几个方面：

（1）湿蒙清窍：脑为髓海，头为清空。湿蒙清窍，则清阳不展，气血运行不畅，脉络闭阻而头痛而重，即《素问·生气通天论》所谓："因于湿，首如裹。"

（2）湿困中阳：湿邪外袭，或脾虚生湿，最易困阻中阳，阻遏中焦气机，使升降失常而见脘腹痞满疼痛。

（3）湿热蕴蒸：湿热相合，则热得湿而愈炽，湿得热则易黏固，湿热为患，既可蒸腾于上焦，壅塞清窍，而发头、耳、牙、口、舌、咽喉疼痛，又可痹遏胸阳，阻滞心脉，而发胸痛、心痛；还可蕴蒸于中焦，而使肝胆之疏泄条达失职，脾胃之运行升降失常，而致胁痛黄疸，或腹痛下利；更可流注于下焦，或见膀胱气化不利，尿道经脉不畅为尿痛，或冲任气机不利而腹痛带下，抑或大肠络阻而为痔疮、肛裂疼痛。

（4）寒湿阻滞：寒和湿同为阴邪，寒湿相合，最易损伤阳气，若寒湿侵犯肾府，则肾络痹阻，气血运行不畅导致腰痛，如《金匮要略·五脏风寒积聚病脉证并治》云："病属下焦，身劳汗出，衣里冷湿，久久得之，腰以下冷痛，腹重如带五千钱。"若寒湿流注关节、经络，则气血痹阻而发肌肉、关节疼痛。若寒湿困遏中州，则肝失疏泄，而发胁痛，或脾失运化，而见脘腹作痛。

6. 食积、虫石闭阻 饮食失节，暴食多食，恣食油腻生冷均能损伤脾胃致使运化失常，宿食停滞中焦，气机郁阻而发脘腹胀满疼痛。正如《寿世保元·心胃痛》所说："胃脘痛者，多是纵恣口腹喜好辛酸，恣饮热酒煎煿，复食寒凉生冷，朝伤暮损，日积月深，自郁成积，自积成痰，痰火煎熬，血亦妄行，痰血相杂，妨碍升降，故胃脘疼痛。"若饮食不洁，杂食生冷，湿热蕴结，诸虫内生，则或扰于胆道，或结于肠道，致使气机逆乱引起脐周疼痛，腹痛阵作。若蛔虫窜入胆道，使肝气郁闭，胆气不行而成蛔厥疼痛。结石郁结体内，则或停于胆，或停于膀胱等多个部位，则易使气机阻塞，气血运行不畅而发相应部位的疼痛或绞痛。

综上所述，可见内因、外因、不内外因等各种致痛因素都通过作用于维持气血运行的某些环节，而致气血运行障碍。所以气血运行障碍是各种致痛因素导致疼痛的共同病理结果，是疼痛发生的基本病理之一，也即所谓"不通则痛"。

（二）疼痛的基本病理之二——不荣则痛

"不荣则痛"是指由于某些邪气侵袭，或脏腑功能低下，致使气血阴阳不足或亏损，脏腑经脉失于温养、濡润所致疼痛而言。其作为痛症的另一基本病理，即虚痛的基本病理，早在《黄帝内经》已有诸多方面的记载。如《素问·举痛论》说："阴气竭，阳气未入，故卒然痛死不知人。""脉泣则血虚，血虚则痛……按之则热气至，热气至则痛止矣。"《素问·脏气法时论》曰："心病者……虚则胸腹大，胁下与腰相引而痛"。《灵枢·阴阳二十五人》云："血气皆少则喜转筋，踵下痛。"可见《黄帝内经》已经奠定了虚痛病理学术思想的基础。至于以不荣来解释某些虚痛，一些医家也早已采用。如《卫生宝鉴·诸风门·气虚头痛治验》谓："清阳之气愈亏损，不能上荣……所以头苦痛。"《质疑录·论肝无补法》说："肝血不足，则为筋挛……为目眩，为头痛，为胁肋痛，为少腹痛，为疝痛诸症，凡此皆肝血不荣也。"迨至清代，不少医家在继承古人经验的基础上，结合临床实际，深入探讨了各种虚痛的病理变化，对"不荣"而引起疼痛的病理已有比较全面的认识。如《临证指南医案·胃脘痛》云："营虚胃痛，进以辛甘"；《临证指南医案·肩臂背痛》亦云："脉芤汗出失血，背痛，此为络虚。"至于营虚、络虚所以引起疼痛，叶桂认为主要在于"脉络失养"。其后，陈念祖、尤怡等又皆以"不营""不充""失养"等解释各类虚痛的病机。

"不荣则痛"实际上就是因虚致痛。虚者，不外乎阴阳气血精的亏虚。

1. 气虚致痛　主要见于脾胃气虚、肾气虚。①脾胃气虚：脾胃为气血生化之源。久病不愈，或劳倦过度等，均可使脾胃气伤，则清阳不升，清窍失养，可致气虚头痛。如《金匮翼·气虚头痛》云："气虚头痛者，清阳气虚，不能上升也"。脾胃气虚，中气下陷，则升举无力，内脏失于举托，而见脘腹重坠作痛。②肾气虚：肾主生殖，冲任二脉皆起于胞中。肾气亏虚，冲任受损，气血失和，脉络瘀滞，可致痛经；腰为肾之府，肾气亏虚，腰失温养，则腰膝酸痛。

2. 血虚致痛　血虚常由失血过多或脾胃虚弱，生化不足，以及七情过度，暗耗阴血等引起。血虚不能营养和滋润全身组织器官、四肢百骸，则引起相应部位的疼痛。常见的血虚包括肝血虚、心血虚。肝藏血而主筋，开窍于目，肝血虚不能上荣头目则见于目涩痛、头痛。心血虚不能濡养心脏可见心前区疼痛。如《济阴纲目·产后门》曰："妇人血崩而心痛甚，名曰杀血心痛，由心脾血虚也。若小产去血过多，而心痛甚者亦然。"

3. 阴虚致痛　系由热病伤阴或过用温燥伤阴之品，或劳欲过度，损耗阴精，脏腑经脉失养，而为多种疼痛。如肺阴虚，则虚火灼伤，可见咽喉干痛、胸痛；肝阴虚则不能濡润筋脉，而致筋脉拘挛疼痛、胁肋疼痛；胃阴亏虚，虚热内炽，胃络失养，致胃脘灼痛；肾阴虚者，骨髓不充而失于濡养，而致腰膝酸软疼痛、足跟痛、牙痛、头痛。

4. 阳虚致痛　多因素体阳虚，年老衰弱，或久病不愈，劳损过度，阳气不足，脏腑经脉失于温煦而然。如心阳虚者，无力温运血脉，而致胸痹心痛；脾阳虚者，中焦虚寒，失以温养，而致脘腹隐隐作痛，喜温喜按。肾阳不足，不能温暖腰膝，则腰膝酸软而冷痛。

5. 精亏致痛　即指肾精亏虚，髓海空虚所致的疼痛。多系先天禀赋不足，或久病及肾，房劳过度，肾精亏损；也因年老体弱，肾精自衰。因肾藏精，精生髓，髓聚于脑。肾精亏少，髓海空虚，脑失所养，则见于头脑空痛。髓海不充，无以濡养腰府筋脉，则腰部酸软疼痛，喜揉喜按。

因虚致痛虽可见于上述种种，但临床实际中，气血阴阳的虚损常常是相互转化，错杂互见。因阴阳互根，阳虚可以及阴，阴损可以及阳，故阴虚、阳虚可以相互影响或并见；气血同源，气虚不能生血，血虚无以养气，故气虚、血虚可相互影响；因肝肾同源，精血互生，精亏导致血亏，故精亏、血虚常相互影响。"不荣则痛"和"不通则痛"同样是痛症的基本病理，但所致的疼痛性质则不同。

"不通"与"不荣"，虽然从病理上概括了产生不同性质疼痛的两个方面，但这两个方面在临床实际中也可错杂出现，常表现为"不通"导致"不荣"或"不荣"导致"不通"的实中夹虚或虚中夹实证候，或"不荣"与"不通"虚实并见的证候，临证只有明辨其理，才能确立或"通"或"补"，或"寓通于补"，或"寓补于通"，或"通补兼宜"的治疗法则，从而提高治痛效能。

（三）疼痛病变的主要脏器——心、肝、脑

疼痛在人体各个部位均可发生，但其涉及的主要脏器重在心、肝、脑。重在心者，由于心主血脉，如《素问·痿论》曰："心主身之血脉。"心和脉直接相连，互相沟通，血液在心和脉中运行不息，环周不休，流布全身，全赖心气、心阳之鼓动。若心气不足，行血无力，或心血不足，均使气血不充，脉道因之而虚涩，脏腑组织器官失于濡养，而致疼痛。即《素问·举痛论》所说："脉泣则血虚，血虚则痛。"《临证指南医案·诸痛》也指出"营气日虚，脉络枯涩"，"络虚则痛"。又胸为清阳之府，心体阴而用阳，为"阳中之太阳"（《素问·六节藏象论》），故心之血脉又最易被寒邪所伤发为疼痛。在临床实际中，不论是寒邪外侵，抑或是七情之内伤，以及痰饮内阻，极易造成气机滞塞，血失其帅，而渐成瘀，瘀滞心脉，阻遏胸阳而发心痛等症。又心藏神，故人体的生理活动和精神意识与心神的正常与否密切相关。心神正常，则人体各部的功能相互协调，彼此合作，全身而无疼痛之苦。若心神失常，则人体各部的功能失调，气机因此而紊乱，则见气滞或气郁，而致不通则痛，或不荣则痛。

曾有"诸痛属心"之说，其导源于《素问·至真要大论》所说的"诸痛痒疮，皆属于心"。历代医家阐释其义，多以"热"字立论，即心主血脉，在五行属火，为阳中之太阳，心火亢盛，则热壅血滞而为痛。从临床实际看，

却不尽然，"诸痛属心"从心脉、心神的功能失调理解较全面些。

肝喜条达主疏泄。其疏泄功能正常，则全身气机疏通畅达；若疏泄失常，气机郁滞，则瘀血由此而生，瘀则不通而痛；或疏泄太过，久郁化火，耗伤阴血，阴血不足不能濡筋养脏而致不荣则痛；又肝藏血，肝血充足，肝木得养，木气方能冲和条畅。若肝血不足，则木失所养，疏泄无权，肝血不能养脑润心，而使肝主谋虑失常，精神活动容易紊乱，痛阈减低也容易致痛。因此，肝主痛症甚多。例如，肝气郁结常见胁痛、胸痛、乳房胀痛、脘痛、经痛；肝阳上亢常见头痛、目痛；肝气或肝火犯胃见胃痛，肝火上炎常见头痛、目赤痛、咽喉痛；肝血不足则胁痛，血不荣目则目涩痛，血不养心则心前区痛，血不养筋则筋脉挛急疼痛；肝经受寒则疝气而腹痛、睾丸痛。故历代医家有从肝论痛者，如朱丹溪"痛多肝郁"。《本草从新》曰："痛为肝木抑脾土"。《医方集解》云："诸痛皆属于肝木"。他们都是基于肝之生理及临床客观反应而论的。如寇华胜等报道，李丹初治疗痛症主张从肝论治，常用舒达肝气以治胁痛，辛柔和肝以缓胃痛，条木宽中以平腹痛，养肝平肝以疗头痛，疏肝行血以除胸痛，温经活血以制经痛等等，屡获效验，可见疼痛与肝的关系甚为密切。

中医学的传统观点认为心主血脉，心藏神而主神明。随着中医学的发展，后世有医家提出脑主神明的观点。例如，李时珍在《本草纲目》中明确提出"脑为元神之府"。又《医学衷中参西录·人身神明诠》云："人之神明有体用，神明之体藏于脑，神明之用出于心。"然其注重"以脑中为元神，心中识神"。可见，神明之用主要归于脑，脑之元神，乃是全身一切神经与精神活动的统帅和主宰。也就是说，脑神统率着心神而一起协调、控制诸脏器，保证机体有序的生理活动，故神明正常，则全身安康，正如《素问·灵兰秘典论》说："故主明则下安，以此养生则寿……。主不明则十二官危，使道闭塞而不通，形乃大伤，以此养生则殃。"从临床实际看，在神明失常所致痛症的发病机制中，情志内伤又至为重要。《素问·举痛论》说："怒则气上，喜则气缓，悲则气消，恐则气下，寒则气收，炅则气泄，惊则气乱，劳则气耗，思则气结"，指出情志内伤均可使气机逆乱，血行失常而致疼痛或诱发疼痛。其中，"气上""气收""气乱""气结"，或使津液不布，凝聚成痰，或使气血郁阻，滞而为瘀，或使痰瘀互结，均可致脉络闭塞，发为疼痛之实证。"气缓""气消""气下""气耗"可使气伤血弱，营卫不和，脉络失煦或失濡，而发疼痛虚证。当然，六淫等多种致病因素作用于脑，导致脑主神明功能失调或髓失其养，使感觉等功能失调也可表现为多种疼痛。

　　若再从经络循行看，直通于脑之经脉就有督脉、足太阳经。从目系入脑的经脉有足太阳、足阳明、手少阴、足厥阴，经别则有足少阳、足阳明、手少阴。从目周入脑的经脉有任脉、足太阳经筋、足阳明经、足少阳经、手少阳经、手太阴经筋。故当致病因素侵入经脉，经脉之气血为之逆乱，则也影响元神之府，至清之脏，或使神机失调或使髓失其养，而使感觉等功能失调，产生疼痛为主症的一些疾病。如《普济方·头痛附论》云："若人气血俱虚，风邪伤于阳经，入于脑中，则令人头痛也"。王升旭等报道，用华佗夹脊穴针刺治疗血管性偏头痛、带状疱疹性神经痛、红斑性肢痛症等多种痛症获得良效，其镇痛机制之一就是通过督脉与脑和脊髓的联系来调神以治痛。由此可见，疼痛除了主要与心、肝关系密切之外，还与脑的关系甚为密切。

　　西医学认为疼痛是伤害性刺激作用于人体后由各个部位的感受器将刺激转换为相应的反应信息，并由相应的感觉神经纤维向中枢神经系统传导，然后再由中枢神经系统做出相应的反应。其中位于延脑、脑桥和中脑的脑干网状结构及丘脑和大脑皮质中的疼痛中枢均与疼痛有关的结构。这些机制与前面所述的疼痛与脑的密切关系是相一致的。

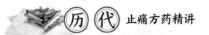

第二章 止痛中药之文献研究

一、中药止痛方法

疼痛既见于急性病，也可见于慢性病。其痛有的在躯干、四肢，有的在胸、腹、胁、背，有的在筋骨、皮内，有的则在经络、脏腑。其致痛因素既有外感、内伤，又有外伤、虫兽伤，更有病理产物致痛。临床表现既有实痛、虚痛，又有虚实夹杂之痛。应用中药止痛既能通过消除不同的致痛因素从而间接地达到止痛之效果，又可根据疼痛的特有症状表现而选择相应药物达到直接止痛之效果。归纳起来，中药止痛包括以下几种方法：

（一）祛风止痛

祛风止痛常用于风邪引起的痛症。外风者，风邪袭表，经气被遏而致头痛、肢体疼痛等，故用发散风邪、疏通经气之防风、白芷、藁本等以祛风解表止痛。内风者，内风扰动，经脉不舒而致头部抽痛、肢体挛急疼痛等，故用天麻、全蝎、露蜂房等以平息内风，通络止痛。

（二）散寒（温经）止痛

散寒（温经）止痛常用于寒邪引起的痛症。外寒者，寒束肌表，卫阳被遏致头项强痛、身痛等兼有表证，故用细辛、桂枝、麻黄等以散寒解表止痛。里寒者，寒滞经脉，脉络缩蜷而致脘腹冷痛、妇女痛经等，故用肉桂、干姜、吴茱萸等以温经通阳，散寒止痛。

（三）除湿止痛

除湿止痛常用于湿邪引起的痛症。湿邪袭表，留滞肌表、经络及筋骨则周身疼痛重着，关节痹痛，故用羌活、独活、防己、威灵仙等祛湿解表，通络止痛。湿停于内，留滞经络、脏腑各部，可见关节疼痛重着、胸膈闷痛、头部困重疼痛，故用苍术、白术、藿香、薏苡仁、猪茯苓等以燥湿健脾或利水渗湿以止痛。

（四）清热止痛

清热止痛常用于火热之邪或五志化火所致痛症。火热灼盛，气血逆乱则易致胸部灼痛、咽喉疼痛、目赤肿痛等疼痛，故用夏枯草、牡丹皮、金银花、连翘等清热泻火或清热解毒以除热痛。

（五）通下止痛

通下止痛常用于燥结实邪阻结肠腑、腑气不通而致小腹胀痛、腹痛拒按等疼痛，故用大黄、芒硝、枳实等以通腑泄热以止痛。

（六）理气止痛

理气止痛常用于气滞或气逆所致的痛症。脏腑气机运行失常，则气机阻滞或逆乱而见胃脘胀痛、胸胁胀痛、头痛等，故用柴胡、青皮、陈皮、香附、沉香等以调畅气机，使气行结散而疼痛自止。

（七）活血止痛

活血止痛常用于瘀血阻络而致的痛症。经脉血行不畅或瘀血阻滞，可见胸胁脘腹刺痛、妇女痛经、产后腹痛、跌打损伤等疼痛。故瘀血轻者，常用桃仁、红花、当归等活血止痛；瘀血重者，常用三棱、莪术、水蛭、干漆等以破血逐瘀，通络止痛。

（八）化痰止痛

化痰止痛常用于痰浊阻闭脏腑或四肢肌肉而致的肩臂酸痛而重着、胸闷痛等痛症，故用瓜蒌、天南星、白附子等以涤痰泄浊，宣畅气机而止痛。

（九）逐饮止痛

逐饮止痛常用于饮邪潴留于胸胁或肌肤而致的胸痛、肢体痛等痛症。故用甘遂、大戟、芫花等通过峻逐饮邪，使饮邪祛除，气机通畅，而止疼痛。

（十）消食止痛

消食止痛常用于饮食积滞所致的脘腹胀痛、痛而拒按之痛症。故用山楂、神曲、鸡内金等以消食和胃止痛。

（十一）驱虫止痛

驱虫止痛常用于寄生虫停积体内所致的痛症。虫积胆道，胆气郁滞可见胆道蛔虫痛；虫积肠道，气机升降失常见小腹疼痛时作。故用乌梅、使君子、槟榔、苦楝皮等以驱虫消积止痛。

（十二）育阴止痛

育阴止痛常用于阴津不足或亏虚，经络失养而致的胸痛、头痛、关节隐痛等痛症。故用南沙参、北沙参、麦冬、石斛、山萸肉等以育阴和络止痛。

（十三）助阳止痛

助阳止痛常用于阳气不足，经脉失于温煦而致的腰痛、关节冷痛等痛症。故用附子、淫羊藿、巴戟天、补骨脂等以助阳温经而止痛。

（十四）补气止痛

补气止痛常用于因气虚而致气血津液运行迟缓，不能濡润、温煦全身各组织而致的胸痛、胃脘疼痛等痛症。故用人参、党参、灵芝、黄芪等以补气止痛。

（十五）养血止痛

养血止痛常用于血虚，脏腑组织失于濡润而致的心痛、产后腹痛等痛症。故用白芍、当归、阿胶等以养血补虚，以定其痛。

（十六）益精止痛

益精止痛常用于肾精亏虚，不能生髓充脑所致的头痛、腰痛等痛症。故用生地、熟地、鹿茸、蛤蚧、紫河车、菟丝子等以益精填髓，以安其痛。

（十七）消石止痛

消石止痛常用于结石阻结脏腑，络脉不通所致的胆绞痛、肾绞痛等痛症。故用广郁金、金钱草、海金沙、鸡内金等以消石利湿止痛。

（十八）特殊止痛

特殊止痛法常用于原因不明的多种痛症。常用延胡索、罂粟壳、徐长卿、血竭等以达到全身止痛或局部止痛的效果。

二、止痛中药的本草收录概况

止痛在古代本草文献中又被称为"定痛""逐痛""耐痛""祛痛"等。止痛中药，顾名思义是指具有止痛作用的中药，能够缓解或消除某种病证的疼痛，这是以止痛功能确立的一种药物类别。

止痛中药与止痛的方法、止痛的复方概念不同。如果使用其他种类药物所组成的方剂或治法消除了某种致病因素而达到解除疼痛的结果，并不能就此称这些药物为止痛药。例如，伤寒阳明腑实证，大便秘结，腹满疼痛，使用大黄、芒硝类后，大便通利，腹痛消失，显然大黄、芒硝不是止痛药，二药本身也不具止痛功效，而只是通过治疗阳明腑实证达到治疗腹痛的效果。因此，经过消食、泻下、清热、解毒、消肿等在治病过程中达到缓解疼痛之功效的药物并不能称之为止痛药，其只是解除疾病的一部分症状，正如他同时解除了呕吐而不是止吐药一样。使用大黄、芒硝取得了缓解疼痛的效果，不是用药的直接目的，这与使用止痛药的要求完全不同。这是中医治病求本的体现，亦即不治痛而痛自止。相反，如果对阳明腑实证之腹痛妄用止痛药则往往是禁忌的，是错误的。基于此，所谓止痛中药，应该具有缓解疼痛的功能，而不论其作用之强弱。中药的功能都不是单纯的，这是由于其所含的物质基础——化学成分所决定的。一种药物都有多种功能，止痛药的止痛只是其功能之一，其作用也有强有弱，有的兼有活血作用，有的兼有理气作用，甚或以活血、理气的作用为主，因此很多止痛中药往往散列于其他药物类别之中。

中药止痛的应用记载已有悠久历史。早在《山海经》中就提到："小华之山……其草有萆荔，状如乌韭而生于石上，亦缘木而生，食之已心痛"。《后汉书·华佗传》曰："若疾发结于内，针药所不能及者，乃令先以酒服麻沸散，既醉无所觉，因刳破腹背，抽割积聚……四、五日即愈，一日之间皆平复"。据清代张骥考麻沸散方为："羊踯躅三钱，茉莉花根一钱，当归三两，菖蒲三分，水煎服一碗"。我国现存最早的医方著作《五十二病方》载方300首，涉及药物247种，其中记载治疗疼痛的药物就有20余味。《黄帝内经》所载之十三方中就有应用酒、蜀椒、干姜、桂心等止痛中药。这些大多局限于止痛药的应用记载。然而，对止痛中药叙述较为详尽、收载更多的还是历代本草著作。笔者通过对在中医本草史上有巨大影响的四部本草著作进行统计，发现：我国现存最早的本草专著《神农本草经》总载药物365品，其中明确标有"止痛"作用的中药有13味，还有虽然没有标明，但也能用于许多痛症，合计前者共有90味，占总药数的1/4；在本草史上影响了500年之久的《证类本草》收载药物1 746种，其中明确标有"止痛"作用的中药有31味，还有一些中药虽然没有标明"止痛"，但也能主治痛症，两者相合共计282味之多，占总药数1/6；举世瞩目，闻名中外的《本草纲目》，载药1 892种，明确标有"止痛"作用的中药有74味，加上没有明确标明，但也能用治痛症的中药就有561味，占总数的1/3之多；填补《本草纲目》问世400年来中药文献整理研究历史空白的《中华本草》载药8 980味，其中明确标有"止痛"作用的中药有1 629味，加上没标明但也能治疗痛症的中药竟达3 000多味，占总数1/3之多。

由于古代本草对药物的功能和主治的含义缺乏明确的界定，两者混言杂书的现象明显，加上历代关于止痛中药的确定没有客观指标，所以以上统计主要根据该药在文献中明确标有"止痛"字样，或有记载"主……痛，治……疼痛"，即用于各种痛症的治疗才给予统计，虽然这些不能准确地反映止痛中药的止痛指标，但能大致反映药物的止痛功效及适应证。

从本草文献收载的止痛中药内容来看，止痛中药不仅能用于治疗因各种致痛因素引起的疼痛，还能用于麻醉止痛，更能用于预防性止痛等。例如，《神农本草经·中品》谓苍耳子"主风头寒痛，风湿周痹，四肢拘挛痛……"，《新修本草·下品》谓血竭"主心腹卒痛，金疮出血，破积血，止痛生肌"；《本草蒙筌·徵集》谓闹羊花"主风湿藏肌肉里，溅溅麻痹"；《本草纲目·石部》谓无名异"临杖预服无名异,临时温服三、五钱,则杖不甚痛,亦不甚伤"。

文献记载表明,早在《神农本草经》时代,医药学家已经重视对具有止痛作用中药的收载及描述。嗣后,随着医药学家对药学知识及用药经验的不断积累,以及对民间药物、民族药物的大量发掘,止痛中药的收载数量显著增多。与此同时,医药学家在编著本草过程中对各类病证的用药进行了整理、研究。尤其是宋代唐慎微所著的《证类本草》,在前人"诸病通用药"的基础上,加以充实、修订,对有关贼风挛痛、心腹冷痛、齿痛、腰痛、女人血闭腹痛、目赤热痛等疼痛列出通用药物,如用于心腹冷痛的药物有当归、人参、芍药、桔梗、干姜、桂心、蜀椒、附子、吴茱萸、乌头、甘草、腽肭脐、肉豆冠、零陵香等27种,用于腰痛的药物有杜仲、狗脊、鳖甲、五加皮等17种,其中绝大多数是常用止痛药物,提示对一些痛症的治疗应有针对性地选用止痛中药。《本草纲目》对止痛中药的记载、论述更为详尽。在《本草纲目·百病主治药》中专列了心腹痛、胁痛、腰痛、痛风、头痛等多种疼痛的用药凡例。在《本草纲目·序例·李东垣随证用药凡例》中,既列举了特定部位的疼痛用药,如"眉棱骨痛,羌活、白芷、黄芩;少腹疝痛,须加青皮、川楝子;茎中刺痛,生甘草梢";又列举了不同性质的疼痛用药,如"风湿身痛,羌活;肾虚牙痛,桔梗、升麻、细辛、吴茱萸;诸血刺痛须加当归,详上下用根梢;一切气痛,调胃,香附、木香";更列举了疼痛的引经用药,如"六经头痛,须用川芎,加引经药:太阳,蔓荆子;阳明,白芷;太阴,半夏;少阴,细辛","诸气刺痛,枳壳、香附,加引经药"。该篇虽然不是止痛药专篇,但比较集中地谈到多种止痛方药的应用,对后世痛症辨治、止痛中药的进一步研究起到了重要的指导作用。

在历代本草文献中,关于止痛中药的记载不仅数量庞大,而且内容丰富,涉及中医药基础理论和临床各科。止痛中药在中医药研究的各个领域具有重要的应用价值。因此,在中医药事业不断发展的今天,对止痛中药进行进一步整理与发掘,必将对痛症的研究起到一定的促进作用。

三、止痛中药的分类研究

关于止痛中药,在古代本草文献及现代中药教材中均没有单独论述的篇章,而是散列在各类药物中。开创本草分类先河的《神农本草经》,将365种药物分为上、中、下三品;按中药自然属性分类的代表作《本草纲目》,将1 892种药物分成水、火、土、金石、草、谷、菜、木、服器、禽、兽、人等十六部；按中药功能分类的代表作《本草求真》将 520 种药物分为补剂、收涩、散剂、泻剂、血剂等 7 大类，在 7 大类中再细分为 31 类；其他如按经络分类的《本草分经》《类经证治本草》，按药性分类的《本草真诠》《药镜》等。各种分类方法都是为了适应不同的研究角度和应用的需要，对促进学术发展有重大意义，可是在各种分类方法中都未列出止痛药一类，而是将止痛中药分散在各种不同的分类之中。即使是在现行的中药学教材中，也没有专门论述止痛药的章节。在现代的参考书中，只有庞俊忠主编的《临床中药学》在第一章就首列了麻醉、止痛药（仅收 16 味）。本草著作不单设止痛药类，不仅导致对止痛中药的查阅十分不便，更重要的是影响对止痛中药进行系统深入的研究，使许多止痛中药未能得到很好的开发与应用。鉴于本草文献对止痛中药收载的杂乱及现代临床治疗痛症时对止痛中药应用的局限性，我们对古今本草文献中记载具有"止痛"作用的中药做了全面的收集与梳理，再根据痛症的病因病机及疼痛症状的特有表现，给诸多的止痛中药按功能做了分类，包括祛风止痛药、散寒（温经）止痛药、祛湿止痛药、理气止痛药、活血（祛瘀）止痛药、祛痰止痛药、缓急止痛药、通络止痛药、散结止痛药、清热止痛药、解毒止痛药、安神止痛药、特殊止痛药等 13 类，以期对止痛中药的查阅、研究以及临床应用、新药开发等都有所裨益。

四、止痛中药的现代研究

西医学治疗疼痛的方法多样，常用的有神经阻滞疗法、内服药物疗法、手术疗法、激光疗法、物理疗法等。目前，常用的镇痛药分为阿片类和非阿片类，虽然其止痛效果快，作用强，但具有一定的成瘾性和耐受性，且以治标为主。近年来，新的镇痛药品如氯芬待因也有一定的毒副作用。新中国成立以来，特别近 20 年来，随着西医学研究的不断深入，中西医结合的相互渗透，运用现代临床医学、毒理学、药理学的知识和实验方法，对止痛中药的研究从有效成分的提取到药物止痛机制的研究及速效剂型的研制，均取得了很大进展，发掘出不少有效的止痛中药。

（一）止痛中药的有效成分

笔者对 1984 年以来的中医、西医或中西医结合的主要杂志及《中华本草》《现代中药药理学》《医用中药药理学》等著作中通过实验研究证实有镇痛作用的中药进行了全面的收集与统计，已有 200 多种中药已被证实有镇痛作用，其中大部分古代本草文献中记载有"止痛"作用，如《本草纲目·草部》记载延胡索的性味为"辛温，无毒"，有"活血、利气、止痛"之功，《本经·中品》谓吴茱萸"主温中下气，止痛"。经现代研究证实，它们都是疗效可靠、无毒副作用的镇痛药物。也有一部分中药在古代本草文献中并未记载其有"止痛"的作用，如灵芝、党参、海参、天竺黄、土茯苓等，其止痛功效由现代临床或实验所证实。关于这200多种止痛中药的实验研究表明，在这些止痛中药中，并不是每味中药中所含的有效成分均具有镇痛作用。例如，生姜之镇痛主在于其所含的生姜油、生姜酚或姜稀酮；柴胡之镇痛，主要在于柴胡皂苷元A、北柴胡皂苷，而北柴胡挥发油、柴胡皂苷a、b1、b2、b3、b4、c和d对正常小鼠均无镇痛作用；附子之镇痛，主要是在于其所含的乌头碱、中乌头碱和次乌头碱，其中中乌头碱镇痛效力比乌头碱强2倍，次乌头碱则比乌头碱弱；延胡索产生镇痛作用的有效成分为生物碱，其中以甲素、乙素、丑素的镇痛作用最为明显。实验研究提示，镇痛不仅与该药所含的有效镇痛成分有关，与中药的炮制亦密切相关。例如，延胡索由于水煎液溶出量甚少，故醋炒后延胡索中生物碱与醋酸结合成易溶于水的醋酸盐，而使水煎液溶出的总生物碱含量增加，止痛成分的生物碱溶解度大大提高。实验研究还表明，有些中药虽属同一科属，文献记载其均有止痛作用，在许多地方也常被相互代为使用，然而由于有效成分的含量不同，其止痛效果相差甚远。例如，防风、河南水防风、西北防风，三者醇提取液虽均有较强的镇痛作用，但河南水防风毒性较强，西北防风醇提取液解热镇痛作用均不明显，提示临床使用三者时不能轻易地替换代用。

（二）止痛中药的镇痛机制

研究者们对止痛中药进行了大量的实验研究，不仅找出了中药的许多有效镇痛成分，而且也阐明了止痛中药的一些镇痛机制。纵观实验研究的成果，止痛中药的镇痛机制大体可归纳为以下几个方面：

1. **中枢镇痛** 主要作用于中枢神经系统。中药的罂粟壳未熟的果实中含有阿片，其生物碱中如吗啡可卡因在体内能选择性地作用于脑内吗啡受体，产生强大而持久的镇痛作用。川芎对中枢系统也有镇痛作用。白芷所含白芷素具有兴奋中枢神经的作用而达到镇痛的效果。延胡索的镇痛成分以总碱中的甲素、乙素、丑素为最明显。研究表明，本品对脑内多巴胺受体（D1和D2）亚型均有亲和力，故认为其镇痛作用与中枢多巴胺受体活动有关。另如青藤，其所含的青藤碱在脑内注射产生镇痛作用所需的剂量相当于腹腔注射的1/3 000，说明其镇痛作用部位在中枢神经系统，并且其与烯丙吗啡合用能产生协同作用。

2. **麻醉镇痛** 利用中药进行麻醉在我国已有悠久历史。早在东汉末年，名医华佗就应用麻沸汤进行剖腹手术的麻醉。目前，临床应用的麻醉中药以洋金花总生物碱为主，其麻醉原理可能与东莨菪碱在脑内的抗胆碱作用有关。除洋金花外，也有以细辛经乙醚提取挥发油制成 3% 麻醉液用于局部与神经阻滞麻醉。川乌所含乌头碱通过对中枢神经和神经末梢先兴奋后麻醉而达到止痛的目的。这些均为目前临床所常用。

3. **抗炎镇痛**　疼痛与炎症的关系密不可分。当炎症反应发生时，常由于种种病理性刺激使炎症细胞释放出的炎症介质如 5- 羟色胺、缓激肽、前列腺素等均有致痛、致炎作用。前列腺素除本身有强大的致炎、致痛作用外，还可与其他致炎、致痛物质相互增敏，起到放大作用的效果，故在致炎、致痛中起着关键性的作用。实验研究表明，许多中药有抗醋酸、组胺、二甲苯、前列腺素等的致炎作用，在抗炎的基础上，使炎症细胞释放致痛物质减少，从而降低或取消了对外周痛觉神经的刺激而发挥止痛效应。槐白皮能拮抗组胺而起到抗炎、镇痛的作用。牡丹皮能对组胺、5- 羟色胺，缓激肽等炎性物质引起的大鼠足跖肿胀有显著的抑制作用，从而发挥止痛效果。许多祛风湿药如豨莶草、木棉皮、香加皮、独活，徐长卿等分离的有效成分，均有抗炎镇痛作用。

4. **解热镇痛**　大多解表药都具有不同程度的解热及镇痛作用。其解热镇痛的机制，有的可能通过中枢神经系统，促进汗腺分泌使散热增加，如麻黄、桂枝、薄荷等；有的通过改善体表血液循环，使毛细血管扩张、增加散热过程而达到止痛的目的，如生姜、薄荷等；另有一些药物则通过抗炎、抗菌和抗病毒等作用而达到解热镇痛的效果，如柴胡、升麻、薄荷、羌活等。

5. **解痉镇痛**　大多数理气药既能兴奋又能抑制胃肠平滑肌而呈现出双向调节作用，通过兴奋或抑制使痉挛失调的胃肠功能恢复正常，其抑制胃肠道运动，缓解肠管痉挛，从而起到降逆、镇痛、止泻等作用。实验表明，青皮、陈皮、沉香、枳壳、木香均有解痉止痛的功能，其解痉方式为直接抑制肠管平滑肌。据日本的《现代汉方医学大观》记载，芍药甘草汤对横纹肌、平滑肌的挛急，无论是中枢性还是末梢性，均有解痉的作用。芍药、甘草都是补益药，两药相配的芍药甘草汤为临床治疗气血不足、脏腑亏虚而致"不荣则痛"的常用方剂，这种传统认识与现代实验研究结果完全相符，充分说明了中医药传统理论的科学性。

6. **抗凝镇痛**　中医学的"血瘀"和血液生理、生化、形态的改变有密切的关系。血液凝固，血小板黏附、聚集是形成血栓的直接原因。而血瘀经脉，不通则痛。因此，防止血液凝固与抑制血小板聚集的药物可分别预防静脉及动脉血栓的形成，通过改善血液循环而达到"通则不痛"的目的。实验表明，川芎、丹参，红花等多种活血化瘀药均可降低血小板表面活性，抑制血小板聚集，提高纤溶酶活性，调节血液流变性，改善血液的"浓、黏、凝、聚"的涩滞状态。有学者发现，丹参所含有的丹参酮、丹参素均具有抗凝、镇痛，促进修复、再生的作用。川芎所含的生物碱、挥发油、阿魏酸、川芎内酯等可直接影响脑及肢体血流量，并能通过血 - 脑屏障改善脑细胞缺血、缺氧状态。这些研究结果为治疗神经系统及脑血管疾病的疼痛提供了更为可靠的依据。实验证实，龟甲煎液不仅使甲亢型阴虚大鼠的痛阈明显提高，而且能使血浆黏度明显下降，说明龟甲不仅具有良好的止痛作用，还具有抗凝作用。这一研究结果也为古文献记载的龟甲具有化瘀止痛功效提供了实验依据。

（三）止痛中药的速效剂型

随着对止痛中药的不断发掘和经实验证实，医药工作者还根据痛症发病急、病情重的临床特点，除采用常见的药物剂型如丸、散、膏、丹、汤、片等之外，还采用新的制剂工艺将止痛中药制成注射剂、气雾剂、滴丸剂等多种新的速效剂型。它们吸收快，作用迅速、可靠，受到医生和患者的广泛欢迎。

1. **注射剂（简称针剂）** 例如，四逆注射液（《陕西省医院制剂规范》1983 年），其组成为：附子（制）200g，干姜 200g，甘草 200g。制成注射液，肌内注射，每次 2～4ml。能回阳救逆、散寒止痛，用于心肌梗死、心源性休克。热痛宁注射液（《青海省药品标准》1986 年），其组成为：柴胡 100g，独活 333.3g，细辛 200g。苯甲醇 10ml，聚山梨酯 -80（吐温 -80）10ml，注射水适量，制成注射液，肌内注射，每次 2～4ml，每日 1～2 次。能解热镇痛，用于感冒、头痛、发热等。

2. **吸入气雾剂** 如速效心痛气雾剂（《中华人民共和国卫生部药品标准》，简称《部颁药品标准》，1995 年），其组成为：牡丹皮 240g，川芎401g，冰片 26g。制成气雾剂，舌下喷雾吸入，一次揿吸 1～3 下，痛时喷用。能清热凉血、活血止痛，用于偏热型轻、中度胸痹心痛，兼烦热、舌苔色黄者。口腔炎喷雾剂（《部颁药品标准》1996 年），其组成为：蜂房 750g，蒲公英 1 500g，皂角刺 750g，忍冬藤 1 500g。制成雾剂，口腔喷雾用，每次向口腔挤喷药液适量，每日 3～4 次，小儿酌减。能清热解毒，消炎止痛，用于口腔炎、口腔溃疡、咽喉炎之疼痛等。

3. **滴丸剂** 如复方丹参滴丸（《中华人民共和国药典》2015 年版），其组成为：丹参、三七、冰片。制成滴丸剂，吞服或舌下含服，一次 10 丸，每日 3 次，28 天为 1 个疗程。能活血化瘀、理气止痛，用于气滞血瘀所致的胸痹症见胸闷、心前区刺痛，冠心病心绞痛见上述证候者。

4. 贴膏剂 如辣椒风湿膏（《部颁药品标准》1992 年），其组成为：辣椒 250g，薄荷脑 30g，冰片 30g。制成膏剂，贴于患处。能祛风散寒、舒筋活络、消肿止痛，用于关节疼痛、腰背酸痛、扭伤瘀肿疼痛。

5. 膜剂 如疏痛安涂膜剂（《中华人民共和国药典》2015 年版），其组成为：透骨草 143g，伸筋草 143g，红花 48g，薄荷脑 6.7g。制成膜剂，涂患处或有关穴位，每日 2 ~ 3 次。能舒筋活血、消肿止痛，用于风中经络、脉络瘀滞所致的头面疼痛、口眼歪斜，或跌打损伤所致的局部肿痛，或头面部神经痛、面神经麻痹、急慢性软组织损伤见上述证候者。

6. 鼻吸剂 如薄荷锭（《部颁药品标准》1995 年），其组成为：薄荷脑 3 136g。制成锭剂，嗅吸或擦患处。能通窍止痛、散风泄热，用于感冒头痛、血管神经性头痛等。

7. 酊剂 如骨痛灵酊（《中华人民共和国药典》2015 年版），其组成为：雪上一枝蒿 80g，干姜 110g，龙血竭 1g，乳香 5g，没药 5g，冰片 1.5g。制成酊剂，外用，一次 10ml，每日 1 次，将药液浸于敷带上贴敷患处 30 ~ 60 分钟。能温经散寒、祛风活血、通络止痛，用于腰椎、颈椎骨质增生，骨性关节炎，肩周炎，风湿性关节炎。

五、止痛中药临床用药规律

通过对方剂、本草文献进行整理，以及对历代医家用药经验的分析，再结合临床医疗之实际，我们总结出止痛中药临床用药有一定的规律，大概有如下几个方面：

（一）辨证止痛用药

辨证是中医学认识疾病的基本方法，是通过对患者的症状、体征及其他相关资料进行分析，综合来判断疾病的原因、性质，病变的部位、程序及发展趋势，并以之指导治疗。所以，辨证论治是中医认识疾病和解除疾病的基本方式，也是具有中医学术特色的临床诊治疾病的基本核心。不论是在中医临床学的发展历史上，还是在中医现代化的进程中，辨证论治的思想始终居于主导地位。同样，对于疼痛的治疗，从古至今也一直以辨证论治为主流，着重于祛除致痛病邪和消除或缓解其疼痛病机，即通过理气、活血、散寒、祛风、除湿、消导等来改善症状而达到止痛之根本目的。如缪希雍在《本草经疏》中论述自然铜止痛的作用机制时指出："自然铜乃入血行血，续筋接骨之药也。凡折伤则血瘀而作痛，卒能散瘀滞气血，破积聚之气，则痛止而伤自和也。"。张寿颐在《本草正义·草部》中提到："腰者肾之府，肾虚则腰痛，苁蓉益肾，是以治之"。又如《神农本草经·中品》曰："芍药，味苦，主邪气腹痛，除血痹。破坚积寒热疝瘕止痛"。吴考槃在《医学求是·本草经》中阐述："言芍药之能治邪气腹痛者，全在其能除去其血痹而开通之效。不通则痛，通则不痛。邪气腹痛，病属血痹不通，有以致之，芍药功能降而去之，是以治之。著名方剂，如《金匮要略》桂枝茯苓丸，枳实芍药散是。'破坚积寒热疝止痛'者，言芍药非但能治邪气腹痛血痹，即是坚积寒热疝瘕之病，芍药也能破而去之而止其痛。坚积是言其形，寒热是言其证，疝瘕是言其象，止痛是言其效。著名方剂，如《金匮要略》的鳖甲煎丸是。"此外，《伤寒论》多处应用人参治痛，如（62 条）"发汗后，身疼痛，脉沉迟者，桂枝加芍药生姜各一两人参三两新加汤主之"。（385 条）理中丸之加减中"腹中痛者，加人参足前成四两半"。其中所以加人参，是以补益中气而缓急止痛之故。根据现代药理研究结果，有些止痛药物根本就没有直接止痛的作用。例如，葛根治疗头痛主要是能够扩张脑动脉，增加脑的血流量而改善症状。另如枳壳、木瓜通过解痉而止痛。这些都是辨证止痛用药的体现。

（二）归经止痛用药

经络能沟通人体内外表里。在病变时，体表的疾病可以影响到内脏，内脏的病变也可反映到体表。因此，人体各部位如发生气血不通，或气血不荣而致疼痛病变时，常通过经络表现出各种症状，如咽喉痛是肺经病变的反映，胁肋胀痛、乳房胀痛、疝痛则属于肝经病变。而药物作用于机体脏腑经络各部也有一定的选择性，正如《灵枢·五味》所言："五味入于口也，各有所走，各有所病"。所以许多止痛药的止痛作用有一定的归属。如《神农本草经·上品》云："辛夷，主五脏身体寒热，头风脑痛，面䵴。"《本草纲目·草部》对其机制进行了阐述："辛夷之辛温，走气而入肺，能助胃中清阳上行通于天，所以能温中，治头面目鼻之病。"另如白芷芳香上达，善入手足阳明经，善治头额疼痛、眉棱骨痛；青皮主归肝经，偏用于肝气郁滞的胁痛；牛蒡子主归肺，偏用于咽喉疼痛；木香主归脾胃，偏用于脘腹胀痛；薤白主归心、肺经，偏用于胸闷喘咳作痛。在《金匮要略》中，有三个著名方剂应用薤白治疗胸痛，就是取其主入心、肺二经而治胸痛。如《金匮要略·胸痹心痛短气病脉证治》说："胸痹之病，喘息咳唾，胸背痛，短气……栝蒌薤白白酒汤主之"，"胸痹不得卧，心痛彻背者，栝蒌薤白半夏汤主之"，"胸痹心中痞气，气结在胸……枳实薤白桂枝汤主之"。另如出自《医学发明》之著名方剂天台乌药散，主治寒凝气滞之小肠疝气、小腹痛引睾丸之证，证属寒侵肝脉、气机阻滞所致。该方中用了归肝经之乌药、小茴香以理气疏肝、散寒止痛，又配用了高良姜以散寒止痛，青皮、木香以行气止痛，槟榔下气导滞，更用了川楝子与巴豆同炒，去巴豆而用川楝子，妙在取巴豆之温性，用川楝子归肝经止痛之用。全方通过归经药的有机配伍，使行气疏肝、散寒止痛之力增强。熟悉药物归经，在临床治疗时根据痛在何经则选用何药，当可收效更捷。

（三）引经止痛用药

在方剂配伍中，为了充分发挥药物疗效或增强临床用药的针对性，常常配用可以引导一些药物的药力趋向某经或直达病所的引经药，这在痛症临床治疗中也历来受到医家的重视。如《汤液本草·东垣先生用药心法·随证治病药品》指出："头痛，须用川芎，如不愈，各加引经药：太阳，蔓荆；阳明，白芷；少阳，柴胡；太阴，苍术；少阴，细辛；厥阴，吴茱萸；巅顶，藁本。""如气刺痛用枳壳，看何部位，以引经药导使之行，则可。"另如"如疮痛不可忍者，用苦寒药，如黄柏、黄芩。详上下，用根梢及引经药则可。"《本草求真·散剂》谓："升麻，似与葛根一类……引石膏能治阳明顶巅头痛、齿痛。"《医学发明》之复元活血汤，主治跌打损伤，瘀血留于胁下，痛不可忍者。该方在当归、桃仁、红花、穿山甲、瓜蒌根等活血祛瘀药中，配伍柴胡以疏肝调气为引经药，而这种引经药甚至是全方之主体，正如《医方集解·理血剂》对其注释为："肝胆之经，行于胁下……，故以柴胡引用为君。"《小儿药证直诀》之败毒散，主治正气不足、外感风寒湿邪之壮热、无汗、头项强痛、肢体酸痛等症。该方在祛风寒湿之羌活、独活，行血祛风之川芎，宣肺祛痰之桔梗、前胡，扶正祛邪之党参、茯苓、甘草中，加用生姜、薄荷、柴胡等引经药，不仅能疏泄气机，帮助主要药物宣透表邪，引邪外出，而且更重要的是加强了止痛之功。

（四）定位止痛用药

有些止痛药物作用于机体时不能通及全身，而是对某一部位具有相应的特殊效能。例如，《名医别录·中品》谓蔓荆子"主风头痛，脑鸣……"，《珍珠囊·木部》谓其"凉诸经血，止头痛，主目睛内痛"，《本草纲目·木部》对其主头痛之作用阐述为"蔓荆实，气轻味辛，体轻而浮，上行而散，故所主皆头面风虚之症"；川芎虽能用于痹痛、痛经等，但尤善于治疗头痛，故前人有"头痛必用川芎"之说；姜黄之止痛，尤为肩臂痹痛所常用；桑寄生善用于腰膝酸痛；羌活、独活均能祛寒湿止痛，但羌活偏用于上半身之痛，而独活偏用于痛在下半身者；乌药、木香止痛常用于脘腹，不用于上焦。从方剂来看，如《辨证录》之救脑汤，其组成为辛夷、川芎、细辛、当归、蔓荆实，主治头痛连脑，双目赤红，如破如裂者。其中细辛、蔓荆、川芎均为治头痛之要药，而辛夷又主脑痛，前三味得辛夷之导引而直入于脑，实为治头痛连脑之良方。又如《赤水玄珠》之川芎散，其组成为甘菊花、石膏、川芎，主治头痛，烦躁口渴。其中之菊花，《神农本草经·上品》谓其"主诸风头眩、肿痛"，《药性论》谓其"能治脑骨疼痛"（引《证类本草·草部》）；川芎又为治头痛之专药。二药可谓是定位止痛。

另外，疾病有表里深浅不一，疼痛又有新久之别。初痛多表多实，久痛多络痹或虚。因此止痛中药也当有别。现代治癌痛实行三步梯级止痛法，第一步对Ⅰ级疼痛用理气止痛，第二步对Ⅱ级疼痛用祛瘀止痛，第三步对Ⅲ级疼痛用排毒止痛，也体现了层次深浅的定位止痛用药特点。

（五）对症止痛用药（特异性止痛用药）

痛症常可出现在多种疾病过程中，其程序、部位、原因、性质各殊，"治病求本"为治痛之主流。但也有一些常见的伴有疼痛或以一时疼痛为主的痛症，一时无法辨别其疼痛的性质和病变部位，如紧张性头痛、肋间神经痛等，或有些已有器质性病变，却表现为隐匿状态，仅凭中医的望、闻、问、切四诊而无法获知其病变部位，如肿瘤等，若不止痛，则因剧痛而易致休克、昏厥等严重并发症。当此之时，则应暂以对症止痛用药为主，为急则治标之图，亦不失为必要的医疗措施。正如王琦教授在《内科辨病专方治疗学》的序言中所说："某些症状较为突出影响到疾病证候的发展，可以标本兼顾，甚至急则治其标，因此，头痛医头，脚痛医脚，即咳平喘，即刻止血，即刻止泻，即刻退烧，即刻止痛等的对症辨治也必须加以重视"。在对症止痛用药中，往往不受归经及性味之限制，常适用于多种疼痛，如《本草求真·涩剂》谓罂粟壳"功专……心腹筋骨诸痛者最宜"。蟾酥，不仅用于痈疽疮肿、咽喉肿痛，还用于龋齿作痛、癌性疼痛。樟脑，既用于跌打损伤，又用于牙痛、腹痛等，止痛力较强。徐长卿虽始载于《神农本草经·中品》，但其用作止痛药应用于临床较晚，该药止痛作用显著，近年来广泛用于各种痛症，如胃痛、腹痛、风湿痛、牙痛、癌肿剧痛及手术后疼痛等。另如细辛、延胡索等均可用作对症止痛药。再看方剂方面，如《喉科紫珍集》之二神散，其组成为绿豆、胡椒，主治一切牙痛。《万氏家抄方》之千金一笑散，其组成为巴豆、胡椒，主治牙痛不可忍。二方中之胡椒本来主要用于腹脘冷痛、蛔虫腹痛。此二方主要取其止痛之性而用之。再如《世医得效方》之玄胡索散，其组成为玄胡索、甘草，主治卒心痛，或经年不愈者。《本草纲目·草部》述玄胡索"专治一身上下诸痛"，用延胡索即是针对卒痛而治之。

（六）辨证结合对症止痛用药

几千年来，中医治疗疼痛主要以辨证论治为主。早在东汉时期，张机就对多种疼痛的辨治形成了理、法、方、药兼备的证治体系，如以汗法之麻黄汤治风寒头身痛，以和法之四逆散治疗肝郁腹痛等。之后，金元时期的张从正、李杲、朱丹溪，清代王清任等均是在辨证的基础上，通过泻下通腑，调理脾胃，理气化痰，活血祛瘀等祛除"病因"而达到止痛的效果。其优点是治病求本，按证用方，能随证加减。但也有其局限性，如往往起效慢，病程长，针对性差，特别对于某些自觉症状不显著者，往往无证可辨，如肿瘤等；或在某些情况下，虽有证可辨，但一时以疼痛为主要表现，如外感的头身疼痛，风湿痹痛，或外伤疼痛，胸腹、胁肋刺痛等急性疼痛。此时，则要求既治病因（除根），又治痛（治标），若非标本同治，则往往引起休克、昏厥等并发症。正如《素问·举痛论》所说："寒气客于五脏，厥逆上泄，阴气竭阳气未入，故卒然痛死不知人，气复返则生矣。"即使是慢性痛症，在治疗病因的同时，加以止痛也可提高疗效，加速病愈，更快地解除患者痛苦。在辨证结合对症止痛用药中，常有两方面的情况：一则由于有些药物具有双重性、多重性功效，既能祛除致痛因素，又有直接止痛作用，所以临证如能正确选用，则常取事半功倍之效。如对于寒凝肝脉之疝痛，用吴茱萸既能温散厥阴肝经之寒，又可直接止痛；对于风寒湿邪所致的巅顶、头项疼痛，用藁本辛散之性，上达巅顶，散足太阳经风寒湿邪，使邪去痛除，而且此药又能直接止痛；另如青木香，对于热证胃腹疼痛，既清里热，又能止痛。凡此之类，正确运用，足以充分发挥药物的综合效用，标本兼顾，使两种功用相得益彰，从而增强了该药的有效性。另一则是针对致痛病理因素在辨证用药的基础上，另加止痛药物。此止痛药不一定限于性味归经之药性。如《寿世新编》之加味如神散，其组成为：元明粉、大梅片、硼砂、飞朱砂、飞青黛、上儿茶、苏薄荷、荆芥穗、北细辛、麝香、白芷、生石膏，主治风火牙痛，红肿而热，或口气臭秽者。其中之细辛、白芷、荆芥主要取其既祛风又止牙痛之功效；《普济方》卷一、三、六引《经验良方》之干葛汤，其组成为：石膏、麻黄、干葛、川芎，主治伤寒头痛不可忍者，即在解表清里治本的基础上加用一味专治头痛之川芎。另外，《引经证医》之七雄汤，其组成为：麻黄、桂枝、附子、干姜、杏仁、羌活、甘草，主治年深不愈之头痛。

该方在温经散寒止痛的基础加杏仁，在传统认识中杏仁并无止痛作用，而现代药理研究提示杏仁不仅能提高机体免疫力且有镇痛作用。故在治本的基础上再加对症（止痛）之药，效果则更为显著。

根据传统止痛中药的药性理论及历代医家对中药止痛药物的临床应用经验，将止痛中药的用药规律归纳为以上几个方面。但在临床实际中，应根据疼痛的病因病机及各家的用药经验，还有止痛中药间的配伍用药关系来进行具体应用。例如，理气药与活血止痛药相配，如金铃子与延胡索（金铃子散）、高良姜和香附（良附丸）；益气药和补血止痛药相配，如芍药和甘草（芍药甘草汤）；调和营卫止痛药相配的，如桂枝和芍药（小建中汤）；有毒药与解毒药相配止痛，如附子与甘草（四逆汤）等。

随着社会经济发展，人们的体格、生理，患者的病理、心理等诸方面都有新的变化，主要表现为：①人口的老龄化，因增龄使人体骨骼、肌肉变形，抵抗力下降，产生疼痛疾患；②对癌性疼痛的恐惧致使痛阈逐减；③在慢性疾病过程中合并而来的疼痛病证。

另一方面，随着物质和生活水平不断提高，人们对生活高质量的追求，对医源性苦痛的拒绝，所以对疼痛治疗更具严格要求。而现代实验研究的大量资料表明，许多止痛中药由于其化学成分、炮制方法等的不同，止痛药的用量、配伍与其疗效的关系，不是一个简单的"1+1=2"的概念。曾有人报道汉防己与延胡索两种止痛药配合应用时，镇痛效力不但不增加，反而减弱。这可能是由于较大剂量的甲素能兴奋中枢神经系统，因而削弱了镇痛作用。故为了适应现代临床痛症治疗的需要，既发挥起效快、作用强的止痛优势，又保持传统中医治病求本的特色，我们在谨守病机的同时，对止痛中药的应用还必须结合现代药理、药化研究的成果，在辨证的基础上结合对症（镇痛）处理。

中篇

历代止痛方剂

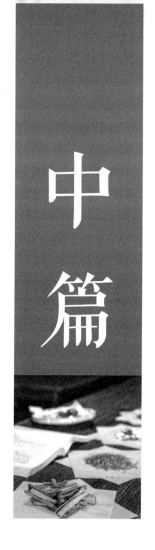

头 痛

头痛是指头颅上半部，即眉以上至枕下部的区域内的疼痛，是临床常见的一个症状，既可单独出现，亦可见于多种急慢性疾病之中。西医学中的血管神经性头痛、高血压脑病、蛛网膜下腔出血、脑震荡、颅内占位性病变等所引起的头痛，均可参考本部分内容进行辨证论治。

本病的发生主要由六淫之邪外袭，或痰浊、瘀血闭阻经脉，或情志抑郁，化火上扰，或气虚清阳不升，或血虚脑失充养，或食积浊气上攻于头等所致。治疗时需根据头痛的久暂、性质和程度进行辨证施治，再结合对症（止痛）治疗。

⊙ 丁香散《奇效良方》（名见《古今医统大全》）

【组成】丁香 3g　白芷 15g　瓜蒂 30g

【用法】上为细末。每用 1.5g，吹入鼻中即愈。

【功用】理气通窍止痛。

【主治】头痛不止。

【止痛原理】方中丁香理气止痛；白芷祛风通窍止痛，善治阳明一切头面诸疾；瓜蒂，《本草正》谓其"去风热头痛"。本方为辨证止痛结合对症止痛。

⊙ 三阳汤《医垒元戎》（名见《东医宝鉴·外形篇》）

【组成】羌活　防风　荆芥　升麻　葛根　白芷　柴胡　川芎　芍药　细辛　葱白（连须）

【用法】水煎服。

【功用】散寒止痛，疏风散热。

【主治】三阳头痛。

【止痛原理】方中羌活胜湿止痛、祛风散寒，为治太阳经颈项头痛之主药；白芷散寒除湿止痛，为治阳明经头痛之主药；川芎上行头目，偏入肝胆经脉，为治少阳、厥阴经头痛之主药；细辛温经散寒止痛，为治少阴经头痛之主药；防风、荆芥以助羌活、白芷祛风散寒止痛；升麻、葛根解表退热，善治风热头痛；芍药缓急止痛；葱白散寒解表，并引药上达病处。本方为辨证止痛结合引经止痛、归经止痛。

⊙ **川芎茶调散**《太平惠民和剂局方》（吴直阁增诸方家名方）

【组成】薄荷叶（不见火）240g　川芎　荆芥（去梗）各120g　香附子（炒）240g（别本作细辛去芦30g）　防风（去芦）45g　白芷　羌活　甘草各60g

【用法】上为细末，每次6g，食后茶清调下。

【功用】散风止痛。

【主治】偏正头痛，鼻塞声重，伤风壮热，肢体烦疼，风热瘾疹，鼻渊。现代临床用于三叉神经痛、血管神经性头痛、腰椎间盘造影后头痛、面神经炎、颈椎病头痛等。

【止痛原理】方中川芎、白芷、羌活均能疏风止痛。其中川芎用量较重，长于治少阳、厥阴经头痛（头顶或两侧痛），并为"诸经头痛之要药"（《珍珠囊》）；羌活长于治太阳经头痛（后脑牵连项痛）；白芷长于治阳明经头痛（前额及眉心痛）。若头痛的部位有所侧重，则用药亦相应进退。细辛散寒止痛，并长于治少阴经头痛；重用薄荷以清利头目，疏风散热；荆芥、防风辛散均擅祛风止痛。服时以清茶调下，取其苦寒之性，既可上清头目，又能制约风药的过于温燥与升散，使升中有降，止痛效果更显。本方为归经止痛结合辨证止痛、引经止痛、对症止痛。

【现代研究】

1. 川芎茶调散制成袋泡剂用开水浸泡10分钟，弃袋留汤，蒸馏后浓缩至稠膏，再加入蒸馏液，用蒸馏水调至所需浓度，观察实验动物的镇痛作用。结果发现，川芎茶调散袋泡剂无论是对热刺激引起的疼痛反应（热板法），还是对醋酸刺激所致的疼痛反应（醋酸扭体法）均有非常显著的抑制作用。

2. 对22例头痛患者进行实验检测，发现头痛患者的D-木糖吸收率降低，血浆皮质素水平、血管活性肠肽（vasoactive intestinal polypeptide，VIP）和结肠P物质（substance P，SP）亦均下降，表明头痛患者有生理生化功能减退的现象；且不同证型的患者其下降水平亦不一致，尤以气阴两虚型患者下降明显。以茶调散类方（补气养血茶调散，由党参、白芍等合川芎茶调散组成；益气养阴茶调散，由党参、熟地等合川芎茶调散组成；滋补肝肾茶调散，由熟地、枸杞子等合川芎茶调散组成）对22例患者进行治疗。结果：检测治疗后患者VIP和SP明显升高。VIP是一种肽能神经递质，与血管的舒张有关，能对全身血管产生很强的舒张作用。VIP明显提高，可使血管痉挛缓解，此为其镇痛作用机制之一。SP是与疼痛有关的一种肽神经递质，SP生理性升高，能引起内源性阿片样物质的释放，而起到镇痛作用，这也是川芎茶调散类方的作用机制之一。实验研究发现，22 例患者 D- 木糖吸收率和血浆皮质素水平虽有所升高，但无统计学意义，可能与疗程太短（平均 20.3 天）有关，也说明治标镇痛快，而治本补虚则需要更长的时间。

3. 孙达等将 120 例偏头痛患者随机分为对照组和观察组各 60 例，观察川芎茶调散对偏头痛的影响，实验结果为川芎茶调散对偏头痛患者具有良好的镇痛作用，其镇痛机制有可能是通过刺激 5- 羟色胺及 β 内啡肽表达及降低 P 物质表达而发挥作用，且不良反应较少。

⊙ 芎芷石膏汤《医宗金鉴》

【组成】川芎　白芷各 10g　石膏 20g　菊花　羌活　藁本各 10g

【用法】水煎服，每日 3 次。

【功用】疏风泻火，祛湿止痛。

【主治】头痛眩晕，头风盛时发作，日久不愈。

【止痛原理】方中川芎为治头痛之要药，白芷、羌活、藁本祛风胜湿止痛，均为治头痛之要药；石膏以清热泻火，菊花疏散风热。本方为辨证止痛结合归经止痛。

⊙ 乳香散《圣济总录》

【组成】乳香 10g　高良姜 6g

【用法】上 2 味于火上烧，迎烟熏鼻，随痛左右用之。

【功用】温经活血，祛瘀止痛。

【主治】偏头痛不可忍。

【止痛原理】方中乳香行气活血止痛，高良姜温经止痛，药虽 2 味，烟熏于鼻速达痛处。本方为对症止痛。

⊙ 顺气和中汤《卫生宝鉴》

【组成】黄芪 4.5g　人参 3g　甘草（炙）2.1g　白术　陈皮　当归　白芍各 1.5g　升麻　柴胡各 0.9g　细辛　蔓荆子　川芎各 0.6g

【用法】水煎，食后温服。

【功用】补气养血止痛。

【主治】气虚头痛或气血不足之头痛。

【止痛原理】方中黄芪补卫实表，人参、白术、炙甘草、当归、白芍以补气养血，其中白芍、甘草又缓急止痛，白术、陈皮、炙甘草又养胃气，升发阳气，柴胡、升麻苦平，引少阳、阳明之气上升，川芎活血止痛，蔓荆子、细辛祛风止痛。本方为辨证止痛结合归经止痛、引经止痛、定位止痛。

⊙ 家秘芎归汤《症因脉治》

【组成】当归 9g　川芎 10g　生地　连翘各 15g　细辛 3g　蔓荆子 10g

【用法】水煎服。

【功用】养血祛风止痛。

【主治】内伤血亏头痛。

【止痛原理】方中当归、生地养血和血，川芎活血止痛；连翘，《日华子本草》谓其"治疮疖，止痛"，《医学衷中参西录》谓其"性凉而升浮，故善治头目之疾，凡头痛、目疼、齿疼，皆能主之"；细辛、蔓荆子为止头痛之要药。本方为辨证止痛结合对症止痛、定位止痛。

⊙ 通天散《黄帝素问宣明论方》

【组成】赤芍药　川芎　黄连　黄芩　延胡索　草乌头　当归　乳香（别研）各等分

【用法】上为细末，以纸捻子蘸药，搐鼻。

【功用】活血止痛，泻火解毒。

【主治】偏正头痛，并夹脑风。

【止痛原理】方中赤芍行瘀凉血止痛；川芎、当归活血止痛，川芎为治头痛之要药，《本草纲目》谓当归"治头痛、心腹诸痛"；黄连、黄芩泻火解毒；延胡索行气活血止痛；草乌头散寒止痛；乳香行瘀活血止痛。本方为辨证止痛结合定位止痛、对症止痛。

⊙ 通窍活血汤《医林改错》

【组成】赤芍　川芎各 3g　桃仁（研泥）　红花各 9g　老葱 3 根（切碎）鲜姜 9g（切碎）　红枣 7 个（去核）　麝香 0.15g（绢包）

【用法】用黄酒 250g 煎前 7 味，去滓，入麝香再煎两沸，临卧服。

【功用】通络止痛，活血祛瘀，芳香开窍。

【主治】血瘀所致的头痛，脱发，暴发火眼，酒渣鼻，耳聋，白癜风，紫癜风，牙疳，小儿疳证，骨膊胸膈顽硬刺痛，中风。西医学用于颅脑外伤后头痛。

【止痛原理】方中赤芍、川芎、桃仁、红花行血活血，通络止痛；葱、姜宣通阳气，以畅血行；麝香芳香走窜，通行十二经，开通诸窍；黄酒通络；大枣缓和芳香辛窜药物之性。本方为引经止痛结合辨证止痛、对症止痛。

⊙ 救脑汤《辨证录》

【组成】辛夷9g　川芎30g　细辛3g　当归30g　蔓荆子6g

【用法】水煎服。

【功用】祛风活血止痛。

【主治】头痛连脑，双目赤红，如破如裂者。

【止痛原理】方中细辛、蔓荆子祛风止痛为治头痛之要药，当归、川芎活血止痛，诸药得辛温之辛夷"通窍而上走于脑舍"，《本草新编》谓其"能引药直入于脑"，《神农本草经》言其"主风脑痛"。本方为归经止痛结合引经止痛、对症止痛。

【现代研究】毛燕等将60例患者按就诊顺序分为对照组27例与治疗组33例。对照组口服布洛芬治疗，治疗组在对照组基础上加用中药救脑汤治疗，两组均连续治疗3天，观察救脑汤治疗偏头痛急性期（血瘀证）的疗效。结果显示，救脑汤联合布洛芬治疗偏头痛（血瘀证）具有较好的疗效，不良反应少，能够减轻患者头痛症状，降低血清血磷脂酶（lysophosphatidicacid，LPA）和肿瘤坏死因子-α（tumor necrosis factor-α，TNF-α）水平。

⊙ 清上蠲痛汤《寿世保元》

【组成】当归　川芎　白芷各3g　细辛0.3g　羌活　独活　防风各3g　菊花　蔓荆子各1.5g　苍术　麦冬各3g　生甘草0.9g　片芩（酒炒）4.5g

【用法】加生姜，水煎服。

【功用】祛风活血止痛。

【主治】一切头痛，不问左右、偏正、新久。现代临床用于血管性头痛等。

【止痛原理】方中当归、川芎活血止痛，白芷辛温祛风，专治阳明头痛。羌活辛温祛风，专治太阳头痛，独活、细辛祛散风寒，专治少阴头痛。片芩、菊花清解郁热，专治少阳头痛；蔓荆子辛凉，清利头目；防风、苍术祛风除湿，以解湿邪。麦冬清热润燥，佐制风药。甘草调和诸药又缓急止痛。本方为引经止痛结合辨证止痛、归经止痛、对症止痛。

参考文献

[1] 邓治文，刘家玉，王文烈，等.川芎茶调散袋泡剂的药理作用研究.中药药理与临床，1992，8（1）：11.

[2] 张炳厚，金敬善，王惠英.川芎茶调散类方治疗偏头痛虚证 168 例——附疗效机制研究.北京中医药大学学报，1994，（4）：36.

[3] 孙达，许保海.川芎茶调散治疗偏头痛的疗效观察及对 β 内啡肽、五羟色胺的影响 [J].中国中医急症，2016,25(11)：2117-2119.

[4] 毛燕，崔慧娟，王玉才.救脑汤治疗偏头痛急性期（血瘀证）的疗效及对中医证候积分和血清 LPA、TNF-α 水平的影响 [J].中国中医急症，2016，25(2)：226-228.

面 颊 痛

　　面颊痛又称为面齿痛，指颜面抽掣疼痛而言，有时痛连齿龈。本病病程长，易反复发作。其痛区为眼神经、上颌神经和下颌神经。西医学三叉神经痛、非典型面痛、面神经瘤引起的颜面疼痛以及面部疱疹后遗痛等，均可参考本部分内容进行辨证论治。

　　本病发生大多由于思虑过度，耗伤阴血，遂致阴虚阳亢；或因外邪侵袭，经络阻滞，气滞血瘀；或因风热或风寒夹痰阻络，肝郁化火，气虚血瘀所致，且疼痛日久，更可瘀阻脉络，不通则痛；膏粱厚味，痰浊内停，壅遏脉络，气血运行不畅，郁而作痛。治疗本病，须辨证分型论治。

⊙ 面痛一号方《中医症状鉴别诊断学》

　　【组成】川芎20g　菊花　荆芥　丹参　当归　赤芍各15g　半夏　陈皮　蝉蜕　地龙　丹皮各10g　甘草5g

　　【用法】水煎服，每日 3 次。

　　【功用】疏风散热，涤痰活络。

　　【主治】风热夹痰阻络面痛，面红目赤，喜冷，舌红苔黄，脉数，或伴有发热，微恶风寒。

【止痛原理】方中川芎有升散之性，能上行头目，可行血中之气，祛血中之风又止痛，药理研究认为其具有解痉、软化血管的作用，在方中用为主药；菊花、蝉蜕清利头目；荆芥祛风解表止痛；丹参、当归、赤芍活血化瘀，通络止痛；丹皮清热凉血、活血祛瘀，《药性论》谓其"散诸痛"；地龙走窜通络，加强化瘀止痛之用；半夏、陈皮健脾燥湿化痰；甘草调和诸药。诸药合用共奏疏风散热，通络止痛之功。本方为对症止痛结合辨证、引经止痛。

⊙ 面痛二号方《中医症状鉴别诊断学》

【组成】川芎20g　白附子6g　桂枝　半夏　防风　白芷各10g　羌活12g　细辛3g　丹参　地龙　当归各10g　甘草5g

【用法】水煎服，每日3次。

【功用】疏风散寒，涤痰通络。

【主治】风寒夹痰阻络面痛，面不红，喜温，舌淡苔薄白而润，脉紧，或伴有发热及较重之恶寒。

【止痛原理】方中川芎为"血中之气药"，味薄气雄，辛香行散，温通血脉，疏达气血，上行头目，下行血海，能行血中之气，祛血中之风，并有引经之功，既能活血祛瘀生新，又能升清阳行气开郁，故为治头面痛之圣药；防风、羌活、白芷祛风散寒止痛，可兴奋血管运动中枢，调节血管舒缩功能，引药上行，加强川芎之药力；桂枝、细辛疏风散寒，细辛并有局部麻醉镇痛作用；白附子、半夏温经祛风，散寒涤痰通经络以止痛；丹参、当归活血化瘀，通络止痛；地龙为虫类搜风通络之品，运用虫类灵动走窜之性以加强活血化瘀之力，甘草调和诸药，全方共奏疏风散寒，涤痰通络之功。本方为对症止痛结合引经、辨证止痛。

⊙ 面痛三号方《中医症状鉴别诊断学》

【组成】柴胡10g　郁金15g　山栀　丹参　川芎　青黛　陈皮　丹皮各10g　地龙　当归　赤芍各15g　甘草5g

【用法】水煎服，每日3次。

【功用】清肝泻火，通经活络。

【主治】肝郁化火面痛，目赤面红，胁痛胀满，心烦易怒，口苦咽干，舌红苔黄燥，脉弦数。

【止痛原理】方中柴胡、郁金透邪清热，兼疏肝解郁，理气止痛；丹皮、山栀、青黛、地龙，四药合用清肝泻火，凉血通络；丹参、川芎、当归、赤芍活血化瘀，通络止痛；陈皮理气消胀止痛，甘草调和诸药又缓急止痛。本方为辨证止痛结合对症止痛。

⊙ **面痛四号方**《中医症状鉴别诊断学》

【组成】黄芪 30g　川芎 12～15g　赤芍 15g　当归 10g　天麻 15g　丹参 24g　鸡血藤 30g　牛膝 9g　红花 10g　茯苓　姜黄各 15g　甘草 10g

【用法】水煎服，每日 3 次。

【功用】补气活血，化瘀通络。

【主治】气虚血瘀面痛，舌淡白或有瘀斑，脉沉细而弱。

【止痛原理】方中黄芪大补元气，气行则血行，重用为君药；当归补血活血；川芎、赤芍、红花、丹参、牛膝、鸡血藤、姜黄活血化瘀止痛；天麻甘平质润，专入肝经，具有平肝潜阳、息风止痉之功，为治风之圣药；茯苓补益脾气，甘草和中而调药性，诸药合用共奏补气活血，化瘀通络之功。本方为辨证止痛结合对症止痛。

眼　痛

眼痛是指眼部疼痛的疾患，是眼科疾病表现的一个症状，既可只出现于一眼，又可双眼并见。西医学中的急性卡他性结膜炎、流行性结膜炎、流行性出血性结膜炎等眼病引起的眼痛可参考本部分内容辨证论治。

本病的发生大多因风热、火毒、湿热诸邪外袭，或素体肝肾亏虚，或内火较甚，亦可因风沙、尘埃、强光、烟熏、化学物质等刺激引起。临床常表现有风热上壅、热毒炽盛、湿热蕴结、气血瘀阻、阴虚有热等证型，治疗分别以疏风清热、清热解毒、清热除湿、养阴清热为大法，再结合特殊止痛治疗。

⊙ **八宝眼药**《中华人民共和国卫生部药品标准·中药成方制剂（第六册）》

【组成】珍珠 9g　麝香 9g　熊胆 9g　海螵蛸（去壳）60g　硼砂（炒）60g　朱砂 10g　冰片 20g　炉甘石（三黄汤飞）30g　地栗粉 200g

【用法】制成眼药水。每用少许，点于眼角，每日 2～3 次。

【功用】消肿止痛，明目退翳。

【主治】用于目赤肿痛，眼缘溃烂，畏光怕风，眼角涩痒。

【宜忌】孕妇慎用。

【止痛原理】方中以珍珠、海螵蛸、炉甘石清热息风，收敛生肌，退翳明目；麝香芳香通络散瘀，消肿止痛；熊胆、冰片、硼砂、朱砂、地栗粉清热解毒，消肿退翳。诸药合用，共奏消肿止痛，明目退翳之功。

⊙ 生地黄汤《御药院方》

【组成】淡竹叶　草决明　黄芩各 30g　生干地黄 60g　赤芍药 15g

【用法】水煎去滓，趁热洗眼，冷即止，每日 2 次。

【功用】清热泻火，凉血止痛。

【主治】大人、小儿眼暴赤才发，或经一二日，赤痛涩隐不开。

【止痛原理】方中用淡竹叶清火除热，《生草药性备要》谓其"除上焦火，明眼目"，草决明清肝明目，《神农本草经》言其"治……眼赤痛，泪出"。黄芩清热泻火，《本草正》谓其"尤祛肌表之热，故治……赤眼"，生干地黄清热凉血，赤芍凉血止痛消肿，《日华子本草》谓其"明目"。诸药合用治疗眼痛，为辨证结合对症止痛。

⊙ 龙脑膏《圣济总录》

【组成】龙脑少许（研细）　黄连（去须）30g（净洗，为极细末）　麝香少许（研细）

【用法】以蜜调黄连为饼子，涂在白瓦器上，用艾 12g，烧烟熏，取末刮下，入脑、麝，以瓷盒盛。用时如皂子大，以新汲水调点之。

【功用】清肝泻火，消肿止痛。

【主治】一切暴赤眼疼痛。

【止痛原理】方中用龙脑通诸窍、散郁火、去翳明目、消肿止痛，《唐本草》谓其"明目，去目赤肤翳"；黄连泻火解毒；麝香行气开窍，散热止痛。三药合用，共奏清肝泻火，消肿止痛之效。本方为辨证结合对症止痛。

⊙ 洗肝散《太平惠民和剂局方》（吴直阁增诸家名方）

【异名】洗肝饮《丹台玉案》。

【组成】当归（去芦）　薄荷（去梗）　羌活（去芦）　防风（去芦）　山

栀子仁　甘草（炙）　大黄（煨）　川芎各 60g

【用法】上为末。每次 6g，食后冷水或熟水调下，每日 3 次。

【功用】活血祛风，清火止痛。

【主治】风毒上攻，暴作赤目，肿痛难开，隐涩眵泪，昏暗羞明，或生翳膜。

【止痛原理】方中川芎、当归入肝经，养肝血又止痛；防风、羌活、薄荷祛风散热止痛；肝者火之母，一火动则五火俱煽而动，栀子、甘草所以清肝火也，《药性论》谓栀子治"目赤肿痛"。诸药相配，活血祛风，清火止痛。本方为辨证结合对症止痛。

⊙ **洗药方**《慈禧光绪医方选议》

【组成】蔓荆子 9g　荆芥 6g　蒺藜 6g　冬桑叶 6g　秦皮 3g

【用法】水煎去滓，趁热洗。

【功用】疏散风热，清肝止痛。

【主治】外感风热，风火目痛。

【止痛原理】本方桑叶苦、微寒，尤长于疏散风热，清肝明目，善治目赤肿痛；秦皮苦涩、寒，清肝明目，《药性论》谓其"主明目，去肝中久热，两目赤肿疼痛，风泪不止"，人多识其治泻痢之功效，其疗肝热目赤肿痛亦验；蔓荆子疏散风热，清利头目，《珍珠囊》谓其"凉诸经血，止头痛，主目睛内痛"；白蒺藜散风明目；荆芥，《滇南本草》谓其"上清头目诸风，止头痛明目"，现代实验研究证实其有镇痛作用。诸药相配，疏散风热，清肝止痛。本方以对症止痛为主，结合辨证止痛。

⊙ **既济解毒汤**《卫生宝鉴》

【组成】大黄（酒蒸）　黄连（酒制，炒）　黄芩（酒制，炒）　甘草（炙）桔梗各 6g　柴胡　升麻　连翘　当归身各 3g

【用法】水煎服。

【功用】清热泻火，散热止痛。

【主治】上热头目赤肿而痛，胸膈烦闷不得安卧，身半以下皆寒，大便微秘。

【加减】大便利，去大黄。

【宜忌】忌酒、湿面、大料物及生冷硬物。

【止痛原理】黄芩、黄连苦寒以泻其上、中之热，以为君；桔梗、甘草辛、甘、温，其气上升，佐诸苦药以治其热；柴胡、升麻苦、平，味之薄者，阳中之阳，散发上热以为臣；连翘苦、辛、平，散结消肿又止痛，当归辛温和血止痛，酒煨大黄苦、寒，引苦性上行至巅，驱热而下以为使。诸药相配，清热泻火，散热止痛。本方止痛用药以辨证止痛为主。

⊙ 点眼黄连煎《太平圣惠方》

【组成】黄连 15g（去须）　马牙消 0.3g　蜜 10ml

【用法】取大梨 2 枚，剜作坑子，留蒂作盖子，用绵裹诸药末，纳和梨中，以盖子覆之，冬月 10 天，夏月从早到晚即得，勿令有尘污，取其汁。每日点眼 3～5 次。

【功用】清热泻火止痛。

【主治】眼赤痛。

【止痛原理】方中用黄连清热泻火，《神农本草经》谓黄连"主热气目痛，眦伤泪出，明目"；马牙消泄热，《日华子本草》谓"马牙消末筛点眼赤，去赤肿障翳涩泪痛"；蜜能缓解止痛，《本草拾遗》谓其主"目肤赤障"。诸药合用，清热泻火止痛。本方为辨证结合对症止痛。

⊙ 香腊膏《圣济总录》

【组成】黄连（宣州者，去须）　秦皮各 30g

【用法】上为粗末，用腊月腊日五更井华水 1 碗，浸前药 3～7 日，绵滤银器内，用文武火煎尽水如膏，加生龙脑少许和匀，瓷盒收。每用倒流水化少药，候匀点之。

【功用】清热泻火止痛。

【主治】暴赤眼，风热痒痛。

【止痛原理】方中用黄连清热泻火，《神农本草经》谓黄连"主热气目痛，眦伤泪出，明目"；秦皮清热燥湿，且能明目，《药性论》言其"主明目，去肝中久热，两目赤肿疼痛，风泪不止"。两药相配，清热泻火止痛。本方为辨证结合对症止痛。

⊙ 清风养血汤《医略六书》

【组成】荆芥 4.5g　防风 4.5g　连翘 4.5g　甘菊 9g（去蒂）　黄芩 4.5g　川芎 3g　蔓荆子 6g　当归 6g　山栀 4.5g　甘草 1.5g

【用法】水煎服。

【功用】疏风清热止痛。

【主治】眼目赤肿疼痛，脉浮数者。

【止痛原理】方中荆芥理血疏风又止痛，防风散风退肿止痛；蔓荆散风热，专清头目又止痛，甘菊清郁热兼益金水，黄芩清热于内，连翘散热解毒；川芎入血海以行头，祛风止痛，当归养血脉以荣目又止痛；山栀清三焦之火，《名医别录》谓其"疗目热赤痛"；甘草缓急止痛。水煎温服，使风热并解，则经脉清和而眼目之赤肿疼痛无不退矣。此疏风清热之剂，为眼目肿痛之专方。本方为对症止痛结合辨证止痛。

⊙ 黄连泻火汤《医学六要》

【组成】黄连2.4g（酒炒）　黄芩（酒炒）　生地各3g　升麻1.5g　柴胡2.1g

【用法】水煎服。

【功用】清热泻火，散热止痛。

【主治】目暴发赤肿疼痛。

【止痛原理】方中用黄连、黄芩清热泻火，其中《神农本草经》谓黄连"主热气目痛，眦伤泣出，明目"，《本草正》谓黄芩"尤祛肌表之热，故治……赤眼"；生地凉血止血；升麻、柴胡升散郁热解毒，引药上行。诸药合用，共奏清热泻火，散热消肿止痛之功。本方为辨证结合引经止痛。

⊙ 曾青散《杨氏家藏方》

【组成】盆消30g　青黛6g　没药0.3g　乳香0.3g

【用法】上研匀。每用少许搐入鼻中。

【功用】除昏涩，清头目。

【主治】风热攻眼，赤肿疼痛，眵泪难开。

【止痛原理】方中用盆消泻热，《本草再新》谓其治"目赤障翳"；青黛清热凉血，《岭南采药录》言其"又治眼热有膜"；乳香、没药活血消肿止痛，《开宝本草》谓没药疗"目中翳晕痛肤赤"。诸药合用，共奏清热泻火，消肿止痛之功。

舌　痛

舌痛是指以舌体部疼痛为主症的疾患。临床上舌痛常伴有口痛。西医学中舌乳头炎、阿弗他口炎、复发性口腔溃疡、舌癌等属于本病范畴。

本病多因于心火上炎，熏灼于口舌，或因过食辛辣炙煿，醇酒厚味，致胃腑积热，邪热循经上攻于口舌；或素体阴虚，及病后阴伤，虚火上炎，灼伤口舌而致；也可因气血亏虚，无以上荣口舌，或禀赋阳虚，虚阳上浮而致病。本病可概括为心脾积热、阴虚火旺、气血不足、阳虚湿郁四型。治疗以清泻心脾、滋阴降火、补气养血、温阳化湿为主，再结合对症止痛。

⊙ 二辛煎《景岳全书》

【组成】北细辛 9g　生石膏 30g

【用法】水煎服。

【功用】清热泻火止痛。

【主治】胃火炽盛，上灼口腔而致口疮，伴口渴、汗出、舌红苔黄者。

【止痛原理】方中用北细辛升散浮热又止痛，《本草纲目》谓其"口疮、喉痹……病用之者，取其能散浮热，亦火郁则发之之义也"。生石膏清热泻火，《长沙药解》谓其"调口疮"。两药相配，共奏清热泻火止痛之功。本方为对症止痛结合辨证止痛。

⊙ 八珍散《产乳备要》

【异名】八珍汤（《御药院方》）。

【组成】当归　川芎　白芍药　熟地黄　人参　茯苓　炙甘草　缩砂仁各等份

【用法】上为粗末。每次 3g，水 200ml，加生姜 3 片，大枣 3 枚（去核），同煎 3～5 沸，去滓放温，空心日进 2 服。

【功用】补气养血，健脾祛湿。

【主治】气血俱虚，口舌生疮，或齿龈肿溃，恶寒发热。

【加减】倦怠畏寒，纳少便溏者，加干姜、附片以温中健脾；偏血虚心慌、失眠多梦，加酸枣仁、珍珠母、煅龙骨、煅牡蛎以敛神安神；如中气下陷，语言低微，加升麻、柴胡、枳壳以升提中气；如肾精亏虚者，加菟丝子、山萸肉、肉桂以补肾益精。

【止痛原理】本方证属气血不足所致。方中人参、茯苓、甘草以益气健脾；当归、川芎、白芍药、熟地以和血养血；再配缩砂仁以健脾祛湿。全方合用，共奏补气养血，健脾祛湿之功。本方以辨证止痛为主。

⊙ **玉女煎**《景岳全书》

【组成】生石膏 9 ~ 15g　熟地 9 ~ 30g　麦冬 6g　知母　牛膝各 4.5g

【用法】水煎服。

【功用】清胃滋阴。

【主治】阳明有余，肾水不足之牙痛头痛，牙龈出血，口疮，烦热口干，舌红少津无苔或薄黄苔。

【加减】肿痛甚者，加蒲公英、牛蒡子；溢脓血者，加马勃、旱莲草、皂角刺、天花粉；大便秘结者，加大黄、芒硝。

【止痛原理】本方所治，是由胃火炽盛，肾阴亏虚所致之证。方中以生石膏甘寒入胃，以清胃火之有余，退热生津而止渴，为胃火牙疼之要药；熟地黄甘而微温，以滋肾水之不足，滋阴清肺金而泻火，下润肾燥而滋阴，有金水相生之意；麦冬微苦甘寒，协熟地滋肾水而润胃燥，又能上清心火以除烦，中清胃火而生津，有清补并行之功，皆为辅药；牛膝导热引血下行，以降上炎之火，止上溢之血，为佐使药。诸药合用，能清能补，标本兼顾，使胃热得清，肾水得补，则诸症自愈。本方为辨证止痛。

⊙ **加味一阴煎**《景岳全书》

【组成】生地　芍药　麦冬各 6g　熟地 9 ~ 15g　炙甘草 1.5g　知母　地骨皮各 3g

【用法】用水 400ml，煎至 280ml，去滓温服。

【功用】滋阴降火。

【主治】阴虚火旺而致口舌生疮，口干咽燥，心烦失眠，便干，舌红少津，脉细数。

【加减】反复发作，伴神疲乏力者，加党参、山药等，以益气补虚；心烦失眠，加酸枣仁、阿胶、川连以清心养血安神；阴虚肠燥便干者，去熟地，加柏子仁、当归等以养血润燥。

【止痛原理】本方所治，属阴虚火旺所致之证。方中生地、熟地大补真阴；麦冬养阴而兼清虚热，芍药养血滋阴；更配地骨皮专清虚火，知母滋阴润燥而清虚火。全方合用，共达滋阴润燥，清泻虚火之功。本方以辨证止痛为主。

⊙ **加味归脾丸**《保婴撮要》

【组成】人参　黄芪　茯神（去木）　甘草　白术（炒）各 3g　木香 1.5g　远志（去心）　酸枣仁　龙眼肉　当归　牡丹皮　山栀（炒）各 3g

【用法】水煎服。

【功用】补气养血，宁心安神。

【主治】忧思伤脾，以致血虚发热，口舌生疮，自汗盗汗，怔忡失眠，腹痛心烦。

【止痛原理】方中黄芪补脾益气；龙眼肉既能补脾气，又能养心血；人参、白术甘温补气，与黄芪相配，加强补脾益气之功；当归滋养营血；茯神、酸枣仁、远志宁心安神；木香理气醒脾，与补气养血药配伍，使之不碍胃，补而不滞；丹皮、山栀凉血清热、消肿散瘀。诸药合用，共奏补气养血，宁心安神之功。本方为辨证止痛结合对症止痛。

⊙ 玄参莲枣饮《辨证录》

【组成】玄参90g　丹皮　炒枣仁各30g　丹参15g　柏子仁　莲子心各9g

【用法】水煎服。

【功用】滋阴降火，养心安神。

【主治】心阴不足，唾干津燥，口舌生疮，渴欲思饮，久则形容枯槁，心头汗出者。

【止痛原理】方中用玄参滋阴降火；丹皮凉血消瘀，《神农本草经》谓其"疗痈疮"。心开窍于舌，故用丹参既活血化瘀止痛，又安神宁心；莲子心清心火去热，炒枣仁、柏子仁养心安神。诸药合用，使心宁神定火降。本方以辨证止痛为主。

⊙ 泻黄散《小儿药证直诀》

【组成】藿香叶21g　山栀仁6g　石膏15g　甘草90g　防风120g

【用法】上为细末。每次15g，用水150ml，煎至75ml，温服。

【功用】泻脾清胃。

【主治】脾胃伏火，口疮口臭，口燥唇干，舌红脉数，以及脾热弄舌。

【加减】口疮色鲜红，数量多者，加生地、丹皮、赤芍，以清热凉血；大便干燥，加大黄、芒硝以泻热通便。

【止痛原理】本方所治，是脾胃伏有火热，上蒸于口舌所出现的诸证。方中石膏辛寒以清脾胃伏热，山栀苦寒以泻其火，二药配伍，共成清上彻下之功；防风升散脾胃之火热，与石膏、山栀同用，则升降兼顾；藿香芳香醒脾，振奋脾胃气机，且能助防风升散之力；甘草和中，也可降火止痛。诸药同用，共奏泻脾清胃之功。本方以辨证止痛方主，少佐对症止痛。

⊙ **洗心散**《片玉心书》

【组成】白术 10g　甘草 3g　当归 10g　荆芥 6g　生地 9g　大黄 3g　麻黄 5g　赤芍 9g　薄荷叶 3g　生姜 3 片

【用法】水煎服。

【功用】补气养血，疏风解毒。

【主治】气血两虚，复感外邪致口舌生疮。

【止痛原理】方中用白术健脾益气；当归养血和血；生地、赤芍凉血清热解毒；大黄泻热解毒；荆芥、生姜发表散风，且荆芥能"消疮肿"（《本草纲目》）；麻黄取其发散之性，薄荷叶疏散风热，"利咽喉口齿诸病"（《本草纲目》）。诸药合用，共奏补气养血，疏风解毒之功。本方为辨证止痛结合对症止痛。

⊙ **既济丹**《摄生众妙方》

【组成】干姜　黄连各等份

【用法】上为末。搽患处，每日 2 次。

【功用】清上温下。

【主治】心肾不交，下寒上热，口疮疼痛，伴头面红赤，心烦，四肢不温者。

【止痛原理】方中用黄连清心火，"疗口疮"（《名医别录》）；干姜能"治腰肾中疼冷，冷气"，实验证实其又有镇痛作用。两药相配，清上温下，为辨证结合对症止痛。

⊙ **贴脐散**《杨氏家藏方》

【异名】贴脐膏（《古今医统大全》）。

【组成】吴茱萸 15g　干姜 1.5g　木鳖子 5 枚

【用法】上为细末。每次 1.5g，冷水调敷脐部，上以纱布盖之，每日 2 次。

【功用】温阳祛寒止痛。

【主治】肾阳不足，虚阳上攻，口舌生疮，疼痛不欲饮食，泛吐清水，四肢不温，下利清谷者。

【止痛原理】方中用吴茱萸散寒止痛，《本草纲目》谓其"治喉舌口疮"。干姜温中逐寒又止痛。木鳖子消肿散结，追风止痛。三药相配，共奏温阳祛寒止痛之功，本方为辨证结合对症止痛。

⊙ **茱萸散**《朱氏集验方》

【组成】茱萸（去浮者） 地龙（去土，炙）各等分（炒）

【用法】上为末，米醋入生曲调涂脚心。

【功用】散寒祛痰，消肿止痛。

【主治】口疮及咽痛。

【止痛原理】方中用吴茱萸散寒止痛，《本草纲目》谓其"治喉舌口疮"。地龙清热通络。两药相配，共奏散寒祛痰，消肿止痛之功。本方为辨证止痛结合对症止痛。

⊙ **黄柏散**《圣济总录》

【异名】黄柏白蚕散（《古今医统》）。

【组成】黄柏（蜜涂，炙干，去火毒） 白僵蚕（直者，置新瓦上，下以火烤至丝断，去火毒）各等份

【用法】上为细散。掺口内及舌上。

【功用】益肾泻火。

【主治】口糜生疮。

【止痛原理】方中黄柏入足少阴肾经，善清下焦之火，《名医别录》谓其疗"口疮"。白僵蚕散结消肿解毒。两药相配，解毒泻火，消肿止痛。本方为辨证止痛。

牙 痛

牙痛是口齿科疾病常见症状之一，无论是牙齿或牙周的疾病都可发生牙痛。西医学的牙髓炎、牙周炎等以牙痛为主要症状者均可参考本部分内容辨证论治。

牙痛的原因很多，大多因外感风寒或风热，客于牙体，滞而不散；或胃火素盛，加之过食辛辣炙煿等，上蒸牙体；或肾气虚衰，齿牙失养而诱发本病。本病可概括为风火相搏、风寒外束、胃火上蒸、肾虚不荣四型，治疗以疏风清热、祛风散寒、降火除热、补肾填精为基本大法，再结合特殊止痛法治疗。

⊙ 干葛防风汤《症因脉治》

【组成】干葛　防风　石膏各 10g　甘草 3g

【用法】水煎服。每日 1 剂。

【功用】疏风清热止痛。

【主治】外感风热而致牙疼、牙宣等。

【止痛原理】方中用干葛疏散风热,《名医别录》言其"止痛";防风祛风止痛;石膏清热泻火;甘草缓急止痛,调和诸药。诸药合用,共奏疏风清热止痛之功。本方为辨证结合对症止痛。

⊙ 牙疼饮《外科证治全书》

【组成】石膏 12g　升麻 4.5g　大生地 15g　防风　薄荷叶　荆芥穗　前胡　天麻各 6g　甘草 3g

【用法】水煎,食后热服。

【功用】疏风散热,消肿止痛。

【主治】牙髓炎热证,见牙疼夜甚,不能咀嚼,牙龈肿胀尚不显著者。

【止痛原理】方中以生石膏甘寒入胃,以清胃火之有余,退热生津而止渴,为胃火牙疼之要药,《本草再新》谓其"治头痛发热,目昏长翳,牙痛";升麻、防风、荆芥穗升散风邪;大生地清热凉血;薄荷叶、前胡疏风散热;天麻味薄通利,条达血脉;甘草调药又缓急止痛。诸药合用,共奏疏风散热,消肿止痛之功。本方为辨证止痛结合对症止痛。

⊙ 升麻散《杨氏家藏方》

【组成】升麻　细辛　荜茇　胡椒　川芎　甘松　香白芷各等份

【用法】上为细末。每用少许掺患处,良久漱去。若苦甚,用沸汤调药 6g,趁热漱,每日 2 次。

【功用】散寒温经止痛。

【主治】风冷牙痛。

【止痛原理】方中用升麻升阳散风,《滇南本草》谓其"止齿痛";细辛、香白芷祛风散寒止痛,《药性论》谓细辛"除齿痛";荜茇散寒止痛,《本草纲目》谓其"治头痛、鼻渊、牙痛";川芎祛风活血止痛,甘松理气止痛。诸药合用,共奏散寒温经止痛之功。本方以对症止痛为主,结合辨证止痛。

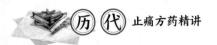

⊙ 玉女煎《景岳全书》

【组成】生石膏 9～15g　熟地 9～30g　麦冬 6g　知母　牛膝各 4.5g

【用法】水煎服。

【功用】清胃滋阴。

【主治】阳明有余，肾水不足之牙痛头痛，牙龈出血，烦热口干，舌红少津无苔或薄黄苔。

【加减】肿痛甚者，加蒲公英、牛蒡子；溢脓血者，加马勃、旱莲草、皂角刺、天花粉；大便秘结者，加大黄、芒硝。

【止痛原理】本方所治，是由胃火炽盛，肾阴亏虚所致之证。方中以生石膏甘寒入胃，以清胃火之有余，退热生津而止渴，为胃火牙疼之要药；熟地黄甘而微温，以滋肾水之不足，滋阴壮水以制火，为补肾滋阴之上品，皆为主药。知母苦寒质润，助石膏清胃热而止烦渴，又能上清肺金而泻火，下润肾燥而滋阴，有金水相生之意；麦冬微苦甘寒，协熟地滋肾水而润胃燥，又能上清心火以除烦，中清胃火而生津，有清补并行之功，皆为辅药。牛膝导热引血下行，以降上炎之火，止上溢之血，为佐使药。诸药合用，能清能补，标本兼顾，使胃热得清，肾水得补，则诸症自愈。本方为辨证止痛。

⊙ 白芷汤《古今医鉴》

【异名】白芷散（《济阳本草纲目》）。

【组成】白芷 12g　防风 12g　荆芥 12g　连翘 15g　薄荷 9g　赤芍 9g生石膏 24g（先煎）

【用法】水煎服。

【功用】疏风清热，解毒止痛。

【主治】阳明虚热有风，牙齿疼痛。

【加减】如风寒甚者，加细辛，以祛风通络止痛；如郁火甚，烦躁易怒，加山栀、牡丹皮以清泄肝火。

【止痛原理】本方所治，乃阳明伏火与风热之邪相搏所致之证。方中白芷、薄荷祛风清热止痛；防风、荆芥疏解风邪，《长沙药解》谓防风"止疼痛"；赤芍凉血消肿止痛，《本草经集注》谓其"俗方以止痛，乃不减当归"；连翘清热解毒，《日华子本草》谓其"治疮疖，止痛，通月经"。全方合用，共达疏风清热，解毒止痛之功。本方为辨证结合对症止痛。

⊙ **冰心散**《喉科种福》

【组成】冰片 0.9g　黄柏 1.5g　白矾 2.1g　灯草 3g（烧存性）

【用法】上为末。吹患处。

【功用】解毒消肿。

【主治】少阴水亏，不能上济君火，致阴火沸腾，牙龈肿痛，咽喉生疮。

【止痛原理】方中用冰片散火消肿止痛，《本草纲目》谓其"疗齿痛"；黄柏清热泻火解毒；白矾解毒消肿，《本草蒙筌》谓其"塞齿痛"；灯草降火消肿。诸药合用，共奏解毒消肿止痛之功。本方为辨证止痛。

⊙ **青龙散**《御药院方》

【组成】青黛 9g　薄荷叶 6g　细辛　芒硝　川芎　香白芷各 15g

【用法】上为细末。每次取少许，揩于齿龈肿痛处，每日 3 ~ 4 次。

【功用】疏风清热，泻火止痛。

【主治】阳明伏火，外感风热，牙龈肿痛，得凉则痛减，口臭口渴，大便干结，舌红苔黄，脉弦。

【止痛原理】方中青黛清热解毒；薄荷叶疏风散热，《医林纂要》谓其"愈牙痛"；芒硝清热泻火，《本草求原》谓其"治齿痛"；细辛、香白芷祛风止痛，《药性论》谓细辛"除齿痛"，《本草纲目》谓白芷"治齿痛"；川芎祛风活血止痛。诸药合用，共奏疏风清热，泻火止痛之功。本方为辨证结合对症止痛。

⊙ **定痛牙散**《普济方》

【组成】防风　荆芥穗各 60g　细辛 30g　草乌 30g　白芷 30g　全蝎 22g　青盐 15g　朴硝 30g　青黛 15g

【用法】上为细末。每用少许，先以盐汤漱净，后擦患处，再漱，每日 3 次。

【功用】祛风散寒，消肿止痛。

【主治】牙髓炎，牙齿疼痛。

【止痛原理】方中以防风、荆芥穗祛风散寒止痛；细辛、草乌、白芷散寒祛风止痛；全蝎通络止痛，攻毒散结；青盐、朴硝、青黛清热凉血，散结消肿。诸药合用，共奏祛风散寒，消肿止痛之功。本方为辨证止痛结合对症止痛。

⊙ **清阳散火汤**《喉科紫珍集》

【组成】升麻　白芷　黄芩　石膏　防风　荆芥　当归　鼠粘子　连翘　白蒺藜各6g　甘草1.5g

【用法】水煎，食后服。

【功用】疏风清热，消肿止痛。

【主治】内有伏火，外感风热，牙龈肿痛，口渴喜饮，舌红苔黄，脉弦数。

【止痛原理】方中荆芥、防风、白芷升散风邪止痛；鼠粘子、白蒺藜、升麻疏风散热；黄芩、石膏、连翘清热解毒又止痛；当归活血和血止痛；甘草解毒止痛，调和诸药。诸药合用，共奏祛风散火，消肿止痛之功。本方为辨证结合对症止痛。

⊙ **清胃散**《脾胃论》

【异名】清胃汤（《疮疡经验全书》）、消胃汤（《不知医必要》）。

【组成】生地黄　当归身各0.9g　牡丹皮1.5g　黄连1.8g　升麻3g

【用法】上为细末，用水230ml，煎至150ml，去渣冷服。

【功用】清胃泻火，凉血清肿。

【主治】胃中积热，上下牙痛不可忍，牵引头部，满面发热，其齿喜寒恶热；或牙龈红肿，溃烂出血；或唇口腮颊肿痛，口气臭热，舌上干燥，舌红苔黄，脉滑大而数。

【止痛原理】本方以黄连苦寒泻火，清胃中积热；生地、丹皮滋阴凉血清热；当归养血和血又止痛；升麻散火解毒，兼为阳明引经之药。五药配合，共奏清胃泻火，凉血消肿之功。本方为辨证止痛结合引经止痛。

⊙ **黄连上清丸**《饲鹤亭集方》

【组成】黄连　黄芩　黄柏　山栀各240g　大黄360g　连翘　姜黄各180g　玄参　薄荷　归尾　菊花各120g　葛根　川芎　桔梗　天花粉各60g

【用法】上为细末，炼蜜为丸。每次6g，温开水送服，每日2次。

【功用】清热解毒，泻火通便。

【主治】心脾积热上冲，口齿受灼而见牙痛、龈肿、口舌生疮等症。

【止痛原理】方中用黄连、黄芩、黄柏、山栀清热解毒，泻三焦之火；大黄泻火通便；连翘、薄荷清热消肿透热，《日华子本草》谓连翘"止痛"；姜黄、归尾、川芎活血止痛；玄参降火解毒；葛根升散郁火；桔梗开宣肺热；天花粉降火消肿。诸药合用，共奏清热解毒，泻火通便之功。本方为辨证止痛结合对症止痛。

⊙ 麻黄附子细辛汤《伤寒论》

【异名】附子细辛汤（《三因极一病证方论》）。

【组成】麻黄 6g（去节） 细辛 3g 附子 3g（炮）

【用法】先煮麻黄，去上沫，纳诸药，煮取 300ml，去滓，分 2 次温服。

【功用】辛温解表，散寒止痛。

【主治】素体阳虚，外感风寒，无汗恶寒，发热蜷卧，头痛齿痛，苔白，脉反沉。

【加减】若兼胃脘冷痛，四肢不温，便溏纳呆，合理中汤。

【止痛原理】本方所治，是阳虚外感所致之证。方中麻黄发汗解表；附子温经助阳；细辛通彻表里，助麻黄发汗解表又止痛，协附子内散阴寒。诸药相配，共奏助阳解表之功，故对风寒外束之牙疼亦颇合适。本方为辨证止痛结合对症止痛。

⊙ 徙薪饮《景岳全书》

【组成】陈皮 2.5g 黄芩 6g 麦冬 芍药 黄柏 茯苓 牡丹皮各 4.5g

【用法】用水 200ml，煎至 140ml，空腹时温服。每日 1 ~ 2 剂。

【功用】滋阴凉血，清火止痛。

【主治】阴虚内热，上灼口腔，而致口疮、牙痛、牙痈。

【止痛原理】方中用陈皮理气止痛；黄芩、黄柏清热泻火解毒；麦冬养阴清热；芍药养阴缓急止痛；茯苓利窍渗湿；丹皮凉血清热，《药性论》谓其"散诸痛"。诸药合用，共奏滋阴凉血，清火止痛之功。本方为对症结合辨证止痛。

⊙ 温风散《仁斋直指方》

【组成】当归 川芎 细辛 白芷 荜茇 藁本 蜂房（炒）各等份

【用法】上为粗末。每次 6g，用井水煎服，并漱口，每日 2 次。

【功用】散寒活血，通络止痛。

【主治】风冷齿痛。

【止痛原理】方中细辛、白芷、藁本性温能散风除寒止痛，荜茇温里散寒止痛；当归活血养血，川芎活血又祛风止痛，二药又取血行风自灭之意；蜂房祛风攻毒，散肿止痛。诸药合用，共奏散寒活血，通络止痛之功。本方以

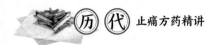

对症止痛为主，结合辨证止痛。

⊙ 滋阴八味煎《景岳全书》

【异名】知柏地黄汤（《医宗金鉴》）、滋阴八味汤（《证因方解集要》）、知柏六味汤（《家庭治病新书》）。

【组成】山药 15g　丹皮 9g　白茯苓 9g　山茱萸 15g　泽泻 9g　黄柏 9g（盐水炒）　熟地黄 12g　知母 9g

【用法】水煎服。

【功用】固肾培本，滋阴降火。

【主治】肾阴亏虚，虚火上炎，牙痛隐隐，时作时休，牙根浮动，或牙龈微红肿，咀嚼无力，喜热饮，头晕耳鸣，腰膝酸软，舌质红，脉象细数无力。

【加减】兼气短乏力者，酌加人参、白术、黄芪。兼面色苍白、心悸失眠者，酌加白芍、当归、枸杞等。

【止痛原理】本方所治证属阴虚火旺所致。故以六味地黄丸以滋阴固肾，配以知母、黄柏滋肾阴，降虚火。配合成方，共达固肾培本，滋阴降火之功。本方为辨证止痛。

⊙ 僵蚕散《普济方》

【组成】僵蚕　藁本　白芷各等份

【用法】上为细末。每次取 0.5g，吹撒于牙痛处，每日 3 次。

【功用】祛风化痰，通络止痛。

【主治】风邪夹痰，上犯阳明经络，阻滞气机而致牙龈肿痛，或有化脓。

【止痛原理】方中用白僵蚕祛风化痰散结，《本草纲目》谓其治"风虫齿痛"；藁本散风寒湿邪，《医学启源》谓其"治头痛，胸痛，齿痛"；白芷祛风止痛，《本草纲目》谓其"治齿痛"。诸药合用，共奏祛风化痰，通络止痛之功。本方为对症止痛结合辨证止痛。

⊙ 薄荷连翘方《中医喉科学》引冰玉堂验方

【组成】金银花 30g　连翘　生地各 15g　牛蒡子　知母各 9g　鲜竹叶 6g　薄荷　绿豆衣各 3g

【用法】水煎服。

【功用】疏散风热，消肿止痛。

【主治】风热牙痛。牙齿作痛，牙龈肿胀，不能咀嚼，腮肿而热，患处得凉则痛减，口渴，舌尖红，苔白干，脉浮数。

【止痛原理】方中薄荷、牛蒡子疏散风热，散结消肿；金银花、连翘清热解毒，助薄荷、牛蒡子疏散风热；竹叶清热除烦；知母、生地、绿豆衣清热解毒，凉血止痛。诸药合用，共奏疏散风热，消肿止痛之功。本方为辨证止痛。

耳　痛

耳痛是指以耳部疼痛为主要症状的疾患，它是五官科疾病表现出的一个症状，既可出现于一耳，又可双耳并见。西医学中的外耳道炎、弥漫性外耳道炎、急慢性化脓性中耳炎等病，可参考本部分内容辨证论治。

本病的发生主要由外感邪气或肝、胆、脾、肾等脏功能失调，致邪毒结聚，阻塞耳窍，或肾精、气血亏损，耳窍失养而致。治疗须根据耳痛的新久、寒热虚实性质的不同辨证论治。

⊙ **止鸣丹**《辨证录》

【组成】白芍 15g　柴胡 6g　炒栀子 9g　生地 9g　麦冬 9g　菖蒲 1.5g　茯苓 9g　半夏 1.5g

【用法】水煎服。

【功用】疏肝利胆，清热止痛。

【主治】少阳胆气不舒，而风邪乘之，火不得散，双耳忽然肿痛，内流清水，久则变为脓血，身发寒热，耳内如沸汤之响，或如蝉鸣。

【止痛原理】方中用白芍柔肝缓急止痛；柴胡疏肝解郁，《备急千金要方》言其"苗汁治耳聋，灌耳中"；炒栀子清泻三焦之火，消肿止痛；生地、麦冬清热凉血，养阴生津；菖蒲消肿止痛，豁痰开窍；茯苓、半夏利湿化痰。诸药合用，共奏疏肝利胆，清热止痛之功。本方为辨证止痛结合对症止痛。

⊙ **当归龙荟丸**《证治准绳·幼科》

【组成】当归　龙胆草　柴胡各 30g　青黛　胆南星　大黄　芦荟各 15g　麝香 1.5g　栀子　酒黄芩　酒黄连　黄柏各 30g　木香 7.5g

【用法】制成丸，如小豆大。每次 20 丸，生姜汤送下。

【功用】宣通血气，调顺阴阳。

【主治】小儿肝胆风热，耳中鸣，出青脓，名曰震耳，大便秘，小便黄。

【止痛原理】当归龙荟丸是备举大苦大寒之药，着重于泻实火，使从二便分消，乃攻滞降泻之剂，用治肝经实火证。方中龙胆草、山栀、青黛清泻肝火；黄连、黄芩、黄柏泻火解毒；大黄、芦荟通便泻火，导热下行；木香行气舒郁止痛；当归养血活血止痛；麝香辛香走窜，开关通窍。诸药合用，共奏清泻肝胆实火之功。本方为辨证止痛结合对症止痛。

⊙ 耳底油《全国中药成药处方集》（北京方）

【异名】治耳油（《全国中药成药处方集》沈阳方）。

【组成】核桃仁油 6g（炼）　冰片 0.6g　麝香 0.3g

【用法】先将冰片、麝香研极细，与核桃油和匀。先将耳内脓水洗净擦干，再行滴入 2～3 滴。

【功用】消炎止痛，除湿解毒。

【主治】耳内生疮，流脓流水，肿痛作痒。

【宜忌】忌辛腥食物。

【止痛原理】方中用冰片通窍散火、消肿止痛；麝香开窍辟秽，通络散瘀止痛，《本草备要》谓其"治耳聋"；用核桃仁油调和均匀，消炎除湿。诸药合用治疗耳痛，为辨证结合对症止痛。

⊙ 栀子清肝汤《杂病源流犀烛》

【组成】山栀　菖蒲　柴胡　当归　黄芩各 10g　黄连 3g　丹皮　牛蒡子各 10g　甘草 3g

【用法】先以生猪脂、地龙、百草霜为末，和葱汁，捏如枣核大，棉包塞耳几日，待软挑出，后服此药水煎服。

【功用】清热泻火，消肿止痛。

【主治】耵耳。因风热搏于耳中津液，结硬成块，壅塞耳窍，气脉不通，致疼痛不止，耳聋。

【止痛原理】方中用山栀清泻三焦之火、消肿止痛；菖蒲豁痰利窍，消肿止痛；柴胡疏肝解郁；当归活血止痛；黄芩、黄连、丹皮清热泻火燥湿；牛蒡子疏散风热，解毒消肿；甘草调和诸药，缓急止痛。诸药合用，清热泻火，消肿止痛。本方为辨证结合对症止痛。

⊙ **香附散**《普济方》引《经验良方》

【组成】香附（去毛）适量

【用法】上为末。以棉杖送于耳中，或干掺。立效。

【功用】疏肝理气止痛。

【主治】脓耳，聤耳。

【止痛原理】方中用香附一味疏肝理气止痛，《本草纲目》谓其"止心腹……耳诸痛"。本方药仅一味，效专力宏，既辨证又对症止痛。

⊙ **香矾散**《杨氏家藏方》

【组成】白矾　胆矾　红花各 3g　麝香少许　蛇蜕 1 条（烧留性）

【用法】上为细末。用药少许，先以新绵缠细筷头揾令脓干，然后用斡耳子挑药入耳中。明日用斡耳子斡去昨日药，再用前法。以愈为度。

【功用】祛腐解毒，化瘀止痛。

【主治】久患聤耳，风毒冷疮，时发痒痛。

【止痛原理】方中用白矾消痰燥湿，《医学入门》谓其"治耳卒肿出脓"；胆矾祛腐解毒；红花活血化瘀止痛；麝香开窍辟秽，通络散瘀止痛；蛇蜕祛风消肿。诸药相配治疗耳痛，为辨证结合对症止痛。

⊙ **柴胡疏肝散**《证治准绳·类方》引《医学统旨》

【异名】柴胡舒肝散（《验方新编》）、柴胡疏肝汤（《不知医必要》）。

【组成】柴胡　陈皮（醋炒）各 6g　川芎　芍药　枳壳（麸炒）各 4.5g 甘草（炙）1.5g　香附 4.5g

【用法】水煎服。

【功用】疏肝行气，活血止痛。

【主治】因怒气郁而胁痛，寒热往来，痛而胀闷，不得俯仰，喜太息，脉弦。现用于神经官能症、中耳炎等。

【止痛原理】方中用柴胡疏肝解郁为君药。香附理气疏肝又能止痛，助柴胡以解肝郁；川芎行气活血止痛，助柴胡以解肝经之郁滞；二药相合，增其行气止痛之功，共为臣药。陈皮理气行滞止痛；芍药、甘草养血柔肝，缓急止痛，均为佐药。甘草兼调诸药又能缓急止痛，亦为使药之用。诸药相合，共奏疏肝行气，活血止痛之功。使肝气条达，血脉通畅，痛亦自止。本方为辨证结合对症止痛。

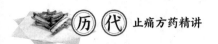
⊙ 解仓饮子《三因极一病证方论》

【异名】解热饮子（《赤水玄珠》引《卫生宝鉴》）。

【组成】赤芍药　白芍药各15g　当归　炙甘草　大黄（蒸）　木鳖子（去壳）各30g

【用法】上为散。每次12g，水煎服。

【功用】清热解毒，散结止痛。

【主治】气虚热壅，或失饥冒暑，风热上壅，耳内聋闭彻痛，脓血流出。

【止痛原理】方中用赤芍药清热凉血，散瘀止痛，《神农本草经》谓其"主邪气腹痛……止痛"；白芍缓急止痛；当归活血止痛；大黄泻热解毒；木鳖子消肿散结，追风止痛；炙甘草和中调药，缓急止痛。诸药合用，为辨证结合对症止痛。

⊙ 麝香散《证类本草》引《经验方》，名见《三因极一病证方论》

【组成】桑螵蛸1个（慢火炙及八分熟，存性）　麝香0.3g

【用法】上为末。每用0.15g掺耳内。如有脓，先用绵拈去，次后掺药末入在耳内。

【功用】开窍通络，消肿止痛。

【主治】聤耳，耳内脓出。

【止痛原理】方中用桑螵蛸补肾固精，《玉楸药解》谓其"治耳痛"；麝香活血散结，止痛消肿。两药相配，为辨证结合对症止痛。

鼻 痛

　　鼻痛是指鼻腔肿胀疼痛而言，常伴头昏头痛，经久难愈，属中医学"鼻渊""脑漏"范畴。西医学鼻腔肿瘤、脓肿、鼻结核、过敏性鼻炎、变应性鼻炎、鼻窦炎、副鼻窦炎等引起的鼻痛均可参考本部分内容进行辨证论治。

　　本病的发生系机体经络、脏腑功能失调，气机上下升降不利，卫气失固，抵御外邪能力减弱，风寒湿热之邪乘虚入侵，邪热熏蒸，灼津为痰、为涕，痰浊壅遏，清窍不利，阳络受阻，以致鼻塞不通；或素体阴虚血滞，或内有七情之伤，触动无根之火，清肃之令不行，无以分布营气以上荣于鼻等所致。

本病治疗需根据疼痛的症状和性质进行辨证施治，并结合止痛等对症治疗。

⊙ 五参散《圣济总录》

【组成】人参 沙参 丹参 玄参 苦参 山芋 茯神（去木）各 20g 独活（去芦头） 细辛（去苗叶） 麻黄（去根节） 木通（锉） 羚羊角（镑） 防风（去叉） 白鲜皮各 15.3g 山茱萸 甘菊花 川芎各 15g

【用法】上为散。每服 2g，米饮调下，早晚各一。

【功用】祛风清热，养阴止痛。

【主治】风热壅塞，鼻干痛，脑闷头重，不知香臭。

【止痛原理】方中川芎、防风、麻黄、细辛散风解表，祛风止痛；甘菊花疏散风热；白鲜皮、独活发散风邪而解表，增强祛风止痛之力；方中五参既能清热凉血解毒，又能养阴生津，以滋润鼻燥；羚羊角平肝潜阳、凉血解毒，现代实验证实其有解热镇痛作用，与甘菊花同用可缓解阴虚阳亢之头重胸闷；山芋、茯神、山茱萸补益肝肾，养心安神，用于肝肾亏虚之头重；木通苦寒泄热，导热下行。诸药合用祛风清热，养阴止痛，诸证得除，鼻痛得解，则知味矣。本方为对症止痛结合辨证止痛。

⊙ 白芷散《仁斋直指方》，名见《普济方》

【组成】杏仁（水浸，去皮，焙） 细辛 白芷各 3g 全蝎 2 个（焙）

【用法】上为末。麻油调敷。

【功用】散寒除湿止痛。

【主治】寒湿侵袭，鼻塞鼻痛。

【止痛原理】方中白芷辛温芳香，能走善通，祛风散寒除湿、通窍止痛，正如《本草汇言》所言："白芷上行头目，下抵肠胃，中达肢体，遍通肌肤以至毛窍，而利泄邪气"；借细辛辛温直接作用皮肤毛窍，使药力直达病所，使沉疴顽疾不日能见殊效；肺开窍于鼻，方中杏仁宣降调气，使气机升降有权，且其又有镇痛作用；全蝎通经活络止痛。全方以辛温通窍、散寒除湿止痛。本方以对症止痛为主，结合定位、辨证止痛。

⊙ 白鲜汤《嵩崖尊生全书》

【组成】白鲜皮 麦冬 茯苓 杏仁 细辛 白芷各 10g 桑白皮 石膏各 3g

【用法】用黑豆水煎服。

【功用】清热养阴，除湿止痛。

【主治】湿热上蒸，鼻干痛。

【止痛原理】方中白鲜皮清热解毒除湿，《本草纲目》谓其"气寒善行，味苦性燥，足太阴阳明经去湿热药也"；石膏具有较强的清热泻火作用，《名医别录》言其"除时气头痛身热，三焦大热，皮肤热"，助白鲜皮清热除湿作用；桑白皮、杏仁均能清泻肺热，治上焦风燥；茯苓健脾除湿；白芷祛风燥湿，消肿止痛；细辛具有走窜之性，能宣通鼻窍，常用于鼻塞鼻痛；方中麦门冬养肺阴、润肺燥，与桑白皮、石膏、杏仁配伍治疗湿热上蒸，咽干鼻燥等症。全方共奏清热养阴，除湿止痛之功。本方为辨证止痛结合对症止痛、定位止痛。

⊙ 地黄煎《医略六书》

【组成】生地 50g（擂绞净汁）　麦冬 25g（擂绞净汁）　川芎 15g（擂绞净汁）　生姜 15g（擂绞净汁）

【用法】盐花少许，煎膏嚼化。

【功用】壮水散滞止痛。

【主治】阴虚血滞鼻痛，脉虚微数者。

【止痛原理】阴虚血滞，清肃之令不行，无以分布营气以上荣于鼻，故鼻准作痛特甚。生地滋阴以大壮其水；川芎活血以上荣于鼻；麦冬之润凉能清心火，佐川芎以除肺燥；生姜之温行善开肺气，率地黄止鼻痛也，绞汁取其味之清；煎膏得其力之醇，盐花润下，嚼而化之，俾阴精上奉，则血滞顿行，而肺燥处润。本方为辨证止痛结合对症止痛。

⊙ 杏仁细辛膏《仁斋直指方》，名见《古今医统大全》

【组成】杏仁（水浸，去皮，焙）　细辛　白芷各 3g　全蝎 2 个（焙）

【用法】上为末，麻油调敷。

【功用】散寒除湿止痛。

【主治】寒湿侵袭，鼻塞鼻痛。

【止痛原理】白芷辛温芳香，能走善通，祛风散寒除湿，通窍止痛，正如《本草汇言》所言："白芷上行头目，下抵肠胃，中达肢体，遍通肌肤以至毛窍，而利泄邪气"；借细辛辛温直接作用皮肤毛窍，使药力直达病所，使沉痼顽疾不日能见殊效；肺开窍于鼻，方中杏仁宣降调气，使气机升降有权；全蝎通经活络止痛。治方以辛温通窍，散寒除湿止痛。本方为对症止痛结合定位、辨证止痛。

咽喉疼痛

　　咽喉疼痛是以咽喉部疼痛，或红肿，或见喉底颗粒增多为主要症状的一类病证。西医学的急慢性咽喉炎、扁桃体周围脓肿、急性会厌炎等所致的咽喉痛均可参考本部分内容治疗。

　　本病的发生多因风热外侵，或风寒外束结于咽喉，或因邪热传里，肺胃热盛，熏蒸咽喉，或烟酒过度、工作环境尘埃过重等刺激咽喉，也有因脏腑亏虚，虚火上炎，或气血不足，咽喉失养而致。临床常见的证型有风热外侵、肺胃热盛、痰热郁阻、气血瘀滞、肺胃阴虚、肾阴不足、阳虚寒凝等七型。其治疗根据疼痛的不同性质进行辨证论治，分别以疏风清热，解毒利咽；泄热解毒，利咽消肿；清热化痰，利咽散结；理气活血，祛瘀止痛；滋阴润肺，利咽止痛；滋阴降火，利咽润喉；温阳散寒，利咽止痛等治疗。

⊙ 千金吹喉散《慈航集》

　　【组成】白僵蚕 9g（去头足，烘）　人中黄 9g　犀牛黄 0.9g　硼砂 6g　青黛 6g（水飞）人中白 9g（煅透）　冰片 1.8g　儿茶 9g

　　【用法】上为极细末，瓷瓶收好，以备急用。吹之。

　　【功用】清热凉血，解毒利咽。

　　【主治】烂喉。

　　【止痛原理】方中用白僵蚕化痰散结，解毒利咽；人中黄、犀牛黄、硼砂、青黛清热凉血解毒，《本草衍义》谓硼砂"含化咽津，治喉中肿痛"，《本草纲目》谓人中白"降火消瘀血，治咽喉口齿生疮"；冰片解毒消肿；儿茶清热生肌定痛，《医学入门》言其"消血，治一切疮毒"。诸药合用，清热凉血，解毒利咽。本方以辨证止痛为主。

⊙ 干姜附子汤《伤寒论》

　　【组成】干姜 60g　附子 5g

　　【用法】上 2 味，以水 300ml，煮取 100ml，温服。每日 1 剂。

　　【功用】温肾祛寒。

　　【主治】素体肾阳不足，复感寒邪，致咽痛、畏寒、口淡不渴，大便溏薄，小便清长者。

【止痛原理】方中用干姜温阳散寒；附子助阳补火，散寒止痛，且有"附子无姜不热"一说，《本草拾遗》又谓附子能"主喉痹"。两药相配，共奏温阳祛寒之功。本方为辨证止痛结合对症止痛。

⊙ 少阴甘桔汤《外科正宗》

【组成】桔梗 6g　甘草 3g　陈皮　川芎　黄芩　柴胡　玄参各 1.8g　羌活　升麻各 1.2g

【用法】用水 400ml，加葱白 1 根，煎取 320ml，温服。

【功用】清热解郁，凉血利咽。

【主治】虚火上灼咽喉，经脉气血不畅而致喉痹，咽痛，手足心热，头晕，脉细数者。

【加减】口咽干燥，酌加麦冬、生地、牡丹皮、知母以滋阴润燥；心烦失眠，加知母、酸枣仁、阿胶以滋养安神；肝火旺，烦躁易怒，加夏枯草、山栀以清泄肝火。

【止痛原理】本方所治，是郁火内灼咽喉所致之证。方中黄芩、柴胡以疏肝解郁，清泄郁热；桔梗、玄参、甘草、升麻以解毒利咽，且升麻、柴胡又能疏散郁热；玄参、川芎、羌活凉血活血，祛风利咽；更以陈皮理气和胃。诸药合用，共达清热解郁，凉血利咽之功。本方为辨证止痛结合对症止痛。

⊙ 升麻汤《外台秘要》引《古今录验》

【组成】甘草 30g（炙）　升麻　石膏（碎）　牡丹皮各 30g

【用法】水煎服，每日 3 次。

【功用】清热解毒，消肿止痛。

【主治】咽喉生疮疼痛。

【宜忌】忌海藻、菘菜。

【止痛原理】方中用甘草解毒利咽又止痛；升麻升阳解毒，引药上行，《滇南本草》谓其"解疮毒，咽喉肿"；石膏辛甘大寒，清热泻火，《名医别录》谓其能治"咽热"；牡丹皮清热凉血，又散诸痛（《本草纲目》）。诸药合用，清热解毒，消肿止痛。本方为辨证结合对症止痛、引经止痛。

⊙ 牛蒡子丸《奇效良方》

【组成】牛蒡子 30g（微炒）　川升麻　黄药子　干浮萍　草玄参　甘草（生用）各 15g

【用法】制为丸。常含 1 丸，咽津。

【功用】疏风清热，消肿止痛。

【主治】咽喉内热毒所攻，生疮肿痛。

【止痛原理】方中用牛蒡子归肺经，疏散风热，解毒消肿止痛，李杲谓其治"咽喉风热"；川升麻升阳解毒，引药上行，《滇南本草》言其"解疮毒，咽喉肿"；黄药子、干浮萍、草玄参三药相配能降火解毒、凉血消肿，《开宝本草》谓黄药子"主……喉痹"，《品汇精要》谓草玄参"消咽喉之肿，泻无根之火"；生甘草解毒利咽又缓急止痛。诸药合用，共奏疏风清热，消肿利咽止痛之功。本方为辨证结合归经止痛、对症止痛。

⊙ 玄参莲枣饮《辨证录》

【组成】玄参 120g　丹皮　炒枣仁各 30g　丹参 15g　柏子仁　莲子心各 9g

【用法】水煎服。

【功用】凉血活血，养心安神。

【主治】慢性咽炎，咽喉疼痛，心烦失眠，口舌生疮，胸胁时有刺痛，舌质黯紫，脉弦数。

【止痛原理】方中用玄参、丹皮、丹参，三药同用能清热凉血，滋阴解毒，活血散瘀；配伍炒枣仁、柏子仁养心安神；莲子心清心去热，除烦安神。诸药合用，共奏凉血活血，养心安神之功效。本方为辨证止痛用药。

⊙ 甘草桔梗射干汤《医学摘粹》

【组成】甘草 6g（生）　桔梗 9g　半夏 9g　射干 9g

【用法】水煎半杯，热漱，徐服。

【功用】清热解毒，消肿止痛。

【主治】咽喉肿痛生疮。

【止痛原理】方中用生甘草合桔梗清利咽喉，《名医别录》谓桔梗"疗咽喉痛"。半夏化痰利咽，《神农本草经》谓其主"喉咽肿痛"。射干清热解毒，祛痰利咽，《神农本草经》谓其治"喉痹咽痛不得消息"。四药相配，共奏清热解毒，消肿利咽止痛之功。本方为辨证结合对症止痛。

⊙ 甘露消毒丹《医效秘传》

【异名】普济解毒丹（《温热经纬》）。

【组成】飞滑石 450g　黄芩 300g　茵陈 330g　藿香　连翘各 120g　石菖

蒲 180g　白豆蔻 120g　薄荷各 120g　木通 150g　射干 120g　川贝母 150g

【用法】上为末，和匀。每次 9g，开水调服，每日 2 次。或以神曲糊为丸，每次 9g，开水送服，每日 2 次。

【功用】清热利湿，化浊解毒。

【主治】暑热或暑湿外侵而致喉痹，见咽痛、头痛，头昏如裹，食欲不振，咽黏膜肿胀，舌苔黄腻等症。

【止痛原理】本方主治湿温、疫毒邪留气分，湿热并重之证。方中重用滑石、茵陈、黄芩三药为君。其中滑石清热利湿而解暑；茵陈清热利湿而退黄；黄芩清热燥湿，泻火解毒。三者相伍，清热利湿。以石菖蒲、藿香、白豆蔻、木通为臣。其中石菖蒲、藿香辟秽和中，宣湿浊之壅滞；白豆蔻芳香悦脾，令气畅而湿行；木通清利湿热，导湿热从小便而去。热毒上壅，咽颐肿痛，故佐以连翘、射干、贝母、薄荷，解毒利咽，散结消肿。诸药相合，重在清热利湿，兼芳化行气，解毒利咽，使湿邪得去，毒热得清，气机调畅，诸证自除。本方为辨证止痛。

⊙ 会厌逐瘀汤《医林改错》

【组成】桃仁（炒）　红花各 15g　甘草　桔梗各 9g　生地 12g　当归 6g　玄参　柴胡各 3g　枳壳　赤芍各 6g

【用法】水煎服。

【功用】理气活血，利咽止痛。

【主治】气滞血瘀而致的慢性咽炎疼痛。

【加减】有痰者，酌加川贝母、瓜蒌仁以清热化痰；有痰热化脓者，加鱼腥草、败酱草、金银花以利咽解毒；胸胁胀痛，情绪抑郁，加广郁金、制香附、杭白芍以疏肝解郁。

【止痛原理】本方所治证属气滞血瘀而致。方中柴胡经现代实验研究证实其有镇痛作用；枳壳，《开宝本草》谓其"止风痛"；川芎理气活血又止痛；桃仁、红花、当归、赤芍、生地活血祛瘀止痛；桔梗，《名医别录》谓其"疗喉咽痛"；甘草、玄参清热解毒，利咽止痛。诸药合用，共奏理气活血，利咽止痛之功。本方为对症止痛结合辨证止痛。

⊙ 麦门冬丸《普济方》

【组成】麦门冬 30g　黄连 15g

【用法】制成丸。每次 30 丸，食前门冬汤送下。

【功用】养阴清热，泻火解毒。

【主治】虚热上攻，脾肺有热，咽喉生疮。

【止痛原理】方中用麦门冬养阴润肺，《本草衍义》谓其"治心肺虚热"，《安徽药材》言其"治咽喉肿痛"；黄连泻火解毒，治咽喉肿痛。两药相配，药少效专，为辨证结合对症止痛。

⊙ 启膈散《医学心悟》

【组成】沙参　丹参各9g　茯苓3g　川贝母4.5g　郁金1.5g　砂仁壳1.2g　荷叶蒂2个　杵头糠1.5g

【用法】水煎服。

【功用】润燥化痰利咽。

【主治】阴虚肺燥，痰浊上壅所致之虚火喉痹，症见咽部干涩疼痛，或有灼热感，饮不能解，咽喉痰多，舌苔微腻等。

【加减】痰热甚，咳嗽痰多，加桑白皮、黄芩、鱼腥草以清热化痰；大便干结者，酌加大黄、枳实以通便泻热；咽喉痒者，加牛蒡子、玄参以清利咽喉。

【止痛原理】本方证属痰热郁结，津液耗损所致。方中沙参清胃滋液而不腻，川贝解郁化痰而不燥；茯苓补脾和中，砂仁壳、郁金顺气而宽胸；荷叶蒂宣畅胃气，杵头糠益胃降逆；丹参补血活血，协助气药以收气血并治之功。诸药合用，使津还血活，痰浊得化，脾胃得养，清气上升，咽喉自能得养。诸药相配，润燥化痰，散结利咽。本方为辨证止痛。

⊙ 养阴清燥汤《重楼玉钥续编》

【组成】大生地　大麦冬各3g　川贝母　粉丹皮各2.4g　玄参3g　薄荷叶0.9g　生甘草1.5g

【用法】水225ml，煎至160ml，温服。

【功用】润肺化痰，降火利咽。

【主治】肺肾阴虚，感燥而发，咽痛及口舌生疮，舌红少苔，脉细数。

【加减】有阴虚火旺，烦躁易怒，口干苦，加夏枯草、山栀、天花粉以清泄肝火；心烦失眠，加酸枣仁、柏子仁、阿胶、杭白芍以滋养安神。

【止痛原理】本方所治，是肺阴不足，咽喉失润之证。方中大生地滋阴壮水，大麦冬清金润燥，补肺脏之阴；川贝母润肺化痰，丹皮、玄参滋阴凉血；且玄参合生甘草解毒利咽，更配薄荷叶质轻散火。诸药相配，共奏润肺

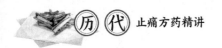
化痰，降火利咽之功。本方为辨证止痛。

⊙ 海荷饮《重庆医药》

【组成】海蛤粉 玄参各600g 薄荷 牛蒡子 升麻 木蝴蝶各500g

【用法】上药煎煮浓缩，装瓶。每次30ml，每日3次。3日为1个疗程。

【功用】养阴清热，化痰利咽。

【主治】慢性咽炎。

【止痛原理】方中用海蛤粉清热化痰；玄参滋清热凉血，滋阴解毒；薄荷、牛蒡子疏散风热，解毒利咽，《本草纲目》谓薄荷"利咽喉口齿诸病"，《用药法象》谓牛蒡子治"咽喉风热"；升麻升散解毒，引诸药上行；木蝴蝶清肺热，利咽喉。诸药合用，为辨证结合对症止痛用药。

⊙ 镇阴煎《景岳全书》

【组成】熟地30~60g 牛膝6g 炙甘草3g 泽泻4.5g 肉桂3~6g 制附子1.5~9g

【用法】水煎服。

【功用】温肾祛寒利咽。

【主治】肾阳不足，阴寒上犯而致喉痹，见咽痛不渴，黏膜肿而不红，畏寒而无发热者。

【止痛原理】方中重用熟地滋肾填精，肾精足，则能化生阳气，寓"阴中求阳"之意。附子、肉桂温肾助阳，引火归原。牛膝补肝肾而引火下行。泽泻渗湿泻浊，且制熟地之滋腻。甘草和中而调和诸药。诸药合用，共奏温补肾阳，引火归原之功。本方为辨证止痛。

⊙ 增液汤《温病条辨》。

【组成】玄参30g 麦冬24g 细生地24g

【用法】上药用水1.6L，煮取600ml，分2次服。每日1剂。

【功用】增液润燥利咽。

【主治】慢性咽炎，肺胃阴虚，咽干微疼，喉中黏痰不易咯出，大便干燥者。

【止痛原理】方中重用玄参苦咸寒，养阴清热，增液润燥，为主药；麦冬甘寒，增液润燥；细生地甘苦寒，养阴润燥，补而不腻，共为辅佐药。三药合用，养阴增液，润燥利咽。本方为辨证止痛。

颈项强痛

颈项痛是指颈部或项部发生疼痛的自觉症状。其疼痛常以局部肿胀、功能活动受限等为主要特征。西医学中的颈项损伤、落枕、颈椎病、急性颈淋巴结炎等所致的颈项疼痛均可参考本部分内容治疗。

本病的发生主要由外感风寒、风湿袭表或风热夹痰致颈项部脉络阻滞，或因牵拉扭伤、睡卧落枕致颈项部肌肉受损、脉络不通，或肝肾精血亏损致颈项部筋骨失养所致。本病治疗应根据不同致病因素辨证治疗结合对症处理。

⊙ **石氏颈椎病方**《首批国家级名老中医效验秘方精选·续集》石仰山方

【组成】牛蒡 9g　僵蚕 9g　葛根 12g　天麻 9g　桂枝 9g　芍药 9g　甘草 3g　山甲片 9g　当归 9g　黄芪 12g　南星 6g　防风 9g　全蝎 6g　草乌 6g　磁石 30g　狗脊 30g　羌活 9g　独活 9g　潼蒺藜 9g　白蒺藜 9g

【用法】每日 1 剂，水煎 2 次，分 2 次服。

【功用】补肾强脊，通利祛邪。

【主治】颈椎病。症见颈项强直，头颈肩臂疼痛，上肢麻木等。

【加减】项背强者多用牛蒡子、葛根、僵蚕、防风；耳鸣、耳聋者多加磁石、五味子；视物不清者多投枸杞、菊花；头痛者，前额部用川芎，枕部投羌活，巅顶部加藁本；肢麻者多给桂枝、南星、威灵仙、蜈蚣。气不足者，补以黄芪、党参、白术、茯苓等；血不足者，养以当归、生地、芍药、鸡血藤等；伤阴者，滋以麦冬、石斛、巴戟肉、鹿角霜、肉苁蓉、菟丝子等；肝肾亏虚者，健以杜仲、狗脊、川断、熟地、山药等；夹食者，用建曲、鸡内金、山楂、保和丸消之；腑闭者，投以川军、厚朴、桃仁、枳壳、润肠丸等导之；肝阳上亢者，并珍珠母、煅龙骨、煅牡蛎、菊花等；血虚神扰者，加以淮小麦、五味子、酸枣仁、夜交藤等；气滞者，添以柴胡、香附、延胡索等；血瘀者，配以全蝎、丹参、红花等；伴痰湿者，化以白芥子、桃仁、苍术、山甲片、泽漆、薏米仁等；兼风寒者，用麻黄、桂枝、防风等祛之；有恶心者，用半夏、竹茹、左金丸等止之。

【止痛原理】方中牛蒡子祛痰散结，舒通十二经脉；僵蚕化痰通脉，行气化结；葛根升阳解肌，以解项背强之苦；天麻消风化痰，清利头目；桂、芍调和营卫以通利太阳经脉，且芍药甘酸化阴，养肝血以充肾阴，而缓急止痛，桂枝甘辛化阳，助膀胱气化，行太阳之表，通经脉气血；羌、独活畅通督脉膀胱之经气，又止痛，半夏化痰燥湿，潼白蒺藜补肝散结；炙山甲片软坚消结；狗脊补肾壮骨，填精固髓，以滋肾气之源；肺朝百脉，用黄芪配当归、川芎以助运一身之气血，而又益宗肺之气，以化生肾水，行气活血祛痰。本方充分体现了石仰山以通为治，因果并论的用药特色。本方为辨证结合对症止痛。

⊙ 阳和汤《外科证治全生集》

【组成】熟地30g 肉桂（去皮研粉）3g 麻黄1.5g 鹿角胶9g 白芥子6g 姜炭1.5g 生甘草3g

【用法】水煎服。

【功用】温阳补血，散寒通滞止痛。

【主治】阳虚寒凝型颈痛。

【止痛原理】方中重用熟地温补营血；鹿角胶填精补髓，用血肉有情之品助熟地以养血；寒凝痰滞，非温通经脉不足以解散寒凝，故用炮姜、肉桂温中有通；麻黄开腠理以达表；白芥子，《本草纲目》谓其"利气豁痰，除寒暖中，散肿止痛"，与温补药同用，使补而不腻；生甘草具有化毒之功。诸药相配，温阳补血，散寒通滞止痛。本方治疗颈痛为辨证止痛。

【现代研究】黄立中、徐琳本等通过实验研究发现阳和汤中、大剂量均能显著地抑制醋酸引起的小鼠扭体反应，且该方大、中剂量组在给药30分钟后出现明显的镇痛作用，小剂量组在60分钟时亦出现明显的镇痛作用，持续60分钟以上，有随剂量增大而痛觉反应时间延长的趋势。阳和汤小、中、大剂量对二甲苯所致鼠耳肿胀均有明显抑制作用，且中、大剂量组肿胀抑制率与阿司匹林组接近，提示本方有较好的镇痛和抗炎作用。

⊙ 血府逐瘀汤《医林改错》

【组成】当归 生地各9g 桃仁12g 红花9g 枳壳 赤芍各6g 柴胡3g 甘草6g 桔梗4.5g 川芎4.5g 牛膝9g

【用法】水煎服。

【功用】活血祛瘀，行气止痛。

【主治】气滞血瘀型颈痛。

【止痛原理】方中用桃仁、红花、川芎、赤芍活血祛瘀止痛，配合当归、生地活血养血，使瘀血去而又不伤血，当归又止痛；柴胡、枳壳疏肝理气，使气行则血行；牛膝破瘀通经，引瘀血下行；桔梗入肺经，载药上行，使药力发挥于胸颈，又能宣通气血，有助于瘀血的化与行，与枳壳、柴胡同用，尤善开胸颈散结，牛膝引瘀血下行，一升一降，使气血更易运行；甘草缓急止痛，通百脉以调和诸药。诸药配伍，使血活气行，瘀化经通，诸症自愈。本方止痛用药为辨证止痛，结合对症止痛。

【现代研究】采用高脂喂饲复制家兔动脉粥样硬化模型，随机将其分为空白组、模型组、二陈汤组、血府逐瘀汤组，观察各组家兔球结膜微循环的变化。结果显示，血府逐瘀汤组家兔球结膜微循环指标中囊性扩张、细静脉管径、红细胞聚集积分低于模型组（$P<0.05$），缺血区、微血管瘤、血色、出血、微血流速度以及形态、流态、管周、总积分明显低于模型组（$P<0.01$）；二陈汤组各项指标与模型组比较无明显差别。两中药组比较，血府逐瘀汤组家兔微血管瘤、血色、红细胞聚集、微血流速度、出血、管周积分低于二陈汤组（$P<0.05$），缺血区、形态、流态、总积分明显低于二陈汤组（$P<0.01$），提示血府逐瘀汤具有明显改善高脂喂饲致动脉粥样硬化家兔的球结膜微循环的作用，二陈汤无明显改善作用。

⊙ 补阳还五汤《医林改错》

【组成】黄芪 120g（生）　当归尾 6g　赤芍 4.5g　地龙 3g（去土）　川芎 3g　红花 3g　桃仁 3g

【用法】水煎服。

【功用】补气，活血，通络。

【主治】气虚血瘀型颈痛。

【止痛原理】方中重用生黄芪取其大补脾胃之气，使气旺以促血行，祛瘀而不伤正；当归尾止痛，有祛瘀而不伤好血之妙；川芎、赤芍、红花、桃仁助当归尾活血祛瘀止痛；地龙通经活络。诸药合用，使气旺血行，瘀祛络通，诸症自愈。本方为辨证结合对症止痛。

【现代研究】通过不同分组观察加味补阳还五汤对"血瘀"大鼠血液流变学的影响，对腺苷二磷酸（adenosine diphosphate，ADP）诱导的大鼠血小板聚集的影响及对大鼠实验性血栓形成的影响。结果显示，本方能降低"血瘀"大鼠的全血黏度和血浆黏度，缩短红细胞电泳时间，抑制大鼠的实验性血栓形成及 ADP 诱导的大鼠血小板聚集，对大鼠颈总动脉 - 颈外静脉旁路术形成的血栓具有抑制作用，表明本方具有明显的活血化瘀作用。李全胜选择了 80

例门诊及住院的冠心病心绞痛患者，观察补阳还五汤治疗该病的疗效，结果显示：治疗组心绞痛疗效、心电图疗效均优于对照组，其 TNF-α 及 IL-6 水平均显著降低，与对照组比较差异有统计学意义，表明补阳还五汤治疗冠心病心绞痛疗效确切，同时补阳还五汤能通过降低炎症细胞因子的产生而抑制炎症反应。

⊙ 通气防风汤《内外伤辨惑论》

【异名】防风通气汤（《杏苑生春》）。

【组成】防风　羌活　陈皮　人参　甘草各 1.5g　藁本　青皮各 0.9g　白豆蔻　黄柏各 0.6g　升麻　柴胡　黄芪各 3g

【用法】水煎，温服。

【功用】祛风散热，疏经止痛。

【主治】手太阳气郁而不行，肩背痛不可回顾。

【止痛原理】方中用柴胡、升麻疏风散热解肌；黄芪、人参、甘草益肺气；防风祛风解痉止痛，《长沙药解》谓其"行经络，逐湿淫，通关节，止疼痛，舒筋脉，伸急挛，活肢节"；羌活、藁本散太阳的风寒湿又止痛，王好古谓藁本"治督脉为病，脊强而厥"（引自《本草纲目》）；橘皮运脾气，青皮理胃气，蔻仁宣肺气，三使分途而出，少用黄柏引热下行，阳气舒伸，气通痛定，溲便自调。诸药相配，祛风散热，疏经止痛。本方为辨证结合对症止痛。

⊙ 葛根汤《伤寒论》

【组成】葛根 12g　麻黄 9g（去节）　桂枝 6g（去皮）　生姜 9g（切）　甘草 6g（炙）　芍药 6g　大枣 12 枚（擘）

【用法】上 7 味，以水 1L，先煮麻黄、葛根，减 800ml，去白沫，纳诸药，煮取 300ml，去渣，每次温服 150ml，覆取微似汗。

【功用】祛风散寒，调和营卫。

【主治】无汗恶风，全身怕冷，颈项强硬，转头不利，并有肩背、四肢疼痛，尤以上肢为著等。

【止痛原理】方中葛根，《名医别录》谓其"解肌发表出汗……止痛"，麻黄助其发汗解表；用桂枝汤减少桂、芍用量取其解肌发表，调和营卫之效。诸药合用，使风寒得散，营卫调和，经脉得以濡养，故项背强硬症状自除。本方以辨证止痛为主。

【现代研究】

1. 将 40 只大鼠随机分为 4 组，为葛根汤高剂量组（葛高组）、葛根汤低剂量组（葛低组）、布洛芬组和模型组。致炎前 3 天开始以灌胃方式给药，葛高组 16.4g/kg，葛低组 8.2g/kg，布洛芬组 0.09g/kg，模型组给予等容量的生理盐水，每日 1 次，连续给药至取材之日的前一天。然后于每鼠左后足跖皮内注射 0.1ml 弗氏完全佐剂致炎。结果表明，葛根汤 8.2g/kg、16.4g/kg 致炎前 3 天灌胃给药，可显著抑制大鼠佐剂性关节炎急性足爪肿胀，对于继发性的足肿胀也有明显的抑制作用，并可降低继发性关节炎关节液中的前列腺素 E_2（PGE_2）的含量，提示葛根汤具有防治佐剂性关节炎的作用。

2. 刘梅等将 8 月龄雄性新西兰兔 24 只随机分为正常对照组、风寒湿刺激组、葛根汤治疗组、桂枝汤治疗组。葛根汤、桂枝汤治疗组在风寒湿刺激组造模基础上服用。采用免疫组织化学 ABC 法检测椎间盘石蜡切片中 Fas、Bcl-2 蛋白的表达情况。结果显示，风寒湿刺激组同正常对照组比较，Fas 表达均上调（$P<0.01$），Bcl-2 表达均下降（$P<0.05$，或 $P<0.01$），葛根汤降低 Fas 表达，与风寒湿刺激组比较有显著性差异（$P<0.01$）；葛根汤上调 Bcl-2 表达，但与风寒湿刺激组比较没有显著性差异（$P>0.05$），桂枝汤对 Bcl-2 的调节作用不明显。因而得出如下结论：风寒湿刺激组同正常组对照比较，Fas 表达均上调，Bcl-2 表达均下降，葛根汤能降低 Fas 表达，上调 Bcl-2 表达，发挥延缓椎间盘退变的作用。

⊙ 舒筋丸《魏氏家藏方》

【组成】天麻　白附子（炮）　当归（去芦，酒浸）　川乌头（炮，去皮脐）宣木瓜　防风（去芦）各 15g　全蝎 7 个（用姜汁略浸过）　乳香（别研）没药（别研）　川椒（去目，炒出汗）　肉桂（去粗皮）各 0.3g

【用法】上为细末，酒煮面糊为丸，如梧桐子大。每服 30 丸，或可加至 50 丸。黑豆酒送下，不拘时候。

【功用】祛风除湿，活血舒筋。

【主治】血弱气虚，风湿乘之，筋脉不舒，颈项紧痛，不能转侧，连耳皆痛。

【止痛原理】方中天麻、白附子祛风痰，散寒湿；川乌头祛寒湿止疼痛，《珍珠囊》谓其"祛寒湿风痹、血痹"；防风发表祛风除湿止痛；木瓜祛湿舒筋；全蝎祛风止痉，通络止痛；当归、乳香、没药养血活血定痛；川椒、肉桂温中散寒止痛。诸药相配，为对症止痛结合辨证止痛用药。

⊙ 蠲痹汤《是斋百一选方》

【组成】羌活 姜黄 当归 黄芪（蜜炙） 赤芍 防风各 4.5g 甘草（炙）15g

【用法】水煎，温服。

【功用】益气和营，祛风胜湿。

【主治】营卫两虚，风湿痹痛，肩项臂痛，手足麻木等。

【止痛原理】方中羌活、防风祛风胜湿止痛；姜黄破血行气，通经止痛，《本草纲目》谓其"治风痹臂痛"，《本草述》言其"治……胃脘痛，腹胁肩背及臂痛"；黄芪、炙甘草补中益气；当归益阴和营止痛；赤芍行瘀止痛。诸药合用，以对症止痛为主，结合辨证止痛。

【现代研究】俞琦等将大鼠随机分为 5 组，观察蠲痹汤对类风湿关节炎大鼠模型细胞因子的影响。实验结果显示，该方对类风湿关节炎模型大鼠 TNF-α 等炎症因子具有干预作用，提示蠲痹汤可通过抑制炎性细胞因子 TNF-α、IL-1 的表达，促进抗炎细胞因子 IL-10 的分泌，从而达到治疗类风湿关节炎的效果。

参考文献

[1] 黄立中，徐琳本，张晓明，等．阳和汤镇痛及抗炎作用的实验研究 [J].湖南中医杂志，2002，18（5）：49.

[2] 罗尧岳，周小青，刘新华，等．血府逐瘀汤、二陈汤对动脉粥样硬化家兔球结膜微循环的影响 [J].中国中医药信息杂志，2006，13（6）：35.

[3] 林华，黄树莲，陈学芬，等．加味补阳还五汤对大鼠的活血化瘀作用 [J].中药新药与临床药理，1997，8（4）：239.

[4] 李全胜．补阳还五汤对冠心病心绞痛患者肿瘤坏死因子 -α 及白细胞介素 -6 的影响 [J].中国中医急症，2011，20(2)：198，231.

[5] 周军，方素萍，齐云，等．葛根汤对大鼠佐剂性关节炎防治作用研究 [J].中国实验方剂学杂志，2001，7（4）：29.

[6] 刘梅，王拥军，施杞，等．葛根汤和桂枝汤调节椎间盘组织 Fas、bcl-2 蛋白表达的实验研究 [J].中国骨伤，2004，17（4）：198.

[7] 俞琦，蔡琨，王文佳．蠲痹汤对类风湿关节炎大鼠模型细胞因子的影响 [J].中国民族民间医药，2015，24(14)：1-2.

肩　痛

　　肩痛指肩部一侧或两侧以疼痛为主证的疾患，是临床常见的一种自觉症状。根据疼痛的部位，肩痛常可包括肩胛痛、肩背痛及手臂痛。西医学肩关节炎、肩周炎、臂丛神经痛均可参考本部分内容治疗。

　　本病的发生主要由于患者素体气血不足，受风寒湿邪侵袭，寒湿痹阻，经脉气血运行不畅而"不通则痛"。本病应根据疼痛的性质和程度辨证结合对症（止痛）治疗。

⊙ 二术汤《万病回春》

　　【组成】苍术 15g　南星　陈皮　茯苓　香附　酒芩　威灵仙　羌活　甘草各 10g　半夏 20g

　　【用法】上锉，加生姜，水煎服。

　　【功用】燥湿化痰，祛风止痛。

　　【主治】痰饮双臂痛。

　　【止痛原理】方用二陈汤（陈皮、茯苓、半夏、甘草）加南星燥湿化痰；苍术、酒芩清热化湿；香附理气止痛；威灵仙、羌活祛风除湿止痛；白术健脾利水，助二陈汤之力，痰饮得除，疼痛则止。诸药合用，燥湿化痰，祛风止痛。本方为辨证止痛结合对症止痛。

⊙ 天麻丸《扶寿精方》

　　【组成】天麻 30g　秦艽　川续断　防风　独活各 15g　威灵仙 15g　桂枝 10g　片芩 15g

　　【用法】上为末，酒糊为丸，如梧桐子大，每服 50 丸，滚水送下。

　　【功用】清热利湿，祛风除湿，止痛除痹。

　　【主治】感受风寒湿热之气，发动于经络之中，以致肩臂疼痛。

　　【止痛原理】方中秦艽祛风湿，除痹痛，《神农本草经》谓其："主寒热邪气，寒湿风痹，肢节痛"；防风解表祛风胜湿，善祛经络及筋骨中的风湿，能随所引而治一身尽痛，亦为治疗痹痛常用之品；桂枝发汗解表、利关节，能缓解关节、肌肉、筋脉疼痛拘挛等症状；独活、威灵仙祛风湿，通经络，止痹痛；天麻能祛风湿，止痹痛，《开元本草》谓其"主诸风湿痹，四肢拘挛"；川续断能行血脉，续筋骨，而有消肿止痛作用；黄芩清热燥湿、泻火解毒。现代药理研究表明：方中秦艽的有效成分为秦艽碱甲，具有抗炎、抗过敏、镇静、镇痛、退热的作用；防风有解热、镇痛、抗病毒的作用；桂枝有解热、降温、抗炎、镇静、镇痛的作用。诸药合用，祛风除湿，清热祛痹，通络止痛。本方为辨证止痛结合对症止痛、定位止痛。

⊙ 防风根汤《杂病源流犀烛》

【组成】防风根　于术　当归各15g　姜黄　生黄芪　桑枝各20g

【用法】水煎，每日1剂，分2次口服。

【功用】益气补血，祛风除痹。

【主治】络虚而致之肩膊疼痛连臂，渐入环跳、髀膝。

【止痛原理】方中生黄芪、于术、当归益气健脾补虚活血；防风根发散风寒，祛风止痛；姜黄辛散温通，能外散风寒，内行气血，长于行肢臂而活血利痹止痛；桑枝祛风通络，利关节，尤适用于上肢痹痛。全方合用补气血，除风寒，则肢臂疼痛得止。本方为对症止痛结合定位止痛、辨证止痛。

⊙ 拈痛丸《仙拈集》

【组成】胡黄连　吴茱萸各15g

【用法】上为末，饭为丸，每服5g，空心淡盐汤送下。

【功用】温中散寒，燥湿止痛。

【主治】寒湿凝滞，阴虚劳热，脊臂气疼，夜间更甚，鸡鸣即止。

【止痛原理】方中吴茱萸性辛热，能温中散寒，燥湿止痛，《本草纲目》曰："吴萸，辛热能散能温，苦热能燥能坚，其所治之证，皆取其散寒温中燥湿解郁之功而已"。现代实验证实其有镇痛作用。胡黄连为苦寒之品，能清利湿热解毒，兼能清退虚热。两者寒温并用，对于寒湿凝滞，阴虚劳热所致脊臂疼痛，效果显著。本方为辨证止痛结合对症止痛。

⊙ 桑枝煎《外台秘要》引张文仲方

【异名】扶桑煎（《惠直堂方》）。

【组成】桑枝（锉，不用全新嫩枝）30g

【用法】水煎，每日2次，空腹时服。

【功用】祛风清热，通络止痛。

【主治】风热臂痛。

【止痛原理】方用桑枝一味，能祛风通络、利关节，用于风湿痹痛、四肢拘挛，尤宜于上肢痹痛。《本草述》谓其："祛风养筋，治关节湿痹诸痛。"本方为定位止痛结合辨证止痛。

【现代研究】桑枝 95% 乙醇提取物具有抗炎作用：桑枝 95% 乙醇提取物（EER）在二甲苯致小鼠耳肿胀、醋酸致小鼠腹腔毛细血管通透性增高、鸡蛋清性小鼠足跖肿胀及滤纸片诱导的肉芽增生等模型上具有抗炎作用。

⊙ 桑枝秦艽汤《青囊全集秘旨》

【组成】桑枝　秦艽各 30g　天麻 15g　陈皮 10g　当归 30g　川芎 10g　羌活　桂枝　桔梗各 10g　甘草 5g　皂刺 6g

【用法】水煎服，每日 2 次，早晚分服。

【功用】祛风除湿，活血止痛。

【主治】气虚血弱，风寒湿邪凝滞之肩、臂、肘痛。

【止痛原理】方中桑枝祛风湿、通经络、利关节、行水气；秦艽祛风湿除痹痛；羌活、桂枝祛风胜湿，善祛经络及筋骨中的风湿，能随所引而治一身尽痛，亦为治疗痹痛常用之品；麻黄则取其发汗祛湿而消除疼痛之功；当归、川芎活血止痛、补血，用于气血虚弱，凝滞不通之痹证；陈皮、桔梗、皂刺燥湿化痰止痛；方中用天麻能祛风湿，止痹痛，《开元本草》谓其"主诸风湿痹，四肢拘挛"。诸药合用，共奏益气温经、祛风除湿、止痛除痹之功。本方为对症止痛结合定位止痛、辨证止痛。

⊙ 蠲痛汤《仁术便览》

【组成】陈皮 20g　甘草　当归 10g　桔梗　茯苓各 15g　羌活 10g　桂 8g　前胡 15g　防风 8g　贝母 15g　苍术 10g

【用法】水煎，每日 1 剂，分 2 次口服。

【功用】祛风化痰，通络止痛。

【主治】两膊痛，并胳膊肩痛，属风痰所为者。

【止痛原理】本病属风痰凝滞肩膊，气血不通所致。方中羌活、桂、前胡、防风祛风解表，散寒祛痰除痹；陈皮、甘草、桔梗、苍术、贝母清热燥湿，化痰散结；茯苓健脾利湿；当归补血活血，常与羌活、桂、前胡、防风等祛风解表药配伍使风痰得除，气血通畅，胳膊肩痛得止。诸药配伍，共奏祛风化痰，通络止痛之效。本方以辨证止痛为主。

⊙ **清肺饮子**《卫生宝鉴》

【异名】清肺散（《痘科类编释意》）。

【组成】白芍药 15g　人参　升麻　柴胡各 12g　天门冬　麦门冬各 9g　陈皮 8g　甘草（生）　黄芩　黄柏各 6g

【用法】水煎服，去滓，食后温服，每日 2 次。

【功用】益气养阴，清热止痛。

【主治】肩髆痛无主持，不能举动，多汗出，肌肉瘦，不能正卧，卧则痛甚。

【止痛原理】方中升麻、柴胡升举阳气；人参补益肺气，助升麻、柴胡升阳气之功；天门冬、麦门冬润肺养阴，滋阴润燥；黄芩、黄柏清热燥湿；陈皮理气止痛；更用白芍药、甘草二味组成芍药甘草汤柔肝缓急止痛。诸药配合，益气养阴，清热止痛，肩髆痛得以缓解。本方以辨证止痛为主。

⊙ **提肩散**《万氏家传保命歌括》

【组成】羌活　防风　藁本　川芎　白芍各 10g　黄连　黄芩　甘草各 5g

【用法】水煎，每日 1 剂，分 2 次口服。

【功用】祛风清热，泻火止痛。

【主治】风热乘肺，肩臂强直作痛。

【止痛原理】方中羌活、防风、藁本、川芎祛风胜湿，解表止痛；黄芩、黄连能清热燥湿，泻火解毒，长于清泻中上二焦之火；白芍、甘草缓急止痛。诸药合用，祛风清火止痛。本方为对症止痛结合辨证止痛。

参考文献

[1] 刘明月，牟英，李善福，等. 桑枝 95% 乙醇提取物抗炎作用的实验研究 [J]. 山西中医学院学报，2003，4（2）：13-14.

胸　痛

　　胸痛是指胸部即膈以上部位发生疼痛的一种症状，为上焦心肺疾患的主要表现之一。因心与胃脘邻近，古代医籍有将心痛与胃脘痛并称胸痛者。其实，胸痛包括心痛。而胃脘痛则不可与胸痛、心痛混称。胸痛见于多种疾病，现代的大叶性肺炎、肺脓肿、结核性胸膜炎、肺癌、冠心病心绞痛、心肌梗死、病毒性心肌炎等所致之胸痛，均可参考本部分内容辨证论治。

本病的发生主要由外感侵袭、七情内伤、痰湿痹阻、络脉失和而发，或为心气、心阳的不足，或心阳的不振而致不荣则痛。本病应根据虚实、兼夹的不同予以辨证治疗结合对症治疗。

⊙ 开导汤《点点经》

【组成】乌药　香附　槟榔　陈皮　车前　当归　羌活各4.5g　延胡索　五灵脂　厚朴　小茴各3g　甘草1.2g

【用法】葱（去根）3茎，入蜜兑温服。

【功用】散寒降逆，行气止痛。

【主治】胸膈作痛，连胁横脐，移走不定。

【止痛原理】方中乌药辛开温通，上走脾胃，下达肾与膀胱，宣畅气机，散寒止痛，善治一切寒郁气逆之症；配伍槟榔、五灵脂以散寒降逆，调理气机，《新修本草》谓槟榔"主腹胀，止痛"，《珍珠囊》谓槟榔"破气滞，泄胸中至高之气"，《玉楸药解》谓灵脂"开闭，止痛，磨坚。破瘀血善止疼痛，凡经产跌打诸瘀，心腹胁肋诸痛皆疗"；配香附、当归、厚朴以理气活血止痛；伍小茴、陈皮以散寒行气止痛；更加延胡索为止痛之要药；车前、羌活二药可利湿，祛湿止痛；甘草则调和诸药。稍加葱为佐使药，辛散温通，其性走窜，能达表入里以增强散寒止痛之力。合方共奏散寒降逆、行气止痛之功效。本方为对症止痛结合辨证止痛。

⊙ 延胡索散《圣济总录》

【组成】延胡索　橘核（炒）　人参各15g　乳香（研）　地龙（去土炒）各0.3g

【用法】上为散。每服3g，温酒调下，每日2次。

【功用】行气止痛，活血祛瘀。

【主治】风冷注气，胸膈刺痛，转动不得，四肢厥冷，面目青黄。

【止痛原理】方中延胡索辛散苦降温通，既入肝、心包二经血分，又入肺脾二经气分，能活血祛瘀，行气止痛，能治一身之疼痛；人参、橘核同用则调理气机，温通经络；乳香、地龙则加强化瘀疗伤止痛之力。全方共奏行气止痛、活血祛瘀之功效。本方为对症止痛结合辨证止痛。

⊙ 枳实散《外台秘要》引《深师方》

【异名】白术枳实散（《圣济总录》）。

【组成】枳实4枚（炙）　神曲30g（熬）　白术30g

【用法】上为末。每服2g，以酒送下，每日3次。

【功用】下气化滞，消痞除满。

【主治】胸痛。

【宜忌】忌桃李、雀肉等。

【止痛原理】方中以枳实、神曲为君，重在下气化滞，消痞除满；以白术为臣，健脾祛湿，以助脾之运化。三药伍用，意在以消为主，乃消重于补，寓补于消之中，气调胃和，痞满得除，胸痛则止。本方以辨证止痛为主。

⊙ 枳桔二母汤《症因脉治》

【组成】枳壳　知母　川贝母　瓜蒌仁　苏子　桔梗

【用法】水煎服。

【功用】清热理气，行滞化痰。

【主治】外感胸痛，肺气壅塞。

【止痛原理】方中枳壳辛散温通，苦泄下行，其气峻烈，为肝胆二经气分之药，而有理气宽中，消胀除痞之效；与桔梗同用，取破结止痛化滞之功。知母与川贝母同用，能清泻肺火，滋阴润肺化痰。更加瓜蒌仁、苏子降气消痰，解表散寒。诸药合用共奏清热理气，泻火消痰之功。本方以辨证止痛为主。

⊙ 独活汤《普济方》

【组成】独活120g　葛根　桂枝　芍药　防风　甘草　干姜各60g

【用法】上以水7.5L，先煮葛根，减3L，去上沫，纳诸药，煮取2L，去滓，温服1L。覆取微汗。若病只宜消散者，服汤则无汗而解。

【功用】调营卫，祛寒湿，止痹痛。

【主治】卫不和，胸背相引而痛者。

【加减】若咽痛而渴，加瓜蒌60g；或咳或呕者，加半夏60g；恶热药者，去干姜；面赤龈痛者，加鸡苏，水增2L。

【止痛原理】方中以独活为君，取其理伏风，善祛下焦与筋骨间之风寒湿邪又止痛；伍以葛根轻扬升散，入脾胃经，而有发汗解表，解肌退热之功；防风祛风邪以胜湿又止痛；芍药养血又兼活血止痛；干姜、桂枝温中散寒止痛；甘草调和诸药又缓急止痛。全方共同起到祛风湿、止痹痛、调营卫、通血脉之功。本方为对症止痛结合辨证止痛。

⊙ 宽胸饮《杂病源流犀烛》

【组成】柴胡 郁金 川芎 当归 降香 香附 陈皮 砂仁 甘草 延胡索

【用法】水煎服。

【功用】疏肝解郁，祛瘀止痛。

【主治】肝实胸痛，不能转侧，善太息者。

【止痛原理】方中柴胡疏肝解郁；当归养血柔肝，尤其当归之芳香可以行气，味甘可以缓急，更是肝郁血虚之要药；陈皮、砂仁理气健脾，温中祛湿，使运化有权，气血有源；川芎、郁金、香附、延胡索为血中之气药，合用降香既入血分又入气分，既能活血散瘀以止痛，又能疏肝行气以解郁；协同甘草调和诸药，共奏疏肝解郁，祛瘀止痛之功效。本方为辨证止痛结合对症止痛。

⊙ 黄芪茯神汤《三因极一病证方论》

【组成】黄芪 茯神 远志（去心，姜汁淹炒） 紫河车 酸枣仁（炒）各等分

【用法】上锉散。每服 12g，水 225ml，加生姜 3 片，大枣 1 个，煎至 160ml，去滓，食前服。

【功用】滋阴养血，补心安神。

【主治】心虚夹寒，胸心中痛，两胁连肩背支满，噎塞，郁冒；髋髀挛痛，不能屈伸；或下利溏泄，饮食不进，腹痛；手足痿痹，不能任身。

【止痛原理】方中黄芪甘温，益气生阳，盖阳生阴长，气旺血生，气行则血行，有补气行滞之效；紫河车助主药益气养血；酸枣仁、茯神收敛心气而安心神；远志豁痰养心而安神志。诸药合用共奏滋阴养血、补心安神而定痛之效。本方以辨证止痛为主。

乳 房 疼 痛

乳房疼痛是指以一侧或双侧乳房的疼痛为主症的疾患，临床上常以单侧疼痛为多见，妇女患者占大多数。西医学的急性乳房炎、乳房囊性增生病及乳房结核、乳腺癌等均可参考本部分内容辨证论治。

本病的发生多因外邪侵袭、肝气郁结、胃热壅滞、冲任失调、肝肾亏损、心脾两虚、痰浊凝聚、瘀血阻络、乳汁蓄积等所致。本病应根据不同的证型予以辨证治疗结合对症止痛。

⊙ 一贯煎《续名医类案》

【组成】北沙参9g　麦冬9g　当归身9g　生地黄18～45g　甘杞子9～18g　川楝子4.5g

【用法】水煎，去滓温服。

【功用】滋肾养肝，理气止痛。

【主治】经行或经后乳房胀痛，腰膝酸软，两目干涩等。

【止痛原理】肝肾精血不足，乳络失于滋养，故经行或经后乳房作胀。方中重用生地为君，清热凉血，滋阴养血；沙参、麦冬、当归、枸杞子益阴而柔肝，合主药以滋阴养血生津以柔肝止痛共为臣；少加疏肝利气止痛的川楝子为佐使药，性虽苦燥，但配入大量甘寒养阴药中，则不嫌其伤津，反能疏泄肝气，使肝体得养，气机条达，则乳胀痛自除。本方为辨证结合对症止痛。

⊙ 无名异散《太平圣惠方》

【组成】无名异15g　没药0.9g　麒麟竭0.9g　木香1.5g　人参15g（去芦头）　赤茯苓15g　白芷15g　当归15g（锉，微炒）　虎杖0.9g　黄芩15g　黄芪30g（锉）　牡丹15g　桂心15g　生干地黄15g

【用法】上为细散。每服6g，空腹及晚食前以温酒调下。

【功用】祛瘀生肌止痛。

【主治】妇人乳结块，脓水缩滞，血脉壅闭，恶血疼痛，久不瘥者。

【止痛原理】方中无名异，《开宝本草》谓其"止痛，生肌肉"，《本草蒙筌》谓其"去瘀止痛"；没药、麒麟竭、当归、牡丹皮助无名异活血祛瘀、生肌止痛；人参、黄芪补气有助脓水排出，伤口愈合；赤茯苓、虎杖、黄芩清热利湿排脓；白芷有消肿止痛之效；桂心通利血脉；生干地黄滋阴凉血，使活血而不伤血。诸药相配，祛瘀生肌止痛。本方为对症结合辨证止痛。

⊙ 内消散《杨氏家藏方》

【组成】穿山甲（炙焦）30g　木通30g　自然铜15g（生用）

【用法】上为细末。每服6g，食后温酒调下。

【功用】消肿散结止痛。

【主治】奶肿硬，痛不可忍。

【止痛原理】方中穿山甲归肝经，活血散结通经，《本草纲目》谓其"通经脉，下乳汁，消痈肿，排脓血"；木通通利血脉；自然铜，《开宝本草》谓其能"散血止痛，破积聚"。三药合用，共奏消肿散结止痛之效。本方为引经止痛结合对症、辨证止痛。

⊙ 牡蛎散《圣济总录》

【组成】牡蛎（取脑头厚处生用）

【用法】上为细散。每用 6g，每日 3 次，研淀花（青黛之异名），冷酒调下。如痈盛已溃者，以药末敷之，仍更服药。

【功用】化痰软坚。

【主治】乳痈初发，肿痛结硬，欲成脓者；甲疽臄肉裹甲，脓血疼痛不愈。

【止痛原理】牡蛎，《本草纲目》谓其"化痰软坚，消疝瘕积块"。本方单用一味药以辨证止痛为本。

⊙ 和乳汤《辨证录》

【组成】贝母 9g　天花粉 9g　当归 30g　蒲公英 30g　生甘草 6g　穿山甲（土炒）1 片（为末）

【用法】水煎服。1 剂而乳房通，肿亦消矣，不必再剂。

【功用】清热散结，通络止痛。

【主治】乳痈。先痛后肿，寻常发热，变成疡痈。

【止痛原理】方中贝母、天花粉清热散结，消肿排脓；蒲公英清热解毒，消痈散结，《滇南本草》谓其"治妇人乳结、乳痈，红肿疼痛，乳筋梗硬作胀"，解其热毒；穿山甲活血散结，通经下乳，消痈溃坚；配入当归、甘草补气养血托毒外出，又缓急止痛。诸药相配，清热散结，消肿止痛。本方为辨证止痛结合对症止痛。

⊙ 乳核内消片《古今名方》

【组成】柴胡　当归各 6～9g　郁金（或用三棱）　橘核　山慈菇　香附　漏芦各 9～12g　夏枯草　茜草各 12～15g　赤芍 15g　青皮　丝瓜络各 6g　甘草 3g

【用法】制成浸膏片。每服 6 片，每日 3 次。

【功用】疏肝活血，软坚散结。

【主治】乳腺小叶增生，乳房胀痛，有肿块，与月经周期有明显的关系，于月经前症状明显，经至又渐好转。

【止痛原理】方中柴胡、郁金、香附行气疏肝止痛；当归、茜草、赤芍活血化瘀止痛；橘核理气散结止痛；山慈菇消肿散结；漏芦清热解毒，消肿排脓；夏枯草清肝散结，《得配本草》谓其"解阴中郁结之热，通血脉凝滞之气"，《生草药性备要》谓其"去痰消脓……止痛"；青皮理气止痛，《本草备要》谓其"除痰消痞。治肝气郁结，乳肿"；丝瓜络通经活络，解毒消肿，《分类草药性》谓其"治乳肿疼痛"；甘草调和诸药，又缓急止痛。诸药合用，共奏疏肝活血，软坚散结之功。本方为对症结合辨证止痛。

⊙ 涌泉散《医学入门》

【组成】王不留行　白丁香　漏芦　天花粉　僵蚕各等分

【用法】上为末。猪悬蹄煮汁调下。

【功用】通络下乳止痛。

【主治】气滞少乳，乳胀痛，及乳痛肿。

【止痛原理】气滞乳汁不下，乳房则胀痛难忍。方中王不留行、漏芦、僵蚕通络下乳；白丁香入肝、肾二经，《本草纲目》谓其能"治女人乳肿"；天花粉消肿散结。诸药合用，乳下而乳痛自消。本方为辨证止痛。

⊙ 柴胡疏肝散《证治准绳·类方》

【组成】柴胡　陈皮（醋炒）各6g　川芎　芍药　枳壳（麸炒）各4.5g　甘草（炙）1.5g　香附4.5g

【用法】上作1服，水400ml，煎至200ml，食前服。

【功用】疏肝理气止痛。

【主治】肝气郁结之症。经前乳房胀痛、胸胁胀痛，痛经、月经不调，经行头痛等属于肝郁气滞者。

【止痛原理】方中以柴胡为主药，内疏肝胆，外透郁热，《滇南本草》谓其"止左胁肝气疼痛"；辅以芍药养阴柔肝止痛，使郁散而不伤阴血，气畅而不伐肝气；川芎、香附芳香开郁，调畅气血，使肝经郁滞之气宣达无余；佐以枳壳行气开结，陈皮理气调中；炙甘草调和诸药。其中柴胡与白芍一散一收，枳壳与白芍一开一合，柴胡与枳壳一升一降，川芎与香附一气一血，柴胡与香附协力疏肝调肝，芍药与甘草共同缓急疏挛，使肝气郁结得散，疼痛自止。本方为辨证结合对症止痛。

⊙ **消癖汤**《首批国家级名老中医效验秘方精选》

【组成】当归 10g　香附 10g　女贞子 10g　仙灵脾 15g　白芍 10g　郁金 10g　菟丝子 15g　鸡血藤 30g　柴胡 10g　首乌藤 30g　旱莲草 10g

【用法】每日 1 剂，水煎服，早晚各 1 次。

【功用】疏肝理气，养血止痛。

【主治】肝郁、脾虚、肾亏而引起的乳腺增生及由此导致的月经不调，心神不安。

【加减】如肝郁气滞盛者，可酌加延胡索、川楝子、青皮、橘核（叶）等；气滞盛者，加桃仁、红花、三棱、莪术等；痰湿盛者，加白芥子、瓜蒌、夏枯草、半夏等。

【止痛原理】方中当归、白芍养阴柔肝止痛；柴胡、香附、郁金疏肝解郁，理气止痛；鸡血藤、首乌藤养血活血，安神通络；女贞子、旱莲草滋补肝肾之阴；仙灵脾、菟丝子温阳化阴，使阴阳互济，冲任调理。诸药合用，疏肝理气，滋阴养血止痛。本方为辨证结合对症止痛。

⊙ **散结止痛膏**《部颁药品标准》

【组成】重楼 269g　白花蛇舌草 67g　夏枯草 67g　生川乌 168g　生天南星 101g　冰片 50g

【用法】制成膏剂。外用，贴于患处。

【功用】散结消肿止痛。

【主治】用于乳腺囊性增生，乳痛症，男性乳腺增生症。

【止痛原理】方中重用重楼解毒消肿；白花蛇舌草，《福建药物志》谓其"清热解毒，消肿止痛"；夏枯草清热散郁消结，《生草药性备要》言其"去痰消脓……止痛"；生川乌、生天南星分别取其止痛、消肿散结之功；冰片凉血消肿止痛。诸药合用，清热解毒，散结止痛。本方为对症结合辨证止痛。

胁　痛

胁痛是指一侧或两侧胁肋部发生疼痛。在中医学中有称"胁中痛""胁下痛""季肋痛""胠胁肋痛"等。西医学中的肋间神经痛、胆囊炎、胆道蛔虫病、胆石症、带状疱疹、非化脓性肋软骨炎、病毒性肝炎、肝脓肿以及肝癌等，临床见以胁痛为主症者，即可参考本部分内容辨证论治再结合对症治疗。

　　肝居胁下，胆附于肝，其经脉布于两胁，故肝胆有病，或因其他脏腑经脉的病变相传于肝胆，往往反映到胁肋部而疼痛。常见的有邪犯少阳、肝气郁结、肝经实火、瘀血停滞、肝胆湿热、食滞中焦、痰饮留滞、肝虚血燥、肝肾亏虚而致本病，治疗应根据证型的不同而辨证论治结合对症止痛。

⊙ 一贯煎《续名医类案》

【组成】北沙参　麦冬　地黄　当归　杞子　川楝

【用法】水煎温服。

【功用】滋阴疏肝止痛。

【主治】肝肾阴虚气郁，胸胁脘腹胀痛，吞酸吐苦，咽干口燥，及疝气瘕聚，舌红少苔，脉弦细而数。

【止痛原理】方中重用生地黄为君，滋阴养血以补肝肾，滋水即能生木，以柔其刚悍之性；沙参、麦冬、当归、枸杞子益阴而柔肝，合主药滋阴养血生津以柔肝止痛共为臣；少加疏肝利气止痛的川楝子为佐使药，性虽苦燥，但配入大量甘寒养阴药中，则不嫌其伤津，反能疏泄肝气，使肝体得养，气机条达而止痛。本方为辨证止痛结合对症止痛、引经止痛、定位止痛。

⊙ 化肝煎《景岳全书》

【组成】青皮　陈皮各 6g　芍药 6g　丹皮　栀子（炒）　泽泻各 1.5g（如血见下部者以甘草代之）　土贝母 6 ~ 9g

【用法】以水 300ml，煎取 210ml，食远温服。

【功用】清肝泄热，理气止痛。

【主治】怒气伤肝，因而气逆动火，致为烦热、胁痛、胀满、动血等。

【加减】如大便下血者，加地榆；小便下血者，加木通 4.5g；如兼寒热，加柴胡 3g；如火盛，加黄芩 3 ~ 6g；如胁腹胀痛，加白芥子 3g；胀滞多者勿用芍药。

【止痛原理】方中重在治肝，故用白芍药顾护肝阴，缓急止痛；青皮、陈皮疏调肝气止痛，丹皮、栀子清泄肝火；因气火能使痰湿阻滞，故加土贝母、泽泻清火，燥湿化痰兼解郁。诸药合用共奏清肝泄热，理气止痛之功效。本方为对症止痛结合辨证止痛。

⊙ 化肝消毒汤《辨证录》

【组成】白芍 90g 当归 90g 炒栀子 15g 生甘草 15g 金银花 150g

【用法】水煎汁 250ml 饮之。

【功用】养血柔肝，清热解毒止痛。

【主治】素多恼怒，容易动气，两胁胀满，发寒发热，既而胁痛之极，手按痛处不可忍；两胁痛极生痈者。

【止痛原理】方中用当归、白芍直入肝经以滋肝血，则肝血骤生，易解肝血之燥而止痛；又得生甘草以缓其急；炒栀子清其三焦之火；更加金银花清热解毒。合方则养血柔肝、清热解毒止痛之功效更著。本方为辨证止痛结合对症止痛。

⊙ 平怒汤《辨证录》

【组成】白芍 90g 丹皮 30g 当归 30g 炒栀子 15g 荆芥（炒黑）15g 天花粉 9g 甘草 3g 香附 9g

【用法】水煎服。

【功用】平肝泻火止痛。

【主治】横逆骤加，一时大怒，叫号骂詈，两胁大痛而声哑，口大渴，舌干燥开裂，眼珠红，肝脉洪大而无伦次。

【止痛原理】肝性最急，怒则其气不平，故方中用白芍平其气，甘草缓其急，肝气既平而且缓，而后可散其气而泻其火；当归辛以散之，荆芥引而散之，炒栀子、丹皮凉以泻之；然而徒散其火，而火为痰气所结，则散火而未能遽散，故又加香附以通其气，加天花粉以消其痰。全方共奏平肝泻火、活血行气止痛之功效。本方为辨证止痛结合对症止痛。

⊙ 龙胆泻肝汤《医方集解》引《太平惠民和剂局方》

【异名】泻肝汤（《类证治裁》）。

【组成】龙胆草（酒炒） 黄芩（炒） 栀子（酒炒） 泽泻 木通 车前子 当归（酒洗） 生地黄（酒炒） 柴胡 甘草（生用）

【用法】水煎温服。

【功用】泻肝胆实火，清下焦湿热。

【主治】肝胆火盛之胁痛，口苦目赤，耳肿耳聋；肝胆湿热下注之阴肿阴痒，小便淋浊，尿血，带下等。

【止痛原理】方中龙胆草乃足厥阴、少阳药，可泄厥阴之热，平少阳之热，用龙胆草泻肝胆之火，以柴胡为肝使而引经疏气；黄芩、栀子清肺与三焦之热以佐之；泽泻祛肾经之湿；木通、车前子祛小肠、膀胱之湿以佐之；当归、生地黄以养血而补肝；甘草以缓中而不伤肠胃，为臣使。诸药合用共奏泻肝胆实火，清下焦湿热之功效。本方以辨证止痛为主。

⊙ 金铃泻肝汤《医学衷中参西录》

【组成】川楝子 15g（捣）　生明乳香 12g　生明没药 12g　三棱 9g　莪术 9g　甘草 3g

【用法】上为末服。

【功用】理气活血止痛。

【主治】胁下疼。

【止痛原理】方中川楝子能引心包之火及肝胆所寄之相火下行，又佐以三棱、莪术善于理肝以开通气血而止疼痛。盖上述药虽能开气分之郁，而实不能化气。乳香、没药则能使气之郁者，融化于无形；用甘草者，所以防川楝子有小毒。全方不仅治胁疼甚效，且凡心腹作痛而非寒凉者，用之皆收奇功。本方以对症止痛为主。

⊙ 柴胡疏肝散《张氏医通》

【组成】柴胡　橘皮（醋炒）各 6g　川芎（童便浸，切）　芍药　枳壳（炒）各 4.5g　甘草（炙）1.5g　香附（醋炒）4.5g　山栀（姜汁炒）3g　煨姜 1 片

【用法】水煎，食前温服。

【功用】解郁调肝止痛。

【主治】怒火伤肝，胁痛，血菀于上。

【加减】吐血，加童便 75ml。

【止痛原理】方中柴胡疏肝木以解郁，山栀清郁火以凉血，白芍药敛肝阴以止血，川芎化凝血以归肝，枳壳破滞气，陈皮利中气，香附调气解气郁，薄荷解郁疏肝，甘草缓中以泻肝火也，更用童便降火以涤瘀结。为散煎冲，生者力锐而熟者性醇，务使怒火顿平则肝郁自解，肝络清和，则疼痛可解。本方为对症止痛结合辨证止痛。

胃 痛

胃痛又称胃脘痛，是患者自觉上腹部剑突下发生疼痛的病症，古文献中又称之为胃心痛、心下痛、心痛，为内科临床常见痛症之一。西医学中的急慢性胃炎、胃神经官能症、胃及十二指肠溃疡、胃下垂、胃癌等所致的胃痛均可参考本部分内容辨证治疗。

本病的发生多与饮食失调、情志刺激、劳累受寒、脾胃不健等因素有关。常有脾胃气滞型、饮食积滞型、肝郁气滞型、痰湿中阻型、瘀血阻络型、脾胃虚寒型、虫积扰动等，治疗应根据疼痛证型的不同予以辨证论治结合对症治疗。

⊙ 九气拈痛丸《慈禧光绪医方选议》

【组成】当归　良姜　五灵脂各 120g　莪术 120g　槟榔 120g　青皮 120g　延胡索 60g　郁金 60g　木香 60g　陈皮 60g　姜黄 60g　香附 150g　甘草 45g

【用法】上为末，醋为丸。每服 9g，白开水送下。

【功用】理气活血止痛。

【主治】心胃疼痛。

【止痛原理】方中香附、高良姜为主药。高良姜辛热，温胃散寒止痛，《本草求真》谓其"同香附则除寒祛郁"；香附理气行滞止痛，《本草纲目》谓其"止心腹、肢体、头、目、齿、耳诸痛"。二药合用，善治寒凝气滞胃痛。莪术、槟榔性猛，能破气散结止痛，莪术被誉为"医家治积聚诸气为最要之药"（《本草图经》），再配合青皮、木香、陈皮行气止痛。当归、五灵脂重用，能活血化瘀止痛，配以姜黄、延胡索、郁金增强活血化瘀的力量。本方理气散寒止痛与活血化瘀止痛并重，能治心胃诸痛。本方为辨证止痛结合归经止痛、对症止痛。

⊙ 加味清胃散《寿世保元》

【组成】当归尾 6g　生地黄 9g　牡丹皮 9g　升麻 1.2g　黄连 1.8g　防风 4.5g　荆芥 3g　软石膏 9g

【用法】上锉 1 剂。水煎服。

【功用】清胃散火止痛。

【主治】胃中蕴热，中脘作痛，痛后火气发泄，必作寒热乃止；及齿龈肿痛出血；胃经火盛，致牙齿肿痛，上下牙痛，牵引头脑而热，其齿喜冷恶热者。

【加减】若牙、颧、额半边痛者，加防风、羌活、白芷、细辛；若牙龈脱出而出血者，加侧柏叶、黄芩、荆芥、栀子；若虚损人牙痛者，加黄柏、知母、人参、甘草；若满口浮而痛，不能力嚼者，加连翘、元参、芍药；小儿牙疳者，乳母服，加天花粉、元参、白芷；醇酒厚味，唇齿作痛，或牙龈溃烂，连头面颈项作痛者，并加犀角（现多用适量水牛角代替）、连翘、甘草；胃气齿痛，加草豆蔻、细辛、防风、羊胫骨灰，去牡丹皮。

【止痛原理】方中生地、丹皮清热凉血止痛，《药性论》谓丹皮"散诸痛"；石膏清胃泻火，当归尾活血止痛，少佐防风、荆芥外散风热，治胃经火热循经上攻头面所致疼痛之症；黄连直泻胃腑之火，《日华子本草》谓其"止心腹痛"；升麻清热解毒，升而能散，既能宣达郁遏之伏火，又能引诸药入脾胃经，张元素谓"升麻，乃足阳明胃、足太阴脾行经药也"。本方为辨证止痛结合归经止痛、引经止痛。

⊙ 生姜泻心汤《伤寒论》

【组成】生姜 12g（切）　甘草 9g（炙）　人参 9g　干姜 3g　黄芩 9g　半夏 9g（洗）　黄连 3g　大枣 12 枚（擘）

【用法】上八味，以水 2L，煮取 1.2L，去滓，再煎取 600ml，温服 200ml，每日 3 次。

【功用】和胃降逆，散水消痞。

【主治】伤寒汗后，胃阳虚弱，水饮内停，心下痞硬，肠鸣下利；妊娠恶阻，噤口痢。现用于胃下垂、胃扩张、慢性胃炎等属胃阳虚弱、水饮内停而见胃脘胀痛、下利者。

【止痛原理】本方即半夏泻心汤减少干姜，另加生姜而成。因其证属胃虚食滞，兼有水饮内停，故方中重用生姜为主药，取其和胃降逆，宣散水气而消痞满止痛，更与半夏相配，则增强和胃降逆，化饮祛痰之功。姜、夏与芩、连为伍，仍属辛开苦降法，以调理脾胃而复升降之职。更佐以人参、甘草、大枣，补益脾胃，扶正以止痛。本方具有和胃消痞，宣散水气之功。本方为辨证止痛结合对症止痛。

⊙ 平胃散《医方类聚》引《简要济众方》

【异名】天下受拜平胃散（《岭南卫生方》）、受拜平胃散（《杂类名方》）、神效平胃散（《保命歌括》）。

【组成】苍术 120g（去黑皮，捣为粗末，炒黄色） 厚朴 90g（去粗皮，涂生姜汁，炙令香熟） 陈橘皮 60g（洗令净，焙干） 甘草 30g（炙黄）

【用法】上为散。每服 3g，水 300ml，加生姜 2 片、大枣 2 枚，同煎至 180ml，去滓，食前温服。

【功用】燥湿运脾，行气和胃。

【主治】脾胃不和，湿滞中阻。脘腹胀满或痛，食少口淡，呕哕恶心，嗳气吞酸，大便泄泻，肢体困重。

【宜忌】惟湿土太过者能用之，脾土不足及老弱、阴虚之人，皆非所宜也。

【止痛原理】方中苍术为君，以其味苦性温而燥，归脾胃经，最善燥湿，兼以健脾，能使湿去而脾运有权，脾健则湿邪得化。脾气之转输，湿邪之运化，皆赖气之运行，况湿邪阻碍气机，气滞则湿郁，故方中臣以厚朴。本品味辛、苦，性温，归脾、胃经，非但善能行气消满，且有芳香苦燥之性，行气而兼祛湿，《药性论》谓其"主疗积年冷气……止痛"，与苍术相伍，燥湿以健脾，行气以化湿止痛，湿化则脾得运化。佐以陈皮理气和胃又止痛，芳香醒脾，以助苍术、厚朴之力。使以甘草甘缓和中止痛，又调和诸药。煎加姜、枣，其调和脾胃之功益佳。脾胃气机调畅，湿邪得化，则疼痛自止。本方为辨证止痛结合定位止痛、归经止痛。

⊙ **沙参养胃汤**《首批国家级名老中医效验秘方精选》

【组成】辽沙参 20g 麦冬 15g 石斛 15g 白芍 20g 山楂 15g 知母 12g 鸡内金 10g 花粉 12g 丹皮 10g 乌梅肉 10g 陈皮 10g 生甘草 3g

【用法】每日 1 剂，小火水煎，分 2 次服。

【功用】养阴和胃，理气清热。

【主治】适用于各种慢性胃炎，症见胃脘隐痛，脘腹胀满或牵及两胁，嗳气，纳呆食少，少食即饱，胃中灼热嘈杂，口干咽燥，便干，身倦乏力，面色萎黄，形体消瘦，舌体瘦小，舌质红而缺津，少苔或花剥，脉细弱或细数属于脾胃阴虚者。

【加减】兼气滞者，加枳壳 10g、川楝子 12g、郁金 10g；兼血瘀者，加丹参 15g、桃仁 10g、延胡索 10g；阴虚内热、胃逆嗳气者，加竹茹 10g、柿蒂 15g；心烦易怒，失眠多梦，加焦栀子 10g、夜交藤 30g；大便出血，加白及 10g、黑地榆 15g。

【止痛原理】方中辽沙参、麦冬、石斛、花粉甘凉濡润、滋胃养阴；白芍、生甘草、乌梅肉酸甘化阴止痛；知母清胃中燥热；山楂、鸡内金健脾消食，陈皮理气和胃止痛，以防甘凉滋腻碍胃；丹皮清热凉血，又"散诸痛"（《药性论》）。全方甘淡味薄，清虚灵达，滋而不腻，清而不泄。虽以大剂养阴之品为主，但侍以陈皮、山楂、内金之属则不致腻胃重滞。养阴而不腻膈，消导而不伤中。本方为辨证止痛结合对症止痛。

⊙ 保和丸《丹溪心法》

【组成】山楂 180g　神曲 60g　半夏　茯苓各 90g　陈皮　连翘　莱菔子各 30g

【用法】上为末，炊饼为丸，如梧桐子大。每服 70～80 丸，食远白汤送下。

【功用】消食导滞和胃。

【主治】食积停滞，胸膈痞满，腹胀腹痛，嗳腐吞酸，厌食呕恶，或腹中有食积癖块，或泻利。

【止痛原理】方中重用山楂，能消一切饮食积滞，尤善消肉食油腻之积而止痛，为君药。神曲消食健脾，善化酒食陈腐之积；莱菔子下气消食，长于消谷面之积，并为臣药。君臣相配，可消一切饮食积滞。因食阻气机，胃失和降，故用半夏、陈皮行气化滞，止呕和胃止痛；食积易于生湿生热，又以茯苓渗湿健脾，和中止泻，连翘清热而散结，共为佐药。诸药相合，共奏消食和胃，清热祛湿之功，使食积得消，胃气得和，热清湿去，则疼痛自愈。本方以辨证止痛为主。

⊙ 养胃汤《医醇賸义》

【组成】白芍 3g　茯苓 6g　白术 3g　甘草 1.2g　山药 9g　黄芪 6g　党参 12g　木香 1.5g　砂仁 3g　陈皮 3g　大枣 2 枚　生姜 3 片

【用法】水煎服。

【功用】健脾益胃，理气止痛。

【主治】胃气虚弱，胃脘作痛。

【止痛原理】方中重用党参、黄芪、山药，能补脾胃虚弱之气，为主药；白术、茯苓、甘草甘温之品，协助主药增强补气健脾，益胃之功；木香、砂仁、陈皮归脾、胃经，芳香化痰，理气止痛，同时与补益药合用，使补而不滞；白芍合甘草，酸甘化阴，养阴益胃止痛；加入大枣、生姜，调和营卫。诸药相合，健脾益胃，理气止痛。本方为辨证止痛结合归经止痛、对症止痛。

⊙ 香砂养胃丸《集验良方拔萃》

【组成】人参30g　木香30g　砂仁48g　香附（醋制，炒）48g　白术（土炒）60g　甘草（炙）48g　白茯苓48g　白蔻仁42g　陈皮48g　干姜30g　官桂30g　厚朴48g　苍术30g

【用法】夹肉蒸烂为丸，如梧桐子大。每服50～60丸。

【功用】益气散寒，理气止痛。

【主治】胃气虚寒，胸膈饱闷寒痛。

【止痛原理】方中人参、白术、茯苓、甘草四君补脾益胃；干姜、肉桂温胃散寒止痛；砂仁、肉豆蔻、苍术性皆辛温，能芳香醒脾，化湿温中止痛；木香、香附、陈皮、厚朴为理气药，能理气宽中止痛，同时防止补益药过于滋腻。诸药相合，益气散寒，理气止痛。本方为辨证止痛结合对症止痛、归经止痛。

【现代研究】

1. 香砂养胃丸及香砂养胃乳剂对大鼠离体回肠的自发运动有显著的抑制作用，并能拮抗氯化钡、乙酰胆碱及组胺引起的肠肌痉挛性收缩；能使大鼠胃液、胃酸分泌量减少，而对胃液的黏度及胃蛋白酶活力影响不明显；对水杨酸所致大鼠急性胃炎也有明显的保护作用；此外，还具有一定的镇痛及抗炎作用。

2. 实验研究结果表明，香砂养胃颗粒能明显地减少由醋酸引起的小鼠扭体次数，其高、低剂量组疗效优于香砂养胃丸；同时在对抗乙酰胆碱、组胺及氯化钡引起的离体兔肠强直性收缩作用时，均有较好的作用，其高剂量组疗效优于香砂养胃丸，而低剂量组疗效与香砂养胃丸相似。

3. 郭平等选取92例慢性萎缩性胃炎患者作为研究对象，观察香砂养胃丸对慢性萎缩性胃炎患者炎症因子的影响。结果显示，香砂养胃丸能够明显降低慢性萎缩性胃炎患者的炎症反应，观察组总有效率为93.5%，明显高于对照组的78.3%，差异有统计学意义（x^2=4.389，$P<0.05$）。

4. 刘海燕等将136例慢性萎缩性胃炎患者随机均分为2组，观察香砂养胃丸对慢性萎缩性胃炎患者胃黏膜的影响。实验结果显示，两组胃窦黏膜TGF-β_1、Smad3表达均有下降，治疗组较对照组下降更加显著（$P<0.05$），提示香砂养胃丸能有效治疗慢性萎缩性胃炎；经香砂养胃丸治疗后慢性萎缩型胃炎患者胃黏膜TGF-β_1、Smad3表达显著降低。

【备考】方中苍术用量原缺。

参考文献

[1] 杨士友，蒋珠芬，田军.香砂养胃丸和乳剂的药效学研究 [J].中药药理与临床，1996，(1)：4-6.

[2] 王和平，王兴才，张彦文.香砂养胃颗粒镇痛解痉作用的实验研究 [J].中医药学报，1999，(2)：72.

[3] 郭平，张琼.香砂养胃丸与胃复春片对慢性萎缩性胃炎患者炎性因子水平的影响 [J].检验医学与临床，2018，15(3)：388-391.

[4] 刘海燕，陈军贤.香砂养胃丸对慢性萎缩性胃炎患者胃黏膜 TGF-β_1、Smad3 表达的影响 [J].中药材，2014，37(3)：540-542.

腹　痛

　　腹痛是指胃脘以下、耻骨以上部位发生的疼痛。西医学中的胃肠痉挛、急性肠腺炎、阑尾炎、肠梗阻、胆道蛔虫病、神经官能症等疾病以腹痛为主症者，均可参考本部分内容施治。

　　本病的病因复杂，外感风、寒、暑、湿之邪，或内伤饮食以及气滞血瘀、虫积、癥积，抑或气虚、血虚等均可致腹痛。本病的治疗应根据病因的不同给予不同的施治及对症止痛。

⦿ 大建中汤《金匮要略》

　　【异名】三物大建中汤（《张氏医通》）。

　　【组成】蜀椒 3g（去汗）　干姜 12g　人参 6g

　　【用法】以水 400ml，煎取 200ml，去滓，纳胶饴 70ml，微火煮取 150ml，分温再服。如一炊顷，可饮粥适量，后更服。当一日食糜，温覆之。

　　【功用】温中补虚，降逆止痛。

　　【主治】中阳虚衰，阴寒内盛，或蛔虫为患，脘腹寒痛，呕不能食，腹皮高起，出现头足状包块，痛而拒按，或腹中辘辘有声，舌苔白滑，脉细紧，甚则肢厥脉伏。

【宜忌】《医方发挥》：实热内结，湿热积滞，阴虚血热等腹痛者忌用。

【止痛原理】方中蜀椒辛热，入肺散寒，入脾暖胃，入肾命补火；干姜辛热通心，助阳逐冷散逆止痛；人参甘温，大补脾肺之气；饴糖甘能补土，缓可和中。盖人之一身，以中气为主，用辛辣甘热之药，温健其中脏，以大祛下焦之阴，而复其上焦之阳。诸药合用，共奏补心脾，祛寒气，温中补虚，降逆止痛之功效。本方为辨证止痛结合对症止痛。

【现代研究】武静将 SD 大鼠 40 只随机分为 4 组，观察大建中汤对脾阳虚疼痛大鼠的影响，实验结果显示，大建中汤可通过抑制脾阳虚疼痛大鼠脑组织中 COX-2mRNA 及蛋白表达，提高 CaMK Ⅱ mRNA 表达来达到治疗疼痛的目的。

⊙ 大黄附子汤《金匮要略》

【异名】大黄附子细辛汤（《金匮要略今释》引《漫游杂记》）。

【组成】大黄 6g　附子 9g（炮）　细辛 3g

【用法】上 3 味，用水 500ml，煮取 200ml，分 3 次温服，若强人煮取 250ml，分 3 次温服，每相隔约 1 小时。

【功用】温阳散寒，通便止痛。

【主治】阳虚寒结，腹痛便秘，胁下偏痛，发热，手足厥冷，舌苔白腻，脉紧弦。现用于肋间神经痛、坐骨神经痛、肾结石、胆结石、慢性阑尾炎、胰腺炎、腹股疝等见上述证候者。

【止痛原理】方中重用大热之附子为君药，取其温里助阳，祛寒止痛；臣以大黄泻下通便而开秘结，大黄虽系苦寒之品，但与大量附子配伍，则"寒性散而走泄之性存"。二药合用，组成温下之剂，此乃仲景开温下法之先河。方中之细辛，取其温经散寒止痛之效。诸药合用，温阳散寒，通便止痛。本方为对症止痛结合辨证止痛。

⊙ 小建中汤《伤寒论》

【异名】芍药汤（《外台秘要》引《古今录验》）、桂心汤（《圣济总录》）、建中汤（《伤寒明理论》）、桂枝芍药汤（《伤寒图歌活人指掌》）。

【组成】桂枝 9g（去皮）　甘草 6g（炙）　大枣 12 个（擘）　芍药 18g　生姜 9g（切）　胶饴 30g

【用法】以水 700ml，煮取 300ml，去滓，纳饴，更上微消解，温服，每日 3 次。

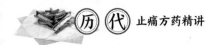

【功用】温中补虚，缓急止痛。

【主治】中气虚寒，营卫不调，阴阳不和，或土虚木乘所致的虚劳里急腹痛，心悸虚烦，衄血吐血，面色萎黄，遗精。现用于再生障碍性贫血、功能性低热等病，因如上所述者。

【宜忌】呕家不可用建中汤，以甜故也；忌海藻、菘藤、生葱；必小便自利，证非湿热者乃可用之。

【止痛原理】方中以甘草、饴糖一阴一阳，补和营卫。胶饴味甘温，甘草味甘平，脾欲缓，急食甘以缓之，健脾者，必以甘为主，故以胶饴为君，甘草为臣。桂枝辛热，辛，散也，润也，荣卫不足，润而散之；芍药味酸微寒，酸，收也，泄也，津液不逮，收而行之，是以桂枝、芍药为佐。姜、枣一阴一阳，宣通营卫，生姜味辛温，大枣味甘温，胃者卫之源，脾者劳之本，甘辛相合，脾胃健而荣卫通，是以姜、枣为使。诸药合用，共奏温中补虚、和里缓急止痛之功效。本方为辨证止痛结合对症止痛。

⊙ 芍药甘草汤《伤寒论》

【异名】戊己汤（《症因脉治》）、芍药汤（《嵩崖尊生全书》）。

【组成】芍药　甘草（炙）各12g

【用法】以水600ml，煮取300ml，去滓，分2次温服。

【功用】酸甘化阴，缓急止痛。

【主治】阴血不足，血行不畅，腿脚挛急或腹中疼痛。

【宜忌】《辽宁中医杂志》（1981年第4期、第25页）记载：使用本方宜辨虚实寒热，虚热者可用，虚寒者不宜用。

【止痛原理】《医方集解》曰："此足太阴、阳明药也，气血不和，故腹痛。"方中重用白芍酸收而苦涩，能行营气；炙甘草温散而甘缓，能和逆气；又痛为木盛克土，白芍能泻肝，甘草能缓肝和脾。两药合用，共同起到温养脾土、益生阴血、缓急止痛的作用。本方为辨证止痛结合对症止痛。

【现代研究】

1. 采用甲醛致痛实验观察其Ⅰ相和Ⅱ相疼痛反应，并测定冰醋酸致痛小鼠血清和脊髓中一氧化氮（NO）浓度变化。结果显示：芍药甘草汤对甲醛致痛模型动物Ⅰ相和Ⅱ相疼痛反应均呈现剂量依赖性抑制作用；明显降低冰醋酸致痛模型小鼠血清及脊髓中NO浓度。实验结果提示：芍药甘草汤的镇痛部位既在外周神经末梢，亦可能在中枢神经，其镇痛作用机制可能与一种新的第二信使神经递质NO有关。

2. 杨永菊等采用二甲苯致小鼠耳肿胀实验、冰醋酸致小鼠扭体反应进行实验，观察芍药甘草汤镇痛抗炎作用，结果证实：芍药甘草汤白芍、炙甘草比例按 1∶1 配比，不同浓度对二甲苯致小鼠耳肿胀有显著性抑制作用，结果具有统计学意义（$P<0.05$）。芍药甘草汤白芍炙甘草比例按 1∶1 配比，不同浓度对冰醋酸所致小鼠扭体反应有明显抑制作用，其结果具有统计学意义（$P<0.05$）。

3. 马跃等通过制备原发性痛经模型来研究芍药甘草汤不同极性部位对痛经模型大鼠的影响，实验结果显示：芍药甘草汤通过降低痛经模型大鼠丙二醛（MDA）、活性氧（ROS）、前列腺素 E_2（PGE_2）、前列腺素 $F_{2\alpha}$（$PGF_{2\alpha}$）含量，提高超氧化物歧化酶（SOD）、谷胱甘肽过氧化物酶（GSH-Px）、一氧化氮（NO）含量，治疗大鼠痛经，确定芍药甘草汤最佳极性部位是乙醇部位。

⊙ 枳实理中汤《医略六书》

【组成】白术 6g（炒）　枳实 4.5g（炒）　炮姜 9g　茯苓 6g　炙甘草 1.8g

【用法】水煎，去滓温服。

【功用】温中化滞，开结止痛。

【主治】脾亏寒滞，不能运化，而痞结于中，脐腹疼痛，饮食减少，脉细滑者。

【止痛原理】方中白术健脾元以运化，枳实破滞气以消痞，炮姜温中逐冷，炙甘草益胃缓中，茯苓渗湿以和脾。诸药使寒化滞行，则脾强气旺而痞结自开，则疼痛自止。本方以辨证止痛为主。

⊙ 厚朴三物汤《金匮要略》

【异名】厚朴汤（《千金翼方》）、三物汤（《血证论》）。

【组成】厚朴 15g　大黄 12g　枳实 9g

【用法】上药以水 1.2L，先煮厚朴、枳实 2 味，取 500ml，纳大黄，煮取 300ml，温服。以利为度。

【功用】通腑止痛。

【主治】腹满痛，大便闭。

【止痛原理】《金匮玉函经二注》谓："闭者，气已滞也。经曰塞也，通因通用，此之谓也。"故方中君以厚朴一倍者，盖三物之行，意在行气，臣以大黄通下导滞，更以枳实加强破气之力，则三药相伍止痛之效更著。

参考文献

[1] 武静. 大建中汤对脾阳虚疼痛大鼠 COX-2mRNA 及蛋白和 CaMK Ⅱ mRNA 的影响 [J]. 广州中医药大学学报，2016，33(1)：71-75.

[2] 鄢顺琴，吴愫清，凤良元，等. 芍药甘草汤的镇痛作用机制. 安徽中医学院学报，2001，20（6）：42-44.

[3] 杨永菊，闵冬雨，张江，等. 芍药甘草汤镇痛抗炎实验研究 [J]. 辽宁中医药大学学报，2018，(4)：1-3.

[4] 马跃，杨燕云，张振秋，等. 芍药甘草汤不同极性部位对痛经模型大鼠 MDA、SOD、GSH-PX、ROS、NO、PGE$_2$、PGF$_{2α}$ 影响 [J]. 辽宁中医药大学学报，2017，19(3)：32-34.

脊 背 痛

　　脊背痛是指脊背部僵硬、疼痛、沉重不适，或伴有腰背屈伸活动受限的病症，临床多见于西医学的强直性脊柱炎、风湿性脊背痛、腰肌筋膜炎、腰肌筋膜扭伤、腰椎间盘炎、腰肌劳损、脊柱结核等疾病，均可参考本部分内容进行辨证论治。

　　本病的发生主要是由于素体禀赋不足，感受风寒湿热之邪，阻塞经络，或由于慢性劳损，长期弯腰负重和姿势不协调的久坐久立，腰部牵拉过度，或急性扭挫伤后，失治误治，瘀血阻络，气血运行不畅等所致。临床治疗须根据脊痛的性质、程度和持续的时间予以辨证施治，可根据具体情况配合理疗、按摩等。

⊙ 五加皮汤《三因极一病证方论》

【组成】五加皮30g　丹参24g　石斛（酒浸）18g　杜仲（酒浸，炒丝断）附子（炮，去皮脐）各15g　牛膝（酒浸）　秦艽　川芎　防风　桂心　独活各12g　茯苓12g　麦门冬（去心）　地骨皮各9g　薏苡仁3g

【用法】加生姜5片，水煎服，食前服用。

【功用】温肾运脾，除湿止痛。

【主治】肾劳虚寒，恐虑失志，伤精损髓，嘘吸短气，遗泄白浊，小便赤黄，阴下湿痒，腰脊如折，颜色枯悴。

【止痛原理】本方取温肾运脾之法，旨在益火之源以消阴翳。方中用辛温之五加皮、附子、肉桂温少阴以运脾阴，再以茯苓、薏苡仁、独活、秦艽等药健脾补中，利水渗湿，散寒止痛。诸药合用，阴得阳化，则小便自利，周身肿痛自除。丹参、川芎活血行气止痛，且川芎乃血中气药；石斛、麦门冬甘润养阴益胃；防风祛风止痛；地骨皮通络活血；更加杜仲、牛膝补益肝肾，强筋健骨而止痛。诸药合用，共奏温肾运脾，除湿止痛之功。本方为辨证止痛结合对症、归经止痛。

⊙ 地龙散《兰室秘藏》

【组成】当归梢 0.3g　肉桂　地龙各 1.2g　麻黄 1.5g　苏木 1.8g　独活　黄柏　甘草各 3g　羌活 6g　桃仁 6 个

【用法】适量水冲，空腹温服。

【功用】活血散瘀，温经散寒，通络止痛。

【主治】腰脊痛，或跌仆损伤，从高坠下，恶血在太阳经中，令人腰脊痛，或胫臂股中痛不可忍，鼻塞不通。

【止痛原理】《医宗金鉴·正骨心法要旨》曰："伤损腰痛、脊痛之证，或因坠堕，或因打扑，瘀血留于太阳经中所致，宜地龙散治之。"方中地龙活血通络止痛；苏木、桃仁、当归梢活血化瘀；佐以麻黄、肉桂温经散寒止痛；加羌活、独活以增加散寒除湿止痛之力；辅以黄柏清热燥湿以通络；甘草调和诸药，又缓急止痛。诸药相合，活血散瘀，温经散寒，通络止痛。本方为对症止痛结合辨证止痛。

⊙ 羌独败毒散《症因脉治》

【组成】羌活　独活　防风　荆芥　川芎　柴胡　前胡　甘草　苍术　白芷

【用法】水煎服。

【功用】祛风除湿，活血止痛。

【主治】风湿或寒湿腰痛，引项脊尻背，属太阳者。

【止痛原理】方中羌活辛苦温，辛散祛风，味苦燥湿，性温散寒，能祛除风寒湿邪，通利关节而止痛，作用部位偏上，善祛腰以上风寒湿痹，尤以肩背肢节疼痛者佳。独活作用部位偏下，《名医别录》称其"治诸风，百节痛风无问久新者"。防风、白芷助羌活、独活祛风湿止痹痛，《本草汇言》谓防风"主诸风周身不遂，骨节酸痛，四肢挛急，痿痹痫痉等症"。荆芥、柴胡、前胡辛温，发表散风，川芎活血行气止痛，苍术燥湿健脾。羌活、独活、防风皆为太阳经药，兼做引经药，能引诸药直达病所。本方为引经止痛结合归经止痛、辨证止痛。

⊙ 定疼汤《丹台玉案》

【组成】独活　羌活　藁本各15g　川芎　甘草　防风　前胡　当归各12g　陈皮　肉桂　苏子各6g

【用法】酒煎，温服。

【功用】祛风胜湿，散寒止痛。

【主治】寒痰不散，肩背项脊痛，并背心痛。

【止痛原理】方中独活、羌活二活合用，且配伍防风可加强祛风胜湿定痛之功，祛风乃散血中有余之邪，定痛乃借补肝血之源；藁本芳香通络，活血止痛，用量宜大；川芎，在《神农本草经》中认为其祛风止痛之功颇佳，又可活血行气，与当归合用效力更彰；前胡、陈皮具有理气健脾、宣降肺气之功效；少佐苏子、肉桂取其温经通脉、散寒止痛之功，配合君药终收温经止痛之功；炙甘草调和诸药。全方共奏祛风胜湿、散寒止痛之功效。本方以归经止痛结合引经止痛、对症止痛、辨证止痛。

⊙ 泽兰汤《医学心悟》

【组成】泽兰9g　丹皮　牛膝各6g　桃仁（去皮尖，研）10粒　红花3g　当归尾15g　三七3g　赤芍药6g

【用法】水煎，热酒冲服。

【功用】活血祛瘀，行气止痛。

【主治】闪挫跌仆，瘀血内蓄，脊痛转侧若刀锥之刺。

【止痛原理】方中泽兰、桃仁、红花、牡丹皮、当归尾、三七、赤芍药均有活血化瘀止痛的作用，并且牛膝善补肝肾、强筋骨，能引气血下行，三七善化瘀止痛，木香则有行气止痛之效。诸药合用则活血祛瘀、行气止痛之效更著。本方以辨证止痛结合对症止痛。

⊙ 思仙续断丸《太平惠民和剂局方》

【组成】木瓜（去瓤）90g　续断　萆薢各180g　牛膝（洗，去芦，酒浸

1 宿，焙）　薏苡仁（炒）各 120g　川乌（炮，去皮脐）　防风（去芦叉）杜仲（去皮，姜炒断丝）各 60g

【用法】上为末，醋糊为丸。每服 30~50 丸，空心、食前温酒盐汤任下。

【功用】补肾强骨，散风除湿，舒筋止痛。

【主治】脾肾风虚，毒气流注，腰脊疼痛，腿膝酸痛，艰于步履，小便遗沥，大便后重。

【止痛原理】方中杜仲、续断、牛膝归肝、肾经，是为补肾强筋壮骨、止腰背痛之要药，用之以治本；木瓜、萆薢、薏仁利湿泄浊，舒筋活络；防风祛风湿、止痹痛；川乌逐寒湿，温经止痛。诸药合用，则攻补兼施，标本同治，共奏补肾强骨、散风除湿、舒筋止痛之功。本方为归经止痛结合对症止痛、辨证止痛。

⊙ **独活寄生汤**《医医偶录》

【组成】独活　桑寄生　防风　秦艽　威灵仙　牛膝　茯苓各 3g　桂心 1.5g　细辛　炙甘草各 0.9g　当归　金毛狗脊各 6g

【用法】水煎服。

【功用】祛风除湿，温经散寒。

【主治】产后腰痛，上连脊背，下连腿膝。

【止痛原理】方中独活辛苦微温，长于祛下焦风寒湿邪，蠲痹止痛；威灵仙辛散温通，性猛善走，通行十二经脉，既能祛风湿，又能通经止痹痛，为方中主药。臣以桑寄生、牛膝、金毛狗脊补益肝肾、强壮筋骨，当归养血活血又止痛，茯苓、甘草补气健脾、扶助正气，共补产后肝肾气血之不足。佐以防风、秦艽祛风胜湿止痛，肉桂温里祛寒、通利血脉，细辛辛温发散、祛寒止痛。甘草调和诸药，缓急止痛，又为使药。本方配伍特点是以祛风寒湿药为主，佐以补肝肾、养气血之品，邪正兼顾，有祛邪不伤正，扶正不碍邪之义。诸药相伍，则风寒湿邪俱除，气血充足，肝肾强健，痹痛得以缓解。本方为辨证止痛结合对症止痛。

⊙ **润河汤**《石室秘录》

【组成】黄芪 30g　熟地 30g　山茱萸 12g　麦冬 12g　北五味 6g　白术 15g　防风 6g　茯苓 9g　附子 3g

【用法】水煎服，多服久服乃效。

【功用】补气养血，填精养骨。

【主治】肾水亏耗，不能上润于脑，则河车之路干涩而难行，故背脊骨痛。

【止痛原理】此方补气有黄芪、白术，补水则有熟地、山茱萸，祛湿则有茯苓，祛风则有防风，引经则有附子，麦冬以生肾水之母，自然金胜生水，水足则河车之路不干，不干则润金滋骨可知，何痛之作楚？既不痛矣，又何背之不直哉？本方以辨证止痛为主。

⊙ 舒筋散《校注妇人良方》

【组成】延胡索（炒） 杜仲（姜汁炒） 官桂（去皮）

【用法】上为末。每服 6g，酒调下。

【功用】补肾强筋，通络止痛。

【主治】风寒伤肾，脊作痛，或闪挫气滞血瘀。

【止痛原理】方中杜仲祛风湿、补肝肾、强筋骨，直入肾经，为引经之药，《神农本草经》谓其"主腰脊痛"；延胡索活血行气，擅治一身上下诸痛；官桂为肉桂粗大之品，与肉桂同物异名，长于温肾助阳，以温经通脉、散寒止痛，再辅助延胡索行气活血通经，终收温经止痛之功；羌活为太阳经引经药，辛温芳香，以除在表之风寒湿邪最宜，使药力直至病所；芍药既济阴亏损之本，又能柔肝止痛而治标。诸药相合，补肾强筋，通络止痛。本方为对症止痛结合引经止痛、辨证止痛。

⊙ 解湿仙丹《石室秘录》

【组成】防己 6g 泽泻 3g 猪苓 3g 肉桂 0.9g 白术 15g 甘草 1.5g
山药 9g 白芥子 3g

【用法】水煎服。

【功用】利水渗湿，散寒止痛。

【主治】湿气入于两腰子，致腰痛而不能下俯，背脊骨痛，两腿酸痛。

【止痛原理】方中防己祛风湿止痛，《神农本草经》谓其"主风寒湿证"；白术补益脾气，山药补益脾肾，脾健则湿无生化之源，肾强则湿气自不侵犯；泽泻、猪苓利水渗湿；肉桂散寒止痛，温经通脉；白芥子，《本草纲目》谓其："利气豁痰，除寒暖中，散肿止痛。治……痹木脚气，筋骨腰节诸痛。"全方祛湿之力殊强，且防己、山药、猪苓、泽泻、肉桂诸药皆入肾经，引药直达病所，兼为引经之药。本方为辨证止痛结合归经止痛、引经止痛。

腰　痛

　　腰痛是指腰部一侧或两侧疼痛的病症，见于内、外、妇、骨伤等各科。西医学中的急性腰扭伤、慢性腰肌劳损、腰椎间盘突出症、肾与输尿管结石、腰椎骨质增生、肾盂肾炎、腰椎结核等所致之腰痛，均可参考本部分内容治疗。

　　本病的发生原因不外乎外感、内伤两种。外感因风、寒、湿、热之邪阻塞脉络所致，内伤主要由肾精亏损、不濡经脉而致。临床可见风寒痹阻、寒湿凝滞、湿热留恋、气滞络阻、结石阻塞、瘀血停蓄、痰饮流注、劳倦所伤、肾虚精亏等证型。治疗须根据疼痛的虚实、久暂，予以辨证论治结合对症治疗以止痛。

⊙ 五子衍宗丸《摄生众妙方》

　　【组成】甘州枸杞子240g　菟丝子240g（酒蒸，捣饼）　辽五味子60g（研碎）　覆盆子120g（酒洗，去目）　车前子60g（扬净）

　　【用法】上各药俱择道地精新者，焙、晒干，共为细末，炼蜜为丸，如梧桐子大。每服空心90丸，上床时50丸，白沸汤或盐汤送下，冬月用温酒送下。

　　【功用】填精益髓，补肾固精。

　　【主治】肾虚腰痛，尿后余沥，遗精早泄，阳痿不育。

　　【止痛原理】方中重用枸杞子、菟丝子补肾益精为主药，且菟丝子不仅益阴，且能扶阳，温而不燥，补而不滞；覆盆子、五味子固肾涩精，为辅药；车前子利尿泄热，达到补而有泻，涩中有利，是为反佐。且五药皆植物种子，中多液汁，既能滋培阴液又含蕴生生之气，为五药之所同，而各有特殊性能。诸药配合，具有补肾益精、扶阳固涩的作用，但以补阴为主，肾脏得补，则疼痛得消。本方以辨证止痛为主。

⊙ 五加皮汤《圣济总录》

　　【组成】五味皮（锉）　芍药　萆薢　桂（去粗皮）　芦根（切）　杜仲（去粗皮，切，炒）各15g

　　【用法】上为粗末。每服6g，水150ml，煎至105ml，去滓温服，不拘时候。

【功用】祛风湿，补肝肾，止疼痛。

【主治】风湿腰痛。

【止痛原理】方中五加皮、萆薢祛风除湿，通络止痛，《名医别录》谓五加皮"主男子阴痿……及腰脊痛，两脚疼痹风弱"，《神农本草经》谓萆薢"主腰背痛，强骨节，风寒湿周痹"。杜仲补肾强腰止痛，肉桂温经散寒止痛。芦根、芍药养阴生津，防温燥太过。诸药相合，祛风湿，补肝肾，止腰痛。本方为辨证止痛结合对症止痛、归经止痛。

⊙ 牛膝酒《三因极一病证方论》引《传信方》

【异名】海桐皮酒（《普济方》）。

【组成】牛膝　川芎　羌活　地骨皮　五加皮　薏苡仁　甘草各30g　海桐皮60g　生地黄300g　一法加杜仲30g（炒丝断入）

【用法】上锉散，帛裹，入无灰酒15kg浸，冬14日，夏月分数服，旋浸3~5宿。每服200ml，日600~800ml。长令酒气不绝为佳。

【功用】清热利湿，强肾止痛。

【主治】肾伤风毒攻刺，腰痛不可忍；湿热腰痛，脉弦数者。

【止痛原理】《医略六书》曰："湿热伤阴，营血不利，不能滋荣经络，故腰府失强，腰痛不止。"方中羌活通经透络止痛；薏苡仁渗湿清热止痛；地骨皮退热凉血；五加皮续伤理经络止痛，现代实验研究证实其有镇痛作用；海桐皮祛风除湿，舒筋通络，《品汇精要》言其"利腰膝，祛湿痹"，现代实验研究证实其有镇痛作用；杜仲补肾强腰止痛；川芎祛风止痛，活血祛瘀；生地黄入心肾，壮真水以滋阴；怀牛膝壮肝肾以雄筋骨，《神农本草经》谓其"主寒湿痿痹，四肢拘挛，膝痛不可屈伸，逐血气"，《名医别录》谓其"除脑中痛及腰脊痛"。酒蒸温服，以行气活血，加强通络止痛。诸药合用，清热利湿，强肾止痛。本方为辨证止痛结合对症止痛、归经止痛。

⊙ 左归饮《景岳全书》

【组成】熟地6~9g或加至3~6g　山药6g　枸杞6g　炙甘草3g　茯苓4.5g　山茱萸3~6g（畏酸者少用之）

【用法】水400ml，煎350ml，空腹服。

【功用】滋肾填精止痛。

【主治】真阴不足，腰酸且痛，遗精盗汗，咽燥口渴。

【加减】如肺热而烦者，加麦冬6g；血滞者，加丹皮6g；心热而躁者，加玄参 6g；脾热易饥者，加芍药 6g；肾热骨蒸多汗者，加地骨皮 6g；血热妄动者，加生地 6～9g；阴虚不宁者，加女贞子 6g；上实下虚者，加牛膝 6g 以导之；血虚而燥者，加当归 6g。

【止痛原理】方中重用熟地为主，甘温滋肾以填真阴而止痛，"补血气，滋肾水，益真阴"（《珍珠囊》）；辅以山茱萸、枸杞子养肝血，合主药以加强滋肾阴而养肝血之效；佐以茯苓、炙甘草益气健脾，山药益阴健脾滋肾。诸药合而有滋肾养肝益脾之效，诸虚得补，则肾络得养，疼痛自消。本方以辨证止痛为主。

【现代研究】有研究者观察了左归饮加减对小鼠体外血栓的影响。其研究方法为：昆明种小鼠 32 只，其中老年鼠 24 只（18～24 个月）分成 A、B 两组；青年鼠（3～4 个月）8 只为 C 组。A 组小鼠饮用左归饮加减的常规汤剂 75 天后，各组小鼠均取血 1ml，以国产 DJH 型单环体外血栓检测仪进行体外血栓检测。结果显示，A、B 两组体外血栓的长度和重量明显高于青年组（$P < 0.01$），A 组低于 B 组（$P < 0.05$）。实验结果表明，小鼠的体外血栓随增龄而增长和增重，证明左归饮加减而成的汤剂有明显改善血液循环的作用。

⊙ 肾气丸 《金匮要略》

【异名】八味肾气丸（原书卷下）、地黄丸（《太平圣惠方》）、八仙丸（《养老奉亲》）、补肾八味丸（《圣济总录》）、八味地黄丸（《小儿痘疹方论》）、附子八味丸（《证治要诀类方》）、金匮肾气丸（《赤水玄珠》）、桂附八味丸（《简明医彀》）、桂附地黄丸（《简明医彀》）、附桂八味丸（《医方论》）、桂附八味地黄丸（《胎产心法》）。

【组成】干地黄 240g　薯蓣 120g　山茱萸 120g　泽泻 90g　茯苓 90g　牡丹皮 90g　桂枝　附子（炮）各 30g

【用法】上为末，炼蜜为丸，如梧桐子大。每服 15 丸，亦可加至 25 丸，酒送下，每日 2 次。

【功用】温补肾阳。

【主治】肾阳不足，腰痛脚软，下半身常有冷感，少腹拘急，小便不利或小便反多，舌质淡胖，脉虚弱尺部沉细，以及痰饮咳喘、水肿脚气、消渴、转胞、久泄、阴疽等属肾中阳气虚衰者。

【宜忌】忌猪肉、冷水、生葱、醋物、芜荑；有咽干口燥，舌红少苔等肾阴不足，肾火上炎表现者，不宜使用本方。

【止痛原理】本方以干地黄（后世多用熟地黄）为君药，滋阴补肾，益髓填精，《本草经疏》谓"干地黄乃补肾家之要药，益阴血之上品"。臣以山茱萸补肝肾，涩精气；山药（即薯蓣）健脾气，益肾精，二药与地黄相配则补肾填精之效益著，可收补而不失之功。加入附子、桂枝温肾助阳止痛，与地黄相伍，一阴一阳，阴得阳生，阳得阴化，阴阳相济，则生化无穷。佐以茯苓健脾益肾；泽泻、丹皮降相火，既能制桂附之燥烈，又制虚阳之浮动。且茯苓、泽泻均能渗湿泄浊，丹皮更能清泄肝火又止痛，与地黄、山茱萸、山药相伍，则补中有泻，补而不滞。汪昂谓之"用补药又兼泻邪，邪去则补药得力"。诸药相伍，有补有泻，有开有合，实有"补阴之虚，可以生气；助阳之弱，可以化水"之意，补肾温阳、益阴利水止痛。本方以辨证止痛为主，结合对症止痛。

【现代研究】有研究者观察了济生肾气丸对大鼠实验性肾炎的药理作用。结果表明，阿霉素肾炎及小牛血清白蛋白性肾炎均能引起大鼠尿蛋白排出增加，血清尿素氮及血清肌酐含量升高，而给药组动物上述指标明显改善，表明本方对大鼠实验性肾炎有明显的治疗作用。

⊙ 青娥丸 《三因极一病证方论》

【异名】青蛾丸（《奇效良方》）。

【组成】杜仲 500g（炒）　生姜 300g（炒）　破故纸 500g（炒）

【用法】上为末，用胡桃肉 120 个（浸，去皮）研成膏，入少熟蜜为丸，如梧桐子大。每服 50 丸，食前盐酒、盐汤任下。

【功用】补肾壮阳，强腰止痛。

【主治】肝肾虚，腰擦重痛，并风湿脚气。

【止痛原理】方中杜仲入肾经，补肝肾，强筋骨，止疼痛，《神农本草经》谓其"主腰脊痛，补中，益精气，坚筋骨"，《本草汇言》曰："凡下焦之虚，非杜仲不补；下焦之湿，非杜仲不利；足胫之酸，非杜仲不去；腰膝之痛，非杜仲不除……补肝益肾，诚为要药。"杜仲为方中主药。补骨脂入肾经，《药性论》谓其"主男子腰疼，膝冷"。杜仲配合补骨脂温补命门，补肾强腰止痛。胡桃肉亦能协助杜仲、补骨脂增强补肾温阳、强健腰膝的功能。生姜辛温，协助温化寒湿止痛。诸药合用，补肾壮阳，强腰止痛。本方为辨证止痛结合对症止痛、归经止痛。

⊙ 肾着汤 《易简方论》

【组成】苍术　白术　甘草各 30g　干姜 90g　茯苓 30g

【用法】上每服 12g，水 225ml，加生姜 3 片，大枣 1 枚，煎至 150ml，去滓，食前温服。

【功用】温阳散寒，除湿止痛。

【主治】腰重而冷疼者。

【止痛原理】方中干姜温中祛寒止痛，为主药；白术运脾除湿，苍术温燥化湿，茯苓健脾胜湿，甘草培中益气且配干姜，辛甘化阳，以除寒湿。俾湿去则腰重之症可除，寒去则冷痛之症可解。诸药相合，温阳散寒，除湿止痛。本方为辨证止痛结合归经止痛。

⊙ 胎产四物汤《鲁府禁方》

【组成】白芍（酒炒）3g　川芎 2.1g　枳壳（麸炒）2.1g　陈皮 2.4g　莪术（醋炒）1.8g　香附（炒）3g　大腹皮　当归各 3g　紫苏 2.1g　甘草 0.9g

【用法】上锉。加生姜 3 片，葱白 3 根，水煎，空心服。

【功用】令人胎滑易产，去败血止痛。

【主治】胎前产后，腰胯疼痛。

【宜忌】忌生冷。

【止痛原理】方中当归、白芍、甘草益阴养血和营，又缓急止痛；川芎活血行气止痛；香附、大腹皮、枳壳、陈皮、莪术、紫苏破结行气止痛，紫苏又有顺气安胎的功效。全方共奏养血活血、顺气安胎止痛之功效。本方为辨证止痛结合对症止痛、定位止痛。

⊙ 起伛汤《辨证录》

【组成】薏仁 90g　白术 60g　黄芪 30g　防风 0.9g　附子 0.3g

【用法】水煎服，日用 1 剂。

【功用】补气化湿，通经止痛。

【主治】大病之后，湿气入于肾宫，误服补肾之药，腰痛如折，久而成为伛偻者。

【止痛原理】方中薏苡仁甘淡凉，能清热利湿，健脾止痛，《神农本草经》谓其"主筋急拘挛，不可屈伸，风湿痹，下气"。白术能补脾益胃，燥湿和中，《神农本草经》言其"治……冷气腹胀，补腰膝"。黄芪能补益脾胃之气，合白术补益机体虚弱之正气，健脾益气。少佐防风祛风除湿止痛，附子温阳化湿止痛。全方相配，则正气得补，而邪气得除，共奏补气化湿，通经止痛之效。本方为对症止痛结合辨证止痛。

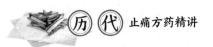

⊙ **独活寄生汤**《备急千金要方》

【组成】独活 9g 寄生 杜仲 牛膝 细辛 秦艽 茯苓 桂心 防风 川芎 人参 甘草 当归 芍药 干地黄各 6g

【用法】上为细末。每服 9g，以水 350ml，煎至 210ml，去滓温服，每日 2 次。服讫温身，勿令冷也。取蒴菜火燎，厚安置床上，热卧之上，冷复燎之。冬月取根，春取茎，熬热卧之。诸处风湿亦用此方。

【功用】祛风湿，止痹痛，益肝肾，补气血。

【主治】肾气虚弱，卧冷湿地，当风所得，腰背痛，不速治，喜流入脚膝为偏枯，冷痹缓弱，痛重，或腰胁痛，脚气偏重，毒湿多风。素无风或久履湿冷，或足汗脱履，或洗足当风，湿毒内攻，足胫两腿缓纵挛痛，或皮肉紫破有疮。

【止痛原理】方中独活辛苦微温，长于祛下焦风寒湿邪，蠲痹止痛，为君药。防风、秦艽祛风胜湿止痛；肉桂温里祛寒，通利血脉止痛；细辛辛温发散，祛寒止痛，均为臣药。佐以桑寄生、牛膝、杜仲补益肝肾，强壮筋骨；当归、芍药、地黄、川芎养血活血；人参、茯苓、甘草补气健脾，扶助正气，均为佐药。甘草调和诸药，又为使药。本方配伍特点是以祛风寒湿药为主，佐以补肝肾、养气血之品，邪正兼顾，有祛邪不伤正，扶正不碍邪之义。诸药相伍，则风寒湿邪俱除，气血充足，肝肾强健，痹痛得以缓解。本方为辨证止痛结合对症止痛、归经止痛。

参考文献

[1] 刘传军，王洪海，崔海庆. 青、老年小鼠体外血栓的比较及左归饮加减对体外血栓的影响 [J]. 泰山医学院学报，1996，17（1）：10-11.

[2] 彭蕴茹，黄厚才，王焱. 济生肾气九治疗大鼠实验性肾炎的试验研究 [J]. 畜牧与兽医，2003，35（3）：4-5.

臂 痛

臂痛是由各种原因引起的以上肢部位，尤其前臂疼痛为主的症状，并可向远、近端放射。西医学中的臂丛神经痛、肘管综合征、桡管综合征、旋前圆肌综合征等病变所引起的臂痛，均可参考本部分内容进行辨证论治。

本病的发生主要由于气滞血瘀，阻滞臂部经络，不通则痛。风、寒、湿、热等各种致病因素均可使肢体百节气血运行滞涩，导致气机逆乱、脉道不通、营血壅塞，引起疼痛。临床治疗须根据臂痛的性质、久暂和疼痛的程度，结合中医四诊所得，进行辨证论治。

⊙ 五生丸 《杨氏家藏方》

【组成】天南星（生姜汁浸 1 宿，焙干） 半夏（汤洗 7 次） 附子（炮、去皮脐） 白附子 天麻 白矾（枯）各 30g 朱砂 6g（别研为衣）

【用法】为细末，生姜汁煮面糊为丸，如梧桐子大，朱砂为衣。每服 30g，食后生姜汁送下。

【功用】燥湿化痰、祛风止痛。

【主治】头目旋远，呕吐涎沫；风痰，头旋臂痛，呕吐咳嗽。

【止痛原理】半夏与天南星性味辛温，功可燥湿化痰。半夏专入脾胃，主治湿痰，降逆止呕；天南星辛开过之，兼走经络，兼治风痰，又能祛风定惊。二药合用，半夏燥湿健脾以杜生痰之源，天南星开泄化痰，以搜经络之风痰，可散周身痰结，尤以祛风痰为著。炮附子味辛，性大热，入心、脾、肾经，功擅温寒止痛，取其用治寒湿痹痛之证。白附子性味辛温，入胃、肝经，祛风痰，主治痰厥头旋臂痛。天麻味甘平柔润而入肝经，具有平肝息风之效。《本草纲目》曰："天麻入厥阴之经而治诸病。"李时珍认为半夏之辛能润，能走气。张介宾说："半夏性燥降痰。"故半夏燥湿化痰而降逆，天麻平息虚风而除眩。两药相配既能祛痰又可息风。白矾用治癫狂痫风取其吐利痰涎。朱砂与半夏伍用，健脾消食兼可涤痰。全方共奏燥湿化痰、祛风除痰而止痛之功效。本方以辨证止痛为主，结合归经止痛。

⊙ 白芥子散 《妇人大全良方》

【组成】真白芥子 木鳖子各 60g（麸炒） 没药（别研） 桂心 木香各 15g

【用法】为细末，入研药令匀。每服 3g，温酒调下。

【功用】温阳散寒、豁痰散结、通络止痛。

【主治】荣卫之气循环失度，疾滞经络，与正气相搏，以致臂痛外连肌肉，牵引背胛，时发时止，发则有似瘫痪。

【止痛原理】方中白芥子利气豁痰、温中散寒、通络止痛为君；木鳖子祛毒消肿、散结止痛为臣；以没药活血止痛、消肿生肌，桂心补元阳、温经通脉、散寒止痛，木香调中行气止痛为佐；黄酒等为使。全方共奏温阳散寒、豁痰散结、通络止痛之功。

⊙ 白术姜黄汤《医方类聚》引《澹寮》

【组成】片姜黄12g　白术9g（炒）　羌活6g　甘草3g

【用法】为粗末。每服6g，水适量煎服，食后服。

【功用】祛风湿、通经络、健脾胃、壮筋骨。

【主治】肘臂痛。

【止痛原理】方中姜黄活血通络、通行肢节，佐以白术益气健脾补虚，羌活能祛风除湿止痛，炙甘草调和诸药。诸药合用有祛风湿、通经络、健脾胃、壮筋骨之功用。

⊙ 半夏芩术汤《丹溪心法》，名见《东医宝鉴·外形篇》

【组成】苍术30g　白术20g　半夏　南星　酒黄芩　香附各15g　陈皮　赤苓各9g　威灵仙6g　甘草3g

【用法】加生姜3片，适量水煎服，日1剂，分2次服。

【功用】健脾运脾，利湿通络，止痹痛。

【主治】痰饮臂痛不能举。

【止痛原理】《本草崇原》曰："凡欲补脾则用白术，凡欲运脾则用苍术，欲补运相兼则相兼而用。"方中二术同用，健脾运脾兼备，共为本方君药。半夏与天南星均有燥湿化痰之功，然同中有异，半夏主入脾胃经，性缓和，偏于燥脾胃湿痰，凡脾失健运，痰湿内生，每用半夏；天南星主入肝经，性燥烈，偏于祛经络风痰。《本草求真》云："南星专主经络风痰，半夏专主肠胃湿痰，功虽同而用有别也。"以酒黄芩为引，加强活血解热、抗炎、镇痛之效。李时珍谓香附能"治心腹肢体头目齿耳诸痛"。方中取其化气导滞、开郁止痛之效。陈皮、茯苓合用具有健脾利湿作用。威灵仙性温通利，能通十二经，有祛风湿、通经活络、止痹痛，治骨鲠之效，善治风湿痹痛及瘫痪麻木等症。诸药合用，共奏健脾利湿、通络止痛之功效。本方以辨证止痛结合对症止痛。

⊙ 芎活汤《世医得效方》

【组成】川芎　半夏（汤洗）　白茯苓　川独活　陈皮　枳壳（去瓤，炒）

各 15g　白术　甘草各 3g

【用法】上为末。每服 9g，水适量，加生姜 5 片同煎，去滓，食后停少时温服。

【功用】燥湿化痰，行气活血。

【主治】脾土有亏，平日多饮水浆，不能传化所致的水饮停蓄，注于经络，发为臂痛。

【止痛原理】川芎行血中之气，祛血中之风，上行头目。半夏、陈皮、茯苓燥湿化痰。白术健脾，脾健则水湿运化正常。川独活善取风胜湿止痛。枳壳味苦、辛、酸，性微寒，归脾胃经，善破气消积，化痰散痞。甘草调和诸药。诸药合用共奏燥湿化痰、行气活血之功效。本方以辨证止痛结合对症止痛。

⊙ 苍术灵仙散《杏苑》

【组成】苍术 7.5g　半夏　南星　白术　黄芩（酒炒）　香附子各 3g　陈皮　茯苓各 1.5g　甘草 0.9g　威灵仙 4.5g

【用法】加生姜 3 片，水煎熟，食后温服。

【功用】燥湿化痰，通络止痛。

【主治】臂痛因痰湿而作者。

【止痛原理】本方君以半夏、苍术。半夏辛温性燥，归脾、肺经，能燥湿化痰，降逆止呕；苍术辛苦温，燥湿化痰，祛风湿。二药相合，燥湿化痰之功更强。陈皮性燥，归脾、肺经，理气健脾，燥湿化痰，更为化痰理气之要药，助君药化痰，有"气顺则痰消"之意。佐以茯苓健脾渗湿，湿去脾旺，则痰无以生。全方共奏燥湿化痰、通络止痛之功。

腕　痛

腕痛是指腕部疼痛、肿胀，或伴有活动受限的病症。西医学中的类风湿关节炎、痛风、风湿性关节炎等均可出现腕痛，亦常见于腕部扭挫伤、腕管综合征、桡侧腕伸肌腱周围炎、桡骨茎突狭窄性腱鞘炎、腱鞘囊肿、腕关节扭伤或脱位等，临床均可参考本部分内容进行辨证论治。

本病的发生主要由于正气亏虚，感受风寒湿热之邪，阻闭经络，或慢性劳损，或骤然用力过度，或外伤不慎，导致瘀血阻滞，运行不畅，经络痹阻，不通则痛，从而引发本病。治疗须根据腕痛的程度、性质和久暂进行辨证论治，并可配合局部对症处理。

⊙ 五加皮汤《圣济总录》

【组成】五加皮（锉）　玄参　独活（去芦头）　桑根白皮（锉）各30g　茯神（去木）　麦门冬（去心，焙）各60g

【用法】水煎服，日1剂，分2次服，早晚空腹温服。

【功用】利湿通络，养阴清热。

【主治】肝虚受风，筋脉拘急，手足麻痹，胫腕痛，目视不明。

【止痛原理】方中五加皮祛风除湿、通络除痹；桑根白皮肃降肺气、通调水道；玄参、麦冬清热养阴；独活祛风除湿；茯神健脾安神。诸药使全方具利湿通络、养阴清热之功。本方为对症止痛结合辨证止痛。

⊙ 木瓜汤《寿亲养老新书》

【组成】生姜120g（取汁）　木瓜300g　白盐150g　甘草15g　紫苏300g　一方加缩砂、山药

【用法】上炒姜、盐，拌和苏、瓜、甘草，3日取出，晒干为末，沸汤点服。

【功用】活血通络，消肿止痛。

【主治】手足酸、胫腕痛。

【止痛原理】方中木瓜舒筋活络、化湿，缓解筋脉拘急为君；紫苏行气活血通络；生姜散寒除湿又能镇痛；佐以白盐加强消肿止痛之功。本方为辨证止痛结合对症止痛。

⊙ 内托清气饮《疮疡经验全书》

【组成】人参　黄芪　紫苏　桔梗　枳壳　金银花　青皮　甘草　厚朴　川芎　防风　天花粉　木香　羌活　当归　芍药

【用法】加生姜3片，大枣1枚，水煎服。

【功用】扶正祛邪，活血通络。

【主治】手腕毒、腕痛。

【止痛原理】方中以人参坐镇中州，为督帅之师，《医门法律》谓人参"少助元气以为驱邪为主，使邪气得药一涌而去，全非补养虚弱之意也"；合川芎从半表半里之际领邪枢转外出；更以枳壳宣中焦之气，桔梗开宣肺气，青皮、木香、厚朴调理气机，盖"通则不痛"；黄芪、金银花、天花粉、防风、紫苏在方中具有升举清阳，鼓荡阳气，调畅气机，托举邪气外解，使内陷之邪"转从表出"；当归、芍药养血活血，柔肝止痛；羌活善祛上半身风湿，《本草汇言》谓"羌活功能条达肢体，通畅血脉，功彻邪气，发散风寒风湿"；甘草调和诸药。诸药合用，扶正祛邪，活血通络。本方以辨证止痛结合对症止痛。

⊙ 双柏散《中医伤科学讲义》

【组成】大黄1kg　薄荷　黄柏　泽兰各500g　侧柏1kg

【用法】上为细末，开水、蜜调敷。

【功用】活血祛瘀，消肿止痛。

【主治】跌打扭伤，筋肉手腕肿痛，发红。

【止痛原理】方中大黄苦寒通里，凉血泻垢，既可协同黄柏清热燥湿解毒，又可荡涤积滞，活血化瘀。薄荷轻清疏散，以解热于上。更加泽兰、侧柏以增强活血化瘀、消肿定痛之功。本方以辨证止痛为主。

【现代研究】用双柏炎痛喷雾剂对急性软组织和血肿实验动物模型进行治疗，结果表明该药能抑制创伤性无菌性炎症反应，有良好的消肿散瘀作用，可用治急性软组织损伤和褥疮。现代药理研究资料表明，大黄、黄柏、侧柏叶、薄荷都有抗菌消炎作用。大黄并能降低毛细血管通透性，减少创面体液外渗，其所含鞣质有局部收敛治疗作用，对疮疡肿毒和软组织损伤有良好效果。黄柏有兴奋网状内皮系统，增强白细胞吞噬的作用。侧柏叶有止血的作用。泽兰水提成分有改善微循环和血液流变学的作用。薄荷有扩张皮肤毛细血管、改善局部循环的作用，外用清凉止痒止痛。

⊙ 定痛败毒散《疮疡经验全书》

【组成】白芍　白芷　乳香（末）　桔梗　枳壳　防风　当归　羌活　茯苓　甘草　薄桂　威灵仙　木通　金银花

【用法】加生姜3片，大枣1枚，水煎服。

【功用】清热解毒，化湿消肿，活血通络。

【主治】手腕毒、腕痛。

【止痛原理】方中防风祛风胜湿解表。金银花清热解毒疏散。当归、白芍活血化瘀、通利养血。茯苓、木通清热利湿。威灵仙、羌活、白芷不仅除湿解表，散风寒，而且止痛之效佳。桔梗开宣肺气，载药上行，又可合枳壳一升一降，开胸行气，使气行则血行。薄桂温通经脉，散寒止痛。乳香活血化瘀，消肿止痛。甘草调和诸药。纵观全方终收清热解毒、化湿消肿、活血通络之功。本方为对症止痛结合辨证止痛。

参考文献

[1] 王丽新，方永奇，黄可儿. 双柏炎痛喷雾剂治疗急性软组织损伤的实验研究 [J]. 广州中医药大学学报，1998：12（15）：4.

手 指 痛

手指痛是指手指关节疼痛、活动不适，呈间歇性或持续发作，常见于西医学类风湿关节炎、痛风或风湿性关节炎，亦可见于屈指肌腱狭窄性腱鞘炎、指（趾）端血管球瘤，或指骨骨折、掌骨骨折、掌指关节及指间关节脱位、掌指关节扭伤等疾病。

本病的发生主要是由于先天正气虚损，感受风寒湿热之邪，闭阻经络，气血运行不畅，或由于慢性劳损、用力过度，直接或间接暴力所致。临床治疗可按照手指痛的性质、程度和持续的时间久暂，结合中医四诊所得进行辨证施治，可根据具体情况予以理疗、手术等治疗。

⊙ 止痛膏《普济方》

【组成】泥蜂巢（作窠于壁门螟蛉窠也，抬椅下间有之） 乳香少许

【用法】上为末，用新冷水调涂之。一方用醋调。

【功用】祛风攻毒，散肿止痛。

【主治】指痛，痛彻骨髓，脚跟肿痛。

【止痛原理】方中泥蜂巢具有祛风攻毒、散肿止痛、行气化瘀、软坚散邪、解毒化瘀之功效。中医认为："外治之法亦即内治之理，外治之药亦即内治之药。"且乳香为味苦气浊之药物，内服易致恶呕，采用中药外涂法，使药物通过皮肤渗入，直达病所。另有用醋调，既可增加中药有效成分的溶解

度，又能帮助药物离子的渗透性，起到补肝肾、强筋骨、壮腰膝、活血通络止痛的作用。本方为对症止痛结合定位止痛、辨证止痛。

⊙ 白术石斛汤《圣济总录》

【组成】白术 石斛（去根，锉，酒炒）各 15g 荆芥穗 9g 桔梗（锉，炒） 秦艽（去苗土）各 3g 白芷 白芍各 9g 黄芪（锉，炒）30g 当归（切，焙）12g

【用法】水煎服。

【功用】益气养血，调和营卫，活血止痛。

【主治】手足痛，肢体倦怠。

【止痛原理】方中重用白术、石斛为君，一以补气利经脉气血，二以滋阴养胃。臣以当归、白芍、黄芪养血活血益气。佐以荆芥穗融益气养血剂中，入血分，以引血归经，使血归常道，血归气附。桔梗辛开散结，宣降肺气，调理气机。秦艽、白芷清热利湿，通络止痛。诸药合用，共奏益气养血，调和营卫，活血止痛之功。本方为辨证止痛结合对症止痛。

⊙ 生肌散《吴氏医方类编》

【组成】细鸡骨炭（叮当响者，为极细末） 明亮松香（为极细末）各等分

【用法】用葱汁调和，捣数十下；又加葱汁调和，又捣又晒。如此四五次。

【功用】止血生肌，消肿定痛。

【主治】指割断两截者；刎伤。

【止痛原理】方中鸡骨炭具有排脓拔毒、愈合疮口之功效，明亮松香则可活血祛瘀、消肿定痛，两药合用使其止血生肌、续筋骨之力更著。诸药相合，共奏止血生肌、消肿定痛之功。本方为对症止痛结合定位止痛、辨证止痛。

【备考】《外科证治全书》用法：二末等分和匀。用时亦布天绒一层于药上，包扎，在大半日后喉管将续，则加此药。只上一次。

⊙ 盐脂汤 方出《备急千金要方》，名见《普济方》

【组成】猪脂 盐

【用法】猪脂和盐煮令消，热纳指中一食久，住。

【功用】润肤消肿止痛。

【主治】指痛欲脱。

【止痛原理】方中猪脂即未加盐的猪油，盖补阴养血，使肌肉、筋肉、皮肤得到阴血濡养，调敷患处，可消炎止痛。加用盐水可有助于消肿止痛之功用。本方为对症止痛结合辨证止痛。

⊙ 舒筋丸《普济方》

【组成】大天南星（炮裂）15g　杏仁（汤浸，去皮尖双仁，麸炒黄，别研）　山栀子（取仁，略炒）各30g　川乌头（炮裂）15g　自然铜30g（大小烧酒内淬数十遍，研细，水飞过，淘，别研）

【用法】每服7～10丸，空心煎葱白酒送下，每日2次。

【功用】祛瘀化痰，通络止痛。

【主治】中风，手足筋急，开展艰难；妇人血风，挛却手足。3日后，其身上如虫行是效，未觉即加丸数。

【止痛原理】方中天南星具有除痰化饮、祛湿通络之功。杏仁辛散苦降，功能行气开滞止痛，以治痰湿、瘀血阻滞，气机不畅诸痛。诚如黄元御在《长沙药解》中指出："肺主藏气，降于胸膈而行于经络，气逆则胸膈痞阻而生喘咳，脏病而不能降，于是肿痛，杏仁疏利开通，破壅降逆，善于开痹止喘，消肿而润燥，调理气愤分之郁，无以易此。"《本草经疏》曰："杏仁伸其血络中气。"栀子通行三焦，清心泻火。川乌头性辛热，有温经散寒止痛之效应，根据通则不痛，不痛则通的理论，将以炮裂，并辅以煎葱白酒送下，借酒力增强局部温运止痛之功效。更加自然铜以助活血化瘀、消肿止痛之功效。

⊙ 蠲痹汤《嵩崖尊生全书》

【组成】当归　赤芍　黄芪　姜黄　羌活各12g　甘草　薄荷　桂枝各6g

【用法】水煎服。

【功用】祛风除湿，益气和营。

【主治】手气；手肿痛，或指掌连臂膊痛。

【止痛原理】方中以羌活、桂枝为君药，祛风胜湿，通痹止痛。羌活善祛上半身风湿。《本草汇言》谓："羌活功能条达肢体，通畅血脉，攻彻邪气，发散风寒风湿。"《医学启源》谓："羌活，治肢体疼痛，手足太阳经风药也。"风痹之所成，缘由营卫两虚，故以黄芪益气实卫。当归、芍药养血和营，使营卫和而利于祛邪，共为臣药。姜黄为佐，活血行气，"横行手臂"而长于治肩臂掣痛。少佐薄荷疏达气机。甘草益气调和诸药，为使药。纵观全方，共成祛风除湿，益气和营之功。本方为辨证止痛结合对症止痛。

腿　痛

　　腿痛是指下肢疼痛而言。西医学中的坐骨神经痛、风湿性关节炎、类风湿关节炎、痛风性关节炎等所致腿痛均可参考本部分内容治疗。

　　本病的发生多因外感风、寒、湿、热诸邪侵袭，或素体湿盛，聚而生痰、湿蕴化热、热灼血络、痰瘀血结，或跌仆牵拉等而致。临床常见寒湿侵袭、湿热稽留、湿痰流注、血瘀阻络、血虚不濡、肾虚失养、劳伤经脉等证型，治疗须给予辨证论治结合对症止痛。

⊙ 三妙丸《医学正传》

　　【组成】黄柏120g（切片，酒拌，略炒）　苍术180g（米泔浸一二宿，细切，焙干）　川牛膝（去芦）60g

　　【用法】上为细末，面糊为丸，如梧桐子大。每服50～70丸，空心姜、盐汤任下。

　　【功用】清湿热，补肝肾，止痹痛。

　　【主治】肝肾不足，湿热下注，腰腿疼痛麻木，脚气，湿疮，淋病，白带。

　　【宜忌】忌鱼腥、荞麦、热面、煎炒等物。孕妇慎用。

　　【止痛原理】方中黄柏，寒以胜热，苦以燥湿，善祛下焦之湿热。苍术燥湿健脾，使湿邪去而不再生。牛膝入肝、肾经，补肝肾，强筋骨，《医学衷中参西录》曰："牛膝，原为补益之品，而善引气血下注，是以用药欲其下行者，恒以之为引经。故善治肾虚腰疼腿疼，或膝疼不能屈伸，或腿痿不能任地。"牛膝引领苍术、黄柏入下焦祛湿热而止痛。三药相和，清湿热，补肝肾，止痹痛。《成方便读》谓："邪之所凑，其气必虚，若肝肾不虚，湿热决不流入筋骨。牛膝补肝肾，强筋骨，领苍术、黄柏入下焦而祛湿热也。"本方为辨证止痛结合定位止痛、引经止痛。

　　【现代研究】观察三妙散口服液对小鼠的镇痛抗炎作用，结果发现：三妙散能抑制热板法所致小鼠疼痛反应和乙酸所致小鼠扭体数，并能明显抑制二甲苯引起的小鼠耳肿胀，棉球肉芽肿及甲醛引起的大鼠足跖肿胀，降低炎性组织中的 PGE_2 的含量，表现较好的抗炎镇痛作用。

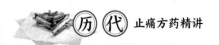

⊙ **加味龙虎散**《东医宝鉴·外形篇》引《世医得效方》

【组成】苍术 30g　全蝎 15g　草乌　附子（并炮制）各 6g　天麻 9g

【用法】上为末。每服 3g，空心豆淋酒调下。

【功用】祛风散寒、通络止痛。

【主治】风寒腰痛，筋骨拳挛；内伤生冷，外中风寒，腰脚膝胫曲折拳挛，筋骨疼痛，经年不能常履者。

【止痛原理】方中苍术味辛苦，性温，能温燥化湿，《神农本草经》谓其"主风寒湿痹"，为主药。全蝎辛散能通，息风止痉，通络止痛，《玉楸药解》谓其"穿筋透节，逐湿除风"。天麻甘缓止痉，祛风通络止痛，《开宝本草》谓其"主诸风湿痹，四肢拘挛"。草乌、附子辛大热，散寒止痛。全方相合，共奏温燥散寒、祛风通络止痛之功。本方为辨证止痛结合对症止痛。

⊙ **归须汤**《杂病源流犀烛》

【组成】生杜仲 30g　归须　穿山甲各 6g　干地龙　小茴各 3g　北细辛 0.9g

【用法】水煎服。

【功用】补肾活血止痛。

【主治】腿骨麻疼，邪留于阴，痛在右腿，深入筋骨，肌肉不肿，夜分惊笃。

【止痛原理】方中杜仲，入肝、肾经，温肾止痛，强筋骨，《名医别录》谓其"主脚中酸痛，不欲践地"，为主药。归须、穿山甲、干地龙活血通络止痛。茴香温里散寒止痛。细辛，散寒止痛，不仅能用于头面部的疼痛，亦能治疗"百节拘挛，风湿痹痛"（《神农本草经》）。全方合用，补肾活血，通络止痛。本方为辨证止痛结合归经止痛。

⊙ **壮肾散**《寿世保元》

【组成】仙灵脾（酒浸）150g　远志（去心）120g　巴戟（去心）180g　杜仲（酒炒）150g　破故纸（酒炒）150g　肉苁蓉（酒浸）180g　青盐 240g　大茴香 150g　小茴香（炒）150g

【用法】上为末。每服 6g，用猪腰切开，掺药末在内，纸裹火煨熟，细嚼，以酒送下。

【功用】温肾壮阳，祛寒止痛。

【主治】肾经虚损，腰腿遍身疼痛。

【止痛原理】方中巴戟天补肾阳，壮筋骨，祛风湿而止痛，《神农本草经》

谓其"主大风邪气，阴痿不起，强筋骨，安五脏"，为方中主药。仙灵脾补肾壮阳，祛风除湿止痛，"坚筋骨"（《名医别录》）。再配以杜仲、破故纸、肉苁蓉、青盐，诸药皆入肾经、性温热，能增强补肾壮阳止痛的功效。用大、小茴香，温里散寒，理气止痛。全方一派温热类药物，使肾强寒祛，则疼痛自除。本方为辨证止痛结合归经止痛。

⊙ 壮骨去湿丹《石室秘录》

【组成】薏仁 30g　芡实 15g　茯苓 9g　肉桂 3g　牛膝 6g　萆薢 3g

【用法】水煎服。

【功用】利湿除痹，舒筋止痛。

【主治】湿气入于骨中，两腿酸痛。

【止痛原理】方中薏仁健脾利湿又清热，《神农本草经》谓其"主治筋急拘挛，不可屈伸，风湿痹"，为君。芡实，入脾、肾经，健脾固肾，祛湿止痛，为臣。茯苓健脾利湿，萆薢祛风利湿，牛膝补肝肾强筋骨，现代实验研究证实牛膝有镇痛作用，俱为佐。肉桂温经散寒止痛，又入肾、脾、膀胱经，能引药直达病所，兼为引经药。此方妙在薏仁能入骨而去水，加芡实健脾以祛湿，不使湿以增湿；而牛膝、萆薢又是最利双足之品；又加肉桂，引经直入于骨中，湿有不去，酸疼有不止者乎？诸药合用，利湿除痹，舒筋止痛。本方为辨证止痛结合引经止痛、归经止痛。

⊙ 独活汤《马培之医案》

【组成】独活 3g　秦艽 15g　炙没药 2.4g　怀牛膝 4.5g　五加皮 4.5g　当归 4.5g　丹参 4.5g　巴戟肉 4.5g　川续断 4.5g　狗脊 9g　广木香 1.2g　红枣 3 个　桑枝 9g

【用法】水煎服。

【功用】祛风除湿，舒筋止痛。

【主治】寒客肾与膀胱之经，腰脊痛引股腿。

【止痛原理】方中秦艽祛风止痛舒筋络，《神农本草经》谓其"主寒热邪气，寒湿，风痹，肢节痛"。狗脊能补肝肾，祛风湿，止痹痛，《本草纲目》谓其"强肝肾，健骨"。独活入肾、膀胱经，祛风胜湿，散寒止痛，《本草正》谓其"理下焦风湿，两足痛痹，湿痒拘挛"，兼做引经药。配以五加皮、巴戟天、续断，增强补肝肾、强腰膝、祛风湿、止痹痛之效。当归、丹参、没药活血定痛，桑枝祛风除湿止痛，木香理气止痛。诸药合用，祛风除湿，舒筋

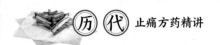

止痛。本方为辨证止痛结合引经止痛、对症止痛。

⊙ 荣筋拈痛洗腿方《慈禧光绪医方选议》

【组成】宣木瓜 12g　赤芍 9g　橘络 9g　乳香 9g　全当归 12g　没药 6g　红花 6g　防风 9g　透骨草 9g

【用法】水煎，兑烧酒 120g，随时洗之。

【功用】舒筋活血，化瘀止痛。

【主治】腿痛。

【止痛原理】方中木瓜缓急活络，祛湿舒筋止痛，《日用本草》谓其"治脚气上攻，腿膝疼痛"。透骨草祛风除湿，舒筋活血止痛，《本草纲目》言其"治筋骨一切风湿疼痛挛缩，寒湿脚气"。防风祛风胜湿止痛，《神农本草经》谓其"主风行周身，骨节疼痹"。橘络行气通络止痛。赤芍、当归、乳香、没药、红花、酒活血化瘀止痛。本方为辨证止痛结合对症止痛。

参考文献

[1] 许伏新，侯士良.三妙散镇痛抗炎作用的实验研究 [J].基层中药杂志，1999，13（1）：15-17.

膝　痛

膝痛是以膝关节及其周围组织疼痛、压痛为主要临床表现，可伴有膝关节局部肿胀或活动受限的病证，既可单独出现，亦可与其他关节病变同时发生。膝痛可见于西医学中的诸多病症，如类风湿关节炎，骨性关节炎，血友病性关节炎，膝关节内、外侧副韧带损伤，膝关节半月板损伤，膝关节半月板囊肿，髌骨软骨软化症，膝关节脱位等，均可参考本部分内容进行辨证论治。

本病的发生主要是由于正气不足，感受风寒湿热之邪，导致气血闭阻关节，气血运行不畅，或由于先天发育不良或后天运动不慎，瘀血阻络或血虚筋伤，急慢性虚损等所致。治疗须根据膝痛的程度、性质和持续的时间进行辨证施治，同时需结合具体情况予以对症处理。

⊙ 开结导饮丸《丸丹膏散集成》引李东垣方

【组成】槟榔　甘遂　赤芍药　威灵仙　泽泻　葶苈　乳香（研）各60g
没药（研）30g　牵牛15g　大戟（炒）90g　陈皮120g

【用法】上为末，面糊为丸，如梧桐子大，每服50丸，加至70～80丸，
食前温服。得愈止后服。

【功用】化痰行水，消肿止痛。

【主治】湿热，并诸湿相搏，脚膝重痛，足胫浮肿。

【宜忌】忌酒二日，忌面及甘草三两日。宜食温淡粥补胃。

【止痛原理】槟榔味苦辛、性温，入脾、胃、大肠经，功擅破积下气；甘
遂性寒味苦，归肺、肾、大肠经，功能峻下逐水，长于破癥瘕积聚，利水谷
道，合大戟以化痰行水破瘀，引邪外散；芍药性寒味酸，气厚味薄，升而微
降，为阳中阴药，柔肝止痛；威灵仙味辛咸、性温，舒筋活络，发散风湿而
止痛；泽泻、葶苈子、牵牛利水除湿、消肿止痛；乳香、没药活血通络止痛；
陈皮行气宽胀，气行则水行，肿消则痛亦除。本方为辨证止痛结合对症止痛。

⊙ 木瓜煎丸《普济方》

【组成】木瓜3枚（开顶去瓤，入硇砂末，用新罐子盛蒸烂研）　菊花
（蒸）　地骨皮　骨碎补　牛膝（酒浸，切焙）　吴茱萸（汤浸，焙烤）各90g
胡椒　荜澄茄各30g

【用法】上为丸，每服50丸，温水送服。

【功用】补肝肾，壮筋骨，舒筋络，止疼痛。

【主治】肾肝虚损，腰膝无力疼痛，及妇人虚冷，赤白带下。

【止痛原理】方中木瓜具舒筋活络、疏肝止痛、祛风除湿之效；菊花、地
骨皮清肝中虚热；骨碎补、牛膝相合活血化瘀、补肾续筋，尤以牛膝能引火
又能引诸药下行而通利关节；佐以吴茱萸疏肝理气、温胃散寒，为厥阴肝经
之主药又能止痛；胡椒、荜澄茄则功擅温中散寒、行气止痛。诸药合用，共
奏补肝肾、壮筋骨、舒筋络、止疼痛之功。本方为对症止痛结合引经止痛、
辨证止痛。

⊙ 内炙羌活木瓜丸《圣济总录》

【组成】羌活（去芦头）　木瓜1枚　天雄（炮裂，去皮脐）　桂（去粗皮）
茴香子（炒）　牛膝（去苗，酒浸，切，焙）　木香　陈皮（汤浸，去白）
天麻各30g　硇砂（别研）45g　艾叶（别捣末）120g　没药（别研）30g

【用法】研丸如梧桐子大，每服 30 丸，微嚼破，温酒送下，盐汤亦得。

【功用】祛风除湿，通络止痛。

【主治】下经风冷气注，脚膝冷痛肿满，沉重少力，行步艰难。

【止痛原理】方中以羌活、木瓜为君，取其祛风除湿、舒筋活络之效；茴香子、木香则行气散寒止痛；关于天雄，《神农本草经》曰："味辛温，主大风，寒湿痹，历节痛，拘挛缓急……强筋骨，轻身健行。"肉桂、艾叶温补脾肾，散寒止痛；更加牛膝、没药活血化瘀止痛，尤以牛膝功擅走而能补，性善下行而引药入经，使阴血充、客寒除、阳气振则经脉通，手足自温，脉象自和；陈皮理气健脾以除湿；天麻祛风通络，《开宝本草》谓其"主诸风湿痹，四肢拘挛，小儿风痫，惊气，利腰膝，强筋力"，现代研究证实其有镇痛作用。如此配合，则肾温脾暖，经络寒湿之邪除，通则不痛，诸症皆愈。诸药合用，祛风除湿，通络止痛。本方为对症止痛结合引经、辨证止痛。

⊙ 乌头苁蓉丸 《鸡峰普济方》

【组成】川乌头 30g（锉，入盐炒，去盐用乌头）　肉苁蓉　海桐皮　牛膝　骨碎补　当归　天台　乌药　杜蒺藜　羌活　木鳖子　地龙各 15g　没药乳香各 12g

【用法】上为细末，酒煮面糊为丸，如梧桐子大。每服 20 ～ 30 丸，空腹、食前米饮送下。

【功用】温阳散寒，通络止痛。

【主治】肾脏风，下注脚膝疼痛，行履艰难。

【止痛原理】方中乌头搜寒止痛；肉苁蓉、骨碎补温补肾阳壮骨；海桐皮活血通络、舒筋化湿、祛风止痛；当归、牛膝行气活血止痛；天台、乌药行气疏肝、散寒止痛；杜蒺藜柔肝滋阴；羌活为太阳经引经药，辛温芳香，以祛除在表之风寒湿邪最宜，且引诸药直达病所；木鳖子味甘气温，清热解毒，通络消肿；地龙味咸寒，除湿解毒，通络止痛；乳香、没药祛瘀止痛、消肿生肌。诸药合用，共奏温阳散寒，通络止痛之功。本方为对症止痛结合引经止痛、辨证止痛。

⊙ 加味青娥丸 《济阳纲目》

【组成】破故纸（酒洗净，炒香）　川萆薢（童便浸一宿）　杜仲（姜汁炒断丝）　牛膝（去芦）　黄柏（盐水炒）　知母（酒炒）各 120g　胡桃肉（汤炮，去皮）240g（另研膏）

【用法】上为细末，春夏用糯米粥，秋冬用炼蜜和匀，为丸如梧桐子大，每服 50～80 丸，空腹盐汤、酒任下。

【功用】滋肾水，壮阳益筋。

【主治】腰膝足痛。

【止痛原理】方中破故纸、杜仲补肾壮阳、祛风除湿、强筋壮骨；川萆薢利湿消肿；牛膝、胡桃肉温补肾阳，且通润血脉；知母苦甘而寒，能滋阴润燥，"益肾水"而滋肾燥，行于下则泻相火，黄柏苦寒坚阴，功擅泻相火、退虚热，二药伍用，可直入下焦，滋肾阴而降虚火。诸药合用，滋阴降火，补肾强腰。本方为归经止痛结合辨证止痛。

⊙ **当归地黄饮**《景岳全书》

【组成】当归 12g　熟地 15g　山药 12g　杜仲 15g　牛膝 12g　山茱萸 9g　炙甘草 6g

【用法】水煎服，每日 1 剂，分 2 次服用。

【功用】补肾填精，强腰止痛。

【主治】肾虚，腰膝疼痛等证。

【止痛原理】熟地补肾精，山萸肉养肝阴，怀山药补肾健脾，以助肾精，三药合用养肝、肾、脾；杜仲、怀牛膝补肝肾，治风湿，又引诸药下行，以直达病所；重用当归以加强养血活血、调经止痛的作用；炙甘草调和诸药，共奏止痛药效。本方为辨证止痛结合对症止痛、引经止痛。

踝 骨 痛

踝骨痛是指踝关节疼痛、肿大变形、功能受限的一种顽固性疾病，属中医学痹证范畴。踝部负荷全身体重，关节组成复杂，活动频繁，易受病损，因而踝骨痛较为常见。西医学的急性踝关节扭伤、骨折、脱位，慢性劳损，风湿、类风湿及增生性关节炎，退行性关节炎，创伤性关节炎等均可引起踝骨痛。

本病的发生主要是由于正气不足，卫外不固，外邪入侵，机体气机紊乱；或肝肾气血亏虚，筋骨失养；或长期劳损，风寒湿杂至，痹阻经络气血，日久凝滞血脉，血不荣筋所致。临床治疗需根据病因予以辨证论治。

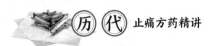

⊙ 五加皮酒《增补内经拾遗方论》

【组成】五加皮 15g 宣木瓜 15g

【用法】上用无灰酒煮一炷香，食前饮用。

【功用】祛风除湿，活血止痛。

【主治】骨关节炎，踝骨肿痛。

【止痛原理】踝关节疼痛属中医"痹证"或"骨痹"范畴。本病由于肝肾亏虚，筋骨失养，或外邪入侵，或慢性损伤而致经络痹阻，骨质异常增殖而成。方中五加皮祛风湿、补肝肾、强筋骨，现代实验研究证实其有抗炎镇痛作用；宣木瓜舒筋活络兼以祛风湿，《滇南本草》谓其"治筋骨疼痛"。两药合用祛风湿，强筋骨，舒筋活络而止疼痛。本方为辨证结合对症止痛。

⊙ 五痹汤《医家四要》

【组成】防己 30g 羌活 20g 麻黄（先煎） 桂枝 红花 白芷各 10g 葛根 15g 淡附子（先煎） 虎骨（现用适量狗骨代替）各 10g 羚羊角粉 0.3g（冲服） 黄芪 20g 防风 10g 甘草 6g

【用法】水煎，每日 1 剂，早晚分服。

【功用】散寒止痛，祛风除湿。

【主治】骨痹，踝关节痛，重感于风寒湿者。

【止痛原理】此病系风寒湿邪客于经络，经络痹阻，气血不通，为本虚标实之证，故踝关节肿胀疼痛，方用五痹汤。方中重用防己、羌活以祛风湿、止疼痛；淡附子散寒止痛；麻黄、白芷、黄芪、葛根、防风、羌活祛风散寒止痛，补气固表；红花、虎骨（现用适量狗骨代替）、羚羊角活血化瘀止痛。全方合用，共奏除湿散寒，祛风止痛之功。本方为对症止痛结合辨证止痛。

⊙ 关节炎汤 1 号《临证医案医方》

【组成】赤芍 白芍各 9g 桂枝 3g 生地 熟地各 9g 细辛 1.5g 当归秦艽各 9g 片姜黄 9g 独活 9g 桑寄生 30g 桑枝 30g 防风 6g 薏苡仁 20g

【用法】水煎，每日 1 剂，分 2 次服。

【功用】祛风湿，滋阴血，止痹痛。

【主治】风湿性关节炎证属风湿痹阻，踝关节肿疼，遇风或受潮湿加重，舌苔白腻，脉濡缓。

【止痛原理】方中独活、秦艽祛风湿，通痹止痛；桂枝、细辛、防风通经散寒止痛。现代实验研究证实其均有镇痛作用。当归、姜黄、赤芍、白芍促进血液循环，活血止痛；白芍、熟地养血柔筋止痛；桑枝祛风湿、通经络，《本草述》谓其"祛风养筋，治关节湿痹诸痛"；薏苡仁利湿。其中赤芍、白芍、桂枝为一组药，常用于四肢疼痛；细辛、生地、熟地为一组药，细辛辛散可去熟地之腻，三药合用以补真阴，填骨髓，止腰痛；桑枝、桑寄生为一组药，能强腰膝，通络止痛，治风湿所致腰膝酸痛，屈伸不利。诸药相合，共奏祛风湿，滋阴血，止痹痛之功。本方为对症止痛结合辨证止痛。

⊙ 关节炎汤 2 号《临证医案医方》

【组成】黄芪24g　党参15g　白术9g　制附片6g　白芍9g　桂枝9g
生地　熟地各9g　细辛2g　独活9g　桑寄生30g　十大功劳12g　牛膝9g

【用法】每日1剂，水煎分2次服。

【功用】补益肾气，散寒通络。

【主治】风湿性关节炎属虚寒型，关节疼痛，有凉感，遇风及劳累痛甚，舌苔白，脉沉紧。

【止痛原理】方中补气用党参、黄芪、白术，党参用于各种气虚不足的病症，对神经系统有兴奋作用，能增强机体抵抗力；桂枝、细辛、独活散寒止痛；制附片、桑寄生、十大功劳温阳祛寒止痛；生地、熟地、白芍滋阴养血；牛膝补肝肾、强腰膝，又能引药下行。上药合用，共奏补气养血，温阳散寒，通络止痛之功。本方为辨证止痛结合对症止痛、引经止痛。

⊙ 当归四逆加吴茱萸生姜汤《伤寒论》

【组成】当归15g　芍药15g　甘草10g（炙）　通草10g　桂枝15g（去皮）
细辛5g　生姜30g（切）　吴茱萸10g　大枣25枚（劈）

【用法】以水6升，清酒6升和，煮取5升，去滓，温分5服。

【功用】养血通脉，散寒止痛。

【主治】手足厥寒，脉细欲绝，内有久寒者。可用于治疗西医学之类风湿关节炎、骨关节炎等引起的关节酸痛。

【止痛原理】手足厥寒，脉细欲绝是经络无所不寒，肝肾气血俱虚之至，故用当归四逆为合剂也。脉为血之府，而阳为阴之先，故欲续其脉，必益其血，欲益其血，必温其经。方用当归、芍药之润滋之，甘草、大枣之甘以养之，桂枝、细辛之温以行之，而尤藉通草之入经通脉，以续其绝而止其厥，若其人内有久寒，必加吴茱萸、生姜之辛以散之，而尤藉清酒之濡经通脉，以散其久伏之寒也。诸药合用，共奏养血通脉，散寒止痛之功。本方为辨证

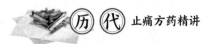

止痛结合对症止痛。

【现代研究】

1. 有研究者观察了当归四逆加吴茱萸生姜汤对大鼠离体子宫肌收缩活动及缩宫素所致离体子宫痉挛的作用，同时观察了其对痛经小鼠扭体反应的作用。结果显示：该药可明显抑制大鼠离体子宫肌条收缩幅度和频率，降低缩宫素引起的痉挛子宫肌条的收缩幅度和频率，可抑制痛经小鼠的扭体反应次数。

2. 有研究者用结扎大鼠坐骨神经的方法制作疼痛模型观察了当归四逆加吴茱萸生姜汤的镇痛作用。结果显示：结扎坐骨神经3日后，疼痛逐渐增强，1~2周达高峰，8周逐渐消失。给药第14日当归四逆加吴茱萸生姜汤的镇痛和改善外周循环作用强于给药后的第7日，表明其对慢性疼痛有效。神经结扎侧的足底温度上升，表明当归四逆加吴茱萸生姜汤改善外周循环作用较强，对疼痛伴有肢冷畏寒的寒性疼痛有效。

⊙ 桂枝芍药知母汤《金匮要略》

【组成】桂枝20g　芍药15g　甘草10g　麻黄10g　生姜25g　吴茱萸10g　白术20g　知母20　防风20g　附子2枚（炮）

【用法】水煎服，每日3次。

【功用】通阳行痹，祛风逐湿，和营止痛。

【主治】类风湿关节炎，风寒湿三气合而为痹，诸肢节疼痛，身体羸瘦，踝骨肿痛。

【止痛原理】此久痹而出方也，脾胃肝肾俱虚，足三阴表里皆痹，难拘一经主治，故用桂枝、芍药、甘草、白术调和营卫，充益五脏之元；麻黄、防风、生姜开腠行痹而祛风外出；知母保肺清金以使治节，谓风寒湿三气合而为痹，以附子行阳燥湿除寒为佐。诸药合用，通阳行痹，祛风逐湿，和营止痛。本方为辨证止痛结合对症止痛。

【现代研究】

1. 桂枝芍药知母汤明显抑制醋酸所致小鼠扭体反应和大鼠棉球肉芽肿组织增生，降低小鼠腹腔毛细血管通透性，显著抑制佐剂性关节炎（AA）大鼠原发性足肿胀及继发性关节炎，机制研究表明桂枝芍药知母汤可明显降低AA大鼠炎性组织中PGE_2的含量，同时还显著抑制炎症反应时的白细胞游走。

2. 有研究者观察并验证了桂枝芍药知母汤对风寒湿痹型类风湿关节炎的临床疗效。方法：采用随机对照的实验方法，将60例患者随机分为两组，治疗组40例服用桂枝芍药知母汤，对照组20例以常规西药治疗。结果：桂枝芍药知母汤可改善临床症状、体征及实验室指标血沉（ESR）、C 反应蛋白（CRP）、降低血小板体积（MVP）、血小板分布宽度（PDW），改善免疫学指标。结论：桂枝芍药知母汤具有较强的抗炎、镇痛及免疫作用，对风寒湿痹型类风湿关节炎具有良好的治疗作用。

3. 为探讨中药复方制剂通痹灵（以桂枝芍药知母汤为基础）对佐剂性关节炎（AA）大鼠滑膜细胞分泌白细胞介素 1（IL-1）、肿瘤坏死因子 α（TNF-α）和前列腺素 E_2（PGE_2）的影响，采用大鼠膝关节滑膜细胞原代培养的方法，检测脂多糖（LPS）诱导关节滑膜细胞培养上清中 IL-1、TNF-α 的活性和 PGE_2 的含量。结果：AA 大鼠滑膜细胞培养上清中 IL-1、TNF-α 的活性和 PGE_2 的含量高于正常组（$P<0.01$）；通痹灵可使 AA 大鼠滑膜细胞异常升高的 IL-1、TNF-α 和 PGE_2 分泌功能恢复正常（与 AA 组比 $P<0.01$，与正常组比 $P<0.05$）；甲氨蝶呤（MTX）也在一定程度上下调了滑膜细胞的分泌功能（与 AA 组比 $P<0.01$，与正常组比 $P<0.05$）；吲哚美辛对 PGA_2 的产生具有明显的抑制作用（与 AA 组比 $P<0.01$，与正常组比 $P<0.01$），但进一步上调了 AA 大鼠滑膜细胞分泌 IL-1、TNF-α 的功能（与正常组比 $P<0.01$）。结论：IL-1、TNF-α 和 PGE_2 在类风湿关节炎发病机制中占有重要地位；通痹灵对类风湿关节炎的治疗作用可能与其抑制滑膜细胞过度分泌细胞因子及炎症介质有关。

⊙ 祛寒膏《普济方》引《指南方》

【组成】肉桂　白胡椒　细辛　干姜　公丁香　生川乌　生草乌　甘草

【用法】上为细末，蜂蜜调成膏剂，摊布上，敷患处。

【功用】除寒祛湿，温经止痛。

【主治】寒湿性关节炎，踝关节肿胀疼痛。

【止痛原理】方中各药均为辛温热性之品，均能祛寒蠲痹，通络止痛，用于寒湿而致的关节肿胀疼痛。诸药合用，共奏除寒祛湿，温经止痛之功。调膏剂外敷于患处使药力直达病所。本方以对症止痛为主结合辨证止痛。

参考文献

[1] 来庆勤，窦昌贵.当归四逆加吴茱萸生姜汤对大鼠子宫肌收缩活动影响的实验研究[J].中国中医药科技，2003，10（1）：20-21.

[2] 高荣慧.当归四逆加吴茱萸生姜汤对模型大鼠神经痛的有效性[J].国外医学·中医中药分册，2002，24（6）：350-351.

[3] 许家骝, 罗霄山, 张诚光, 等. 桂枝芍药知母汤抗风湿的药效学研究 [J]. 中药材, 2003, 26（9）: 662-664.

[4] 谢斌, 田雪飞. 桂枝芍药知母汤治疗类风湿性关节炎 60 例临床观察 [J]. 湖南中医学院学报, 2003, 23（5）: 49-51.

[5] 陈纪藩, 赵会芸, 沈晓燕, 等. 通痹灵对佐剂性关节炎大鼠滑膜细胞产生 IL-1、TNF-α 及 PGE$_2$ 的影响 [J]. 广州中医药大学学报, 1999, 16（1）: 30-34.

足 痛

　　足痛是指踝关节以下部位发生疼痛, 包括足心痛、足跟痛、足趾痛等。西医学中的跟骨骨刺、血栓闭塞性脉管炎及踝部软组织损伤等所致的足痛, 均可参考本部分内容治疗。

　　本病的发生多因外感风、寒、湿凝滞于下（足）, 或跌仆损伤、瘀血内阻, 抑或肝肾亏损, 筋骨失养而致足痛。治疗须根据疼痛的虚实进行辨证论治结合对症治疗。

⊙ 羌活汤《圣济总录》

　　【异名】羌活饮。

　　【组成】羌活（去芦头）　桂（去粗皮）各30g　附子（炮裂, 去皮脐）　当归（切, 焙）　防风（去叉）　牛膝（酒浸, 切, 焙）各0.9g

　　【用法】上每服6g, 以水200ml, 煎至140ml, 去滓温服, 不拘时候。

　　【功用】温经散寒, 祛湿止痛。

　　【主治】风湿腰痛; 肾伤腰脚疼痛; 腰脚痹痛, 行步艰难。

　　【止痛原理】方中羌活辛温, 入膀胱、肾经, 能散表寒, 祛风湿, 利关节而止痛,《日华子本草》谓其"治一切风并气, 筋骨拳挛, 四肢羸劣"。肉桂辛热, 能补元阳, 除冷积, 通血脉而止痛,《日华子本草》谓其"治一切风气……风痹骨节挛缩, 续筋骨"。二药重用, 则温里散寒祛风湿之功显著。配以防风以增强祛风除湿止痛之力, 附子增强温里散寒止痛之功, 取当归、牛膝活血祛瘀定痛。全方合用，风寒湿瘀之邪得除，则疼痛自愈。本方为辨证止痛结合归经止痛、引经止痛。

⊙ 茸附汤《镐京直指医方》

【组成】鹿茸 3g　制附子 9g　桂枝 4.5g　干姜 3g　杜仲 9g（炒）　胡芦巴 12g　狗脊 9g（去毛，蒸）　补骨脂 9g　川牛膝 9g　小茴 3g（炒）

【用法】水煎服。

【功用】补肾阳，祛寒湿，止疼痛。

【主治】寒湿久困，伤及督肾之阳，两足酸痛，不能步履。

【止痛原理】方中鹿茸、杜仲、胡芦巴、补骨脂补肾助阳止痛，附子、桂枝、干姜、小茴温里散寒止痛，川牛膝补肝肾、强筋骨、活血止痛，狗脊补肝肾、强筋骨，祛风湿止痛。本方为辨证止痛结合归经止痛、引经止痛。

⊙ 败龟散《太平圣惠方》

【组成】败龟 60g（涂酥，炙令黄）　白僵蚕 30g（微炒）　没药 15g　薏苡仁 30g　当归 30g（锉，微炒）　桂心 0.9g　乳香 0.9g　虎胫骨 60g（涂酥，炙令黄）　地龙 0.9g（微炒）　杜仲 30g（去粗皮，炙微黄，锉）

【用法】上为细散。每服 6g，食前以暖薄荷汤调下。

【功用】补肾壮骨，通经止痛。

【主治】妇人风毒流注，腰脚疼痛，行立艰难。

【止痛原理】方中龟甲滋阴潜阳，补肾壮骨止痛，《四声本草》谓其"治风脚弱"，《本草纲目》谓其"治腰脚酸痛，补心肾"，为方中主药；杜仲归肾经，温补肾阳，强腰止痛；乳香、没药、当归活血化瘀止痛；薏苡仁利湿止痛；虎胫骨（现用适量狗骨代替）祛风除湿止痛；白僵蚕、地龙息风定痉止痛。诸药相合，补肾壮骨，通经止痛。本方为定位止痛结合辨证止痛、归经止痛。

⊙ 草乌膏《普济方》引《仁存方》

【组成】草乌　甘遂各等分

【用法】上为细末。临卧用新汲水调敷脚板上下痛处。次早洗去，便可行。

【功用】消肿通经止痛。

【主治】行路脚板肿疼。

【止痛原理】方中甘遂外用消肿散结止痛。草乌辛热，外用祛风湿通经止痛。二药合用，肿结得散，气血得通，则疼痛得除。本方为对症止痛。

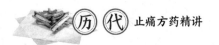

⊙ 独活续断汤《外台秘要》引《古今录验》

【组成】独活 60g　续断 60g　杜仲 60g　桂心 60g　防风 60g　川芎 90g　牛膝 60g　细辛 60g　秦艽 90g　茯苓 90g　人参 60g　当归 60g　芍药 60g（白者）　干地黄 90g　甘草 90g（炙）

【用法】上切。以水 7.5L，煮取 3L，分 3 服。温将息，勿取冷，宜用蒴叶火燎，厚安床上，及热卧上，冷即易之，冬日取根，捣用，事须熬之。

【功用】补肝肾，祛风湿，止痹痛。

【主治】肾气虚弱，卧冷湿地，当风所得，腰痛，不时愈，久久流入脚膝，冷痹，痛弱重滞，或偏枯，腰脚疼挛，脚重急痛。

【宜忌】忌芜荑、生葱、生菜、海藻、菘菜、酢物。

【止痛原理】方中当归、干地黄、白芍养血滋阴，当归又活血止痛；川芎、牛膝活血止痛；人参、茯苓、甘草补中益气；杜仲、续断归肝、肾经，补肝肾，强筋骨，止腰腿痛；肉桂、细辛温里散寒止痛。诸药合用，肾之虚弱可补。再配以独活、防风、秦艽祛风除湿止痛。内外合用，标本兼治，则疼痛得止。诸药配伍，补肝肾，祛风湿，止痹痛。本方为辨证止痛结合对症止痛、归经止痛。

⊙ 祛痛丸《嵩崖尊生全书》

【组成】当归　熟地　白术　牛膝各 45g　川芎　苍术各 22.5g　白芍　茯苓各 30g　防风　羌活　独活　南星　天麻　木瓜　防己　虎胫　没药各 1.5g　乳香 7.5g

【用法】酒糊丸服。

【功用】养血活血，祛风除湿，通经止痛。

【主治】女人两足痛。

【止痛原理】方中用当归、熟地、白芍养血和营止痛；牛膝、川芎、没药、乳香活血化瘀定痛；白术、苍术、茯苓健脾祛湿，使湿无内生；再以防风、羌活、独活、防己、木瓜、虎胫（现用适量狗骨代替）祛风除湿止痛；天麻、南星化已生之痰湿。本方为辨证止痛结合对症止痛。

⊙ 退痛膏《万氏家传点点经》

【组成】苎麻根 120g

【用法】水酒糟 250ml，与上药共捣如泥，敷痛处包紧。勿令风吹，痛立止，每日为度。

【功用】解毒消肿止痛。

【主治】脚痛。

【止痛原理】方中一味苎麻根，性甘寒，入心、肝经，能凉血止血，清热解毒，可治热毒痈肿，外用常以鲜品捣敷患处，解毒消肿止痛。本方为对症止痛。

⊙ 萆薢浸酒《太平圣惠方》

【组成】萆薢 90g　附子 90g（炮裂，去皮脐）　杜仲 60g（去粗皮，炙微黄）　狗脊 60g　羌活 60g　桂心 60g　牛膝 90g（去苗）　桑寄生 60g

【用法】上锉细，用生绢袋盛，以酒 15kg 浸，密封 7 日后开。每服 250～300ml，食前温服。

【功用】祛风通络，强骨止痛。

【主治】五种腰痛，连脚膝筋脉拘急酸疼。

【止痛原理】方中萆薢、羌活祛风除湿，通络止痛；附子、肉桂温中散寒止痛；杜仲补肾强筋骨止痛；狗脊、桑寄生强筋骨，祛风湿止痛；牛膝活血定痛。本方为辨证止痛结合对症止痛。

⊙ 防风苍术汤《杂病源流犀烛》

【组成】防风　苍术　桔梗　陈皮　桃仁　白芷　川芎　当归　枳壳　厚朴

【用法】水煎服。

【功用】理气活血，祛风止痛。

【主治】因风腰痛，左右无定处，牵引两足，脉浮。

【加减】痛甚者，加全蝎。

【止痛原理】方中防风、苍术祛风止痛，陈皮、桔梗化痰理气止痛，枳壳、厚朴行气止痛，桃仁、川芎、当归活血定痛。诸药合用，祛风理气，活血止痛。本方为辨证止痛结合引经止痛。

痛　经

　　痛经是指妇女在经期及其前后，出现小腹或腰部疼痛，甚至痛及腰骶。每随月经周期而发，严重者可伴恶心呕吐、冷汗淋漓、手足厥冷，甚至昏厥，给工作及生活带来影响。目前临床常将其分为原发性和继发性两种。原发性痛经多指生殖器官无明显病变者，故又称功能性痛经，多见于青春期少女、未婚及已婚未育者。继发性痛经多指生殖器官有明显病变者，如子宫内膜异位症、子宫肌瘤等。

本病的发生主要由情志所伤，起居不慎，六淫外袭，或素体体质等因素，而致胞宫气血运行不畅或失于濡养而引起疼痛。治疗须根据痛经的性质和程度进行辨证施治，再结合对症止痛治疗。

⊙ 天台乌药散《医学发明》

【组成】天台乌药　木香　茴香（炒）　青皮（去白）　良姜（炒）各15g　槟榔（锉）2个　川楝子10个　巴豆70粒

【用法】先以巴豆微打破，同楝子用麸炒，候黑色，豆、麸不用，余为细末。每服3g，温酒送下；疼甚者，炒生姜、热酒送下亦得。

【功用】行气疏肝，散寒止痛。

【主治】肝经寒凝气滞，小肠疝气牵引脐腹疼痛，睾丸偏坠肿胀；妇人瘕聚，痛经等。

【宜忌】肝经湿热及阴虚火旺者忌用。

【止痛原理】方中乌药归肝经，行气疏肝，散寒止痛，《日华子本草》谓其"治一切气，除一切冷"，《玉楸药解》谓其"破瘀泄满，止痛消胀"，为君药；配入木香、小茴香、青皮、高良姜一派辛温芳香之品，行气止痛，祛寒除湿，以加强行气疏肝、散寒止痛之力，共为臣药；槟榔，《药性论》谓其"宣利五脏六腑壅滞，破坚满气"；以苦寒归肝经之川楝子与辛热之巴豆同炒，去巴豆而用川楝子，既可减去川楝子之寒，又能增强其行气散结止痛之功，共为佐使药。诸药合用，使寒凝得散，气滞得疏，肝络和调，则疼痛自愈。本方以对症止痛为主结合引经止痛。

⊙ 乌鸡白凤丸《全国中药成药处方集》天津方

【组成】人参（去芦）　鹿角胶　生白芍各4kg　当归4.5kg　生牡蛎1.5kg　甘草1kg　生黄芪1kg　鳖甲（醋制）2kg　丹参　香附（醋制）各4kg　天冬2kg　桑螵蛸1.5kg　乌鸡三十二只（去净毛、肠子、爪尖，净重不得低于21kg）

【用法】上药用绍兴酒42kg装罐内（或不生锈的桶亦可），将罐口封固，隔水蒸煮，至酒尽为度；再将以下鹿角霜1.5kg，熟地8kg，生地8kg，川芎

2kg，银柴胡 800g，芡实（麸炒）2kg，生山药 4kg，轧成粗末，再和所蒸的药料共和一起，搅匀晒干，共为细末，炼蜜为丸，10.5g 重，蜡皮或蜡纸筒封固。每服 1 丸，白开水送下。

【功用】补气养血，滋补肝肾，调经止痛。

【主治】妇女血虚，月经不调，经期腹痛，白带淋漓，腰腿疼痛，肢体浮肿，产后身体衰弱，出虚汗发热。

【止痛原理】乌鸡补肝肾，益气血，健脾胃；人参大补元气；黄芪、甘草健脾益气；白芍、当归、天门冬滋阴补血；丹参活血调经，鹿角胶益肾填精；香附疏肝理气，调经止痛，《本草纲目》谓其"止心腹、肢体、头、目、齿、耳诸痛"；生牡蛎、桑螵蛸固肾涩精止白带；鳖甲滋阴清热。诸药配合，能补脾气，滋肝血，填肾精，疏肝气，调经止痛，固精止带。本方以辨证止痛为主。

【现代研究】郭起岳等利用缩宫素所致 SD 雌性大鼠痛经模型观察不同剂量乌鸡白凤丸对大鼠子宫肌收缩活动及缩宫素所致子宫痉挛的作用。实验结果为：乌鸡白凤丸能明显延长痛经模型大鼠扭体潜伏期，降低 30 分钟内扭体发生率，减少扭体次数（$P<0.01$）；能明显降低痛经模型大鼠子宫组织中 $PGF_{2\alpha}$ 的含量（$P<0.01$），升高 PGE_2 的含量（$P<0.05$），降低 $PGF_{2\alpha}/PGE_2$ 比值（$P<0.01$）；可显著降低大鼠正常子宫和缩宫素引起的痉挛子宫平滑肌条的平均张力和收缩频率（$P<0.01$）。结论：乌鸡白凤丸对原发性痛经造成的疼痛具有良好的改善作用，其作用机制可能与调节子宫组织内 $PGF_{2\alpha}$ 和 PGE_2 含量及抑制子宫收缩相关。

⊙ 少腹逐瘀汤《医林改错》

【组成】小茴香 7 粒（炒）　干姜 0.6g（炒）　延胡索 3g　没药 6g（研）当归 9g　川芎 6g　官桂 3g　赤芍 6g　蒲黄 9g（生）　灵脂 6g（炒）

【用法】水煎服。

【功用】活血祛瘀，温经止痛，种子安胎。

【主治】寒凝血脉，气滞血瘀，少腹积块，疼痛胀满，或月经不调，色紫有块，经行腹痛，崩漏赤白带下，滑胎，小产，不孕，以及慢性盆腔炎、肿瘤等。

【止痛原理】本方取《金匮要略》温经汤之意，合失笑散化裁而成。方中小茴香、干姜、官桂温经散寒，通达下焦，且三药均有止痛作用；延胡索、没药利气散瘀，消肿定痛；蒲黄、灵脂活血祛瘀，散结止痛，其中蒲黄生用，重在活血祛瘀，灵脂用炒，重在止痛而不损胃气；当归、川芎乃阴中之阳药，血中之气药，配合赤芍用以活血行气，散滞调经止痛。以上药物中，官桂、没药、延胡索、蒲黄、当归、川芎、赤芍均归肝经又止痛。诸药配伍，共奏温经散寒、活血祛瘀、调经止痛之功。本方为对症止痛、归经止痛结合辨证止痛。

【现代研究】少腹逐瘀冲剂能拮抗缩宫素引起的大鼠在体子宫强烈收缩（类痛经反应），减少前列腺素 E_2 所致小鼠类痛经扭体反应发生率，减缓热刺激引起的小鼠痛反应；抑制二甲苯所致小鼠耳肿胀和慢性肉芽肿的形成。

⊙ 玄胡索散 《济阴本草纲目》

【组成】当归（酒浸）　赤芍药（炒）　延胡索　蒲黄（隔纸炒）　桂皮　乳香（水研）　没药各 3g

【用法】上为细末。每服 9g，空心温酒调服。

【功用】活血化瘀，调经止痛。

【主治】经行血气攻刺疼痛，及新旧虚实腹痛；产后恶血攻刺腹痛。

【止痛原理】方中当归养血脉以荣经又止痛；蒲黄破瘀血以通经；赤芍，《滇南本草》谓其"降气行血，破瘀血，散血块，止腹痛"；延胡索活血散瘀，理气止痛；乳香活血于经，没药散血于络，均又止痛；桂皮温散以行经络；更以温酒调腹，使血滞既化则经寒亦散，痛经即止。本方为对症结合辨证止痛。

⊙ 术桂草玄丹 《辨证录》

【组成】白术 60g　肉桂 3g　甘草 3g　延胡索 3g

【用法】水煎服。

【功用】散寒除湿止痛。

【主治】妇人下焦寒湿相争，经水将来，三、五日前脐下疼痛，状如刀刺，寒热交作，下如黑豆汁，既而经来，因之无娠。

【止痛原理】方中白术，《医学启源》谓其"除湿益燥，和中益气，温中，去脾胃中湿"；肉桂补元阳，暖脾胃，除积冷，通血脉；延胡索，《本草纲目》谓其"活血，利气，止痛"；甘草和中缓急，调和诸药。本方为辨证止痛结合对症止痛。

⊙ 顺经汤 《傅青主女科》

【组成】当归 15g（酒洗）　大熟地 15g（九蒸）　白芍 6g（酒炒）　丹皮 15g　白茯苓 9g　沙参 9g　黑芥穗 9g

【用法】水煎服。1 剂吐血止；2 剂经顺；10 剂不再发。

【功用】滋补肝肾，和血止痛。

【主治】经前腹痛吐血。

【止痛原理】方中当归、白芍滋血柔肝止痛；熟地滋补肝肾之血；丹皮、沙参、黑芥穗清热凉血，止吐血。诸药合用，滋补肝肾，和血止痛。本方以辨证止痛为主。

⊙ 宣郁通经汤《傅青主女科》

【异名】宣郁调经汤（《辨证录》）。

【组成】白芍 1.5g（酒炒） 当归 1.5g（酒洗） 丹皮 1.5g 山栀子 9g（炒） 白芥子 6g（炒，研） 柴胡 3g 香附 3g（酒炒） 川郁金 3g（醋炒） 黄芩 3g（酒炒） 生甘草 3g

【用法】水煎服。

【功用】解郁调经止痛。

【主治】妇人经前腹疼数日，而后经水行，经来多紫黑块。

【止痛原理】方中白芍、当归养血活血，缓急止痛，《名医别录》称白芍能"通顺血脉，缓中"；柴胡、香附、郁金疏肝气，解肝郁，止疼痛；丹皮、山栀子、黄芩清肝热，降肝火；白芥子，《本草纲目》谓其"利气豁痰，除寒暖中，散肿止痛。治……筋骨腰节诸痛"；生甘草缓急止痛。本方为辨证止痛结合对症止痛。

⊙ 茺蔚老姜汤《蒲辅周医疗经验》

【组成】茺蔚子（益母草代亦可）30g 煨老生姜 30g 红糖 60g

【用法】煎取 750ml，分 3 次热服。每月行经时服之。

【功用】活血调经，温经止痛。

【主治】经行腹痛。

【止痛原理】方中茺蔚子调经活血，《本草纲目》谓其"顺气活血，养肝益心，调女人经脉"；煨老生姜、红糖温经散寒，活血止痛。药虽三味，功专力强，活血调经，温经止痛。本方以辨证止痛为主。

⊙ 通经止痛汤《临证医案医方》

【组成】酒丹参 30g 杭白芍 30g 醋柴胡 9g 当归尾 9g 酒川芎 6g 鸡血藤 15g 延胡索 12g 乌药 9g 香附 9g 青皮 陈皮各 9g 苏梗 桔梗各 6g 甘草 3g

【用法】水煎服。

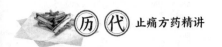

【功用】活血理气，调经止痛。

【主治】痛经属气滞血瘀型。经前或经期小腹胀痛，按之痛甚，经行量少不畅，色紫有块，舌质紫黯，脉沉弦或沉涩。

【止痛原理】本方以丹参、当归尾、川芎、鸡血藤、延胡索活血调经止痛；香附、青皮、陈皮、苏梗、桔梗、乌药理气解郁止痛；白芍酸敛缓急，柴胡辛散解郁，二药相伍为用，调和气血而止痛；甘草调和诸药，缓急止痛。诸药合用，活血理气，调经止痛。本方为对症结合辨证止痛。

⊙ 调经益母丸《成方便读》

【组成】熟地 240g　归身 90g　香附 60g　川芎　延胡索各 60g　蒲黄 20g　炮姜 1.5g

【用法】每服 9～15g，白开水送服。

【功用】理气活血止痛。

【主治】妇人血气虚寒，或经行前后凝滞作痛；及产后因虚恶露不行。

【止痛原理】方中以熟地大补阴血为君；归身养血和血止痛为臣；而佐之以川芎活血理气止痛，使之补而不滞；香附、延胡索行气止痛调经；蒲黄生用去其瘀，《本草经疏》谓其"治停积瘀血"；炮姜温中散寒，以助药力，则虚者得补，而滞者可行。诸药相配，理气养血，调经止痛。本方以辨证止痛为主，结合对症止痛。

⊙ 填经止痛丹《辨证录》

【组成】熟地 60g　山茱萸 15g　山药 9g　甘草 3g　肉桂 1.5g

【用法】水煎服。

【功用】滋补肝肾。

【主治】妇人肾气空虚，经后小腹作痛。

【止痛原理】本方为六味地黄丸减去丹皮、泽泻、茯苓，加入甘草、肉桂而成。其中熟地滋补肝肾之血，《本草从新》谓其"滋肾水，封填骨髓，利血脉，补益真阴"，山茱萸填补肝肾之精，山药、甘草补益脾肾之气，肉桂散寒止痛，温经通脉。诸药相配，滋补肝肾，温通经脉止痛。本方为辨证止痛结合对症止痛。

⊙ 三才大补丸《陈素庵妇科补解》

【组成】人参　白术　杜仲　熟地黄　当归　川芎　香附　黄芪　白芍

熟艾　补骨脂　阿胶　山药

【用法】生姜汤送下。如余血未尽痛不止者，可先服艾附丸 60～90g。

【功用】补气养血，调经止痛。

【主治】妇人经行后腹痛。

【止痛原理】方中人参、黄芪大补元气，白术、山药健脾益气，气旺则生血行血；以杜仲、补骨脂温补肾阳，助命门之火而温脾土，暖子宫；以白芍、当归养血活血，柔肝止痛；以熟地、阿胶滋阴补肾，肝肾同补，精血充盈，血海得养，胞宫舒畅而不拘急疼痛；川芎活血行气止痛；香附调经止痛，《滇南本草》谓其"调血中之气，开郁"；艾叶温经活血，散寒止痛。诸药相配，补气健脾，调经止痛。本方为对症止痛结合辨证止痛。

⊙ **小琥珀散**《女科指掌》

【组成】当归　乌药　蓬术（醋炒）

【用法】上为末。每服 6g，酒调下。

【功用】活血调经，散寒止痛。

【主治】妇女炎天临月经，误伤生冷忽然停，后来欲至先疼痛。

【止痛原理】方中当归补血和血，调经止痛；乌药散寒止痛；蓬术，《日华子本草》谓其"治一切气，开胃消食，通月经，消瘀血"。诸药合用，活血调经，散寒止痛。三药均归肝经又止痛，效专力宏。本方为对症止痛、归经止痛结合辨证止痛。

参考文献

[1] 郭起岳，吴清和，操红缨，等.乌鸡白凤丸治疗原发性痛经的实验研究 [J].西北药学杂志，2016，31(5)：482-485.

[2] 张瑜，白雁，赵福民，等.少腹逐瘀冲剂的药理实验研究 [J].中成药，1997，19（11）：34.

疮　疡　痛

中医学认为，人体的结构层次可分为皮、肉、脉、筋、骨五层，将病损发于皮肤之上（表皮）者谓疮，病损累及皮里肉外（真皮）者谓疡。西医学认为，因不同种类的致病微生物侵入人体后，局部可出现充血、间质水肿、细胞变性、坏死等急性炎症变化，常见于皮肤及皮下感染、手部感染、慢性窦道、瘘管和溃疡、脓肿、全身化脓性感染与休克、糖尿病并发症、骨科疾患等多种内科、外科病症。

中医学把本病的发生归因于病邪引起脏腑功能失调，气血循行紊乱，导致局部气滞血凝，郁阻经络，蕴郁生疮。《素问·生气通天论》谓："营气不从，逆于肉理，乃生痈肿"，表明局部气血凝滞是疮疡发生的病理基础。经脉被凝滞的气血阻塞，"不通则痛"。临床治疗须根据临证四诊所得进行辨证施治。

⊙ 二青散《外科大成》

【组成】青黛　白及　白蔹　白薇　白芷　白鲜皮　朴消　水龙骨　黄柏各30g　天黄粉90g　大黄120g　青露（即芙蓉叶）90g

【用法】上为末。用醋、蜜调敷。

【功用】清热解毒，消肿排脓。

【主治】一切焮热红肿热痛阳毒，脓未成者；疫喉痧遗毒，颈项漫肿，尚未化脓者。

【止痛原理】方中青黛味咸、性寒，归肝、肺、胃经，具有清热解毒之功效。白及具有止血抗菌和促进伤口愈合的作用。白蔹清热解毒止痛。白薇苦咸寒，归胃及肝经，有清热凉血、通淋、解毒之功效。白芷功擅散风除湿，通窍止痛，消肿排脓。白鲜皮苦寒，有祛风燥湿、清热解毒止痒之功效，《本草纲目》谓其："气寒善行，味苦性燥……为诸黄风痹要药，世医止施之疮科，浅矣。"黄柏、大黄具有清湿热、解毒之功效，其中黄柏的主要成分黄柏内脂抗菌作用显著；朴消（芒硝）的主要成分为硫酸钠，外用形成高渗环境，解毒消肿，与黄柏合用增强其抗感染、消肿的功效，可减轻症状，并有一定改善末梢循环的作用。龙骨安神定志。天黄粉为清热泻火药，可消肿排脓、败火毒、散瘀积、去恶腐、生新肉，此药既可走气分，又入血分。青露（芙蓉叶）为清热解毒药，其化学成分中的黄酮类及鞣质可降低局部毛细血管的通透性，减少炎性渗出，通过改善血液循环和收敛作用达到消炎目的。诸药合用，共同发挥清热解毒、消肿排脓的作用。本方以辨证止痛为主，结合定位止痛。

⊙ 二味消毒散《外科大成》

【异名】二味拔毒散（《医宗金鉴》）、二味败毒散（《药奁启秘》）。

【组成】白矾 30g　明雄黄 6g

【用法】上为末。茶清调化，蘸抹患处。

【功用】杀菌化腐，燥湿敛疮。

【主治】风湿热毒引起的疮疡、湿疹，红肿痒痛，及毒虫咬伤。

【止痛原理】方中雄黄解毒力强，并能止痒。明矾有收敛解毒之功，配伍应用使湿热毒邪得以清解而获良效。《医宗金鉴》记载："此散治风湿诸疮，红肿痛痒，疥痱等疾，甚效。"又称"上二味为末，用茶清调化，鹅翎蘸扫患处，痒痛自止，红肿自消。"本方以辨证止痛为主。

⊙ 大通丸《普济方》引《博济方》

【组成】金钗石斛 30g　牛膝 30g（酒浸）　大附子 2 个 30g（去皮脐）干姜 9g（炒）　豆蔻 4 个（去壳，面煨）　槟榔 4 个　木香 3g　菊花 60g　硫黄 3g　白花蛇酒（酒浸，去皮骨）60g　枸杞子 60g（九蒸九晒，炒）

【用法】上为末，为丸，如梧桐子大，空腹服下；妇人，当归酒下。

【功用】祛风散寒，除湿止痛。

【主治】丈夫肾脏风，上攻下注，脚膝疼痛生疮；及小便膀胱宿冷，滞气攻刺腹胁；并妇人血风攻注，脚膝拘挛。

【止痛原理】方中石斛强阴益精，柔肝舒筋。牛膝补肝肾，强筋骨，化瘀血，兼引血下行。附子、干姜是中药温里药的两员猛将。重用附子，取其祛湿散寒之功。佐以少量干姜，取其温脾入里，发越内寒之意，兼能制附子之毒。附子辛、大热有毒，入心、脾、肺经，具回阳救逆，温肾散寒，止痛之功。《本草纲目》曰："附子……乃除寒湿之圣药……"干姜辛热，入心、肺、脾、胃、肝经，有温脾暖胃，温中止泻之功。《珍珠囊》谓附子"……去脏腑沉寒痼冷，二也……治感寒腹痛，四也"。豆蔻有化湿开胃、温脾止泻之功效。槟榔下气利水。木香行气止痛，温中和胃。菊花散热疏风，清肝明目，抗菌消炎。枸杞滋补肝肾，益精明目，清热凉血。硫黄性温，归肾与大肠经，合附子、干姜三药均有补火助肾，下壮元阳之功。白花蛇祛风通络，协同诸药共奏祛风散寒、除湿、蠲痹止痛之功。本方为辨证止痛结合对症止痛。

⊙ 大黄散《圣济总录》

【组成】大黄　栝楼根　黄芩（去黑心）　百合　当归（切，焙）各 15g

葛根 30g（锉） 黄柏根（锉） 芒硝 赤小豆各 3g 粳米 27g

【用法】上锉，焙，捣为散，调膏，涂患处，每日 1 换。

【功用】清热泻火解毒，渗湿消肿止痛。

【主治】诸热毒肿痛，欲成疮疖者。

【止痛原理】方中大黄既能活血化瘀、开塞消肿，又可清热解毒、渗湿消肿。黄柏、黄芩清热燥湿、消炎镇痛。瓜蒌消痰散结。当归养血活血。百合清火润燥、益胃生津，更加葛根润燥生津。芒硝性寒、味咸，有泻下软坚、清热泻火之功效。赤小豆性味甘酸平，可利尿、清湿热、消肿。粳米在《名医别录》中记载其气味为"甘苦平，无毒"，其主治为"益气止烦止渴止泄"。全方共奏清热泻火解毒、渗湿消肿止痛之功。本方以辨证止痛为主。

⊙ 太平散《全国中药成药处方集》沈阳方

【组成】川乌 9g 生草乌 9g 生半夏 6g 荜茇 6g 生南星 9g 细辛 15g 胡椒 15g 蟾酥 6g

【用法】上为末，酒调下，敷于患处，每次 3g。

【功用】麻醉神经，止痛。

【主治】痈肿已溃未溃，疼痛不止，或疮疡痛极时。

【宜忌】不可内服。

【止痛原理】方中川乌、草乌皆为乌头，其中草乌药性更强。乌头辛热大毒，祛风散寒，消肿止痛。半夏、南星均具有毒性，皆能燥湿化痰，为治湿痰、寒痰要药。半夏专入脾、胃经，善治脏腑之湿痰，生用外治痈肿。天南星则兼走经络，善治风痰，兼能消肿止痛，生用外治痈肿。荜茇清热解毒。胡椒行气止痛。蟾酥、细辛、草乌温经通络止痛，细辛辛温入太阳、少阴经，合川乌、草乌三药合用温通表里、散寒止痛。诸药合用，制成散剂外敷给药，通过局部渗透和经络敷布，使药力直达病所，发挥调整局部和全身功能的双重作用，以收温经通络、化瘀解毒止痛之功。本方为对症止痛结合辨证止痛。

⊙ 内托黄芪汤《外科理例·附方》

【组成】黄芪（盐水拌炒） 麦门冬（去心） 熟地黄（酒拌） 人参 茯苓各 3g 白术（炒） 川芎 官桂 远志（去心） 当归（酒拌）各 15g 炙甘草 9g

【用法】水煎服，加生姜 3 片，大枣 2 枚，食后服。

【功用】益气养血，滋阴补肾，祛瘀止痛。

【主治】溃疡作痛，倦怠少食，无睡，自汗，口干或发热，久不愈。

【止痛原理】方中黄芪益气，以推动全身气血运行。熟地滋阴补益脾肾。人参补气调养营卫，止渴安神、除烦躁，与麦门冬、甘草为伍除热泻心火，行水生津。白术性温、味甘苦，入脾、胃经，功可补气健脾、燥湿利水，与茯苓为伍可补下焦之气，泻肾中之火。川芎调气活血、祛瘀止痛，为血中之气药。官桂温经通络、散寒止痛。远志消肿止痛。当归甘温，养血补虚，为补血良药，补血而活血。炙甘草益气缓中，调和诸药。全方共同发挥益气养血、滋阴补肾、活血祛瘀止痛的作用。本方以辨证止痛为主。

⊙ **五参丸**《普济方》引《澹寮集验方》

【组成】人参　杜参　玄参　苦参　沙参各等分　一方用紫参（即沙参之紫花者）

【用法】上为细末，面糊为丸，开水服用。

【功用】益气养阴，清心解毒。

【主治】心经有热，疮赤而痛；心肾虚，疮痒而黑。

【止痛原理】方中沙参味甘微苦、性微寒，归肺、胃经，具有养阴清肺、益胃生津之功效。人参性味甘平微苦，归脾、肺、心经，具有大补元气、复脉固脱、补脾益肺之功效。玄参清热养阴、解毒散结。苦参清热燥湿。紫参性味苦酸寒，具有清热凉血解毒之功效，既清热又收敛。全方共同发挥益气养阴、清心除烦的作用。本方以辨证止痛为主。

⊙ **木香散**《保命集》

【异名】化坚汤（《洁古家珍》）。

【组成】地骨皮 30g（去上皮）　木香 15g　穿山甲 9g　麝香 3g

【用法】上为末，每服 9g，酒调下；小儿斑后生痈，米饮汤调下。

【功用】理气活血，消肿止痛。

【主治】疮难消，不能作脓，痛不止。

【止痛原理】方中重用地骨皮清热养阴凉血，为君药。辅以行气消胀、调理气血、通经的木香，起到理气止痛的作用，《本草纲目》称："木香乃三焦气分之药，能升降诸气。"佐以穿山甲软坚散结、活血化瘀，以及芳香走窜通经之品麝香，既可行气又可活血。全方配伍严谨，理气活血、消肿止痛。本方为辨证止痛结合对症止痛。

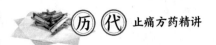

⊙ **止痛丸**《外科十三方考》

【组成】生地 15g　栀子 9g　黄芩 15g　柴胡 3g　黄连 3g　元参 15g　寸冬 9g　大黄 9g　木香 9g　白芷 9g　丁香 9g　苍术 9g　木通 9g　辛夷 9g　乳香 9g　小茴香 3g　薄荷 6g　羊草 9g

【用法】上为细末，用阿片膏为丸，约药末 6g，阿片膏 3g，丸如梧桐子大。每服 1～2 丸，冷水服，服后不食热饭，以防副作用，如临睡前服，则可免。

【功用】泻火解毒，消肿止痛。

【主治】疮疡疼痛。

【止痛原理】方中黄连、黄芩、栀子为清热解毒药，与大黄合用使解毒之力更专。柴胡、木香、丁香疏达肝胆气机、疏导行气，配大黄泻下通腑，荡涤有形之积滞。小茴香、乳香使局部血液循环加快、活血化瘀、消肿止痛、温经理气通络。生地、元参、寸冬益气养阴。白芷、辛夷、薄荷补气益肺、清泻肝胆实火而排脓。苍术味苦气味芳香，功能醒脾助运、开郁宽中、疏化水湿，木通助其利湿作用。更稍加羊草以增强镇静、降逆止呕之功。本方以辨证止痛为主结合对症止痛。

参考文献

[1] 彭锐，程杰，郑启新，等. 明胶白及胶敷料的抗炎镇痛药效学研究 [J]. 中国中医骨伤科杂志，2004，12（6）：15-17.

[2] 苏军，刘明明，王爱斌，等. 黄柏芒硝治疗冻疮 62 例 [J]. 临床军医杂志，2002，6（3）：105-106.

[3] 雷载权. 中华临床中药学 [M]. 北京：人民卫生出版社，1998.

[4] 卫琮玲，闫杏莲，柏李，等. 地骨皮的镇痛作用 [J]. 中草药. 2000，31（9）：688-689.

外 伤 痛

外伤痛是指外力伤及躯体的筋、骨、皮、肉出现以局部疼痛、肿胀及功能障碍为主要临床表现的一类病证。西医学根据其受伤的具体类型分为骨折、脱臼、伤筋、创伤等疾病范畴。

中医学认为，素体（先天）禀赋不足或后天失养，气血虚弱，肝肾虚损，外受暴力伤害，如跌仆、坠堕、撞击、扭伤等，内外致病因素相合，导致气血运行紊乱，皮肉、筋骨失去濡养，以致所伤局部出现疼痛、肿胀及活动受限等。临床须通过四诊分析，推求病因，审因论治。

⊙ 二十五味药《奇效良方》

【异名】二十五治损方（《古今医统》）。

【组成】香白芷（醋炒） 紫金皮（醋炒） 刘寄奴 川当归（盐炒） 赤芍（米泔浸） 黑牵牛 川牛膝（茶水浸） 生地黄（盐水浸，炒） 川芎 乳香 没药 破故纸（醋炒） 木通 自然铜 草乌（醋炒） 木香 川乌（火煨） 藿香 骨碎补 木贼 官桂 羌活 独活各30g 熟地（盐水炒） 杜牛膝（茶水炒）各15g

【用法】为末，炼蜜为丸。病在上食后服，病在下食前服，在中者不拘时服。

【功用】理气活血，化瘀消肿，祛风散寒。

【主治】跌打损伤，骨碎骨折，筋断刺痛，不问轻重。

【止痛原理】方中白芷祛风通络、升散行气止痛。紫金皮性味辛凉，理气活血、祛风通络。刘寄奴性温、味苦，可活血通经、敛疮消肿，《本草求真》述："刘寄奴，味苦微温，多能破血通经、除癥下胀。"当归、生地、赤芍、川芎活血和营、散瘀止痛，其中川芎为血中之气药，引血中之气上行巅顶，下至气海，又具有祛瘀通络止痛之功。牵牛泻下去积，外伤气滞血瘀者使用泻下法，旨在"大便一通则一身之气皆通"，本方重用牵牛，取其滑利下行，通利腰部经脉之功。《日华子本草》谓其"取腰痛……并一切气壅滞"。可见牵牛具有走窜、滑利之功。川牛膝破血通经，引瘀下行，清代汪昂在《本草易读》中谓杜牛膝（即土牛膝）"破瘀止血、杀虫解毒……疗肿疼之乳蛾"。乳香、没药、自然铜活血化瘀、破血通经止痛，意在增强原方行气活血之力。破故纸、骨碎补补肝肾、益筋骨。木通、木香、藿香宣通血脉、利湿行气。木贼清肝火、散郁结。官桂、熟地填精补血、温通血脉。更加草乌、川乌、羌活、独活以助祛风散寒、温散寒凝、温通经脉之力。全方共奏理气活血、化瘀消肿、祛风散寒、宣通血脉之功。本方为对症止痛结合辨证止痛。

⊙ 七厘散《跌损妙方》

【组成】归尾 红花 桃仁 大黄（酒浸） 自然铜（醋煅七次）各3g

地鳖虫（去头足，炙焦）15g　黄麻根（烧存性）　乳香　没药　儿茶　朱砂　雄黄　骨碎补　古铜钱（醋煅七次）各9g　麝香1.5g

【用法】上为末。每服，成人3g，小儿2g，陈酒送下，汗出为度。

【功用】活血化瘀，通络止痛。

【主治】折伤。

【备考】《种福堂方》有血竭9g。

【止痛原理】方中伍用骨碎补、当归、乳香、没药以温通经脉，鼓舞气血运行，加速骨折愈合。自然铜与古铜钱合用接骨续筋。现代研究证明，骨折愈合需多种微量元素参与，自然铜除可提供铁外，还提供铜、锰、硒、钴等微量元素以供组织修复。李时珍云："自然铜接骨之功与铜屑同，不可诬也。但接骨后不可常服，即便理气活血可尔。"酒大黄、桃仁、红花、儿茶加强活血化瘀、通络止痛之功效，更加地鳖虫取其逐瘀通络、通则不痛之功效。少佐朱砂安神清热。麝香芳香走窜，能通诸经，活血祛瘀，行滞散结，开经络之壅滞，理气血之不畅，为诸药引导，无所不至。更加黄麻根以清热止血、止痛、舒筋活络，伍用雄黄以毒攻毒。合方共奏活血化瘀、通络止痛之功。本方为对症止痛结合定位止痛、辨证止痛。

⊙ 七味定痛散《摄生众妙方》

【组成】白术6g　当归6g　乳香3g　没药3g　甘草3g　白芷3g　羌活2.4g　人参3g

【用法】上为细末，水调成膏。每服3g，用无灰冷酒调下，随以热酒尽量饮。

【功用】消肿止痛、活血化瘀。

【主治】伤损；杖疮疼痛。

【止痛原理】方中白术、当归、甘草缓急止痛、益气养血敛阴。白术补气，当归养血，二药合用可相辅相成，气血双补。乳香、没药为外伤活血祛瘀、止痛、消肿生肌要药。白芷、羌活祛风止痛。《神农本草经》谓："羌活入肺解风寒，所以气血行而痛止也。"故羌活既能辛温解表，通痹止痛，又能行气血而止痛。人参大补元气，是以气行则血行，气滞则血瘀。酒可活血行气，配伍应用则经络畅通，以助全方消肿止痛、活血化瘀之功。本方为辨证止痛结合对症止痛。

⊙ 八厘散《医宗金鉴》

【组成】苏木面3g　半两钱3g　自然铜（醋淬7次）9g　乳香9g　没药

9g　血竭 9g　麝香 0.3g　红花 3g　丁香 1.5g　番木鳖（油炸，去毛）3g

【用法】上为细末。黄酒温服，童便调亦可。

【功用】接骨散瘀止痛。

【主治】眼胞伤损而瞳神不碎者；被坠堕打伤震动盖顶骨缝，以致脑筋转拧疼痛，昏迷不省人事，少时或明者。

【宜忌】忌生冷发物，猪头肉、茶水、糯米粥。

【止痛原理】方中苏木活血化瘀、疗伤止痛。半两钱、自然铜、血竭续筋接骨、散瘀止痛。乳香、没药、红花活血定痛。麝香、丁香芳香辛窜，通经活络，加强活血化瘀、消炎镇痛之力。番木鳖性寒、味苦，具有散血热、消痛肿之功效。黄酒或童便皆作为佐使药，引上述药物直达病所，以加强续筋接骨、散瘀止痛的功效。本方为对症止痛结合辨证止痛。

⊙ 八仙逍遥汤《医宗金鉴》

【组成】防风　荆芥　川芎　甘草各 3g　当归（酒洗）　黄柏各 6g　茅山苍术　牡丹皮　川椒各 9g　苦参 15g

【用法】共合一处，装白布袋内，扎口。开水熏洗患处。

【功用】祛风利湿，活血化瘀，通络止痛。

【主治】跌打损伤，肿硬疼痛；及一切冷振风湿，筋骨、血肉、肢体酸痛。

【止痛原理】《医宗金鉴》谓本方："专治跌仆损伤、肿硬疼痛及一切冷振风湿，筋骨血肉肢体酸痛诸证。"方中防风、荆芥疏风解表止痛。黄柏、茅山苍术、苦参清热燥湿。川芎为血中之气药，善于理气活血，行血中之气，上达巅顶，下至气海，祛瘀通络止痛。当归、牡丹皮滋阴养血、和血止痛。川椒则取其温中散寒止痛之效。甘草调和诸药，以协同诸药发挥祛风利湿、活血化瘀、通络止痛的作用。本方为对症止痛结合辨证止痛。

⊙ 三棱和伤汤《中医伤科学讲义》

【组成】三棱　莪术各 6g　青皮 9g　陈皮 12g　白术 6g　枳壳 9g　当归　白芍各 15g　党参 12g　乳香　没药各 6g　甘草 3g

【用法】水煎服。

【功用】行气活血，散瘀止痛。

【主治】胸胁陈伤，气滞血瘀，隐隐作痛。

【止痛原理】张锡纯善用破血药三棱、莪术，认为其能治一切血凝气滞之证。三棱破血之力大于破气，莪术破气之力大于破血。青皮破气故易伤正气，陈皮力缓不易伤正气，《本草纲目》曰："橘皮，苦能泻能燥，辛能散，温能和，其治百病，总是取其理气燥湿之功，同补药则补，同泻药则泻，同升药则升，同降药则降。"白术补脾胃。党参、甘草同用则补肺气。枳壳行气消胀。当归入肝、脾经，能补血养血、和血活血，与白芍相须为用。当归性动，白芍性静，二药合用可互补其偏，互助其用，养血活血，疏肝平肝。《傅青主女科》记载："肝平则自不克伐脾土，阳明之气血自通。"乳香、没药配用则活血止痛、消肿生肌之力量大增。诸药合用，以破血化瘀，理气止痛。本方为对症止痛结合辨证止痛。

⊙ 大红膏《御药院方》

【组成】当归30g（锉）　赤芍药30g（锉）　天台乌药30g（锉）　小油250g（以上3味浸油7日7夜）　没药30g　乳香60g　琥珀30g（以上同研为细末）　沥青500g　黄丹300g

【用法】先熬沥青，次入另研药3味搅匀，最后入黄丹。每用热铁箆子摊在厚软纸上，贴患处。

【功用】活血化瘀，消肿止痛，通络散结。

【主治】从高下坠，落马伤损，瘀血结滞，筋骨挛急，肌肉肿硬，痛不可忍者。

【止痛原理】方中主药当归、赤芍既济阴亏损之本，又可祛瘀止痛而治标。乌药最善于温行气滞寒郁，属"气中血药"。取小油制剂，以利透皮达经，药物循经抵病所止痛。乳香、没药活血止痛、消肿生肌。张锡纯《医学衷中参西录》记载："乳香、没药二药并用，为宣通脏腑、流通经络之要药，故凡心胃胁腹肢体关节诸疼痛皆能治之。"加用琥珀活血止痛行气之力更强。沥青在溶化状态为黏稠液体，有流动性，其与固体物质有较强黏合作用，与人体皮肤亦有强黏合作用，冷却后变为固态则黏合更牢固。黄丹拔毒生肌杀虫，协同诸药共奏活血化瘀、消肿止痛、通络散结之功。本方为对症止痛结合定位止痛、辨证止痛。

【现代研究】现代药理研究认为，本方利用丹、油熬膏作赋形剂，能防腐防燥，保护患处皮肤，药效持久，外用贴敷渗透性强，可有效刺激神经末梢，扩张血管，促进局部血液循环，调整机体抵抗力，以迅速达到消炎散结镇痛的效果。

⊙ 大风门散《外科集腋》

【组成】独活　羌活　木瓜　川牛膝　威灵仙各30g　细辛　制首乌　钻

地风 川乌（炮，去尖） 防风 川芎 五加皮 苍术（炒） 白芷 草乌（炮，去皮尖） 穿山甲各 15g

【用法】上为末。每服 3g，酒送下。

【功用】祛风散寒，舒筋活络。

【主治】跌打之后，伤入骨髓，隐隐作痛，四肢沉重，麻木无力。

【止痛原理】方中独活、羌活为君药，取其理伏风，善祛下焦、上焦与筋骨间风寒湿邪而散寒止痛之功。木瓜祛湿热，利筋骨，和胃化湿，为柔肝舒筋活络之要药。川牛膝、制首乌、五加皮祛风湿兼补肝肾。威灵仙、防风、钻地风祛风胜湿，舒筋活络。伍以细辛发散阴经风寒，搜剔筋骨风湿而止痛。川芎活血行气，为"血中之气药"。川乌、草乌温通血脉。穿山甲通络止痛。苍术、白芷燥湿止痛。诸药合用，共奏祛风散寒、舒筋活络之功效。本方为对症止痛结合辨证止痛。

⊙ 大乳没散《杂病源流犀烛》

【组成】白术 当归 白芷 炙甘草 没药（研匀）各 9g 乳香 6g（另研） 桂心 6g

【用法】上为极细末，每服 9g，温酒送下。

【功用】理气活血，温经通络，宣痹止痛。

【主治】跌打损伤，痛不可忍。

【止痛原理】方中白术气味甘温，乃健脾要药，可益气和中，理胃益土；当归甘辛而温，补血活血，润肠通便，善治血虚、血瘀之证。两者合用，双补气血以扶正固本，使脾气足。乳香、没药伍用，出自《证治准绳》之"乳香止痛散"，张锡纯《医学衷中参西录》云："二药并用，为宣通脏腑，流通经络之要药，故凡心胃胁痛，肢体关节诸痛皆能治之。"白芷属辛温疏散之品，其走表行里，止痛功效尤强。桂心辛甘温，善于走散，外可解肌发表以散风寒，内可温经通络以止痹痛。炙甘草味甘而缓中调和诸药。全方共奏理气活血、温经通络、宣痹止痛之功效。本方为对症止痛结合辨证止痛。

⊙ 大活血丸《证治准绳·疡医》

【组成】青桑炭 500g 栗囷 骨碎补 南星（制） 白芍药 牛膝 川乌（炮） 黑豆（酒煮）各 50g 自然铜 木鳖子各 24g 细辛 30g 降真香节 枫香各 9g 乳香 没药 血竭各 18g

【用法】上为末，醋煮秫米粉糊。每用 1 丸，用无灰酒磨化服。

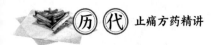

【功用】活血化瘀，温经散寒，通络止痛。

【主治】打扑伤损，折骨碎筋，瘀血肿痛，瘫痪顽痹，四肢酸痛，一切痛风。

【止痛原理】方中青桑炭性甘平，具有解毒、消肿、清热利水的作用。栗间味甘性温，能健脾胃、止泄泻，又可补肾气、强筋骨，《名医别录》谓其"主益气，厚肠胃，补肾气，令人忍饥"。骨碎补、牛膝补肾强骨、壮腰膝而续伤止痛。南星除湿止痉、消肿止痛。细辛、川乌温肾壮阳、温经散寒、通络止痛。《本草经读》谓："芍药，气平下降，味苦下泄而走血，为攻下之品，非补养之物也……气滞之病，其主之者，以苦平而泄其气也；血滞之病，其主之者，以苦平而行其血也"，故白芍能通营卫气血，气顺血和，并养血柔肝，使脾健血旺，经脉得养能荣。黑豆活血利水、祛风祛毒。自然铜、乳香、没药、血竭活血化瘀、抗炎镇痛、续筋接骨。降真香节味辛性温，归肝、脾、心经，功能活血散瘀、止血定痛、降气辟秽，《得配本草》记载其"入血分而降气，治怒气而止血"。枫香祛风湿、行气解毒。木鳖子疏结泄壅、清热消肿、化毒止痛，加醋可增强散瘀血、消肿止痛之功效。诸药合用，共奏活血化瘀、温经散寒、通络止痛之功。

⊙ 回生第一丹《北京市中药成方选集》

【组成】土鳖虫300g（活者最好，应用480g）　血竭120g　当归600g　自然铜（煅）180g　乳香（炙）120g

【用法】上为细末，每260g细粉兑入麝香12g，朱砂24g。共研为细粉，每服0.6g，温黄酒送下，温水亦可，每日2次。按病状酌减。

【功用】活血化瘀，消肿止痛。

【主治】跌打损伤，闪腰岔气，血瘀疼痛。

【宜忌】孕妇勿服。

【止痛原理】方中土鳖虫破血逐瘀，活血通经。血竭、当归、乳香活血化瘀，祛瘀消肿止痛。自然铜续筋接骨，通络止痛。朱砂清热解毒，泻火止痛。麝香气味芳香，走窜力强，能引药直达病所。合方诸药性味猛烈，辛散走窜，共奏活血化瘀、消肿止痛之功。本方为对症止痛结合辨证止痛。

参考文献

[1] 汤学伟，张旭珍.骨痛三合膏治疗骨关节炎痛症189例[J].广西中医药，1996，19（3）：16,19.

毒 虫 伤 痛

　　毒虫伤痛是指人体被蜈蚣、蜂、蝎等有毒昆虫和毒蛇等蜇伤或咬伤后，毒液侵入创口，出现疼痛不适，或伴有红、肿、热、痒等局部症状，严重者可有全身反应。西医学的昆虫蜇伤或毒蛇咬伤均属于本病范畴。

　　本病的发生主要是由于突然感受毒虫外袭，风火毒邪随经入络，渗入营血，壅遏上、中、下三焦，深及脏腑，发生中毒，甚者可致死亡或肢体残疾。临床治疗须根据四诊所得，结合不同毒虫的致病特点，审证求因，辨证施治；必要时采用中西医结合综合治疗。

⊙ 一上散《洁古家珍》

　　【组成】半夏 3g（生用，为细末）　雄黄 3g（另研）　巴豆 1 个（去皮，研如泥）

　　【用法】上 3 味，同和匀，上之。

　　【功用】解毒杀虫，化痰祛脓，消肿止痛。

　　【主治】蝎蜇痛。

　　【止痛原理】方中取生半夏研末是取其以毒攻毒、化痰祛脓之功，冀达到祛腐生新之效。外用雄黄辛温有毒，具有清热解毒、化瘀消肿、燥湿杀虫之功效。巴豆外用则可解毒杀虫。三药合用，共奏解毒杀虫、化痰祛脓、消肿止痛之功效。

⊙ 马齿苋敷方《圣济总录》

　　【组成】马齿苋叶（洗，切）

　　【用法】上药烂研，厚敷之。

　　【功用】清热解毒，凉血活血。

　　【主治】五毒虫蜇，赤痛不止。

　　【止痛原理】方中马齿苋性寒味酸，外用具有清热解毒、凉血活血之功效。本方为辨证止痛。

⊙ 乌头涂敷方《圣济总录》

　　【组成】乌头（去皮脐）

【用法】上为细末。每用少许，以津液调涂敷。

【功用】温经散寒止痛。

【主治】蝎螫疼痛。

【止痛原理】方中乌头味辛热，具有温经散寒止痛之功效，现代药理研究证实其有抗炎、镇痛、局部麻醉的作用。将其研粉以唾液调敷，通过唾液的渗透作用增强了局部的温运止痛功效。唾液中含多种溶菌酶和免疫球蛋白，有杀菌作用。晨起唾液最佳，有效浓度大，民间对虫叮咬、痈肿初起多用唾液涂局部，可起到止痒消肿作用。

⊙ **乌白散**《卫生宝鉴》

【组成】乌鱼骨 30g　白矾 6g

【用法】上为极细末。搐鼻在健侧。

【功用】解毒杀虫，敛疮止痛，燥湿止痒。

【主治】蝎螫痛不可忍。

【止痛原理】《医林纂要》谓乌鱼："补心养阴，澄清肾水，行水渗湿，解毒去热。"乌鱼性味甘、平，入脾、胃、肺、大肠经，具有补脾利水、通气消胀、益阴壮阳、养血补虚、养心补肾、益精髓、祛风之功效。白矾味酸涩而性寒，在《本草纲目》中称其有"止血定痛、蚀恶肉、生好肉、治痈疽疔肿恶疮"之功效，本方取其解毒杀虫、燥湿止痒和消炎的功效。两药协同，则解毒杀虫、敛疮止痛、燥湿止痒之力更强。本方为辨证止痛结合对症止痛。

⊙ **蜂房膏**《圣济总录》

【组成】蜂房（锉）　苍耳各 15g

【用法】上为末，用蓝青汁调。厚涂螫处。

【功用】祛瘀化毒，消肿止痛。

【主治】蜂螫疼痛。

【止痛原理】《本草便读》云："露蜂房入阳明而质毒，疔疮瘰疬宜求……附骨痈疽，制方可采。"《名医别录》称其能"疗蜂毒，毒肿……治诸恶疽、附骨疽，根在脏腑，历节肿出、疔肿恶脉诸毒皆瘥"。故方中取蜂房攻毒疗疮、清热解毒之功。苍耳苦辛，性微寒，具有祛风除湿、解毒镇痛功效。外用可消肿止痛、祛瘀化毒。

⊙ 麝香敷方《普济方》

【组成】麝香 3g

【用法】上为细末，封啮处，帛缚之。治蚕咬、鼠咬，密封涂之，用津调亦得。

【功用】消炎止痛，收敛解毒，祛腐生肌。

【主治】一切虫啮痛，及蚕咬、鼠咬。

【止痛原理】方中麝香辛香走窜，能通诸窍之不利，开经络之壅遏，散结止痛，具有消炎止痛、收敛解毒、祛腐生肌之功效。本方独取一味，为辨证止痛结合对症止痛。

【现代研究】现代药理研究证实，麝香的主要成分麝香酮具有扩张及增加冠脉血流量作用，对全身毛细血管也可能有扩张作用；麝香外用可促进局部血液循环，改善微循环，有助于组织修复，促进创面愈合；麝香还含蛋白质、树脂及无机盐等，外用时吸收快，有促进胶原纤维的形成及组织再生作用；麝香还有抗菌、抗炎作用。麝香外用生肌能力很强。

参考文献

[1] 徐国钧，黄泰康. 中药辞典. 北京：中国医药科技出版社，1998：136.

癌 性 痛

　　癌性痛是恶性肿瘤最常见的症状之一。在癌肿发展过程中，约 70%～80% 的患者有不同程度的疼痛，而肝癌、胰腺癌、骨肉瘤等往往一开始就有疼痛发生。西医学认为，肿瘤本身引起的疼痛与其部位、生长形势和速度有关。常见原因有癌瘤压迫、浸润神经或循环系统，造成神经纤维或肢体处于缺血状态而产生疼痛，或有被膜的器官组织因癌瘤增大，牵引、刺激而产生疼痛等。

　　中医学认为引起癌瘤的原因既有六淫外邪，又有七情内伤、饮食劳倦、房事不节、烟酒过度等。癌痛的病机可概分为虚实二端：实证者，多因各种病邪的侵袭与结聚，导致经络气血瘀阻不通，即"不通则痛"；属虚证者，则为阴阳气血不足，致使脏腑经络失于濡养或温煦，即"不荣则痛"。临床治疗须四诊合参，辨证施治，尤须注意辨其虚实错杂病机。

⊙ 飞龙阿魏化坚膏《外科正宗》

【异名】阿魏化坚膏（《医宗金鉴》）、飞龙化坚膏（《外科集腋》）。

【组成】蟾酥丸药末 1 料　金头蜈蚣 5 条（炙黄，去头足，研末）

【用法】熬成膏药摊贴，半个月一换，轻者渐消，重者亦可，不必停止。

【功用】清热解毒，消肿止痛。

【主治】失荣症及瘿瘤、乳岩、瘰疬，结毒初起坚硬如石，皮色不红，日久渐大，或疼或不疼，但未破者。

【止痛原理】方中金头蜈蚣可解毒、息风、生肌，能提高患处局部抵抗力。蟾酥具有拔毒、止痛、消肿、抗炎之功，其作用与激素相似。两药联合，共奏清热解毒、消肿止痛之功效。本方为对症止痛结合辨证止痛。

⊙ 六神丸《古今名方》引雷允上方

【组成】珍珠粉　犀牛黄　麝香各 4.5g　雄黄　蟾酥　冰片各 3g

【用法】上为细末，酒化蟾酥为丸，如芥子大，每服 5～10 丸，日 2～3 次。亦可外用。

【功用】清热解毒，消肿止痛。

【主治】咽喉肿痛或溃疡，白喉，扁桃体炎，口疮，痈疽，疔疮，小儿高热抽搐。现亦用于喉癌。

【宜忌】孕妇慎用。

【止痛原理】方中犀牛黄、麝香为主药，用以清热解毒、消肿散结。现代实验研究证实牛黄有镇痛作用。辅以咽喉要药冰片以加强清热化痰之功。配蟾酥以加强解毒消肿止痛之力。更加珍珠粉生肌，雄黄解毒。合方共同发挥清热解毒、消肿止痛之功。本方为对症止痛结合辨证止痛。

⊙ 少腹逐瘀汤《医林改错》

【组成】小茴香 1.5g（炒）　干姜 1.5g　延胡索 6g　没药 9g（研）　当归 6g　川芎 6g　官桂 1.5g　赤芍 6g　蒲黄 15g（生）　灵脂 6g（炒）

【用法】水煎服。

【功用】活血化瘀，温经止痛。

【主治】少腹积块疼痛，或有积块不疼痛，或疼痛而无积块，或少腹胀满，或经血见时先腰酸少腹胀，或经血一月三五次，接连不断，断而又来，色紫或黑，或块或崩漏，兼少腹痛，或粉红兼白带。多用于因冲任虚寒、瘀血内阻而致的痛经、慢性盆腔炎、肿瘤等，均有良好效果。

【**止痛原理**】《医林改错评注》曰：本方取《金匮》温经汤之意，合失笑散化裁而成少腹逐瘀汤。方中小茴香、干姜、官桂温经散寒止痛，通达下焦；延胡索、没药利气散瘀，消肿定痛；蒲黄、灵脂活血化瘀，散结止痛，其中蒲黄生用，重在活血祛瘀，灵脂用炒，重在止痛而不损胃气；当归、川芎乃阴中之阳药，血中之气药，合赤芍用以活血行气，散滞调经而止痛。全方共奏温经散寒、活血祛瘀、消肿止痛之功。本方止痛用药以对症止痛结合归经止痛、辨证止痛。

【**现代研究**】刘丹等采用冰水浴及注射盐酸肾上腺素方法造成 SD 大鼠寒凝血瘀模型，对其血液流变学、氧化应激因子、炎症介质及血管舒缩因子进行测定。结果显示，寒凝血瘀大鼠体内氧化应激反应、炎症反应与内皮功能障碍相互作用，互为因果。少腹逐瘀汤可通过调节血清氧化应激因子活性，抑制炎症介质合成与释放，改善血管舒缩运动，治疗寒凝血瘀证相关疾病。李素敏等通过实验研究证实，少腹逐瘀汤直肠给药可以有效改善盆腔炎性疾病，研究提示其可能通过抑制 P38MAPK 通路，进而减轻炎症反应。巩海亮等将少腹逐瘀汤配合针刺观察痛经大鼠的镇痛作用，实验结果显示少腹逐瘀汤配合针刺治疗可有效缓解大鼠原发性痛经，降低痛经大鼠子宫收缩强度，其机制可能与降低痛经大鼠血清 $PGF_{2\alpha}$ 含量，增加 PGE_2 含量有关。

参考文献

[1] 刘丹，池玉梅，邓海山，等 . 少腹逐瘀汤对寒凝血瘀模型大鼠氧化应激因子、炎性介质及血管舒缩因子的影响 [J]. 南京中医药大学学报 ,2014,30(3)：249-253.

[2] 李素敏，陈捷，陈丽笙，等 . 少腹逐瘀汤直肠给药治疗盆腔炎性疾病的效果及机制研究 [J]. 现代生物医学进展 ,2016,16(35)：6827-6830.

[3] 巩海亮，贾小红，宋兰英，等 . 少腹逐瘀汤配合针刺对痛经大鼠的镇痛作用及对子宫收缩性和前列腺素水平的影响 [J]. 中国临床研究 ,2016,29(5)：590-593.

⊙ **张氏胃癌方**《临证会要》

【**组成**】代赭石 15g　海藻 15g　昆布 15g　制鳖甲 15g　旋覆花 10g　三棱 10g　莪术 10g　夏枯草 60g　白茅根 30g　白花蛇舌草 120g

【**用法**】以上药物加水 2 700ml，煎至 900ml，滤去渣，再加蜂蜜 60g。入药汁内调和，在 2 ~ 3 日内分 10 次服完。

【**功用**】化痰软坚，活血散结，解毒止痛。

【**主治**】胃癌，证属痰凝气逆，瘀血结聚，症见胃脘积块、饱满，刺痛阵作，或有颈部淋巴结转移、质坚而硬，不活动或活动性差，或有肝转移出现，恶心呕吐，不欲饮食，舌质略红，舌苔薄白或微黄，脉弦数。

【止痛原理】方用海藻、昆布、夏枯草化痰湿，软坚结，消癌肿，为主药。三棱、莪术逐瘀血，通经脉，消瘕积，止疼痛；代赭石、旋覆花降逆气，止呕吐，化痰浊，平胃土；白花蛇舌草、白茅根清胃中积热，解郁毒，消肿散结；鳖甲能"去血气、破癥结恶血"。以上并为辅佐药。最后用蜂蜜调服，以之为使，取其甘以缓中、解毒益胃之功。综观全方，取咸以软坚散结，辛以破血行气，寒以解毒清热。诸药合用，化痰软坚，活血散结，解毒止痛。本方为辨证止痛结合对症止痛。

⊙ 急白汤 《中医临证撮要》，名见《古今名方》

【组成】金银花 15g　连翘 15g　犀角粉 1.5g（冲服）（现用适量水牛角代替）　射干 6g　板蓝根 9g　天花粉 15g　京赤芍 9g　粉丹皮 9g　生山栀 6g　焦山栀 6g　干芦根 30g　淡竹叶 15g

【用法】水煎服。

【功用】清热解毒，凉营止血。

【主治】急性白血病，寒热头痛，胸烦作恶，夜寐不安，神昏谵语，出汗口干，咽痛红肿，口鼻出血，苔黄腻，或糙，或干而焦黑，舌尖红，脉洪数而滑大。

【止痛原理】方中金银花、连翘疏风清热解毒。犀角性味苦、咸寒，具有凉血止血、泻火解毒、安神定惊之功效，现用适量水牛角代替。射干、板蓝根清热解毒利咽。天花粉、芦根、淡竹叶养阴生津、清心除烦。赤芍、丹皮凉血养阴退热。生山栀、焦山栀尤善清三焦之火。全方共奏清热解毒、凉营止血之功。本方以辨证止痛为主。

⊙ 清肝芦荟丸 《外科正宗》

【组成】川芎　当归　白芍各 60g　生地（酒浸，捣膏）60g　青皮　芦荟　昆布　海粉　甘草节　牙皂　黄连各 15g

【用法】上为末，每服 8~10 丸，食前后白开水送下。

【功用】行气活血，散结消肿。

【主治】恼怒伤肝，致肝气郁结为瘤，坚硬色紫，累累青筋，结若蚯蚓，遇喜则安，遇怒则痛。

【止痛原理】方中当归入血分，补中有动，行中有补，具有行气开郁、活血止痛之功效；川芎则行气开郁、祛风燥湿、活血止痛；两药协同，养血通脉。白芍活血行滞而柔肝。生地滋阴填精。青皮疏肝以畅达气机。芦荟直入肝经而清肝泄热泻火。昆布、海粉其性均苦咸寒，清热散结，宣泄肝胆之郁火。甘草节偏于清热解毒泻火。牙皂辛咸性燥，入肺、大肠经，通关窍。黄连清泻上、中、下三焦之火。诸药合用，使气行痰去，血活瘀消而病愈。

⊙ 敷故散《点点经》

【组成】苍术 9g（米泔水浸过，炒干）

【用法】研末，调敷，外用烘热，将仙术掷上及匀，趁热捆于患处。

【功用】燥湿化痰，祛风解郁。

【主治】酒病血凝气注，痰瘤伤水，骨节疼痛，不分上下。

【止痛原理】方中苍术在《景岳全书·本草正》中记载："其性温散，故能发汗宽中，调胃进食。"此取苍术燥寒湿而健脾、祛风解郁之功效，外用烘热则温熨效果更佳。

【现代研究】现代药理学实验证实，苍术具有明显抗缺氧作用，其所含苦味素及挥发油可祛风健胃，增进食欲，能明显对抗副交感神经介质乙酰胆碱引起的肠痉挛，消除疼痛。另据研究发现，其临床功效主要与挥发油有关。已有研究报道，少量苍术挥发油对青蛙有镇静作用，并略使脊髓反射功能亢进，大剂量可使中枢神经抑制，致使呼吸肌麻痹而死亡。过量的苍术挥发油有害，气味刺激性大，辛燥之性过强，挥发油量多时还能致泻。为使其挥发油含量符合临床要求，须对苍术进行炮制加工，常用米泔水和麸炒两种炮制法。

⊙ 增损启膈散《古今名方》

【组成】川贝母　郁金　当归　桃仁　沙参　蛀螂　急性子　昆布各 9g
丹参　海藻各 12g　红花 6g

【用法】水煎服。

【功用】化痰软坚，活血散瘀。

【主治】食管癌中期，痰瘀互结。吞咽困难，甚则水饮难下，胸膈疼痛，泛吐黏痰，大便坚硬，或吐下如赤豆汁，形体消瘦，肌肤枯燥，舌红或青紫，脉细涩。

【止痛原理】方中川贝母、昆布、海藻、沙参以清火化痰散结，共同疏通咽喉部经络，开痰血之瘀阻，使经络通，气血阴阳得以上承，局部得以温煦濡养。桃仁、当归、丹参、红花养血活血、化瘀止痛。郁金性苦寒、味辛，归心、肝、胆经，《本草备要》谓其有"行气解郁、泄血破瘀"之功，入气分能疏肝行气解郁，入血分可活血祛瘀止痛。蜣螂清热解毒。关于急性子，在《救荒本草》中记载其有活血通经、软坚消积之功。全方共奏活血散瘀、化痰软坚的功效。本方为辨证止痛结合对症止痛。

参考文献

[1] 杨铎. 燥湿健脾话苍术 [J]. 开卷有益：求医问药，2004，（8）：46.

[2] 吴剑峰. 米泔水浸炒和麸炒对苍术挥发油含量的影响 [J]. 上海中医药杂志，1999，24(4)：3-5.

痛　风

痛风是一种嘌呤代谢紊乱所引起的疾病，好发年龄在 35 岁以上，98% 病例为男性，女性多在绝经期后发病。本病临床表现主要有急、慢性痛风性关节炎、关节畸形、痛风石、尿路结石和肾脏病变。由于痛风在急性关节炎期和慢性关节炎期常以关节疼痛为主要症状，其部位主要在踇趾的跖趾关节及跗、踝、跟、手指关节，其次在掌指关节及腕、肘、膝关节等，故本书特地列出。

中医无"痛风"之名，其临床表现类似中医之"痹证""历节风"等。其发病多因感受风寒湿或风湿热，痹阻经络、关节而致气血运行不畅，以致关节、肌肉疼痛、麻木、重着、屈伸不利。或由于正气不足，外邪乘虚而入而致气血痹阻不通。临床常见有风寒湿痹型、湿热蕴结型、瘀热阻络型、痰浊阻滞型、肝肾阴虚型、气血亏虚等型。治疗须根据辨证分型施以不同的治疗，再结合对症止痛治疗。

⊙ 二妙汤《寿世保元》

【组成】川黄柏（盐酒炒）15g　苍术（米泔浸，炒）30g

【用法】上为末。每用 1 匙，沸汤入姜汁调，食前服。痛甚者，加葱 3

根，水煎，空心热服。

【功用】清热燥湿。

【主治】筋骨疼痛，或湿热流注，腰下作痛。现常用于痛风。

【止痛原理】方中黄柏苦寒，寒以清热，苦以燥湿，且偏入下焦；苍术苦温，善能燥湿；二药相伍，合成清热燥湿之效，热祛湿除，诸证自愈。本方为辨证止痛。

【加减】脚疾，加黄柏半斤。

⊙ 白虎加桂枝汤《金匮要略》

【组成】知母180g　炙甘草60g　石膏500g　粳米54g　桂枝90g

【用法】为粗末，每用15g，水225ml，煎至200ml，去滓温服。

【功用】清热泻火，通络止痛。

【主治】风湿热痹，壮热，关节肿痛等症。现常用于痛风见风湿热为主者。

【止痛原理】方中石膏辛甘大寒，清热泻火，知母苦寒质润，一助石膏清热，一以苦寒润燥以滋阴。桂枝疏风通络，现代实验研究证实有镇痛作用。甘草、粳米既能益胃护津，又可防止大寒伤中之弊。诸药相配，清热泻火，通络止痛。本方为辨证止痛。

【现代研究】

1. 施旭光通过观察白虎加桂枝汤及其配伍方对醋酸所致小鼠扭体反应的影响及对巴豆油所致小鼠耳肿胀的影响，发现该方具有较好的止痛和消肿作用。

2. 巨少华等采用经典的佐剂性关节炎动物模型，以乌头汤、白虎加桂枝汤和桂枝芍药知母汤标准煎剂于造模后第16天开始干预，观察乌头汤、白虎加桂枝汤和桂枝芍药知母汤对风湿性关节炎大鼠的药理作用。结果显示：乌头汤、白虎加桂枝汤和桂枝芍药知母汤均能显著对抗佐剂性关节炎模型炎症反应和血清IL-6，RF，ACPA的异常，三方中以白虎加桂枝汤作用最强，桂枝芍药知母汤次之，乌头汤最弱。

3. 陈欢等采用大鼠足底注射CFA并复合湿热环境制备热痹大鼠模型，观察白虎加桂枝汤对热痹模型大鼠的抗炎作用，结果提示：白虎加桂枝汤抗炎和提高机体免疫能力效果显著，热痹模型滑膜基因存在独特的甲基化水平变化，而白虎加桂枝汤可能有针对性地回调热痹特征性基因的甲基化水平，达到治疗痹的作用。

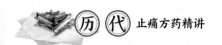

⊙ **加减痛风方**《首批国家级名老中医效验秘方精选》

【组成】生麻黄10g　川桂枝10g　制苍术10g　熟附片10g　防风10g　防己10g　威灵仙10g　鸡血藤15g　全蝎3g　露蜂房15g　雷公藤15g

【用法】水煎，每日1剂，每剂煎服2次，首次煎煮时间不少于45分钟。

【功用】祛风宣湿，化痰消瘀。

【主治】风湿顽痹。症见手指、足趾关节肿胀疼痛，甚则强硬变形，屈伸不利，或伴四肢关节肿痛，舌淡苔薄微腻，脉象细弦带涩。现常用于痛风。

【加减】寒邪偏盛，关节剧痛，形寒怕冷者加用制川、草乌等大辛大热之品以祛内在之沉寒痼冷；热邪偏盛，局部红肿，扪之灼热者加用石膏、知母、虎杖、忍冬藤等寒凉之味以清络中之热；风胜游走合白芷、羌活；湿盛漫肿加苡仁、大腹皮；肢体肿胀者加入枳壳、川朴等理气宣痹；久痹正虚者加入归、芪或地黄之类以补气血、养肾补肾。此外，还应根据病变部位配合引经药，如上肢重用桂枝，加片姜黄；下肢加木瓜、川牛膝、钻地风；周身关节疼痛加千年健、伸筋草、络石藤等。

【止痛原理】方中麻黄发散风寒，苍术苦温燥湿，附子温经散寒止痛，防风祛风胜湿止痛；桂枝祛在上之风又止痛，防己除在下之湿；威灵仙通行十二经脉，祛风通络止痛；鸡血藤活血又养血，兼制他药温燥太过；全蝎、露蜂房搜风剔络止痛，雷公藤祛风解毒。综观全方，既能散风邪于上，又能渗湿邪于下，还可散寒通络，化痰消瘀。本方为辨证止痛结合对症止痛。

⊙ **当归拈痛汤**《医学启源》

【异名】拈痛汤（《兰室秘藏》）、当归止痛汤（《仁术便览》）。

【组成】羌活15g　防风9g　升麻3g　葛根6g　白术3g　苍术9g　当归身9g　人参6g　甘草15g　苦参（酒浸）6g　黄芩3g（炒）　知母9g（酒洗）茵陈15g（酒炒）　猪苓9g　泽泻9g

【用法】上锉，如麻豆大。每服30g，水375ml，先以水拌湿，候少时，煎至150ml，去滓温服。待少时，美膳压之。

【功用】除湿清热，通络止痛。

【主治】湿热为病，肢节烦痛，肩背沉重，胸膈不利，遍身疼，下注于胫，肿痛不可忍。现常用于痛风以湿热为主者。

【止痛原理】《黄帝内经》提出"湿淫于内，治以苦温"。羌活苦辛，透关利节而胜湿；防风甘辛，温散经络中留湿，故以为君；水性润下，升麻、葛根苦辛平，味之薄者，阳中之阳，引而上行，以苦发之也；白术苦甘温，和中除湿；苍术体轻浮，气力雄壮，能去皮肤腠理之湿，故以为臣；血壅而不流则痛，当归身辛温以散之，使气血各有所归；人参、甘草甘温，补脾养正气，使苦药不能伤胃；《医学启源》谓："仲景云湿热相合，肢节烦痛，苦参、黄芩、知母、茵陈者，乃苦以泄之也。凡酒制药，以为因用。治湿不利小便，非其治也，猪苓甘温平，泽泻咸平，淡以渗之，又能导其留饮，故以为佐。气味相合，上下分消，其湿气得以宣通矣。"本方以辨证止痛为主。

【现代研究】袁立霞等将 SD 大鼠分为 6 组进行实验，观察当归拈痛汤及其拆方对类风湿关节炎大鼠炎症因子谱的调控作用，结果证实当归拈痛汤可以通过抑制 TNF-α，增加 IL-4、IL-10 等细胞因子来发挥治疗类风湿关节炎的作用。

⊙ 活络丹《太平惠民和剂局方》吴直阁增诸家名方

【异名】小活络丹（《全国中药成药处方集》上海方）、追风活络丹（《全国中药成药处方集》哈尔滨方）、小活络丸（《中医大辞典·方剂分册》）。

【组成】川乌（炮，去皮脐）　草乌（炮，去皮脐）　地龙（去土）　天南星（炮）各 180g　乳香（研）　没药（研）各 60g

【用法】上为细末，入研药和匀，酒面糊为丸，如梧桐子大。每服 20 丸，空心、日午冷酒送下；荆芥汤送下亦可。

【功用】祛湿消痰，活血止痛。

【主治】丈夫元脏气虚，妇人脾血久冷，诸般风邪湿毒之气，留滞经络，流注脚手，筋脉挛拳，或发赤肿，行步艰辛，腰腿沉重，脚心吊痛，及上冲腹胁膨胀，胸膈痞闷，不思饮食，冲心闷乱，及一切痛风走注，浑身疼痛，跌打损伤，瘀血停滞之疼痛。

【止痛原理】方中川乌、草乌，直达病所，通行经络，散风邪，逐寒湿，止痹痛；而天南星即随其所到之处，建祛风豁痰之功；乳香、没药芳香通络，活血行瘀定痛；蚯蚓蠕动善穿，用为引导，通络止痛；用酒丸酒下，助诸药通血络。本方为对症止痛、引经止痛结合辨证止痛。

⊙ 独活寄生汤《备急千金要方》

【组成】独活 90g　寄生　杜仲　牛膝　细辛　秦艽　茯苓　肉桂心　防风　川芎　人参　甘草　当归　芍药　干地黄各 60g

【用法】水煎服。

【功用】祛风湿，止痹痛，益肝肾，补气血。

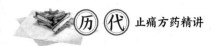

【主治】痹证日久，肝肾两亏，气血不足。现常用于痛风。

【止痛原理】方中独活善祛下焦与筋骨间之风寒湿邪；细辛发散阴经风寒，搜剔筋骨风湿而止痛；防风祛风胜湿又止痛；秦艽除风湿而舒筋；寄生、杜仲、牛膝祛风湿兼补肝肾；当归、川芎、地黄、白芍养血又兼活血；人参、茯苓补气健脾；桂心温通血脉，甘草调和诸药又缓急止痛。本方为对症止痛结合辨证止痛。

【现代研究】

1. 车萍等观察独活寄生汤对实验大鼠的镇痛作用，实验结果为：独活寄生汤能显著增加大鼠胸腺质量，明显降低佐剂性关节炎大鼠血清中 5-HTP 和 5-HIAA 的含量，与模型组比较有显著性差异（$P<0.05$）。结论：独活寄生汤对大鼠起到抗炎镇痛的作用，其作用机制可能与降低大鼠血清 5-HTP 和 5-HIAA 有关。

2. 周桦等选取健康新西兰大白兔 80 只随机分为 5 组进行实验，观察独活寄生汤对椎间盘源性腰痛的影响，结果显示：独活寄生汤可以通过下调椎间盘髓核组织中 IL-1β 及 PGE_2 的水平，延缓和抑制椎间盘退变，从而发挥其治疗椎间盘源性腰痛的作用。张立庄建立腰椎间盘突出症小鼠模型进行实验，结果显示：独活寄生汤可有效调控 MMP-1 的表达从而发挥治疗作用。

3. 方剑乔等采用与类风湿关节炎特征相似的小鼠胶原诱导性关节炎（CIA）模型，观察了独活寄生汤对模型小鼠关节炎发病率、关节炎指数、抗 II 型胶原（C II）抗体水平的影响，并检测了胶原免疫小鼠脾脏白介素 -1β（IL-1β）和 γ- 干扰素（IFN-γ）的水平。结果显示：该方灌胃治疗不能明显抑制小鼠 CIA 的发生，但能显著降低关节炎指数和抗 C II 抗体水平；同时该方抑制模型小鼠内源性 IL-1β 的产生，提高 IFN-γ 的水平，说明该方对 CIA 的影响与对 IL-1β、IFN-γ 的调节有关。张斌山选取东莞市中医院诊断及治疗的风寒湿痹型关节炎患者 124 例进行观察，研究结果提示：独活寄生汤能够使关节炎患者受益，可能与其减少关节液中炎症因子表达及抑制氧化应激有关。

⊙ 除湿定痛散《杏苑生春》

【组成】黄柏（酒炒） 威灵仙（酒炒）各 15g 苍术 羌活 甘草各 9g 陈皮 白芍药各 3g

【用法】上为细末。每服 6g，以沸汤入生姜汁 1 蛤壳调服。

【功用】除湿化痰止痛。

【主治】酒湿痰痛风。

【止痛原理】方中威灵仙祛风除湿，通络止痛，《现代实用中药》谓其"有镇痛之效。治偏头痛，颜面神经麻痹，痛风等"；苍术，《珍珠囊》谓其"能健胃安脾，诸湿肿非此不能除"；陈皮助威灵仙燥湿化痰；黄柏清热燥湿，泻火解毒；羌活，《品汇精要》谓其"主遍身百节疼痛……除新旧风湿"；甘草、芍药缓急止痛。诸药合用，清热除湿，通络止痛。本方为对症止痛结合辨证止痛。

⊙ 通用痛风丸《丹溪心法》，名见《医林纂要》

【组成】南星（姜制）　苍术（泔浸）　黄柏（酒炒）各60g　川芎30g　白芷15g　神曲（炒）30g　桃仁15g　威灵仙（酒拌）9g　羌活9g　防己15g　桂枝9g　红花（酒洗）4.5g　草龙胆1.5g

【用法】上为末，曲糊为丸，如梧桐子大，每服100丸，空心，白汤送下。

【功用】燥湿清热行痰，祛风除痹止痛。

【主治】痛风，上中下疼痛；行痹，痛痹，著痹，热痹，痰痹，血痹。

【止痛原理】方中天南星辛苦温，祛风燥痰，通关透节；苍术燥湿健脾；黄柏清热解毒燥湿；神曲健脾消食，化滞除湿，兼能祛风寒热湿郁积之淫邪；川芎行血中之气，又祛风止痛；桃仁、红花活血祛瘀；龙胆草苦寒，助黄柏以清泻相火燥湿；防己辛苦寒，通行经络之湿；白芷祛阳明之风又止痛；羌活祛筋骨百节之风并止痛；威灵仙辛咸温，祛风行湿破结，性最快利又止痛；桂枝通络止痛。全方合为燥湿清热行痰，祛风除痹止痛之药，故可通治痹证。本方为辨证止痛结合对症止痛。

⊙ 消块止痛丹《辨证录》

【组成】人参9g　黄芪15g　防风3g　半夏9g　羌活3g　白术9g　桂枝1.5g　茯苓15g　薏仁15g

【用法】水煎服。

【功用】健脾祛湿，通络止痛。

【主治】痛风，遍身生块而痛者。

【止痛原理】方中人参、黄芪补气健脾；白术、茯苓、薏仁健脾渗湿；防风、羌活祛风胜湿止痛；半夏燥湿化痰，消痞散结；桂枝温通经脉又止痛。诸药相配，健脾祛湿，通络止痛。本方以辨证止痛为主。

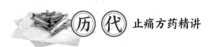

⊙ **趁痛散**《丹溪心法》

【组成】乳香 没药 桃仁 红花 当归 地龙（酒炒） 牛膝（酒浸） 羌活 甘草 五灵脂（酒淘） 香附（童便浸。或加酒芩、炒酒柏）

【用法】上为末，醋糊为丸，如梧桐子大。每服 21 丸，温酒送下。

【功用】活血化瘀，祛湿止痛。

【主治】痛风走注，筋骨疼痛。

【止痛原理】方中乳香、没药活血定痛；桃仁、红花、当归活血化瘀而养血；地龙通络止痛；牛膝通利血脉；羌活除风湿止疼痛；五灵脂行血止痛；香附理气止痛，《滇南本草》谓其能"调血中之气，开郁"；甘草调和诸药又缓急止痛。诸药相配，活血通络止痛。本方以对症止痛为主，辅以辨证止痛。

⊙ **薏苡仁汤**《类证治裁》

【组成】薏苡仁 川芎 当归 麻黄 桂枝 羌活 独活 防风 川乌 苍术 甘草 生姜

【用法】每日 1 剂，水煎服。

【功用】除湿通络，祛风散寒。

【主治】风寒湿痛风，尤以湿邪偏盛者。

【止痛原理】方中薏苡仁利湿健脾，舒筋除痹，《神农本草经》谓其"主筋急拘挛，不可屈伸，风湿痹"；苍术健脾除湿；羌活、独活、防风祛风胜湿止痛；川乌、麻黄、桂枝温经散寒，通痹止痛；当归养血活血又止痛，川芎行气活血，祛风止痛；生姜、甘草健脾和中又止痛。诸药相配，祛寒除湿，舒筋除痹。本方为对症止痛结合辨证止痛。

参考文献

[1] 施旭光.白虎加桂汤和白虎追风丸的配伍药理研究 [J].中药药理与临床，1996，12(2)：5-6.

[2] 陈欢，巨少华，魏江平，等.白虎加桂枝汤对热痹模型大鼠特征性甲基化基因表达的影响 [J].中国中药杂志，2017，42(2)：332-340.

[3] 巨少华，陈欢，魏江平，等.基于"以方测证"思路的治痹经方抗类风湿性关节炎大鼠的比较药理学研究 [J].中药药理与临床，2015，31(6)：4-7.

[4] 袁立霞，刘亚伟.当归拈痛汤及其拆方对类风湿性关节炎大鼠炎症因子谱的调控作用研究 [J].时珍国医国药，2015，26(6)：1284-1287.

[5] 车萍，季旭明，梁粟，等.独活寄生汤对佐剂性关节炎大鼠的抗炎镇痛作用及血清

中 5-HTP,5-HIAA 的影响 [J]. 中国实验方剂学杂志，2014，20(19)：170-173.

[6] 周桦，卢建华 . 独活寄生汤对椎间盘内紊乱兔模型髓核组织中 IL-1β 及 PGE$_2$ 的影响 [J]. 中华中医药杂志，2016，31(2)：665-667.

[7] 张立庄 . 独活寄生汤对腰椎间盘突出症小鼠纤维化坏死 MMP-1 表达的影响 [J]. 中国中医基础医学杂志，2015，21(2)：172-174.

[8] 方剑乔，刘金洪，赵天征，等 . 独活寄生汤对小鼠胶原性关节炎治疗作用的研究 . 中国中医药科技，2000，7（5）：289.

[9] 张斌山 . 独活寄生汤对风寒湿痹型关节炎患者关节液中炎症因子、氧化应激及脂肪细胞因子的影响 [J]. 中国实验方剂学杂志，2017，23(6)：186-191.

下 篇

历代止痛中药

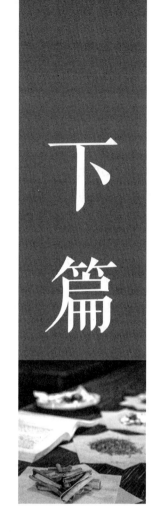

祛风止痛药

凡能发散肌表风邪，疏通经气以止痛，或能平息内风，通络止痛的药物均为祛风止痛药。前者适用于风袭肌表，经气被遏而致头痛、肢体痛等而有表证的疼痛，常用药包括防风、白芷、寻骨风等。如李杲谓"防风治一身尽痛……乃风药中润剂也……凡脊痛项强，不可回顾……乃手足太阳证，正当用防风"（引自《本草纲目》）。《本草经疏·草部之上品》又谓"防风，治风通用，升发而能散。故主大风头眩痛……"《本草经疏·草部之上品》谓白芷"疗两胁风痛……祛风之效也"。后者适用于内风扰动，经脉不和而致的头痛、肢体抽痛等疼痛，常用药包括天麻、全蝎、露蜂房等。如《本草经疏·草部之上品》谓天麻："厥阴为风木之脏，诸风湿痹，四肢拘挛……皆肝脏为邪气所客致病。天麻入肝，味辛气暖，能逐风湿外邪，则肝气平和，前证自瘳矣。"《医学衷中参西录·蝎子解》谓："蝎子，善入肝经，搜风发汗。治中风周身麻痹。"

⊙ 十两叶《全国中草药汇编》

【异名】沙达木、红脉麦果、红脉苞叶木。

【来源】为鼠李科植物苞叶木的全株。

【炮制】全年均可采，鲜用或切段晒干。

【性味归经】味淡，性平。

【功效主治】利胆退黄，祛风止痛。主治黄疸型肝炎，肝硬化腹水，风湿痹痛，跌打损伤。

【用法用量】内服：煎汤，6～15g。外用：适量，捣敷。

⊙ 七叶莲 广州部队《常用中草药手册》

【异名】七叶藤、七加皮、手树。

【来源】为五加科植物鹅掌藤的根或茎叶。

【炮制】一般生用，将原药材除去杂质，洗净，晒干。

【镇痛药理】热板法试验证明，小鼠腹腔注射七叶莲注射液0.5ml/只（相当于生药2.5g）有较好的镇痛作用，其作用较吗啡0.2mg效能略强。给七叶莲后，20分钟即能显著提高小鼠痛阈，镇痛作用可持续2小时以上。本品茎或叶水煎乙醇提取物以 25～50g（生药）/kg 剂量给小鼠腹腔注射亦有一定的镇痛作用，叶的镇痛作用较茎强。

【**性味归经**】味辛、微苦，性温。

【**功效主治**】活血止痛，祛风除湿。主治风湿痹痛、头痛、胃痛、痛经、产后腹痛、跌打肿痛、骨折等。现代临床用于治疗消化系疾病之疼痛、带状疱疹后遗神经痛等。

【**用法用量**】内服：煎汤，9～15g；或泡酒。外用：适量，煎汤洗；或鲜品捣敷。

【**使用注意**】孕妇慎用。

【**医家论述**】

1.《广西民间常用草药手册》："七叶莲，壮骨活络，续筋接骨，理跌打，祛风湿。治跌打筋断骨折，风湿关节痛。"

2. 广州部队《常用中草药手册》："舒筋活络，消肿止痛。主治风湿骨痛，跌打损伤。"

3.《广西本草选编》："治胃痛，腹痛和各种痛经。"

【**按语**】七叶莲的不同剂型对于各种类型的疼痛，如尿路结石感染、胆道结石感染、骨折、溃疡病、肠蛔虫病、胰腺炎、膀胱炎所致的疼痛，风湿痛，各种癌肿及手术后的疼痛等，均有一定的镇痛效果。

参考文献

[1] 上海中药一厂.七叶莲的药理研究 [J].中华医学杂志，1974，56（2）：107.

[2] 广西桂林医专制药厂.七叶莲药理作用的研究 [J].新医药学杂志，1975，（2）：40.

[3] 上海中药厂.止痛草药七叶莲 [J].中华医学杂志，1975，（1）：80.

[4] 上海中药一厂.七叶莲制剂的初步研究 [J].医药工业，1974，（3）：22.

[5] 侯世荣，后德辉.七叶莲注射剂对胃肠及胆道病止痛效果的临床观察和实验研究的初步报告 [J].新医药学杂志，1975，（2）：16-18.

[6] 广州部队后勤部卫生部.常用中草药手册 [M].北京：人民卫生出版社，1969.

⊙ **丁公藤** 广州空军《常用中草药手册》

【**异名**】包公藤、麻辣仔藤、斑鱼烈。

【**来源**】为旋花科植物丁公藤及光叶丁公藤的藤茎。

【**炮制**】全年均可采，洗净，切成段，隔水蒸 2～4 小时，取出晒干。

【**镇痛药理**】丁公藤（又称包公藤）粗提取物腹腔注射 500mg/kg，能显著抑制蛋清所致的大鼠足肿胀。从丁公藤提取的有效成分东莨菪素腹腔注射25mg/kg，对蛋清和组胺诱发的大鼠足肿胀均呈明显的保护作用，持续作用4小时以上。用甲醛诱发大鼠足肿胀后，腹腔注射东莨菪素25mg/（kg·d），连续7日，呈明显的抗炎消肿作用。小鼠腹腔注射丁公藤粗提取物1g/kg或东莨菪素50mg/kg，对二甲苯引起的腹部皮肤毛细血管通透性增加有明显的抑制作用。给大鼠腹腔注射东莨菪素11.25～15mg/（kg·d），连续7日，能显著减轻棉球形成的肉芽肿干重，抑制结缔组织增生。研究表明丁公藤对细胞免疫和体液免疫均有促进作用。

【性味归经】味辛，性温，有小毒。

【功效主治】祛风除湿，消肿止痛。主治风湿痹痛，半身不遂，跌打肿痛。

【用法用量】内服：煎汤，3～6g；或浸酒。外用：适量，浸酒外擦。

【使用注意】本品有毒，有强烈的发汗作用，虚弱者慎服。

【按语】现代临床制成丁公藤注射液（每支2ml，含原生药5g），每次2～4ml，每日1～2次，肌内注射，用于治疗急慢性风湿性关节炎、类风湿关节炎、坐骨神经痛、腰肌劳损、肥大性腰椎炎及外伤性关节炎。

参考文献

[1] 朱惠兰.丁公藤结晶Ⅰ（东莨菪素）抗炎作用[J].中草药，1984，15（10）：30.

[2] 杨志平，宋志军，宁耀瑜，等.丁公藤注射液雾化吸入对大鼠呼吸道和全身免疫功能的影响[J].广西中医药，1998，21（5）：45.

[3] 中国人民解放军广州军区空军后勤部卫生部.常用中草药手册[M].[出版地不详]：[出版者不详]，1969.

⊙ 大叶骨碎补《全国中草药汇编》

【异名】华南骨碎补、高砂骨碎补、凤尾草、马尾丝、小骨碎补、硬骨碎补、木石鸡。

【来源】为骨碎补科植物大叶骨碎补的根茎。

【炮制】将原药去净泥土，除去附叶，鲜用或晒干，或蒸熟后晒干，或再用火燎去毛茸。

【性味归经】味苦，性温。

【功效主治】活血化瘀，补肾壮骨，祛风止痛。主治跌打损伤，肾虚腰痛，风湿骨痛。

【配伍应用】

1. **华南骨碎补配当归、红花** 华南骨碎补活血化瘀，补肾壮骨，当归、红花活血化瘀、理气止痛，其配伍后可治跌打损伤引起的疼痛。

2. **华南骨碎补炖猪腰子** 猪腰子能补益肾气，与本药配伍治肾虚腰痛。

【用法用量】内服：煎汤，10～15g。

【医家论述】《中国药用孢子植物》："行血止痛。用于跌打损伤与肾虚腰痛等。"

⊙ **山胡椒叶**《名医别录》

【异名】见风消、雷公树叶、黄渣叶、铁箍散、洗手叶、雷公叶。

【来源】为樟科植物山胡椒的叶。

【炮制】晒干或鲜用。

【镇痛药理】其有效镇痛成分为乙酸龙脑酯、柠檬烯、樟烯。研究观察乙酸龙脑酯对冰醋酸所致小鼠扭体的影响，结果表明乙酸龙脑酯有抗冰醋酸所致小鼠疼痛作用。用Y型电刺激迷宫器、40伏特的电流电刺激小鼠足趾，观察记录柠檬烯对小鼠疼痛逃避反应时间（秒）的影响，观察柠檬烯增强罗通定对电刺激小鼠足趾的镇痛作用，结果表明柠檬烯能明显抑制小鼠疼痛逃避反应时间，增强罗通定的镇痛作用，证实柠檬烯有镇痛作用。

【性味归经】味苦、辛，性微寒。

【功效主治】解毒消疮，祛风止痛，止痒，止血。主治疮疡肿毒，风湿痹痛，跌打损伤，外伤出血，皮肤瘙痒，蛇虫咬伤。

【用法用量】内服：煎汤，10～15g；或泡酒。外用：适量，捣烂或研粉敷。

【医家论述】

1. 《分类草药性》："散肿毒。"

2. 《陕西中草药》："清热解毒，消肿止痛，收敛止血，祛风。治疮疖痈毒，跌打损伤。"

参考文献

[1] 李晓光，叶富强，徐鸿华. 砂仁挥发油中乙酸龙脑酯的药理作用研究 [J]. 华西药学杂志，2001，16（5）：356.

[2] 王梅兰，林建交，陈雅容. 柠檬烯对小白鼠中枢神经系统的影响 [J]. 海峡药学，2005，17（4）：30.

⊙ 千金藤《本草拾遗》

【异名】金线吊乌龟、公老鼠藤、野桃草、爆竹消、朝天药膏、合钹草、金丝荷叶、天膏药。

【来源】为防己科植物千金藤的根或茎叶。

【炮制】采收茎叶及根，洗净晒干。

【镇痛药理】金线吊乌龟的甲醇提取物在 100μg/ml 浓度时可完全抑制单纯疱疹病毒 HSV-1，其水提取物也有显著抗 HSV-1 作用。轮环藤酚碱对结扎幽门大鼠引起的胃液及胃酸分泌有轻度抑制作用，同时轮环藤酚碱对大鼠坐骨神经 - 腓肠肌标本有松弛肌肉的作用。

【性味归经】味苦、辛，性寒。

【功效主治】清热解毒，祛风止痛，利水消肿。主治咽喉肿痛，痈肿疮疖，毒蛇咬伤，风湿痹痛，胃痛，脚气水肿。

【用法用量】内服：煎汤，9～15g；研末，每次 1～1.5g，每日 2～3 次。外用：适量，研末撒或鲜品捣敷。

【使用注意】服用过量，可致呕吐。

【医家论述】《全国中草药汇编》："清热解毒，利尿消肿，祛风止痛。治咽喉肿痛，牙痛，胃痛，水肿，脚气，尿急尿痛，小便不利，外阴湿疹，风湿关节痛；外用治跌打损伤，毒蛇咬伤，痈肿疮疖。"

【按语】单味千金藤根 15g 水煎服对风湿性关节炎、痢疾、咽喉肿痛、疟疾、胃痛、鹤膝风均有较好的疗效。

参考文献

[1] 杜海燕. 金线吊乌龟中生物碱的抗单纯疱疹病毒作用的研究 [J]. 国外医学·中医中药分册，2000，22（4）：239.

[2] 黄加鑫，陈嬿. 千金藤属（Stephania）生物碱的研究——Ⅰ. 地不容（S.epigeae）中生物碱的分离与鉴定 [J]. 药学学报，1979，14（10）：612.

⊙ 广西美登木《广西药用植物名录》

【来源】为卫矛科植物广西美登木的根、茎、叶。

【炮制】春、夏季采叶，鲜用或晒干。夏、秋季采茎，鲜用或切段晒干。秋后采根，鲜用或切片晒干。

【性味归经】味微苦，性微寒。

【功效主治】祛风止痛，解毒抗癌。主治风湿痹痛，癌肿，疮疖。

【用法用量】内服：煎汤，15～30g；或入丸、散。外用：适量，鲜叶捣烂敷。

⊙ 飞龙掌血《植物名实图考》

【异名】黄椒、三百棒、飞龙斩血、见血飞、黄大金根、血棒头、飞见血、牛麻鹞藤、小金藤、散血丹。

【来源】为芸香科植物飞龙掌血的根或根皮。

【炮制】全年均可采收，挖根，洗净，鲜用或切段晒干。

【镇痛药理】浓度为2g（生药）／ml的飞龙掌血注射液以1ml／100g剂量给大鼠腹腔注射，能显著抑制大鼠蛋清性踝关节肿；以同样剂量每日1次，在大鼠踝关节附近注入甲醛后6小时至5日内共给药5次，能使踝关节肿胀程度明显降低；以同样剂量每日1次，给药6日，对大鼠棉球肉芽肿有非常显著的抑制作用。用50%根皮注射液、100%根心注射液分别以2.5g／kg、5g／kg剂量给大鼠腹腔注射，对大鼠鲜蛋清性踝关节肿在注射蛋清后1～4小时有明显的抑制作用，根皮注射液和根心注射液对大鼠甲醛性关节炎和棉球肉芽肿试验作用不明显。

飞龙掌血注射液以0.01ml／g给小鼠腹腔注射，对醋酸所致小鼠扭体反应有极显著的抑制作用。根皮注射液以2.5g／kg、根心注射液以5g／kg分别给小鼠腹腔注射，发现根皮注射液对醋酸所致扭体反应抑制不明显，而根心注射液镇痛效果极为显著。

飞龙掌血中的5种香豆素类化合物和几种提取物对豚鼠回肠有解痉作用，乙醇提取物在10～50mg／ml剂量范围内对各种痉挛有剂量依赖性抑制作用。己烷、氯仿和乙酸乙酯提取部分也有类似作用。飞龙掌血中的白屈菜红碱硫酸盐有抗病毒活性。白屈菜红碱硫酸氢盐对金黄色葡萄球菌也有抑制作用。

【性味归经】味辛、微苦，性温，小毒。

【功效主治】祛风止痛，散瘀止血，解毒消肿。主治风湿痹痛，腰痛，胃痛，痛经，经闭，跌打损伤，劳伤吐血，衄血，瘀滞崩漏，疮痈肿毒。

【用法用量】内服：煎汤，9～15g；或浸酒；或入散剂。外用：适量，鲜品捣敷；干品研末撒或调敷。

【使用注意】孕妇禁服。根、叶中的白屈菜红碱为神经肌肉毒，对心脏也有抑制作用。对豚鼠小量可引起流产，大量引起麻痹、死亡。

【医家论述】

1.《分类草药性》："散血破气，治风湿筋骨疼痛，吐血不止。"

2.《贵阳民间药草》："行血，活血，止血，生肌。"

3.《贵州民间药物》："散瘀，解表。治刀伤出血，跌打损伤，伤风咳嗽，腹绞痛。"

4.《北方常用中草药手册》："止血散瘀，生肌止痛。主治吐血，衄血，崩漏，风湿肿痛。外敷可治跌打损伤，痈肿恶疮。"

5.《云南中草药》："疏经，止痛，除风湿。"

6.《四川常用中草药》："活血，定痛，止血，生肌，除湿。治经痛，经闭，血包血块，跌打损伤，劳伤吐血，风湿麻木，筋骨疼痛，刀伤出血，毒疮。"

7.《陕西中草药》："舒筋活血，镇痛，祛瘀消肿。主治跌打损伤，外伤吐血，衄血，劳伤，风湿腰腿痛，胃痛，肋间神经痛，疖疮肿毒，慢性支气管炎。"

【按语】本品止痛范围广泛，对于慢性腰腿疼痛、陈旧性腰扭伤、肥大性关节炎、风湿性脊柱炎、肩关节周围炎、坐骨神经痛、脊椎结核、多发性神经炎和感冒引起的身痛、踝关节扭伤等多种疼痛均有较好的止痛效果。

参考文献

[1] 刘宗汉. 飞龙掌血注射液消炎镇痛作用的实验研究 [J]. 湖南医药杂志，1979，（6）：52.

[2] 王顾祥，魏经建，王奕鹏. 9种中草药镇痛作用的筛选实验 [J]. 河南中医，2006，26（1）：37.

[3] 胡兴尧，曾凡波，崔小瑞，等. 飞龙掌血乙醇提取物的镇痛抗炎作用及其毒性的研究 [J]. 中国中医药科技，2000，7（4）：231.

[4] 郝小燕，彭琳，叶兰，等. 飞龙掌血生物总碱抗炎镇痛作用的研究 [J]. 中西医结合学报，2004，2（6）：450.

[5] 栗世铀，乔延江，肖培根，等. 飞龙掌血抗A型流感病毒活性的鉴定. 中国中药杂志，2005，30（13）：998.

⊙ 木鳖子《开宝本草》

【异名】木蟹、土木鳖、壳木鳖、漏苓子、地桐子、藤桐子、鸭屎瓜子、木鳖瓜。

【来源】为葫芦科植物木鳖子的种子。

【炮制】去壳取仁，生用或制成木鳖子霜、清炒木鳖子、砂炒木鳖子、煨木鳖子。

【镇痛药理】药理研究表明，其所含的有效成分齐墩果酸对二甲苯及乙酸引起的小鼠皮肤及腹腔毛细血管通透性增高及对角叉菜胶等多种致炎物质引起的大鼠足趾肿胀都有明显的镇痛作用，在佐剂和角叉菜胶所致炎症中表现出显著补体抑制活性。

【性味归经】味苦、微甘，性温，有毒。归肝、脾、胃经。

【功效主治】消肿散结，解毒，追风止痛。主治痈肿，疔疮，无名肿毒，痔疮、癣疮、粉刺、瘰疬、乳腺炎、淋巴结结核、痢疾、风湿痹痛、筋脉拘挛、牙龈肿痛。现代临床用于治疗面神经麻痹、脱肛、神经性皮炎。

【用法用量】内服：煎汤，0.6~1.2g；多入丸、散。外用：适量，研末调醋敷，磨汁涂或煎水熏洗。

【使用注意】孕妇及体虚者禁服。忌猪肉。

【医家论述】

1.《日华子本草》："醋摩消肿毒。"

2.《开宝本草》："主折伤，消结肿恶疮，生肌，止腰痛……妇人乳痈，肛门肿痛。"

3.《药性考》："消肿追毒，喉痹最良。"

4.《本草求原》："苦温而甘，故能通达阴阳，流行经络之血郁壅热，消一切痈肿、折伤、瘤疬、乳痈、痔疮肛肿，止腰痛、疝积、痞块，追毒生肌，起倒睫拳毛，并一切寒湿郁热而为痛风、瘫痪、行痹、痿厥、脚气挛症、鹤膝，皆筋脉骨节，血不流行之病。"

【按语】本品止痛范围广泛，对于一切痈疽肿毒、阴疝偏坠痛甚、两耳猝肿热痛、打仆损伤、瘀血不散疼痛、风牙疼痛、脚气肿痛皆有良效。

参考文献

[1] 田丽婷，马龙，堵年生. 齐墩果酸的药理作用研究概况 [J]. 中国中药杂志，2002，27（12）：884.

⊙ 木防己《药性论》

【异名】土木香、牛木香、金锁匙、紫背金锁匙、百解薯、青藤根、钻龙骨、青檀香、白木香、银锁匙、板南根、白山蕃薯、青藤仔、千斤坠、圆藤根、倒地铃、穿山龙、盘古风、乌龙、大防己、蓝田防己、清风藤、瞒鼓藤、小金葛、小葛子、苦藤、绵纱藤。

【来源】为防己科植物木防己和毛木防己的根。

【炮制】除去杂质，水浸半日，洗净，取出分档，润透，切厚片，晒干。湿热痹痛，应生用；寒湿痹痛，宜炒用或白酒炒用。

【镇痛药理】

1. **镇痛作用** 用小鼠热板法、扭体法和大鼠光热甩尾法测试，均证实木防己碱有镇痛作用。木防己碱 5～40mg/kg 腹腔注射，30 分钟后明显延长小鼠热板痛反应时间，且作用随剂量增大而增强，维持 180 分钟以上，半数有效量（50% effective dose，ED_{50}）为 13mg/kg。连续应用不产生耐受性，对吗啡成瘾动物停吗啡后的戒断症状，无取消替代作用，为非麻醉性镇痛药。

2. **抗炎镇痛作用** 木防己碱对早期渗出性炎症及晚期增殖性炎症都有明显的抑制作用。木防己碱 10～40mg/kg 腹腔注射或皮下注射，对蛋清、甲醛和角叉菜胶性大鼠足跖肿胀，棉球肉芽肿增生及小鼠腹腔毛细血管通透性增加和耳壳肿胀均有明显的抑制作用。木防己碱 400mg/kg 灌胃与 10mg/kg 腹腔注射抑制蛋清性大鼠足跖肿胀的强度相近。

【性味归经】味苦、辛，性寒。归膀胱、肾、脾经。

【功效主治】祛风除湿，通经活络，解毒消肿。主治风湿痹痛，水肿，小便淋痛，闭经，跌打损伤，咽喉肿痛，疮疡肿毒，湿疹，毒蛇咬伤。

【配伍应用】

1. **木防己配牛膝** 木防己功擅祛风除湿，通络止痛，且其性辛寒；牛膝既能活血祛瘀，性善下行，又能补益肝肾，强筋健骨。两者配伍能清热燥湿，强筋壮骨，适用于湿热痹证、肋间神经痛。

2. **木防己配羌活、独活** 木防己祛风除湿，通经活络，羌活、独活等祛风散寒，除湿止痛，可用于风寒湿痹疼痛。

3. **木防己配桂枝** 木防己具有除湿利水之功，桂枝甘温，助阳化气行水湿痰饮之邪，两者配伍可通阳益气，消水化饮以治胸膈支饮。

4. **木防己配青木香** 木防己通经活络，青木香行气止痛，两者配伍治胃痛、中暑腹痛。

【用法用量】内服：煎汤，5～10g。外用：适量，煎水熏洗；捣敷；或磨浓汁涂敷。

【使用注意】本品大苦大寒，不宜大剂量使用，以免损伤胃气；食欲不振、阴虚无湿热者及孕妇慎服。《药性论》："畏女菀、卤碱。"

【医家论述】

1.《药性论》："治男子肢节中风，毒风不语，主散结气痈肿，温疟，风水肿，去膀胱热。"

2.《中国药用植物图鉴》："有祛风行水，泻下焦血分湿热的功用。中医用治水肿及淋痛，并治风湿关节痛，痛肿，恶疮等症。"

3.《陕西中药志》："利尿退肿，除湿镇痛。"

4. 广州空军《常用中草药手册》："清热解毒，消肿止痛。主治风湿骨痛，坐骨神经痛，肢体麻痹，泌尿系结石，咽喉肿痛，急性肠炎，跌打损伤，毒蛇咬伤，疮毒。"

5.《贵州草药》："祛风除湿，镇痛化瘀，杀虫。主治肚痛吐酸水，风湿骨节痛，跌打损伤，麻风。"

6.《广西本草选编》："清热解毒，利湿消肿。治湿热腹痛，尿路感染，跌打肿痛。"

7.《安徽中草药》："祛风除湿，通经活络，解毒止痛。"

8.《台湾药用植物志》："根为利尿剂，治水肿，淋病，膀胱炎，神经痛，中风及面疔。""治肿毒，去热，疼痛，胃病，感冒，腹痛，霍乱及肺出血。"

【按语】治疗痛证，可将木防己（用其根、茎、叶）的鲜品或干品制成煎剂或流浸膏服用，对各种神经痛（尤其是肋间神经痛，以及肺结核胸痛）、各种肌肉痛以及肩凝、闪挫、胃痛、月经痛、产后风湿关节痛、癌症疼痛均有良好效果，且根、茎、叶的疗效区别不大。另外也可将木防己以 60°白酒浸泡制成药酒口服，可治疗关节红肿疼痛之热痹。

参考文献

[1] 郑林忠，谭建权，唐希灿，等. 盐酸木防己碱的镇痛、解热作用和无成瘾性 [J]. 中国药理学报，1984，5（1）：12.

[2] 徐克意. 盐酸木防己碱的抗炎作用 [J]. 中国药理学报，1986，7（5）：422.

⊙ 白芷《神农本草经》

【异名】𦭯、芷、芳香、苻蓠、泽芬、莞、白茝、香白芷。

【来源】为伞形科植物杭白芷和祁白芷的根。

【炮制】除去杂质，浸泡六七成透，晾润至透，切厚片，干燥。现代临床用本品制成丸剂、片剂、散剂、注射液等应用。

【镇痛药理】白芷和杭白芷煎剂 15g（生药）/kg 灌胃，对背部皮下注射蛋白胨所致发热的家兔有明显的解热作用，其效果优于 0.1g/kg 的阿司匹林。

白芷煎剂、醚提取物和水提取物 8g（生药）/kg 灌胃，对小鼠醋酸扭体反应的抑制率分别为 69.6%，52.86% 和 40.53%；小鼠热板法试验也使痛阈明显提高，白芷煎剂 4g（生药）/kg 灌胃，对二甲苯所致小鼠耳部炎症也有明显的抑制作用。

另有研究表明，白芷香豆素组分对酵母引起的大鼠发热有显著解热作用，对热板所致小鼠疼痛和醋酸所致小鼠扭体反应均有显著的抑制作用，并能对抗二甲苯、角叉菜胶所致的小鼠耳肿胀和蛋清所致的大鼠足肿胀；利用电击鼠尾法，在小鼠腹腔注入白芷注射液，可提高小鼠基础痛阈。

【性味归经】味辛，性温。归肺、脾、胃经。

【功效主治】祛风除湿，通窍止痛，消肿排脓。主治感冒头痛，眉棱骨痛，偏正头痛，牙痛，鼻塞，鼻渊，湿胜久泻，妇女白带，痈疽疮疡，金铁伤及破伤风，毒蛇咬伤。现代临床用于治疗头痛，牙痛，三叉神经痛，功能性头痛，腰麻后头痛，风湿性关节炎和关节软组织损伤引起的疼痛。

【配伍应用】

1. **白芷配藁本**　二药均有上行祛风散寒止痛的功效，相配则散寒止痛效力显著，可治风寒头痛，尤以头顶痛多用。

2. **白芷配细辛**　白芷，温可散寒除湿，上行头目，主入阳明，细辛散寒止痛，取二药辛香升散、通窍止痛的功效，相须为用，可治疗风寒头痛、鼻渊头痛及前额、眉棱骨痛。

3. **白芷配桔梗**　二药都有排脓作用，且白芷兼能活血，桔梗提升气血而能消肿，两者配伍应用可治疗疮疡已溃，脓成而不易外出者。

4. **白芷配川芎**　二药辛香走散，上行头目，都有止痛的功效，两者配伍应用可治疗偏正头痛、眉棱骨痛。但白芷偏于升散，川芎长于行气血，有"头痛必用川芎"的说法。二药配荆芥、紫苏治风寒头痛，配菊花、茶叶治风热头痛。

5. **白芷配苍耳子**　白芷兼入肺经，能宣通鼻窍，对于鼻塞不通、鼻流浊涕、头额胀痛用之颇效，每与苍耳子、辛夷、薄荷等宣肺通窍药配伍（《济生方》苍耳散）。

6. **白芷配甘草**　取白芷止痛，甘草补脾胃缓急止痛，且可缓白芷辛温之性。相配能增强止痛效力，可用于胃溃疡病疼痛。

7. **白芷配三七**　三七功能散瘀止血，清肿定痛，且化瘀而不伤新血，止血而不留积瘀；白芷辛温芳香，祛风除湿，利水消肿，通窍止痛。两者相伍，协同作用，则活血化瘀、消肿定痛，用于治疗肩周炎、坐骨神经痛、血管神经性头痛、牙周炎等疼痛。

8. **白芷配延胡索** 延胡索具有理气止痛之功效，白芷散风除湿、通窍止痛、消肿排脓。两者配伍理气、活血、止痛，常用于气滞血瘀的胃痛、胁痛、头痛及月经痛。

【用法用量】内服：煎汤，3～10g；或入丸、散。外用：适量，研末撒或调敷。

【使用注意】血虚有热者、阴虚阳亢头痛者禁服。

【医家论述】

1. 《神农本草经》："主女人漏下赤白，血闭阴肿，寒热，风头（头风），侵目，泪出，长肌肤，润泽，可作面脂。"

2. 《名医别录》："主治风邪，久渴，吐呕，两胁满，风痛，头眩，目痒。可作膏药，面脂，润颜色。"

3. 《药性论》："治心腹血刺痛，除风邪，主女人血崩及呕逆，明目，止泪出，疗妇人沥血腰痛；能蚀脓。"

4. 《日华子本草》："治目赤胬肉，及补胎漏滑落；破宿血，补新血；乳痛，发背，瘰疬，肠风，痔瘘；排脓；疮痍，疥癣；止痛，生肌。去面皯疵瘢。"

5. 《医学启源》："治手阳明头痛，中风寒热，解利药也。《主治秘要》云：治头痛在额，及疗风通用，去肺经风。"

6. 《本草纲目》："治鼻渊、鼻衄，齿痛，眉棱骨痛，大肠风秘，小便去血，妇人血风眩运，翻胃吐食，解砒毒，蛇伤，刀箭金疮。"

7. 《得配本草》："通窍发汗，除湿散风，退热止痛，排脓生肌。"

8. 《本草经疏》："白芷，味辛气温无毒，其香气烈，亦芳草也。入手足阳明、足太阴，走气分，亦走血分，升多于降，阳也。性善祛风，能蚀脓，故主妇人漏下赤白。辛以散之，温以和之，香气入脾，故主血闭阴肿，寒热，头风浸目泪出。辛以散结而入血止痛，故长肌肤。芬芳而辛，故能润泽。辛香温散，故疗风邪久泻，风能胜湿也。香入脾，所以止呕吐。疗两胁风痛，头眩目痒，祛风之效也。"

9. 《本草汇言》："白芷，上行头目，下抵肠胃，中达肢体，遍通肌肤以至毛窍，而利泄邪气。如头风头痛，目眩目昏；如四肢麻痛，脚弱痿痹；如疮溃糜烂，排脓上肉；如两目作障，痛痒赤涩，白芷皆能治之。性味辛散，如头痛、麻痹、眼目、漏带、痈疡诸症，不因于风湿寒邪，而因于阴虚气弱及阴虚火炽者，俱禁用之。"

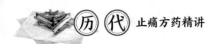
10.《本草正义》："治风痛头眩，亦惟阳和之气，不司布护，而外风袭之者，始为合辙。"

参考文献

[1] 李宏宇. 不同商品白芷的药理研究 [J]. 中国中药杂志，1991，16（9）：560.

[2] 李宏宇. 中药川白芷的药理研究 [J]. 华西药学杂志，1991，6（1）：16.

[3] 王德才，李珂，徐晓燕，等. 杭白芷香豆素组分解热镇痛抗炎作用的实验研究 [J]. 中国中医药信息杂志，2005，12（11）：36.

[4] 王春梅，崔新颖，李贺. 白芷香豆素的抗炎作用研究 [J]. 北华大学学报（自然科学版），2006，7（4）：318.

⊙ 白药子《新修本草》

【异名】白药、白药根、山乌龟、头花千金藤、金线吊蛤蟆、独脚乌桕、铁秤砣。

【来源】为防己科植物金线吊乌龟的块根。

【炮制】取原药材，除去杂质，洗净，切厚片或小方块片，干燥。

【镇痛药理】其镇痛有效成分为罂粟碱、奎宁、可待因、吗啡、小檗碱等。药理研究表明，本品所含罂粟碱明显减少酒石酸锑钾引起的小鼠扭体反应次数，提高55℃热板法小鼠疼痛反应的阈值，降低小鼠福尔马林实验疼痛反应积分，小鼠电刺激法镇痛作用的 ED_{50} 为 10.7（8.2～12.9）mg/kg，证明罂粟碱有显著的镇痛作用。

可待因、吗啡为临床常用的麻醉性镇痛药，可待因常可用于牙痛、痛经、神经性头痛、癌痛和骨科慢性疼痛，癌性疼痛多用吗啡麻醉镇痛。

氢化小檗碱不同剂量灌胃给药对小鼠热致痛和醋酸致痛具有明显的镇痛作用，并呈现一定的量效关系，对二甲苯所致炎性水肿也有显著的抑制作用，结果表明氢化小檗碱具有较好的镇痛抗炎作用。王庆端等提出小檗碱对多种致炎剂和致痛剂引起的炎性水肿和疼痛均具有明显的抑制作用。

【性味归经】味苦、辛，性凉，小毒。归肺、胃经。

【功效主治】清热解毒，祛风止痛，凉血止血。主治咽喉肿痛，热毒痈肿，风湿痹痛，腹痛，泻痢，吐血，衄血，外伤出血。

【用法用量】内服：煎汤，9～15g；或入丸、散。外用：适量，捣敷或研末敷。

【使用注意】脾虚及泄泻者禁服。本品能催吐，用量过大，会引起头晕、呕吐等副作用。

【医家论述】

1.《药性考》:"消肿喉痹,热症心疼,逐痰止血,火降嗽宁。解百药毒。刀伤可平。"

2. 广州部队《常用中草药手册》:"祛风,利水,清热,化痰。治风湿疼痛,腰肌劳损,肾炎水肿,胃痛,肺结核,无名肿毒,毒蛇咬伤。"

3.《陕西中草药》:"清热解毒,散瘀止痛,养阴补肾。治吐血、淋症。"

4.《饮片新参》:"消肿毒喉痹,散瘀血,治伤痛。"

【按语】治疗流行性腮腺炎、淋巴结炎及无名肿毒疼痛,取白药子块根同醋磨汁,涂于患处,一般涂药数次,即可止痛消肿而痊愈。另外,本品还可用于治疗眼赤肿痛,以及扭挫伤、鹤膝风引起的疼痛。

参考文献

[1] 刘永平. 野罂粟碱镇痛作用研究 [J]. 时珍国医国药, 2005, 16 (3): 197.

[2] 王惠茹. 癌痛患者麻醉性镇痛药使用情况分析 [J]. 药学实践杂志, 2005, 23 (1): 41.

[3] 沈黎阳, 徐国柱, 刘丽京, 等. 复方磷酸可待因片镇痛效果的多中心临床评价 [J]. 中国药物依赖性杂志, 2003, 12 (1): 34.

[4] 黄祖良, 韦启后, 汤春荣, 等. 氢化小檗碱镇痛和消炎作用的研究 [J]. 江西中医学院学报, 2002, 14 (1): 33.

[5] 王庆端, 江金花, 孙文欣, 等. 千金藤素抗炎镇痛作用的实验研究 [J]. 中国药学杂志, 1990, 34 (9): 594.

⊙ 白线薯《新华本草纲要》

【异名】红藤、山乌龟、一滴血、短蕊千金藤。

【来源】为防己科植物白线薯的块根。

【炮制】全年均可采挖,除去须根,洗净,横切或纵切成片,晒干。

【镇痛药理】其镇痛有效成分主要为异紫堇定、荷包牡丹碱。抗炎镇痛作用:实验研究表明白线薯块根所含异紫堇定 10mg/kg、20mg/kg 都能抑制二甲苯致小鼠耳廓肿胀和组胺致大鼠皮肤毛细血管通透性增高。

利用大鼠辐射热 - 甩尾测痛结合脊髓蛛网膜下腔注药的方法,观察了 γ-氨基丁酸 A(GABAA)受体阻断剂荷包牡丹碱对 5- 羟色胺(5-HT)镇痛作用的影响。实验结果表明,脊髓蛛网膜下腔注射 0.5nmol 荷包牡丹碱能够对注射 120nmol 5- 羟色胺所引起的镇痛作用产生阻断作用。

采用 CO_2 激光作为伤害性刺激，腹腔注射荷包牡丹碱 0.5mg/kg，研究表明荷包牡丹碱对 CO_2 激光刺激引起的疼痛有明显的镇痛作用，且呈剂量相关。

另有研究者采用电生理学方法，通过观察侧脑室注射荷包牡丹碱对大鼠束旁核（parafascicular nucleus，PF）痛抑制神经元（pain-inhibition neurons，PIN）电变化的影响，结果表明外源性 γ- 氨基丁酸（GABA）受体阻断剂荷包牡丹碱可使正常大鼠 PF 中痛反应神经元对伤害性刺激的反应减弱，表现为镇痛效应。

【性味归经】味苦，性寒，小毒。归肝、胃经。

【功效主治】行气活血，祛风止痛，清热解毒。主治胃痛，风湿痹痛，跌打损伤，痛经，痈疖肿毒，湿疹。

【用法用量】内服：煎汤，1.5 ~ 3g；研末服酌减。外用：适量，捣敷或研末调敷。

参考文献

[1] 沈雅琴，张明发. 异紫堇定的抗腹泻和抗炎作用 [J]. 西北药学杂志，1998，13（2）：67.

[2] 杨俊曾，王瑞，杨守伟. GABAA 受体部分介导脊髓水平 5-HT 的镇痛作用 [J]. 长治医学院学报，1995，9（3）：194.

[3] 徐龙河，张宏，朱建国. GABAA 受体拮抗药对小鼠痛阈的影响 [J]. 临床麻醉学杂志，2001，17（5）：270.

[4] 丛凯，张辉. GABA 对大鼠束旁核痛抑制神经元电活动的影响 [J]. 齐齐哈尔医学院学报，2006，27（4）：387.

⊙ 寻骨风《植物名实图考》

【异名】清骨风、猫耳朵、穿地节、毛香、白毛藤、地丁香、黄木香、白面风、兔子耳、毛风草、猴耳草、绵毛马兜铃。

【来源】为马兜铃科植物寻骨风的全草。

【炮制】取原药材，除去杂质，洗净或淋润，切段，干燥。

【镇痛药理】绵毛马兜铃挥发油及总生物碱对大鼠蛋清性"关节炎"有明显的抗炎镇痛作用，对蛋清性、甲醛性关节肿以及二甲苯引起的小鼠耳廓炎症及棉球肉芽组织增生均有抑制作用，绵毛马兜铃的 50% 乙醇提取液对蛋清性关节肿及二甲苯引起的小鼠耳廓炎症也有抑制作用。其总生物碱部分镇痛、消炎作用明显优于非生物碱部分，因此寻骨风镇痛消炎作用主要有效部位是总生物碱部分。

【性味归经】味辛、苦，性平。归肝经。

【功效主治】祛风除湿，活血通络，止痛。主治风湿痹痛，肢体麻木，筋骨拘挛，脘腹疼痛，跌打伤痛，外伤出血，乳痈及多种化脓性感染。

【用法用量】内服：煎汤，10～20g；或浸酒。

【使用注意】阴虚内热者及孕妇禁服。用量较大时个别患者有恶心、呕吐、头晕、头痛等不良反应。

【医家论述】

1. 《饮片新参》："散风痹，通络。"

2. 《南京民间药草》："治筋骨痛及肚痛。"

3. 《山东中草药》："祛风湿，通经络，消肿止痛。治骨节筋骨疼痛，腹痛，睾丸肿痛。"

4. 《安徽中草药》："祛风活血，消肿止痛。"

【按语】本品外用或内服均有显著的止痛作用，对于风湿关节痛、跌打损伤、瘀滞作痛、腹痛、睾丸坠痛、胃痛、月经痛、痈肿疼痛、钩蚴皮炎疼痛均有止痛作用。

参考文献

[1] 吕向华. 寻骨风抗炎镇痛作用的研究 [J]. 山西医药杂志，1980，（6）：8-11.

[2] 李国贤. 绵毛马兜铃油抗炎作用的研究 [J]. 中药通报，1985，10（6）：39-41.

[3] 申庆亮，唐启令，郑凌云. 寻骨风镇痛消炎作用有效部位研究 [J]. 时珍国医国药，1999，10（3）：173-174.

⊙ 杉木节《本草图经》

【异名】杉节。

【来源】为杉科植物杉木枝干上的结节。

【炮制】一般鲜用或晒干。

【性味归经】味辛，性微温。

【功效主治】祛风止痛，散湿毒。主治风湿骨节疼痛，胃痛，脚气肿痛，带下，跌打损伤，臁疮。

【配伍应用】

杉木节配干姜： 杉木节性味辛温，祛风止痛，干姜温中散寒，能祛脾胃寒邪，助脾胃阳气，与辛温的杉木节配伍可治妊娠内夹寒冷，腹中冷痛，方

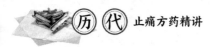

如《普济方》黑神散。

【用法用量】内服：煎汤，10～30g；或为散，或酒浸。外用：适量，煎水浸泡；或烧存性，研末调敷。

【医家论述】

1.《生草药性备要》："浸酒，祛风止痛。"

2.《岭南采药录》："治心气痛，骨节疼痛。"

⊙ 赤链蛇《本草纲目》

【异名】赤祑、赤连、赤楝、赤楝蛇、桑根蛇、火赤炼、火炼蛇、红斑蛇。

【来源】为游蛇科动物火赤链蛇的全体。

【炮制】夏至秋季捕捉，捕得后杀死，烘干，烧存性，研末备用。或捕后放入瓮中，加盖饿2日，使其排出粪便，然后取出洗净，放入高粱酒或白酒内浸2～4周，或洗净后直接烘干，研末。

【镇痛药理】赤链蛇水、醇提取液均有明显的抗炎作用。20g/kg、10g/kg醇、水提取物灌胃对蛋清性及琼脂性大鼠足肿胀有明显的抑制作用，且与氢化可的松15mg/kg的疗效相近，同时不同剂量的水、醇提取物也能明显抑制二甲苯致小鼠耳炎性肿胀。

热、电、化学（酒石酸锑钾）刺激均可证明赤链蛇水、醇提取液有明显的镇痛作用，对化学刺激镇痛作用尤为显著，对热刺激作用最弱。

【性味归经】味甘，性温。

【功效主治】祛风湿，止痛，解毒敛疮。主治风湿性关节炎，全身疼痛，淋巴结结核，慢性瘘管，溃疡，疥癣。

【用法用量】内服：浸酒，20～40ml。外用：适量，研末撒；或以药线粘粉插入管内。

【医家论述】

1.《上海常用中草药》："祛风湿，止痛。治风湿性关节炎，全身疼痛。"

2.《中国动物药》："治淋巴结结核，慢性瘘管，溃疡及疥癣等。"

参考文献

[1] 赵文静，金贻郎. 火赤链蛇药理研究初报Ⅰ：抗炎、镇痛作用 [J]. 中药材，1991，14（2）：11.

[2] 赵文静，金贻郎. 火赤链蛇药理研究初报Ⅱ：镇静、催眠及抗惊厥作用 [J]. 中药材，1991，14（3）：14.

⊙ 防己《本草经集注》

【异名】汉防己、瓜防己、石蟾蜍、长根金不换。

【来源】为防己科植物粉防己的块根。

【炮制】生用或炒用。取原药材，除去杂质，修去芦梢，洗净或刮去栓皮浸泡至四五成透，润透，切厚片，干燥。炒防己，取防己片，置锅内用文火加热，炒至微焦，表面微黄色，取出放凉。

【镇痛药理】解热、镇痛、抗炎作用：在小鼠热板反应和痛介质诱发家兔隐神经传入放电模型上，发现粉防己碱（tetrandrine）不仅有中枢镇痛作用，也有外周镇痛作用。

有研究者通过对大鼠背部气囊角叉莱胶致炎的炎症模型研究了粉防已碱对急性炎症血管通透性中性粒细胞功能的影响及其与钙拮抗作用的关系。实验结果表明，腹腔注射粉防已碱 30 分钟后（20mg/kg，100mg/kg）致炎，可使炎症血管通透性明显抑制，气囊灌洗液中伊文思蓝含量较生理盐水对照组显著减少（$P<0.05$）。

在小鼠标热板法和电刺激法的镇痛实验中，粉防己碱有明显的镇痛作用，其最小镇痛剂量为 30mg/kg，比硫酸吗啡的用量大 10 倍。其镇痛效力远较吗啡差，但又能拮抗吗啡的成瘾性。粉防已碱还能增强吲哚美辛的镇痛作用。用热板法测得汉防己总碱及甲、乙、丙素均有镇痛作用。粉防已碱可能通过抑制前列腺素代谢、减少 PGE_2 和白三烯生成而发挥其解热、镇痛、抗炎作用。

【性味归经】味苦、辛，性寒。归膀胱、肺、脾经。

【功效主治】利水消肿，祛风止痛。主治水肿，小便不利，风湿痹痛，脚气肿痛，疥癣疮肿，现代临床用于治疗高血压、心绞痛，阵发性室上性心动过速、硅沉着病、肝硬化等疾病，具有良好的效果。

【配伍应用】

1. **防己配黄芪** 防己利水消肿，黄芪益气固表，若因卫气不固，风水外客，致患风水，脉浮身重，汗出恶风身痛者，配黄芪、白术、甘草等，以利水消肿，益气固表，方如《金匮要略》防己黄芪汤。

2. **防己配乌头** 用于风湿痹痛。防己辛散苦泄，故能祛风除湿，通络止痛，乌头祛风散寒除湿。两者配伍用于风寒湿痹，历节疼痛者，如《备急千金要方》防己汤。

3. **防己配栀子** 防己能利湿除风，栀子能清三焦湿热，两者配伍用于风湿热痹，关节红肿疼痛者，以清热祛风除湿，方如《温病条辨》宣痹汤。

4. **防己配威灵仙** 二药均可散风祛湿止痛。防己偏于祛湿疗痹，威灵仙偏于通络止痛。两者相配祛风湿、活血止痛。常用于风湿阻络的关节、肩背疼痛。

5. 防己配薏苡仁 二药都具有清热祛湿止痛功能,可用于治疗湿聚热郁的肢体疼痛。

【用法用量】内服:煎汤,6～10g;或入丸、散。

【使用注意】本品大苦大寒,不宜大剂量使用,以免损伤胃气;食欲不振及阴虚无湿热者、上焦湿热者禁服;若自汗盗汗,口苦舌干,肾虚小便不利及胎前产后血虚者,虽有下焦湿热,亦宜忌用;本品恶细辛,畏萆薢。

【医家论述】

1. 张元素:"去下焦湿肿而痛,并泄膀胱火邪,必用汉防己、草龙胆为君,黄柏、知母、甘草佐之。"(引自《本草纲目》)

2. 《得配本草》:"得葵子,通小便淋涩;配知、柏,去下焦湿肿;配桃仁,治大便秘;佐胆草,治胁痛;使胆星,治热痰;合威灵,治肩臂痛。"

3. 《本草求真》:"(治)脚气肿痛,如涩则加苍术、薏苡、木瓜;热加黄芩、黄柏;风加羌活、萆薢;痰加竹沥、南星;痛加香附、木香;血虚加四物;大便秘加桃仁、红花;小便秘加牛膝、泽泻;痛连臂加桂枝、威灵仙。"

4. 《本草钩沉》:"配当归、川芎等治血虚风痛;配香附等治胃痛、腹痛;配款冬花治咳嗽喘息;配茯苓、泽泻等治水肿。"

5. 《药性论》:"治湿风,口面歪斜,手足疼,散留痰,主肺气嗽喘。"

6. 《医学启源》:"疗腰以下至足湿热肿盛,脚气。去膀胱留热。"

参考文献

[1] 宋必卫,张俭山,陈志武,等.钙离子对粉防己碱镇痛作用的影响 [J].安徽医科大学学报,1995,30(1):1.

[2] 何凤慈,唐汝愚,姚丹帆.粉防己碱的抗炎作用及其机制 [J].四川生理科学杂志,1988,(4):43-44.

[3] 黄国平,徐叔云,马传庚.维拉帕米、硝苯啶和粉防己碱加强吲哚美辛的镇痛作用以及拮抗吗啡的成瘾性 [J].安徽医科大学学报,1991,26(1):65.

[4] 黄国平,马传庚,徐叔云.维拉帕米、硝苯啶和粉防己碱加强吲哚美辛的镇痛作用 [J].中国药理学通报,1993,9(1):36.

[5] 刘干中.党参及其正丁醇提取物在小鼠的急性毒性和对血浆皮质酮、ACTH 含量的影响 [J].中国药理学通报,1986,2(1):34.

[6] 高贤龙,周汉良,卞如濂,等.若干药物对前列腺素及白细胞三烯 B_4 生物合成的影响 [J].中国药学通报,1991,7(4):249.

⊙ 沙糖木 《广西药用植物名录》

【异名】沙塘木、沙柑木、甜饼木、山柑、长柄山油柑。

【来源】为芸香科植物山油柑的心材或根。

【炮制】全年均可采收，洗净，锯段，劈开或切片，晒干。

【性味归经】味辛、苦，性平。归肝、胃、肺经。

【功效主治】祛风止痛，行气活血，止咳。主治风湿性腰腿痛，心胃气痛，疝气痛，跌打损伤，感冒咳嗽，气管炎。

【用法用量】内服：煎汤，15～30g；或研末服。

【医家论述】

1. 《中国药用植物图鉴》："有行瘀活血，止血，消肿，定痛，辟恶气的功能。主治胃痛，金疮出血，跌仆损伤，瘀血肿痛等。"

2. 广州部队《常用中草药手册》："行气活血，健脾，止咳。治风湿性腰腿痛，跌打瘀痛，心胃气痛。"

3. 《广西本草选编》："根行气止痛，化痰止咳。主治急、慢性胃炎，胃溃疡，感冒咳嗽，气管炎。"

4. 《全国中草药汇编》："治疝气痛。"

⊙ 金钱白花蛇 《饮片新参》

【异名】金钱蛇、小白花蛇。

【来源】为眼镜蛇科动物银环蛇幼蛇或成蛇除去内脏的全体。

【炮制】夏、秋季捕捉，剖腹去内脏，抹净血，用乙醇浸泡处理后，以头为中心，盘成盘形，用竹签撑开后烘干。

【镇痛药理】经药理实验发现，金钱白花蛇对二甲苯所致小鼠耳廓炎症及大、小鼠蛋清性足肿胀有明显抑制作用，证明该药材有良好的抗炎镇痛作用。进一步实验研究发现，金钱白花蛇对摘除肾上腺大鼠蛋清性足肿胀无抑制作用，提示其作用机制可能与垂体-肾上腺皮质系统有关。

【性味归经】味甘、咸，性温，有毒。归肝、脾经。

【功效主治】祛风通络，定惊止痉。主治风湿痹痛，筋脉拘急，中风口眼㖞斜，半身不遂，小儿惊风，破伤风，麻风，疥癣，梅毒，恶疮。现代临床用于治疗食管癌，胃癌，肝癌等。

【用法用量】内服：水煎，3～4.5g；或研末，0.5～1g；或浸酒3～9g。

【使用注意】阴虚血少及内热生风者禁服。

【医家论述】

1.《广西药用动物》:"祛风湿,疗瘫痪,镇痉,攻毒。主治风湿关节酸痛,四肢筋脉拘急,半身不遂,口眼㖞斜,恶疮和破伤风。"

2.《湖北中草药志》:"祛风通络,定惊止痉。"

参考文献

[1] 鄢顺琴,凤良元,丁荣光.金钱白花蛇抗炎作用的实验研究[J].中药材,1994,17(12):29.

⊙ 羌活《神农本草经》

【异名】羌青、护羌使者、胡王使者、羌滑、退风使者、黑药。

【来源】为伞形科植物羌活或宽叶羌活的根茎和根。

【炮制】取原药材,除去杂质,大小分开,抢水洗净,润透,切厚片,晒干或低温干燥。

【镇痛药理】小鼠醋酸扭体法实验表明羌活镇痛作用的有效成分为5′-羟基香柑素。小鼠热板法试验证明2%羌活挥发油10ml/kg腹腔注射能明显提高痛阈。羌活挥发油1.328ml/kg灌胃或0.133ml/kg腹腔注射均能提高热刺激痛阈;如连续给药3日,能显著减少小鼠醋酸扭体反应次数。另有报道,羌活水提取物对小鼠扭体反应的抑制作用比醇提取物强,但小鼠夹尾法或烫尾法实验表明其无镇痛作用。刘珍洪等在瞬转人源TRPV1的HEK293细胞上,运用膜片钳技术测量羌活提取物对细胞跨膜电流的影响。结果提示,羌活提取物可激活TRPV1通道,该通道活化后产生的系列效应可能是羌活解表、止痛的重要分子机制。

【性味归经】味辛、苦,性温。归膀胱、肾经。

【功效主治】散表寒,祛风湿,利关节,止痛。主治外感风寒,头痛无汗,风寒湿痹,风水浮肿,疮疡肿毒。现代临床用于治疗期前收缩疗效较好。

【配伍应用】

1. **羌活配川芎** 二药都有升散止痛的功用,但羌活升散气分风寒湿邪而止痛,川芎则活血行气、祛风止痛。两者相配有散风行气、活血止痛的功效,可用于一般外感疾病的身疼肢痛、风寒湿痹疼痛及偏正头痛。

2. **羌活配防风** 二药都有祛风湿止痛的作用,相须为用能增强祛风湿止痛的功效,可用于外感风寒湿邪的头痛、肢体疼痛,方如《此事难知》卷上引张元素方之九味羌活汤。

3. **羌活配独活** 二药都能祛风湿，但羌活偏于散表浅的风湿，而独活偏于除深伏的风湿。两者相须为用，可散风除湿，通络止痛，用于治疗风寒湿痹。

4. **羌活配藁本** 羌活气香性散，善散在表之风寒湿邪，藁本祛风散寒胜湿，两者相配用于治表证属风寒夹湿，寒热无汗，头痛如裹，项背强痛，骨节酸疼，肢体沉重者，方如《内外伤辨惑论》之羌活胜湿汤。

5. **羌活配黄芪** 羌活外散表寒；黄芪益气助阳，扶正祛邪。两者配伍用于患者阳虚气弱，外感风寒，寒热头痛，不能作汗者，方如《伤寒六书》之再造散。

6. **羌活配附子** 羌活祛风湿，散寒邪，利关节而止痛，为治痹之要药，因其气有"直上顶巅，横行支臂"之特点，故痹证之痛在上半身者用之尤多；附子温里散寒止痛。两者相配用于寒邪偏胜之风寒痹。

【用法用量】内服：煎汤，3～10g；或入丸、散。

【使用注意】气血亏虚者慎服。若血虚不能荣筋，肢节筋骨酸痛者，宜慎用。血虚头痛及遍身疼痛、骨痛因而带寒热者，此属内证，误用反致作剧。

【医家论述】

1. 《药性论》："治贼风，失音不语，多痒血癞，手足不遂，口面歪邪，遍身顽痹。"

2. 《日华子本草》："治一切风并气，筋骨拳挛，四肢羸劣，头旋，眼目赤疼及伏梁水气，五劳七伤，虚损冷气，骨节酸疼，通利五脏。"

3. 《珍珠囊》："太阳经头痛，去诸骨节疼痛，亦能温胆。"

4. 《医学启源》："《主治秘要》云：其用有五：手足太阳引经，一也；风湿相兼，二也；去肢节疼痛，三也；除痈疽败血，四也；风湿头痛，五也。"

5. 《品汇精要》："主遍身百节疼痛，肌表八风贼邪，除新旧风湿，排腐肉疽疮。"

6. 《寿世保元》："表散风寒，头痛身痛，退热解烦。"

7. 《本草备要》："泻肝气，搜肝风，小无不入，大无不通，治风湿相搏，本经头痛，督脉为病，脊强而厥，刚痉柔痉，中风不语，头旋目赤。"

8. 《医学启源》："加川芎治足太阳、少阴头痛，透关利节。"

9. 《本草经疏》："君麻黄、甘草，主冬月即病伤寒，太阳经头疼，发汗解表；君麦门冬、前胡、黄芩，佐以甘草，治春时瘟疫邪在太阳头痛。"

10. 《得宜本草》："得当归，能利劳伤骨节酸痛。"

11. 《得配本草》："配独活、松节酒煮，治历节风痛；君川芎、当归，治头痛脊强而厥；使细辛，治少阴头痛。"

参考文献

[1] 金树芬. 羌活挥发油镇痛作用研究 [J]. 中成药研究，1981，（12）：41.

[2] 徐惠波，孙晓波，赵全成，等. 羌活挥发油的药理作用研究 [J]. 中草药，1991，22（1）：28.

[3] 王一涛，杨奎，王家葵，等. 羌活的药理学研究 [J]. 中药药理与临床，1996，12（4）：12.

[4] 刘珍洪，高琳，汪文来，等. 羌活提取物对热敏通道 TRPV1 的影响 [J]. 中国中医基础医学杂志,2017,23(4)：553-557.

⊙ 威灵仙《药谱》

【异名】能消、铁脚威灵仙、灵仙、黑脚威灵仙、黑骨头。

【来源】为毛茛科植物威灵仙、棉团铁线莲、辣蓼铁线莲、毛柱铁线莲和柱果铁线莲的根及根茎。

【炮制】生用或酒制。生用取原药材，除去杂质，洗净，润透，切厚片或段，干燥。酒制取威灵仙片或段，加黄酒拌匀，闷润至透，置锅内，用文火炒干，取出放凉。威灵仙每 100kg，用黄酒 10kg，酒制能增强其祛风通络作用。

【镇痛药理】实验研究发现，威灵仙煎剂能明显提高小鼠对热刺激引起疼痛反应的痛阈，并且酒炙品的镇痛作用较强且持久。用热板法和扭体法观察结果表明，威灵仙水煎剂和水煎醇沉液均具有明显的镇痛作用。威灵仙煎剂及其大剂量煎剂对冰醋酸引起的小鼠扭体反应具有抑制作用，表现出显著的镇痛作用。

研究表明，威灵仙对中枢神经系统先兴奋后麻痹，有镇痛和镇静作用，其镇痛有效成分为白头翁素。

【性味归经】味辛、咸、微苦，性温，小毒。归膀胱、肝经。

【功效主治】祛风除湿，通络止痛。主治风湿痹痛，肢体麻木，筋脉拘挛，屈伸不利，脚气肿痛，疟疾，骨鲠咽喉。并治痰饮积聚。

【配伍应用】

1. **威灵仙配防风**　威灵仙祛风湿，通经络，蠲痹痛，为治疗痹证筋脉拘挛之要药。凡风邪偏胜，疼痛游走者，配防风可祛风除痹。两者相配，用于风湿痹痛，关节不利，四肢麻木。

2. **威灵仙配苍术**　苍术燥湿祛邪。两者配伍用于风湿痹痛，关节不利，四肢麻木，湿邪偏胜，肢体重着。

3. **威灵仙配黄柏** 黄柏苦寒沉降，清热燥湿，善清泻下焦湿热。两者配伍用于风湿痹痛，关节不利，四肢麻木，湿热痹痛，得热痛甚。

4. **威灵仙配桂枝** 桂枝温经散寒。两者配伍用于风湿痹痛，关节不利，四肢麻木，寒邪偏胜，得温痛缓。

5. **威灵仙配乌头、附子** 风湿痹痛筋脉拘挛痛甚者，可用威灵仙配乌头、附子等散寒镇痛。痛偏于上半身者，加羌活；痛在下半身者，加独活、牛膝。

6. **威灵仙配肉桂** 两者均能散寒止痛，用于肾脏风寒、腰背疼痛、时缓时急而久不愈者。

7. **威灵仙配红花** 取威灵仙通络止痛之功，红花活血化瘀，两者配伍可用治跌打损伤疼痛。

8. **威灵仙配牛膝** 牛膝功擅活血化瘀，善于下行走窜；威灵仙功擅祛风胜湿，舒筋活络。二药合用，祛湿舒筋，活血止痛，可除下部脚疾痹痛。

【用法用量】内服：煎汤，6～9g，治骨鲠咽喉可用到30g；或入丸、散；或浸酒。外用：适量，捣敷；或煎水熏洗；或作发泡剂。

【使用注意】气血亏虚及孕妇慎服。凡病血虚生风，或气虚生痰，脾虚不运，气留生湿、生痰、生饮者，咸宜禁。原白头翁素具刺激性，接触过久可使皮肤发泡，黏膜充血。原白头翁素易聚合成白头翁素，白头翁素为威灵仙的有毒成分，服用过量可引起中毒。

【医家论述】

1. 《新修本草》："腰肾脚膝、积聚、肠内诸冷病，积年不差者，服之无不立效。"

2. 《海上集验方》："去众风，通十二经脉，疏宣五脏冷脓宿水变病，微利不渴。人服此，四肢轻健，手足温暖，并得清凉。"

3. 《开宝本草》："主诸风，宣通五脏，去腹内冷滞，心膈痰水，久积癥瘕，痃癖气块，膀胱宿脓恶水，腰膝冷疼，及疗折伤。久服之，无温疫疟。"

4. 《生草药性备要》："去风毒，除痰，通五脏膀胱，消水肿，治足肿腰膝冷痛，治折伤，诸般骨鲠。"

5. 《现代实用中药》："为利尿、通经药，有镇痛之效。治偏头痛，颜面神经麻痹，痛风等。"

6. 朱丹溪："威灵仙属木，治痛风之要药也，在上下者皆宜服之，尤效。其性好走，亦可横行。"（引自《本草纲目》）

7. 《本草汇言》："威灵仙主风湿痰饮之疾。治中风不语，手足顽痹，口眼歪斜及筋骨痛风，腰膝冷疼。"

8.《药品化义》："主治风湿痰壅滞经络中，致成痛风走注，骨节疼痛，或肿或麻木，风胜者患在上，湿胜者患在下，二者郁遏之久化为血热，血热为本而痰则为标矣。以此疏通经络，则血滞痰阻无不立豁。若中风手足不遂，以此佐他药宣行气道"。

【按语】威灵仙复方及片剂、酊剂、膏剂、药酒等各种剂型对于炎症及风湿性疼痛、腰肌劳损、筋骨疼痛、腮腺炎、牙痛及食道癌、骨癌等均有一定的镇痛效果。

参考文献

[1] 张余生.炮制对威灵仙镇痛抗炎作用的影响 [J].中药材，2001，24（11）：815.

[2] 李振彬，吴承艳，齐静，等.威灵仙镇痛及胃肠动力作用的实验研究 [J].中国中西医结合消化杂志，2004，12（4）：203.

[3] 耿宝琴，雍定国，徐继红，等.威灵仙治疗胆囊炎的实验研究 [J].浙江医科大学学报，1997，26（1）：13.

[4] 吕丹.威灵仙的药学研究 [J].海峡药学，1999，11（4）：7.

⊙ 臭梧桐（《采药书》）

【异名】臭桐、臭芙蓉、地梧桐、八角梧桐、楸叶常山、矮桐子、楸茶叶、百日红、臭牡丹、臭桐柴。

【来源】为马鞭草科植物海州常山的嫩枝及叶。

【炮制】6～10月采收，捆扎成束，晒干。

【镇痛药理】电击鼠尾法试验证明，给小鼠腹腔注射臭梧桐煎剂 1.65g/kg 以上时，呈现镇痛作用，给药后 20～40 分钟出现峰值，以后逐渐降低，可维持 2 小时之久。开花前的臭梧桐镇痛作用较开花后的强。臭梧桐素 B 有较强的镇痛作用，给小鼠腹腔注射 400mg/kg 和 800mg/kg 后，分别比吗啡 10mg/kg 和 20mg/kg 的镇痛作用强而持久。

给小鼠灌服或腹腔注射臭梧桐煎剂有轻度镇静作用，加大剂量也不引起睡眠。臭梧桐素 A 的镇静作用较强，与催眠药戊巴比妥钠有协同作用。

【性味归经】味苦、微辛，性平。

【功效主治】祛风除湿，平肝降压，解毒杀虫。主治风湿痹痛，半身不遂，高血压，偏头痛，疟疾，痢疾，痈疽疮毒，湿疹疥癣。

【配伍应用】

1. **臭梧桐配威灵仙** 臭梧桐祛风除湿，威灵仙通经活络止痛。两者配伍用于风湿痹痛，四肢麻木，半身不遂，腰膝酸痛，关节活动不利，或中风半身不遂，可单用为丸常服。

2. **臭梧桐配钩藤**　臭梧桐平肝降火，钩藤清肝息风。合用治肝阳上亢之高血压头痛、眩晕，伴肢体麻痹者尤为适宜。

【用法用量】内服：煎汤，10～15g，鲜品30～60g；或浸酒；或入丸、散。外用：适量，煎水洗；或捣敷；研末掺或调敷。

【使用注意】臭梧桐经高热煎煮后，降压作用减弱。

【医家论述】

1. 《本草纲目拾遗》："治独脚杨梅疮，洗鹅掌风，一切疮疥，煎汤洗汗斑。湿火腿肿久不愈者，同苍耳子浸酒服。并能治一切风湿，止痔肿，煎酒服。治臁疮，捣烂作饼，加桐油贴。"

2. 《现代实用中药》："治温疟，胸中痰结，一切风湿，四肢脉络壅塞不舒，消臌，止痢。"

3. 《上海常用中草药》："祛风湿，止痛，降血压。"

参考文献

[1] 陈泽乃.臭梧桐中海常素的波谱分析 [J].药学学报，1988，23（10）：789.

⊙ **臭梧桐根**《本草纲目拾遗》

【异名】芙蓉根。

【来源】为马鞭草科植物海州常山的根。

【炮制】取原药材，除去杂质，洗净润透，切片晒干或鲜用。

【性味归经】味苦、微辛，性温。

【功效主治】祛风止痛，行气消食。主治头风痛，风湿痹痛，筋骨痛，食积气滞，脘腹胀满，小儿疳积，跌打损伤，乳痈肿毒。

【用法用量】内服：煎汤，10～15g；或捣汁冲酒。

【医家论述】

《上海常用中草药》："祛风，止痛，降血压。治风湿痛，高血压。"

⊙ **宽筋藤**《广西中兽医药用植物》

【异名】无地生须、青宽筋藤、伸筋藤、无地根、青筋藤、砍不死、打不死、软筋藤、松筋藤、大接筋藤、牛挣藤、大松身。

【来源】为防己科植物中华青牛胆的茎。

【炮制】生用，取原药材，除去杂质，用水浸泡六七成透，取出，闷润至透，切厚片，干燥。

【性味归经】味微苦，性凉。归肝经。

【功效主治】祛风止痛，舒筋活络。主治风湿痹痛，腰肌劳损，跌打损伤。现代临床用于治疗风湿性关节炎、乳腺炎。

【用法用量】内服：煎汤，10～30g。外用：鲜品适量，捣敷。

【使用注意】《南宁市药物志》："孕妇及产后忌服。"

【医家论述】

1. 《南宁市药物志》："舒筋活络，杀虫。外敷治跌打筋断，风湿骨痛；内服舒筋活络。"

2. 广州部队《常用中草药手册》："舒筋活络，清热利湿。治风湿筋骨痛，腰肌劳损，跌打损伤。"

3. 《广西本草选编》："祛风除湿，舒筋活络。治乳腺炎，无名肿毒。"

4. 《云南中草药》："治感冒，肺炎，胃痛，痢疾，月经不调，癥瘕积聚，牙痛，风湿骨痛，半身不遂。外用治骨折，跌打损伤，外伤出血。"

5. 《中国民族药志》："清热，除湿。用于肝热，五脏热，肺热（藏族）。用叶，鲜用。主治目赤痛（佤族）。"

【按语】宽筋藤水煎或泡酒服对于风湿性关节炎、筋骨痛、半身不遂及骨折、跌打损伤效果较好（《全国中草药汇编》）；外用其鲜藤、叶捣烂敷患处亦可治疗外伤出血、骨折、跌打损伤、乳腺炎、无名肿毒（《广西本草选编》）。

⊙ 鹿茸草 《植物名实图考》

【异名】千年艾、千重塔、瓶儿蜈蚣草、山门穹、千层矮、龙须草、白路箕、毛茵陈、白丝草、土茵陈、栀子草、牙痛草、白头翁、六月霜、白山艾、白龙骨、白杉笠、千层楼、千年春、千年霜、满山白、白头毛、白鸡毛、四季青、瓜子草、老鼠牙草、白毛鹿茸草、鱼腮草、白细芒、白茅草、白地蜈蚣、六月雪。

【来源】为玄参科植物绵毛鹿茸草的全草。

【炮制】春、夏季采收，鲜用或晒干。

【性味归经】味苦、涩，性凉。

【功效主治】清热解毒，祛风止痛，凉血止血。主治感冒，咳嗽，肺炎发热，小儿鹅口疮，牙痛，风湿骨痛，疮疖痈肿，月经不调，崩漏，赤白带下，便血，吐血，外伤出血。

【用法用量】内服：煎汤，10～15g，鲜品30～60g。外用：适量，煎水洗或鲜品捣敷。

【医家论述】

1.《湖南药物志》："应用于风火牙痛，咳嗽，风湿骨痛，月经不调，崩漏，大便下血，创伤，烫伤。"

2.《江西草药》："凉血止血，解毒止痛。治小儿高热惊风，吐血，乳痈，肿毒，急性胃肠炎，菌痢，牙痛，热淋，毒蛇咬伤等症。"

3.《全国中草药汇编》："清热解毒，凉血止血。主治小儿鹅口疮，牙痛，肺炎，小儿高热，风湿性关节炎，吐血，便血；外用治乳腺炎，外伤出血。"

4.《福建药物志》："祛风行气。主治感冒，哮喘，肾炎，肋间神经痛，半身不遂，劳倦乏力，腰痛，腹泻，产后风。"

5.《浙江药用植物志》："主治咳血，牙龈炎，多发性疖肿，赤白带。"

⊙ 蜂毒《吉林中草药》

【异名】蜜蜂毒素。

【来源】为蜜蜂科动物中华蜜蜂等的工蜂尾部螯刺腺体中排出的毒汁。

【炮制】现广泛采用电刺激取蜂毒法。取毒器由一个金属丝制的栅状电网下面绷一层薄膜构成。此取毒器与一控制器相连，控制器为具有可调电压的直流电源和一个电流断续器组成的线路结构。取毒时将取毒器置于蜂箱门口。蜜蜂触及电网就螯刺下面的薄膜而排毒，螯刺拔出后蜜蜂可继续生活。蜂毒粘在膜的下面，干燥成胶状物，取下膜将蜂毒用水洗下即可。置阴凉干燥处，密闭，避光，或将蜂毒制成注射剂用。

【镇痛药理】蜂毒具有明显的镇痛作用。蜂毒中的阿度拉品在小鼠醋酸扭体试验和大鼠 Randall-Selitto 试验中均表现出镇痛作用。穴位注射蜂毒注射液对佐剂性关节炎大鼠具有明显的镇痛作用。蜂毒中的多肽如肥大细胞脱颗粒肽（mast cell degranulating peptide，MCDP）和蜂毒明肽是其主要的抗炎成分。MCD 多肽小剂量时对大鼠有致炎作用，剂量增加时，对关节内注射松节油或足掌皮下注射角叉菜胶引起的足肿胀皆有明显的抑制作用，其作用强度比同等剂量氢化可的松的抗炎作用强 100 倍。大鼠皮下注射 MCD 多肽 4mg/kg，对佐剂性关节炎亦有效。从蜂毒中除去大相对分子质量的磷脂酶 A_2（phospholipase A_2，PLA_2）和透明质酸酶获得的低相对分子质量多肽（polypeptide of bee venom，PBV），皮下或腹腔注射时，对角叉菜胶和右旋糖酐引起的大鼠足肿有明显的抑制作用，作用与蜂毒相近或优于蜂毒。小鼠腹腔注射 PBV 对热板法测痛有明显的镇痛作用，对酒石酸锑钾引起的扭体反应有明显的抑制作用，效果与蜂毒相近或优于蜂毒。

【性味归经】味辛、苦，性平，有毒。

【功效主治】祛风除湿，止痛。主治风湿性关节炎，腰肌酸痛，神经痛，高血压，荨麻疹，哮喘。

【用法用量】蜂毒有活蜂螫刺法及蜂毒注射法两种。活蜂螫刺法：每次用 1 ~ 5 只蜂，用手捏住蜂头，将蜂尾贴近患处皮肤，使之螫刺，约 1 分钟后，将蜂弹去，拔出蜂针，第 2 日或隔日再行刺螫。蜂毒注射法：选用患处痛点、穴位及四肢穴位的皮内或皮下轮换注射，用量从每次 1 ~ 3 蜂毒单位（每 1 蜂毒单位含蜂毒 0.1ml）开始，后逐日增加 1 ~ 2 蜂毒单位，直至每日 10 ~ 15 蜂毒单位，再逐日下降到每日 3 ~ 5 蜂毒单位，维持 1 ~ 2 个月，每个疗程总量约 200 ~ 300 蜂毒单位，间歇 3 ~ 5 日进行第 2 个疗程。

【使用注意】结核病、糖尿病、先天性心脏病、动脉粥样硬化、肾脏病、血液病、神经系统疾病、精神病及对蜂毒过敏者均禁用。儿童及老年患者慎用。

【医家论述】

1.《吉林中草药》："祛风湿。治风湿性关节炎。"

2.《全国中草药汇编》："祛风湿，止疼痛。主治风湿性关节炎，腰肌酸痛，坐骨神经痛。"

3.《中国动物药》："强壮，镇痛，平喘，祛除风湿。治与疼痛有关的各种疾病，如风湿病，风湿性关节炎，类风湿关节炎，周围神经炎及神经痛，肌痛，腰肌劳损，眼科疾病，Ⅰ期、Ⅱ期高血压，荨麻疹，闭经及神经症。"

参考文献

[1] 杨毓麟，姚姝女，俞宗耀，等.蜂毒镇痛作用的实验研究 [J].南通医学院学报，1983（2）：39.

[2] 顾振纶.蜂毒镇痛作用的初步研究 [J].苏州医学院学报，1983，（1）：12-14..

[3] 郝晓萍.浅述蜜蜂毒的抗炎镇痛作用 [J].光明中医，1995，（5）：25-27.

[4] 汪恒斌，易玮，佘世锋.穴位注射不同药物对佐剂性关节炎大鼠的镇痛作用 [J].安徽中医学院学报，2002，21（1）：34.

[5] 王本祥.蜂毒的药理及临床应用 [J].药学通报，1980，15（5）：24.

[6] 陈郴永.蜂毒、蜂肽抗炎镇痛、变应原性及急性毒性的比较 [J].中国中西医结合杂志，1993，13（4）：226.

⊙ **露蜂房**《神农本草经》

【异名】蜂肠、革蜂窠、百穿、蜂窠、蜂房、大黄蜂窠、紫金沙、马蜂包、马蜂窝、虎头蜂房、野蜂房、纸蜂房、长脚蜂窝、草蜂子窝、蜂巢。

【来源】为胡蜂科昆虫黄星长脚黄蜂或多种近缘昆虫的巢。

【炮制】一般 10～12 月间采收，采后晒干，倒出死蜂，除去杂质，剪成块状，生用或炒、煅用或制成酒蜂房。

【镇痛药理】露蜂房水提取液（LFF）6.6～9.9g／kg 皮下注射，对小鼠醋酸扭体反应有明显的抑制作用，表明对慢性钝痛有效。

【性味归经】味微甘，性平，小毒。归肝、胃、肾经。

【功效主治】祛风止痛，攻毒消肿，杀虫止痒。主治风湿痹痛，风虫牙痛，痈疽恶疮，瘰疬，喉舌肿痛，痔漏，风疹瘙痒，皮肤顽癣。

【配伍应用】

1. **露蜂房配威灵仙** 露蜂房能祛风止痛；威灵仙祛风除湿，通络止痛。两者配伍用于治风湿久痹，历节风痛，关节僵肿，屈伸不利，甚则变形，还可与全蝎、蜈蚣、地鳖虫、鸡血藤、乌梢蛇等配伍，或配川乌、草乌浸酒搽患处。

2. **露蜂房配细辛、白芷** 露蜂房祛风止痛，攻毒消肿杀虫，细辛、白芷祛风散寒止痛，三药相配，祛风杀虫止痛，用于风虫牙痛。

3. **露蜂房配钩藤** 露蜂房具有祛风止痉的作用；钩藤清热解毒，平肝息风止痉。两者合用可增强止痉之功，用于治疗小儿癫痫。

4. **露蜂房配苦参、蒲公英** 露蜂房长于攻毒疗疮，有拔毒、祛腐、生肌、消炎、止痛的作用；苦参、蒲公英等清热解毒。三药配伍可应用于痈疽疮毒、瘰疬、咽喉肿痛、癌肿等。

5. **露蜂房配生地** 露蜂房能祛风止痛，生地滋阴清热凉血，两者配伍可用于治疗风湿性关节炎之关节肿胀疼痛。

【用法用量】内服：煎汤，5～10g；研末服，2～5g。外用：适量，煎水洗、研末掺或调敷。

【使用注意】气虚血弱及肾功能不全者慎服。

【医家论述】

1.《名医别录》："疗蜂毒毒肿。"

2.《日华子本草》："治牙齿痛，痢疾，乳痈；蜂叮、恶疮即煎洗。"

3.《外科全生集》："能托毒，疗久溃，止痛。"

4.《本草汇言》"露蜂房，治风痹肿痛，及附骨恶疽，内痈疔肿，根在脏腑，及历节风痛，痛如虎咬，盖取其以毒治毒之义。"

【按语】现代临床将露蜂房治成复方散剂、片剂等可治疗治疗中耳炎、龋齿痛，变态反应性鼻炎，体表化脓性感染的痛肿疮毒如乳腺炎、急性化脓性腮腺炎、急性淋巴结炎、扁桃体炎，以及痈、疖、蜂窝织炎等。

参考文献

[1] 孟海琴，宁秀英，郭惠甫，等. 露蜂房的抗炎症作用 [J]. 中草药，1983，14（9）：405.

散寒止痛药

凡能发散寒邪、温通肌表经气止痛的，或能温里散寒止痛的药物均为散寒（温经）止痛药。前者适用于寒束肌表、卫阳被遏而致的头项强痛、身体疼痛，常用药包括细辛、土桂皮、独活、藁本等。《本草经疏·草部之上品》谓细辛："辛则横走，温则发散，故主头痛脑动……风温痹痛"。后者用于里寒证之寒滞经脉所致的脘腹冷痛、寒疝腹痛等疼痛，常用药包括肉桂、干姜、花椒等。如《医学衷中参西录·肉桂解》"肉桂，味辛而甘，气香而窜，性大热纯阳。……又善补助君火，温通经脉，治周身血脉因寒而痹，故治关节腰肢疼痛。"

⊙ 丁香《药性论》

【异名】丁子香、支解香、瘦香娇、雄丁香、公丁香、如宇香、索瞿香、百里馨。

【来源】为桃金娘科植物丁香的花蕾。

【炮制】现行，取原药材，除去杂质，筛去灰屑，用时捣碎。

【镇痛药理】丁香醚提取物 0.3ml/kg 及水提取物 10g/kg、20g/kg 灌胃均可显著延长小鼠热板法痛觉反应潜伏期，也可显著减少小鼠因化学刺激引起的扭体反应次数。热板法实验表明，丁香水煎剂可明显提高小鼠痛阈，具有镇痛作用。

【性味归经】味辛，性温。归脾、胃、肾经。

【功效主治】温中降逆，温肾助阳。主治胃寒呃逆，脘腹冷痛，食少吐泻，肾虚阳痿，腰膝酸冷，阴疽。现代临床研究用本品治呃逆、疟疾、麻痹性肠梗阻。

【配伍应用】

1. **丁香配柿蒂** 丁香辛温芳香，能温中降逆，散寒止痛，为治疗胃寒呃逆、呕吐之要药，柿蒂温胃降逆止呕。两者相配用于胃寒呃逆，脘腹冷痛，食少吐泻，方如《症因脉治》之丁香柿蒂汤。

2. **丁香配肉桂** 两药均有辛温助阳作用，相配则温肾助阳效力更强，用于肾阳不足所致阳痿、精冷、腰膝酸冷。丁香与肉桂研粉置膏药中贴患处，有温通经络、活血消肿的作用，可治阴证肿疡及腹中冷痛。

3. **丁香配吴茱萸** 两药均有温胃降逆止呕止痛之功，相配则温燥止痛效力更强，可用于治胃寒腹痛呕吐，并常与草豆蔻、干姜相配用，效果更显著。

4. **丁香配高良姜** 两者均能温里散寒止痛，相配用于寒湿伤中，清气不升，浊气不降致上吐下泻，见心腹冷痛，面青肢冷。

【用法用量】内服：煎汤，2～5g；或入丸、散。外用：适量，研末敷贴。

【使用注意】热病及阴虚内热者禁服。扁桃腺炎、胃出血、脑溢血均忌。

【医家论述】

1. 《药性论》："治冷气腹痛。"

2. 《海药本草》："止心腹痛。"

3. 《日华子本草》："治口气、反胃，鬼疰蛊毒，及疗肾气奔豚气，阴痛，壮阳，暖腰膝，治冷气，杀酒毒，消痃癖，除冷劳。"

4. 《本草汇》："治胸痹、阴痛，暖阴户。"

5. 《药笼小品》："治痛经。"

6. 《本草汇言》："丁香，暖胃温脾，回阳逐冷之药也。故方氏方，主除呕吐，止泄泻，理腹痛，去呃忒，散奔豚，逐疝气，辟鬼疰，截疟痢，暖腰膝，壮元阳，乃温中建阳之品。凡诸阴寒水冷之邪为患，咸需用之。"

7. 《药论》："攻胃口之寒痰而呕吐除；祛心下之冷痛而呃逆宁。噎膈翻胃赖为却剂；奔豚疝气藉兹引经。"

参考文献

[1] 陈光娟，沈雅琴. 丁香温中止痛作用研究 [J]. 中国中药杂志，1991，16（7）：429.

[2] 张明发，范荣培，郭惠玲，等. 温里药镇痛药作用研究 [J]. 陕西中医，1989，10（5）：231.

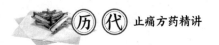

⊙ 八角茴香《本草品汇精要》

【异名】舶上茴香、大茴香、舶茴香、八角珠、八角香、八角大茴、八角、原油茴、八月珠、大料、五香八角。

【来源】为八角科植物八角茴香的果实。

【炮制】生用，或细锉，火炒用，或盐酒炒用。

【镇痛药理】黄丽贞等采用生石膏、龙胆草、黄柏和知母水煎液（2∶1.2∶1∶1.5）灌胃 2 天复制实寒证大鼠模型，观察八角茴香不同温度烘干品温阳散寒、止痛的作用。结果显示，4 种烘干品均具有温阳散寒的作用，40℃、50℃烘干品还具有止痛作用，以 40℃、50℃条件烘干八角茴香为宜。

【性味归经】味辛、甘，性温。归肝、肾、脾、胃经。

【功效主治】散寒，理气，止痛。主治寒疝腹痛，腰膝冷痛，胃寒呕吐，脘腹疼痛，寒湿脚气。

【配伍应用】

1. 八角茴香配吴茱萸　八角茴香性味辛温，有散寒止痛之功效；吴茱萸温里散寒止痛。两者合用主要用于寒疝腹痛，睾丸偏坠，腰膝冷痛等症。

2. 八角茴香配生姜　八角茴香能温胃理气止痛，生姜偏于温中止呕。两者配伍用于中寒呕吐，饮食不消，脘腹胀痛。

【用法用量】内服：煎汤，3～6g；或入丸、散。外用：适量，研末调敷。

【使用注意】阴虚火旺者禁服，肺胃有热及热毒盛者禁用，阳旺及得热则呕者均戒。

【医家论述】

1.《本草品汇精要》："主一切冷气及诸疝疼痛。"

2.《本草蒙筌》："主肾劳疝气，小肠吊气挛疼，理干、湿脚气，膀胱冷气肿痛。开胃止呕下食，补命门不足。"

3.《医学入门·本草》："专主腰疼。"

4.《本草正》："能温胃止吐，调中止痛，除齿牙口疾，下气，解毒。"

5.《医林纂要·药性》："润肾补肾，舒肝木，达阴郁，舒筋，下除脚气。"

6.《医学摘粹·本草》："降气止呕，温胃下食，暖腰膝。"

7.《药论》："开胃口寒痰之噎膈，散膀胱疝气之冲心。"

8.《广西本草选编》："（治）毒虫咬伤。"

参考文献

[1] 黄丽贞，邓家刚，谢沲，等．八角茴香不同温度烘干品温阳散寒、止痛作用的实验研究 [J]．中华中医药学刊，2017，35(1)：59-61.

⊙ **土桂皮**《新华本草纲要》

【异名】土肉桂、假桂皮、小粘药、山肉桂、钝叶樟、大叶山桂。

【来源】为樟科植物钝叶桂和大叶桂的树皮。

【炮制】四时均可采收，剥取树皮，洗净，阴干。

【性味归经】味辛、甘，性温。归胃、脾、肝经。

【功效主治】祛风散寒，温经活血，止痛。主治风寒痹痛，腰痛，经闭，痛经，跌打肿痛，胃脘寒痛，腹痛，虚寒泄泻，外用治外伤出血，蛇咬伤。

【用法用量】内服：煎汤，5~10g；研末，1~1.5g。外用：适量，研末撒或调敷。

【医家论述】广州部队《常用中草药手册》："祛风散寒，行气止痛，主治胃寒疼痛，虚寒泄泻，风湿骨痛，腰肌劳损，肾虚阳痿，经闭，蛇咬伤。"

⊙ **土良姜**《昆明药用植物调查报告》

【异名】野姜、良姜。

【来源】为姜科植物草果药的根茎。

【炮制】秋季采收，鲜用或切片晒干。

【镇痛药理】根茎乙醇提取物有抗炎和镇痛作用。进一步研究表明，其抗炎作用主要在己烷提取部分，从中分离出有效成分草果药烯酮，而其镇痛作用表现在苯提取部分。

【性味归经】味辛、苦，性温。

【功效主治】温中，理气，止痛。主治胃寒痛，消化不良，膝关节痛。

【用法用量】内服：煎汤，3~9g。外用：适量，鲜品捣敷。

【医家论述】

1.《昆明药用植物调查报告》："治气痛，胃痛，腹痛。"

2.《云南中草药》："温胃散寒，燥湿。治胃寒痛，消化不良，疟疾。"

⊙ **干姜**《神农本草经》

【异名】白姜、均姜。

【来源】为姜科植物姜根茎的干燥品。

【炮制】取原药材，除去杂质，洗净，润透，切厚片或块，干燥。

【镇痛药理】干姜乙醇提取物抑制二甲苯所致小鼠耳廓肿胀及醋酸所致小鼠扭体反应，并具有明显的抑制伤寒、副伤寒甲乙三联菌苗所致家兔发热反应的作用；干姜乙醇提取物对 8 株菌的最低抑菌浓度（minimum inhibitory concentration，MIC）范围为 13.5～432mg/ml。研究证实，干姜乙醇提取物具有明显的抗炎、解热、镇痛及体外抑菌作用。

干姜甲醇提取物 10g（生药）/kg 皮下注射能明显抑制小鼠醋酸扭体反应，但热板法无镇痛作用。干姜醚提取物（油状液体）1.5mg/kg 或 3.0ml/kg，以及醚提取后残渣水提取物 20g/kg 灌胃，均能显著抑制小鼠醋酸扭体反应，前者作用更强，并能明显延长热刺激痛反应的潜伏期。

【性味归经】味辛，性热。归脾、胃、心、肺经。

【功效主治】温中散寒，回阳通脉，温肺化饮。主治脘腹冷痛，呕吐，泄泻，亡阳厥逆，寒饮喘咳，寒湿痹痛。

【配伍应用】

1. **干姜配甘草** 取干姜辛热助阳，甘草甘缓止痛，辛甘合用有复中焦阳气之功，可治脾胃虚寒的胃痛、呕吐等症，方如《伤寒论》之甘草干姜汤。

2. **干姜配高良姜** 二药皆有温中祛寒的作用。干姜长于暖脾胃虚寒而止吐泻，高良姜长于温中散寒而止痛。两者相须为用，其功效更显著，可治胃寒腹痛、呕吐泄泻，方如《医学启源》之二姜丸。

3. **干姜配半夏** 取干姜温中散寒化饮，半夏和胃降逆。两者配伍应用，有散寒降逆的功效，可治寒饮呕吐。中气虚者，二药加人参，为干姜人参半夏汤，可治虚寒呕吐，方如《金匮要略》之半夏干姜散。

4. **干姜配附子** 干姜既善除里寒，又能通脉助阳；附子温里散寒止痛。两者合用治亡阳欲脱所致四肢厥逆，脉微欲绝。干姜与附子相须为用，既能辅助附子以增强回阳救逆之功效，又可减低附子的毒性，方如《伤寒论》之通脉四逆汤、干姜附子汤。

5. **干姜配党参** 干姜长于暖脾胃虚寒，党参补脾益气，两者配伍可健脾益气，温中散寒，用于治脾胃虚寒之脘腹冷痛，吐逆下利，方如《伤寒论》之理中丸。

6. **干姜配黄连** 干姜辛开温通，黄连苦寒降泄。两者合用有辛开苦降的功效，可用于治寒热互结的胃脘痞痛，嘈杂泛酸，泄泻，痢疾等症。

7. **干姜配厚朴** 二药都有温中散寒的功效，且干姜能化饮，厚朴能下气。两者合用可温中散寒，降逆除满，常用于寒饮内停的胃脘胀闷、痞痛。

【用法用量】内服：煎汤，3～10g；或入丸、散。外用：适量，煎汤洗；或研末调敷。

【使用注意】久服损阴伤目。阴虚内热，阴虚咳嗽吐血，表虚有热汗出，自汗盗汗，脏毒下血，因热呕恶，火热腹痛，法并忌之。恶黄连、黄芩、天鼠矢。

【医家论述】

1.《神农本草经》："主胸满咳逆上气，温中，止血，出汗，逐风湿痹，肠澼下痢。"

2.《名医别录》："治寒冷腹痛，中恶、霍乱、胀满，风邪诸毒，皮肤间结气，止唾血。"

3.《药性论》："治腰肾中疼冷，冷气，破血，去风，通四肢关节，开五脏六腑，去风毒冷痹，主霍乱不止，腹痛。

4.《医学启源》："干姜其用有四：通心助阳，一也；去脏腑沉寒痼冷，二也；发诸经之寒气，三也；治感寒腹痛，四也。"

5.《本草蒙筌》："解散风寒湿痹，鼻塞头疼，发热之邪。"

6.《本草便读》："干姜，辛热性燥，不如生姜之散表而热燥过之。入脾胃逐寒燥湿，是其所长。与肺肾药同用，亦能入肺肾，观小青龙汤之治饮邪咳嗽，肾着汤治寒湿腰痛可知。"

7.《长沙药解》："血藏于肝而源于脾，干姜调肝畅脾，暖血温经。凡女子经行腹痛，陷漏紫黑，失妊伤胎，久不产育者，皆缘肝脾之阳虚，血海之寒凝也，悉宜干姜，补温气而暖血海。"

8.《本经逢原》："干姜，能助阳，去脏腑沉寒，发诸经寒气，腹中冷痛，霍乱胀满，皮肤间结气，止呕逆……理中汤用之，以其温脾也；四逆汤用之，以其回阳也。"

9.《神农本草经百种录》："凡味厚之药主守，气厚之药主散。干姜气味俱厚，故散而能守。夫散不全散、守不全守，则旋转于筋络脏腑之间，驱寒除湿，和血通气，所必然矣。"

10.《本草经疏》："干姜，辛可散邪理结，温可除寒通气，故主胸满咳逆上气，温中，出汗，逐风湿痹，下痢因于寒冷，止腹痛。其言止血者，盖血虚则发热，热则血妄行，干姜炒黑能引诸补血药入阴分，血得补则阴生而热退，血不妄行矣。治肠澼亦其义也。"

【按语】干姜止痛作用广泛，尚可治疗卒心痛；一切寒冷，心郁气痛；妇

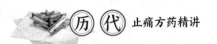

人血瘀痛；牙痛；打仆损伤，筋断骨折疼痛等多种疼痛。

参考文献

[1] 王梦，钱红美，苏简单. 干姜乙醇提取物解热镇痛及体外抑菌作用研究 [J]. 中药新药与临床药理，2003，14（5）：299.

[2] 张明发，段泾云. 干姜"温经止痛"的药理研究 [J]. 中医药研究，1992，（1）：41.

⊙ 山柰《本草纲目》

【异名】三柰子、三赖、山辣、三蔿、沙姜。

【来源】为姜科植物山柰的根茎。

【炮制】取原药材，除去杂质，筛去灰屑。未切片者，洗净，润软，切厚片，干燥。

【性味归经】味辛，性温。归胃、脾经。

【功效主治】温中除湿，行气消食，止痛。主治脘腹冷痛，寒湿吐泻、霍乱，胸腹胀满，饮食不消，牙痛，风湿痹痛。

【配伍应用】

1. **山柰配砂仁**　山柰辛散温通，善于温中散寒，除湿辟秽；砂仁辛温行气宽中，芳香醒脾开胃。两者配伍用于治疗寒湿困阻脾胃之脘腹冷痛，怯寒身重，呕吐泄泻等症。

2. **山柰配广木香**　山柰辛温芳香，能行气，健胃消食；广木香辛散苦降，行气止痛，健脾消食。两者配伍用于中焦气滞，胀满疼痛，饮食不消等症。

【用法用量】内服：煎汤，6～9g；或入丸、散。外用：适量，捣敷；研末调敷，或搐鼻。

【使用注意】阴虚血亏及胃有郁火者禁服。

【医家论述】

1. 《品汇精要》："辟秽气。作面脂，疗风邪，润泽颜色。为末擦牙，祛风止痛及牙宣口臭。"

2. 《本草纲目》："暖中，辟瘴疠恶气。治心腹冷气痛，寒湿霍乱，风虫牙痛，入合诸香用。"

3. 《岭南采药录》："治跌打伤，又能消肿。"

4. 《本草求真》："功能暖胃辟恶。凡因邪气而见心腹冷痛，寒湿霍乱，及风虫牙痛，用此治无不效。以其气味芬芳，得此则能温胃辟恶耳。若使诸证概非湿秽，不得妄用。"

⊙ 川乌头《药谱》

【异名】乌头、乌喙、奚毒、即子、鸡毒、毒公、耿子、川乌。

【来源】为毛茛科植物乌头（栽培品）的母根。

【炮制】生用，或用生姜汁制川乌，或用甘草、黑豆制，甘草、银花制，甘草、醋制，甘草、白矾制，黑豆、甘草、生姜、白矾制，或用生姜、甘草、皂角煮，甘草、黑豆、生姜煮。

古今对川乌头的炮制方法虽然繁多，但归纳说来，可分为浸泡等水处理，烘、焙、煨、炮等干热处理和蒸、煮等湿热处理三种类型。三类方法皆能达到去毒目的。但水处理生物碱随水流失较多，药效受到影响；烘等干热处理总生物碱含量影响不大，对药效影响较小；蒸煮特别是热压蒸制处理，总生物碱含量高，双酯型毒性生物碱含量低，去毒效果好，生产周期短。

【镇痛药理】川乌总碱 0.22g／kg、0.44g／kg 灌服，在小鼠热板法、醋酸扭体法试验中均有明显的镇痛作用。乌头根中提取得到的有效成分拉帕乌头碱的氢溴酸盐，具有较强的镇痛、局麻作用，镇痛强度为氨基比林的 7 倍，与哌替啶相比镇痛效果相当。乌头碱有明显局部麻醉作用，对小鼠坐骨神经干的阻滞作用相当于可卡因的 31 倍，豚鼠皮下注射浸润麻醉作用相当于可卡因 400 倍。

【性味归经】味辛、苦，性热，大毒。归心、肝、脾、肾经。

【功效主治】祛风除湿，温经，散寒止痛。主治风寒湿痹，关节疼痛，肢体麻木，半身不遂，头风头痛，心腹冷痛，寒疝作痛，跌打瘀痛，阴疽肿毒；并可用于麻醉止痛。现代临床用于治疗肩关节周围炎、癌症疼痛，用于手术麻醉。

【配伍应用】

1. 乌头配麻黄　两药都有散风寒、通痹止痛作用。乌头性燥热而擅于止痛，故寒湿盛而痛甚者，尤为适用。麻黄长于宣通卫阳。相配则宣散风寒、温通止痛作用更强。用于风寒湿痹，骨节疼痛，如《金匮要略》治历节疼痛，不可屈伸之乌头汤，则与麻黄、芍药、黄芪等同用，以祛风散寒，宣痹止痛。

2. 川乌配草乌　二药都有搜风胜湿，温经止痛作用。相配则散寒除湿，通络止痛作用更强，用于寒湿瘀血留滞经络，肢体筋脉挛痛，关节屈伸不利，日久不愈者，方如《太平惠民和剂局方》活络丹（小活络丹）。川乌治痹不仅内服，亦可外用，现广泛用于外治风湿、扭伤等关节肌肉疼痛的伤湿止痛膏，即以本品与草乌、马钱子等为主药配制而成。

3. 川乌配川芎 两者都有祛风散寒之功，用于头风头痛、偏头痛、恶风头痛，及新久头风，以祛风散寒止痛，方如《太平惠民和剂局方》通关散。

4. 川乌配赤石脂 取乌头温经散寒止痛，赤石脂涩血敛气。两者相配则既温经散寒，又不耗散气血。用于阴寒内盛，心痛彻背、背痛彻心，方如《金匮要略》乌头赤石脂丸。

5. 乌头配桂枝 两者均具有温中散寒止痛作用，合用可治寒疝腹痛肢冷，或兼手足不仁，身疼者，方如《金匮要略》大乌头煎、乌头桂枝汤。

6. 乌头配木鳖子 治痈疽肿毒，多作外用。木鳖子活血化瘀，消肿溃坚，与乌头水磨外涂，能消肿溃坚。治疗恶毒肿痛，久不出头者，方如《疡医大全》代针散。

7. 川乌头用于外科术前麻醉止痛，每与闹洋花、蟾酥、川椒、半夏等同用，如《医宗金鉴》琼酥散；《疡医大全》所载麻药，更有草乌尖、生南星或细辛。以上诸药配伍，其麻醉作用更强。

8. 乌头配自然铜 乌头善于止痛，自然铜续筋接骨，活血化瘀。两者合用散瘀止痛之力增台。用于筋骨折伤，瘀肿疼痛，方如《跌损妙方》回生续命丹。

9. 乌头配附子 两者都偏于辛热燥烈，具有辛散走窜之性。用于治疗牙痛，研末为丸，以绵裹，于痛处咬之，方如《太平圣惠方》乌头丸。

【用法用量】内服：煎汤，3～9g；或研末，1～2g；或入丸、散。内服须炮制后用；入汤剂应先煎1～2小时，以减低其毒性。外用：适量，研末撒或调敷。

【使用注意】阴虚阳盛，热证疼痛及孕妇禁服。反半夏、瓜蒌、天花粉、川贝母、浙贝母、白蔹、白及。酒浸、酒煎服，易致中毒，应慎服。乌头服用不当可引起中毒，其症状为口舌、四肢及全身麻木，流涎，恶心，呕吐，腹泻，头昏，眼花，口干，脉搏减缓，呼吸困难，手足搐搦，神志不清，大小便失禁，血压及体温下降，心律失常，室性期前收缩和窦房停搏等。中毒严重者，可死于循环、呼吸衰竭及严重的心律失常。

【医家论述】

1.《神农本草经》："主中风，恶风洗洗出汗，除寒湿痹，咳逆上气，破积聚寒热。"

2.《名医别录》："乌头，消胸上痰冷，食不下，心腹冷疾，脐间痛，肩胛痛不可俯仰，目中痛不可久视，又堕胎。""乌喙，主风湿，丈夫肾湿阴囊痒，寒热历节掣引腰痛，不能行步，痛肿脓结。又堕胎。"

3.《药性论》："乌头，能治恶风憎寒，湿痹，逆气，冷痰包心……疹癖气块，益阳事，治齿痛，主强志。""乌喙，能治男子肾气衰弱，阴汗，主疗风寒湿邪痛，治寒热痈肿，岁月不消者。"

4.《珍珠囊》："祛寒湿风痹、血痹。"

5.《医学启源》："疗风痹半身不遂，引经药也。《主治秘要》云：其用有六：除寒疾一也；去心下坚痞二也；温养脏腑三也；治诸风四也；破积聚滞气五也；治感寒腹痛六也。"

6.周岩："乌头治风，亦惟阳虚而夹寒夹湿者宜之。以其中空以气为用，开发腠理，过于附子。故仲圣治历节不可屈伸疼痛及逆冷手足不仁，身疼痛，灸刺诸药不能治，皆用乌头，不用附子。"

7.《本草正义》："石顽谓治风为响导，主中风恶风，风寒湿痹，肩髀痛不可俯仰。"

参考文献

[1] 师海波，周重楚，李延忠，等. 川乌总碱的抗炎作用 [J]. 中国中药杂志，1990，15（3）：174.

[2] 孟庆刚，倪京满，许有瑞. 氢溴酸高乌甲素聚氰基丙烯酸异丁酯纳米囊的制备工艺研究 [J]. 中国药学杂志，2006，41（7）：557.

[3] 唐希灿，冯洁. 3-乙酰乌头碱氢溴酸盐的镇痛和局部麻醉作用 [J]. 中国药理学报，1981，2（2）：82.

⊙ 广玉兰《中国药用植物志》

【异名】荷花玉兰、洋玉兰、百花果。

【来源】为木兰科植物荷花玉兰的花和树皮。

【炮制】春季采收，晒干用。

【性味归经】味辛，性温。归肺、胃、肝经。

【功效主治】祛风散寒，行气止痛。主治外感风寒，头痛鼻塞，脘腹胀痛，呕吐腹泻，高血压，偏头痛。

【用法用量】内服：煎汤，花 3 ~ 10g；树皮 6 ~ 12g。外用：适量，捣敷。

【医家论述】

1.《湖南药物志》："疏风散寒，退热凉血。主治高血压，偏头痛，阴缩。"

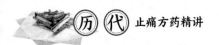

2.《四川中药志》1979年版:"花:疏风,散寒,止痛。治外感风寒,头痛鼻塞。树皮:行气,燥湿,止痛。治湿阻中焦,气滞不利的脘腹胀满,腹痛。"

3.《云南中药志》:"祛风散寒,通肺窍,止痛。治急、慢性鼻窦炎,过敏性鼻炎。"

◉ 小叶爬岩香《广西民族药简编》

【异名】小毛蒟、十八风藤。

【来源】为胡椒科植物小叶爬岩香全株。

【炮制】夏、秋季采收,洗净,鲜用或晒干。

【镇痛药理】小叶爬岩香内含的挥发油、碱性部分和酸性部分都有镇痛作用。有效成分中3,4-二甲氧基苯丙酰胺(DMPPA)作用强,小鼠热板法或光刺激甩尾法均证明DMPPA有明显的镇痛作用;家兔钾离子透入镇痛试验表明有效持续时间为1~3小时。猴用DMPPA后比较安静,活动减少。DMPPA可减少小鼠自发活动,延长小鼠戊巴比妥钠睡眠时间,抗苯丙胺的兴奋作用,且效应随剂量增大而加强。

【性味归经】味辛,性微温。

【功效主治】祛风除湿,散寒止痛,活血舒筋。主治风寒湿痹,脘腹冷痛,扭挫伤,牙痛,风疹。

【用法用量】内服:煎汤,10~20g;或浸酒。外用:适量,捣烂酒调敷。

【医家论述】《广西民族药简编》:"浸酒服,治游走性风痛、风寒湿痹;水煎服,治胃寒痛、感冒发痧、关节痛、牙痛、风疹、溃疡;捣烂调酒蒸服,兼搽患处,治神经痛。"

参考文献

[1] 贺启芬. 毛蒟镇痛有效成分的研究[J]. 中草药, 1981, 12(10): 433.

[2] 王厚生, 赖敬. 毛蒟有效成分药理作用的初步评价[J]. 中草药, 1983, 14(8): 365.

◉ 小伸筋草《云南中草药》

【异名】英雄草。

【来源】为玄参科植物短冠草的全草。

【炮制】夏、秋季采收,晒干。

【性味归经】味苦、涩，性温。

【功效主治】祛风除湿，温里止痛。主治风寒湿痹，胃脘冷痛，肾虚腰痛。

【用法用量】内服：煎汤，15～30g；或泡酒；或研末，每次3～6g。

【医家论述】

1.《云南中草药》："疏经活络，温肾止痛。治风湿，周身酸冷，胃寒痛，肾虚，毛囊炎。"

2.《全国中草药汇编》："主治风湿骨痛，肾虚腰痛。"

⊙ 艾叶《名医别录》

【异名】冰台、艾蒿、医草、灸草、蕲艾、黄草、草蓬、艾蓬、狼尾蒿子、香艾、野莲头。

【来源】为菊科植物艾的叶。

【炮制】生用艾叶或制成艾叶炭、醋艾叶、醋艾叶炭。贮干燥容器内，醋艾叶、醋艾叶炭密闭，置阴凉干燥处。艾叶炭、醋艾叶炭散热防复燃。

【镇痛药理】瞿燕等采用热板法和扭体法观察对小鼠的镇痛作用，结果表明：醋艾炭各剂量组对热板和醋酸所致小鼠疼痛反应有明显的抑制作用；生艾叶各剂量组均未表现出明显镇痛效果。

蒋涵等采用二甲苯致炎法、细菌致菌法、2，4-二硝基氯苯致敏法、小鼠热板法、小鼠扭体法、大鼠甩尾法及大鼠子宫镇痛法等研究发现：蕲艾挥发油能够明显抑制二甲苯引起的小鼠耳壳炎症，抑制金黄葡萄球菌、铜绿假单胞菌、大肠埃希菌、变形杆菌等细菌生长；抑制2，4-二硝基氯苯诱导的迟发型超敏反应；延长小鼠热板反应潜伏期，抑制小鼠扭体次数，提高大鼠甩尾痛阈；对抗己烯雌酚和缩宫素引起的大鼠子宫收缩作用。结果提示，蕲艾挥发油具有明显的抗炎、抗过敏和镇痛作用。孙蓉等将小鼠按体重随机分为8组，观察基于镇痛作用的艾叶不同组分药效与毒副作用机制，结果提示，艾叶水提组分和挥发油发挥镇痛作用主要与降低血中 PGE_2 含量、调节体内SOD、MDA、NO水平有关，其发挥药效作用时出现的伴随肝毒副作用机制主要与氧化损伤路径有关。

【性味归经】味辛、苦，性温。归肝、脾、肾经。

【功效主治】温经止血，散寒止痛，祛湿止痒。主治吐血，衄血，咯血，便血，崩漏，妊娠下血，月经不调，痛经，胎动不安，心腹冷痛，泄泻久痢，霍乱转筋，带下，湿疹，疥癣，痔疮，痈疡。

【配伍应用】

1. **艾叶配香附** 艾叶能散寒止痛，暖宫助孕，香附散寒止痛，养血调经，开郁调经。两者合用，可治疗冲任虚寒，小腹冷痛，月经不调，痛经者，方如《仁斋直指方》艾附暖宫丸。

2. **艾叶单味** 产后感寒腹痛或老人脐腹冷痛，可用熟艾叶入布袋兜于脐部。将艾绒制成艾条、艾炷，点燃灸患处或穴位，具有温煦气血、透达经络作用，可用于阳虚寒盛或风寒湿邪所致的各种疼痛。

3. **艾叶配炮姜** 二药都可温经理血、散寒止痛，相须为用效果显著。可治下焦虚寒的月经不调、经来腹痛等。

4. **艾叶配地肤子** 艾叶温经散寒，地肤子除湿止痒。相配有散寒湿止痛的功效，可治湿疮、癣疥、睾丸湿冷疼痛。

【用法用量】内服：煎汤，3～10g；或入丸、散；或捣汁。外用：适量，捣绒作炷或制成艾条熏灸；或捣敷；或煎水熏洗；或炒热温熨。

【使用注意】阴虚血热者慎服。

【医家论述】

1. 《长沙药解》："治发背、痈疽、疔毒、除咽喉、牙齿、眼目、心腹诸痛。"

2. 《药性论》："止崩血，安胎，止腹痛。止赤白痢及五藏痔泻血。""长服止冷痢。又心腹恶气，取叶捣汁饮。"

3. 《日华子本草》："止霍乱转筋，治心痛，鼻洪，并带下。"

参考文献

[1] 瞿燕，秦旭华，潘晓丽. 艾叶和醋艾叶炭止血、镇痛作用比较研究 [J]. 中药药理与临床，2005，21（4）：46.

[2] 蒋涵，侯安继，项志学，等. 蕲艾挥发油的抗炎、抗过敏和镇痛作用 [J]. 医学新知杂志，2005，15（2）：36.

[3] 孙蓉，冯群，黄伟，等. 基于镇痛作用的艾叶不同组分药效与毒副作用机制研究 [J]. 中药药理与临床，2013，29(6)：76-80.

⊙ **木姜子**《湖南药物志》

【异名】山胡椒、木香子、木樟子、山姜子、木椒子、腊梅柴、大木姜、香桂子、猴香子、生姜材、黄花子、辣姜子。

【来源】为樟科植物清香木姜子、毛叶木姜子和木姜子的果实。

【炮制】秋季末采摘，阴干。

【镇痛药理】刘同祥等将昆明种小鼠随机分为九组，通过扭体法、热板法、甲醛法观察木姜子镇痛作用，实验结果均显示有显著的镇痛作用。

【性味归经】味辛、苦，性温。归脾、胃经。

【功效主治】温中行气止痛，燥湿健脾消食，解毒消肿。主治胃寒腹痛，暑湿吐泻，食滞饱胀，痛经，关节痛，疝痛，疟疾，疮疡肿痛。

【用法用量】内服：煎汤，3～10g；研粉每次 1～1.5g。外用：适量，捣敷或研粉调敷。

【使用注意】热证忌服。

【医家论述】

1.《重庆草药》："逐寒，镇痛，健胃，消饱胀。治心胃冷气痛，冷骨风，寒食摆子，痛经。"

2.《湖南药物志》："祛风散寒。"

3.《甘肃中草药手册》："主治胸腹胀满，消化不良，水泻腹痛。"

参考文献

[1] 刘同祥，刘庆山，申刚义，等.大果木姜子镇痛作用活性部位筛选 [J].北京中医药大学学报，2010，33(8)：550-554.

⊙ 石蒟《贵州中草药名录》

【异名】石南藤。

【来源】为胡椒科植物毛山蒟的枝叶。

【炮制】春、夏季采摘，鲜用或晒干。

【性味归经】味辛，性温。

【功效主治】祛风除湿，散寒止痛，止咳，消疳。主治风湿痹证，腰膝冷痛，跌打肿痛，劳伤久咳，疳积。

【用法用量】内服：煎汤，6～15g。外用：适量，鲜品捣敷。

⊙ 肉桂《新修本草》

【异名】菌桂、牡桂、桂、大桂、筒桂、辣桂、玉桂。

【来源】为樟科植物肉桂和大叶清化桂的干皮、枝皮。

【炮制】取原药材，除去杂质，刮去粗皮，捣成小碎块，截成条状，树皮晒干后称桂皮，加工产品有桂通、板桂、企边桂和油桂。

【镇痛药理】研究证实，桂皮油系芳香性健胃祛风剂，对肠胃有缓和的刺激作用，可促进唾液及胃液分泌，增强消化功能；并能解除胃肠平滑肌痉挛，缓解肠道痉挛性疼痛；肉桂油、肉桂酸钠、桂皮醛等具有镇静、镇痛、解热、抗惊厥等作用。

【性味归经】味辛、甘，性热。归肾、脾、心、肝经。

【功效主治】补火助阳，引火归原，散寒止痛，温经通脉。主治肾阳不足，命门火衰之畏寒肢冷，腰膝酸软，阳痿遗精，小便不利或频数，短气喘促，水肿尿少诸证；命门火衰，火不归原，戴阳、格阳，及上热下寒，面赤足冷，头晕耳鸣，口舌糜破；脾肾虚寒，脘腹冷痛，食减便溏；肾虚腰痛；寒湿痹痛；寒疝疼痛；宫冷不孕，痛经经闭，产后瘀滞腹痛；阴疽流注，或虚寒痈疡脓成不溃，或溃后不敛。

【配伍应用】

1. **肉桂配高良姜**　肉桂既补肾阳，亦暖脾胃，高良姜性味辛温，能温里散寒止痛，两者配伍可用于久寒积冷，寒凝气滞而致脘腹冷痛，胁肋胀痛，肠鸣泄泻，方如《太平圣惠方》桂心散，《太平惠民和剂局方》大己寒丸。

2. **肉桂配干姜**　两者都能温中散寒祛湿止痛，合用于治疗寒湿伤中，腹中绞痛，吐泻不止。

3. **肉桂配吴茱萸**　肉桂可以暖肝肾，散寒凝，和血气，吴茱萸散寒行气止痛，二药配伍用于寒疝疼痛或奔豚气上下攻冲，心腹疼痛不止。

4. **肉桂配威灵仙**　肉桂能温散寒邪，温通血脉而蠲痹止痛，常与独活、威灵仙、川芎等祛风通络药配用，治疗风湿痹证。

5. **肉桂配杜仲**　肉桂能温里散寒止痛，可与附子、杜仲等祛寒补肾药配用，以温肾补虚止痛，用于治疗虚寒腰痛。痹痛日久而肝肾亏虚者，再配伍桑寄生、杜仲、牛膝等，方如《圣惠方》桂心散、《备急千金要方》独活寄生汤。

6. **肉桂配当归**　肉桂温阳散寒止痛，当归补血兼能活血化瘀药止痛。两者配伍用于寒凝而气血瘀滞的女子痛经、经闭及产后腹痛，方如《景岳全书》殿胞煎；甚者加配小茴香、干姜、延胡索、蒲黄等逐寒祛瘀，方如少腹逐瘀汤。

7. **肉桂配丁香**　肉桂与丁香配用外敷，不仅能增强其温经止痛之功，并导引药力深入，用治寒厥头痛，亦可治虚寒腰痛，脘腹冷痛，寒痹疼痛，方如《外科传薪集》丁桂散。

8. **肉桂配附子**　肉桂性热，味辛能散，味甘能补，故擅温补命门之火，助阳消阴，与补火助阳的附子相须为用，以增强温补肾阳之功。阳附于阴，阳生阴长，用于肾阳不足，命门火衰所致的畏寒肢冷，腰膝酸软，阳痿遗精，小便不利或频数，方如《金匮要略》肾气丸，《景岳全书》右归丸、右归饮。

【用法用量】内服：煎汤，2～5g，不宜久煎；研末，0.5～1.5g；或入丸剂。外用：适量，研末，调敷；浸酒，涂擦。

【使用注意】阴虚火旺，里有实热，血热妄行出血及孕妇均禁服。畏赤石脂。

【医家论述】

1.《名医别录》："（牡桂）主心痛，胁风，胁痛；温筋通脉，止烦，出汗。""（桂）主温中，利肝肺气，心腹寒热，冷疾，霍乱转筋，头痛，腰痛，出汗，止烦，止唾，咳嗽，能堕胎，坚骨节，通血脉，理疏不足，宣导百药无所畏。久服神仙，不老。"

2.《药性论》："杀草木毒。""主治九种心痛，杀三虫，主破血，通利月闭，治软脚痹不仁，治胞衣不下，除咳逆，结气拥痹，止腹内冷气，痛不可忍，主下痢，治鼻息肉。"

3.《日华子本草》："桂心治一切风气，补五劳七伤，通九窍，利关节，益精明目，暖腰膝，破痃癖癥瘕，消瘀血，治风痹骨节挛缩，续筋骨，生肌肉。"

4.《珍珠囊》："去卫中风邪，秋冬下部腹痛，非桂不能除。""肉桂，散阴疮之结聚排脓，入心引血化汗化脓。"

5.《医学启源》："补下焦火热不足，治沉寒痼冷之病，及表虚自汗。《主治秘要》云：渗泄，止渴。"

6.《本草经疏》："治命门真火不足，阳虚寒动于中，及一切里虚阴寒，寒邪客里之证。"

7.《本草从新》："引无根之火，降而归元，从治咳逆结气，目赤肿痛，格阳，喉痹，上热下寒等证。"

8.《医学衷中参西录》："肉桂，味辛而甘，气香而窜，性大热纯阳。为其树身近下之皮，故性能下达，暖丹田，壮元阳，补相火。其色紫赤，又善补助君火，温通经脉，治周身血脉因寒而痹，故治关节腰肢疼痛及疮家白疽。"

9.《药论》："补肾脏之元阳而厥寒陡息，温胃家之虚冷而泄泻遂宁，结气逆气能除，心痛胁痛可疗，泛上之浮阳藉斯从治，郁滞之水府仗以宣通。"

参考文献

[1] 中山医学院《中药临床应用》编写组. 中药临床应用 [M]. 广州：广东人民出版社，1975：8.

[2] 骆和生. 中药方剂的药理与临床研究进展 [M]. 广州：华南理工大学出版社，1991：316.

⊙ 竹节香附《中药志》

【异名】两头尖、草乌喙。

【来源】为毛茛科植物多被银莲花的根茎。

【炮制】生用，或制成酒竹节香附：取净竹节香附打碎，与黄酒拌匀，稍闷，待酒被吸尽后，用文火炒至微干，取出，晾干。每竹节香附 100kg，用黄酒 10 ~ 20kg。

【性味归经】味辛，性热，有毒。归肝、脾经。

【功效主治】祛风湿，散寒止痛，消痈肿。主治风寒湿痹，四肢拘挛，骨节疼痛，痈疮肿痛。

【配伍应用】

1. **竹节香附配乌头** 竹节香附祛风湿，散寒止痛，与温里散寒止痛的乌头配伍，可用于风寒湿痹，关节疼痛，以其味辛性热，故尤适宜于寒胜之痛痹。

2. **竹节香附配金银花、紫花地丁** 竹节香附入银花、紫花地丁等清热解毒药中用之，以发挥其消肿止痛之效。用于痈疖肿痛。

【用法用量】内服：煎汤，1.5 ~ 3g；或入丸、散。外用：适量，研末撒膏药上敷贴。

【医家论述】

1.《品汇精要》："疗风及腰腿湿痹痛。"

2.《本草原始》："主治风湿邪气，痈肿，金疮，四肢拘挛，骨节疼痛，多入膏药中用。"

3.《东北常用中草药手册》："散风寒，消肿。主治风寒性腰腿疼，关节炎，疮疖痈毒。"

⊙ 关白附《中药志》

【异名】白附子、节附、两头尖、竹节白附。

【来源】为毛茛科植物黄花乌头的块根。

【炮制】生用或用生姜片及白矾制用。取关白附，大小分开，浸泡，每日换水 2～3 次，数日后，如起泡沫，换水后加入白矾（100：2），泡 1 日后再换水，至口尝微有麻舌感为度，取出。将生姜片及白矾粉置锅内，加适量水煮沸后，倒入关白附，共煮至无白心，捞出，除去生姜片，晾至六七成干，切厚片，干燥。每关白附 100kg，用生姜、白矾各 12.5kg。

【镇痛药理】实验证实，关附素 A 100mg／kg 腹腔注射热板法实验中能显著提高小鼠痛阈，于给药后 15 分钟镇痛作用即出现，可持续 120 分钟；在甩尾法实验中关附素 A 也有一定镇痛作用；小鼠扭体法、热板法镇痛实验证实关白附生品、蒸制品乙醇提取物都有一定程度的镇痛作用，两者作用相似；豆腐和姜矾制品对醋酸引起的疼痛有镇痛作用，而对热板引起的疼痛作用不明显。

【性味归经】味辛、甘，性热，有毒。归胃、肝经。

【功效主治】祛风痰，定惊痫，散寒止痛。主治中风痰壅，口眼歪斜，癫痫，偏正头痛，风痰眩晕，破伤风，小儿惊风，风湿痹痛，面部黚黯，疮疡疥癣，皮肤湿痒。

【配伍应用】

1. 关白附配川乌 关白附祛风痰，温经通络；川乌散寒湿，温经止痛、祛风痰。两者合用有散寒湿、通络止痛的功效，可用于风寒湿痹，骨节疼痛，屈伸不利。疼痛甚者，亦可配白僵蚕、全蝎、麝香等。

2. 关白附配天麻 关白附祛风化痰，天麻平肝息风。两者相配有平肝化痰效能，可用以治疗痰厥头痛、头晕等症。

3. 关白附配僵蚕 关白附常与僵蚕、全蝎等息风止痉药配伍，以祛风化痰通络，用于口眼㖞斜，半身不遂，方如《杨氏家藏方》之牵正散。

4. 关白附配细辛 关白附祛风散寒止痛，细辛性温，亦能祛风止痛，两者同用治头风头痛。

【用法用量】内服：煎汤，1.5～6g；或入丸、散。外用：适量，煎汤洗；或研末调敷。

【使用注意】阴虚或热盛之证及孕妇禁服。过量易致中毒。

【医家论述】

1. 《名医别录》："主心痛，血痹，面上百病，行药势。"

2. 《海药本草》："主治疥癣风疮，头面痕……腿无力，诸风冷气，入面脂皆好。"

3.《本草正》："能引药势上行。辟头风，风痰眩晕，带浊；疗小儿惊风痰搐及面鼻游风……风湿诸病。"

4.《本草述》："诸本草主治心痛血痹，诸风冷气，足弱无力，阴下湿痒，治风痰面上游风百病，补肝风虚，行药势。方书主治中风痰饮头痛，行著痹，痿厥疠风，颤振眩晕，痫证，悸、疝诸证用之，头面诸更多用之。"

参考文献

[1] 毛淑杰，程丽萍，吴连英. 关白附生品、炮制品药效及安全性研究 [J]. 中国中药杂志，1997，22（3）：152.

⊙ 杜衡《名医别录》

【异名】土卤、楚蘅、土杏、马蹄香、萩香、杜蘅葵、杜细辛、儿草、杜葵、土细辛、土辛、马辛、马蹄细辛、南细辛、泥里花、土里开花。

【来源】为马兜铃科植物杜衡和小叶马蹄香的全草、根茎或根。

【炮制】洗净，稍润后切段，低温干燥。

【镇痛药理】杜衡提取的挥发油腹腔注射可使小鼠自发活动明显减少，并能明显协同戊巴比妥钠的作用，延长硫喷妥钠的小鼠睡眠时间。挥发油腹腔注射对小鼠戊四氮惊厥和电惊厥都有明显对抗作用。小鼠热板法实验证明挥发油腹腔注射有较弱的镇痛作用。

【性味归经】味辛，性温，小毒。归肺、肾经。

【功效主治】祛风散寒，消痰行水，活血止痛，解毒。主治风寒感冒，痰饮喘咳，水肿，风寒湿痹，跌打损伤，头痛，齿痛，胃痛，痧气腹痛，瘰疬，肿毒，蛇咬伤。

【用法用量】内服：煎汤，1.5～6g；研末，0.6～3g；或浸酒。外用：适量，研末吹鼻；或鲜品捣敷。

【使用注意】体虚多汗、咳嗽咯血患者及孕妇禁服。大量服用可引起头痛、呕吐、黄疸、血压升高、烦躁、痉挛等中毒症状，严重者可致呼吸麻痹而死亡。

【医家论述】

1.《荷兰药镜》："将根末吹入鼻中，用作轻嚏药，透泄头中胶黏污液，治顽固头痛等。"（引自《新本草纲目》）

2.《本草推陈》："治风寒湿邪头痛、咳嗽、鼻塞、声重等症。"

参考文献

[1] 张峰，徐青，付绍平，等. 杜衡挥发油的化学成分研究 [J]. 中草药，2004，35（11）：1215.

⊙ 花椒《日用本草》

【异名】大椒、秦椒、蜀椒、南椒、巴椒、陆拨、汉椒、点椒。

【来源】为芸香科植物花椒、青椒的果皮。

【炮制】贮干燥容器内，炒花椒、醋炒花椒、盐炒花椒，密闭，置阴凉干燥处。

【镇痛药理】花椒中所含的 1，8-桉叶素可能是醚提取物镇痛抗炎的活性成分之一。花椒中所含的茵芋碱亦可能是其镇痛的活性成分。花椒的水煎剂、醚提取物和水提取物都能减少酒石酸锑钾或乙酸引起的小鼠扭体反应次数，延长热痛反应的潜伏期。

局部麻醉镇痛作用研究表明：花椒水浸液、挥发油或水溶物都具有局部麻醉作用，能可逆地阻滞蟾蜍离体坐骨神经冲动传导和降低其兴奋性；随着浓度的提高，神经动作电位消失速度加快、持续时间延长；花椒稀醇浸液也有局部麻醉作用。在家兔角膜之表面麻醉中，效力较丁卡因稍弱；在豚鼠之浸润麻醉中，效力强于普鲁卡因。石雪萍等分别采用热板法考察花椒镇痛作用，二甲苯致炎法考察其抗炎作用、低分子右旋糖酐-40 诱发小鼠皮肤瘙痒研究其止痒作用，结果显示，花椒生物碱具有较强的镇痛、抗炎、止痒作用。

【性味归经】味辛，性温，小毒。归脾、胃、肾经。

【功效主治】温中止痛，除湿止泻，杀虫止痒。主治脾胃虚寒之脘腹冷痛，蛔虫腹痛，呕吐泄泻，肺寒咳喘，龋齿牙痛，阴痒带下，湿疹皮肤瘙痒。

【配伍应用】

1. **花椒配干姜** 花椒温中散寒，尤善止痛，与温阳补虚，散寒止痛的干姜配伍用于脾胃阳虚，中焦寒盛之脘腹冷痛，呕吐，泄泻，方如《金匮要略》大建中汤。

2. **花椒配附子** 两药均具有温里散寒的作用，配伍以温散下焦之寒邪，治疗下焦虚寒，脐腹冷痛，方如《世医得效方》椒附丸。

3. 本品亦可外用，以花椒炒热，布裹，熨痛处治心腹冷痛，寒疝腹痛。

4. **花椒配乌梅** 花椒有杀虫功效，尤善驱蛔，为杀虫止痛之要药。用治蛔虫所致的腹痛呕吐，每与安蛔药乌梅为伍。现代常用本品治疗胆道蛔虫

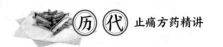

症，蛔虫性肠梗阻。

5. 花椒配露蜂房 用于齿痛。花椒有麻醉止痛作用，各种牙痛均可用之，露蜂房祛风止痛，两者配伍用于治疗风牙、虫牙疼痛，方如《太平惠民和剂局方》如神散；或与细辛、白芷、荜茇等同用，以增强止痛之功，方如《太平惠民和剂局方》细辛散。

【用法用量】内服：煎汤，3～6g；或入丸散。外用：适量，煎水洗或含漱；或研末调敷。

【使用注意】阴虚火旺者禁服，孕妇慎服。

【医家论述】

1. 《神农本草经》："秦椒，主风邪气，温中除寒痹，坚齿发，明目。久服，轻身，好颜色，耐老，增年，通神。""蜀椒，主邪气咳逆，温中，逐骨节皮肤死肌，寒湿痹痛，下气。久服之头不白，轻身增年。"

2. 《名医别录》："秦椒，疗喉痹，吐逆，疝瘕；去老血，产后余疾，腹痛；出汗，利五脏。"

3. 《药性论》："秦椒，主生发，疗腹中冷痛。""蜀椒，能治冷风、顽头风，下泪，腰脚不遂，虚损留结，破血，下诸石水。能治嗽，除齿痛。"

【按语】用于止痛：现代临床有取花椒果皮制成 50% 的注射液，痛时肌内注射或穴位注射，每次 2ml。可用于治疗腹痛（溃疡痛、肠痉挛、胆绞痛），肝区痛，腰痛，其他疼痛（头痛、心绞痛）等。

参考文献

[1] 刘锁兰，魏璐雪. 药用花椒化学成分的含量测定 [J]. 中草药，1991，22（1）：16.

[2] 常志青，王树玲，郝长源. 茵芋碱的镇痛、解痉和镇静作用 [J]. 中国药理学报，1982，（3）：163.

[3] 张明发，范荣培，郭惠玲，等. 温里药镇痛药作用研究 [J]. 陕西中医，1989，10（5）：231.

[4] 张明发，沈雅琴，朱自平，等. 花椒温经止痛和温中止泻药理研究 [J]. 中药材，1994，17（2）：37.

[5] 刘锁兰，魏潞雪. 两种药用花椒挥发油的分析 [J]. 中国中药杂志，1991，16（6）：359.

[6] 孙洪范，吴明. 花椒阻滞神经冲动作用的研究 [J]. 贵州医药，1990，14（5）：271.

[7] 石雪萍，张卫明，张鸣镝，等. 花椒总生物碱镇痛、抗炎、止痒作用研究 [J]. 中国野生植物资源，2011,30(1)：46-49.

⊙ 吴茱萸《神农本草经》

【异名】食茱萸、吴萸、茶辣、漆辣子、优辣子、曲药子、气辣子。

【来源】为芸香科植物吴茱萸、石虎及毛脉吴茱萸未成熟的果实。

【炮制】晒干生用，或用甘草水制、黄连制、姜制，或用盐炒、酒炒、醋炒。

【镇痛药理】其镇痛成分为吴茱萸碱、吴茱萸次碱、柠檬苦素。吴茱萸水煎剂 10g／kg 灌胃能减少乙酸引起的小鼠扭体反应次数和延长热刺激痛反应潜伏期。吴茱萸水煎剂 5g／kg 和 20g／kg 都能显著延迟痛觉反应时间，持续 2～5 小时。吴茱萸的甲醇提取物对醋酸引起的扭体反应显示抑制作用，吴茱萸碱，吴茱萸次碱及柠檬苦素也显示同等程度的抑制作用。尹利顺等制备小鼠胃寒证模型，采用小鼠热板法，观察吴茱萸不同组分对胃寒证小鼠镇痛作用及安全范围的研究，结果显示，吴茱萸水提组分和挥发油组分对胃寒证小鼠均有一定的镇痛作用，并呈现一定的量效关系，且吴茱萸挥发油较水提组分发挥镇痛作用的安全范围窄，安全性低。

【性味归经】味辛、苦，性热，小毒。归肝、脾、胃经。

【功效主治】散寒止痛，疏肝下气，温中燥湿。主治脘腹冷痛，厥阴头痛，疝痛，痛经，脚气肿痛，呕吐吞酸，寒湿泄泻。

【配伍应用】

1. **吴茱萸配干姜** 吴茱萸辛苦性热而燥，长于散寒、燥湿、止痛。凡寒凝湿滞引起的诸种疼痛均可应用。干姜温中散寒，理气止痛，合用则温中止痛作用增强，用于治疗脾胃虚寒，脘腹冷痛，方如《圣济总录》茱萸丸、吴茱萸汤。

2. **吴茱萸配生姜** 两药都有温胃散寒止呕作用。吴茱萸重在降逆，生姜偏于宣通。两者相配则温肝暖胃，降逆止呕。用于治疗肝胃虚寒，肝气夹寒饮上逆的厥阴头痛，呕吐涎沫，方如《伤寒论》吴茱萸汤。

3. **吴茱萸配川楝子** 两药均可疏肝行气止痛。吴茱萸辛温偏于开郁降气，川楝子苦寒偏于清热行气。两者相配有开郁行气止痛之功，可治寒热郁结、肝胃不和的疼痛、疝气等，《医宗金鉴》金茱丸。

4. **吴茱萸配小茴香** 两药均能温里散寒祛湿，合用治治下焦寒湿所致之疝痛，《证治准绳》导气汤。

5. **吴茱萸配艾叶** 治妇女胞宫寒冷，经行腹痛，又常与当归、艾叶、香附同用，以温暖胞宫，散寒调经，方如《寿世保元》艾附暖宫汤。

6. **吴茱萸配木瓜** 取吴茱萸温降下行，散寒燥湿，木瓜和中祛湿，舒筋通络。两者相配可温散下焦寒湿，舒筋止痛，用于治疗寒湿脚气、小腹胀满冷痛、吐泻转筋等，方如《证治准绳》吴萸木瓜汤。

7. 吴茱萸配黄连　吴茱萸能疏肝下气，常用于肝胃不和的呕吐、吞酸，若肝郁化火之胁肋胀痛，呕吐吞酸，常与黄连配伍，重用黄连泻火，少佐吴茱萸开郁散结，方如《丹溪心法》左金丸。

8. 吴茱萸配五味子　取吴茱萸温中燥湿，五味子收敛固涩。两者相配可温中除湿，收涩止泻。用于寒热错杂，下痢腹痛等症，方如《内科摘要》四神丸。

【用法用量】内服：煎汤，1.5～5g；或入丸、散。外用：适量，研末调敷；或煎水洗。止呕，黄连水炒；治疝，盐水炒。

【使用注意】不宜多服久服，无寒湿滞气及阴虚火旺者禁服。恶丹参、消石、白垩。畏紫石英。

【医家论述】

1.《神农本草经》："主温中下气，止痛，咳逆寒热，除湿血痹，逐风邪，开腠理。"

2.《名医别录》："去痰冷，腹内绞痛，诸冷实不消，中恶，心腹痛，逆气，利五脏。"

3.《药性论》："主心腹疾，积冷，心下结气，痃心痛；治霍乱转筋，胃中冷气，吐泻腹痛不可胜忍者；疗遍身顽痹，冷食不消，利大肠壅气。"

4.《本草拾遗》："食茱萸杀鬼魅及恶虫毒，起阳，杀牙齿虫痛。"

5.《日华子本草》："健脾，通关节。治霍乱泻痢，消痰破癥癖，逐风。治腹痛，肾气，脚气，水肿，下产后余血。"

6.《珍珠囊补遗药性赋》："其用有四：咽嗌寒气噎塞而不通，胸中冷气闭塞而不利，脾胃停冷腹痛而不住，心气刺痛成阵而不止。"

7.《本草纲目》："开郁化滞。治吞酸，厥阴痰涎头痛，阴毒腹痛，疝气，血痢，喉舌口疮。"

8.《本草经疏》："凡脾胃之气，喜温而恶寒，寒则中气不能运化，或为冷实不消，或为腹内绞痛，或寒痰停积，以致气逆发咳，五脏不利。（吴茱萸）辛温暖脾胃而散寒邪，则中自温，气自下，而诸证悉除。"

9.《本草便读》："其性下气最速，极能宣散郁结，故治肝气郁滞，寒浊下踞，以致腹痛疝瘕等疾，或病邪下行极而上，乃为呕吐吞酸胸满诸病，均可治之。"

参考文献

[1] 张明发，陈光娟. 吴茱萸温中止痛药理研究 [J]. 中药材，1991，14（3）：39.

[2] 张明发，范荣培，郭惠玲，等. 温里药镇痛药作用研究 [J]. 陕西中医，1989，10（5）：231.

[3] 贺玉琢. 吴茱萸的研究（4）：吴茱萸的镇痛作用 [J]. 国外医学·中医中药分册，1997，8（5）：421.

[4] 尹利顺，孙蓉，黄伟，等. 吴茱萸不同组分对胃寒证小鼠镇痛作用及安全范围研究 [J]. 中药药理与临床，2016，32(2)：124-127.

⊙ 细辛《神农本草经》

【异名】少辛、小辛、细草、细条、绿须姜、独叶草、金盆草、万病草、卧龙丹、铃铛花、四两麻、玉香丝。

【来源】为马兜铃科植物辽细辛、细辛及汉城细辛的带根全草。

【炮制】生用或蜜制用，取炼蜜，用适量开水稀释后，加入净细辛段拌匀，闷透，用文火加热，炒至不粘手为度，取出放凉。每细辛段 100kg，用蜜 25kg。

【镇痛药理】细辛煎剂具有局部麻醉作用，能阻滞蟾蜍坐骨神经的冲动传导，且具可逆性，其麻醉效价与 1% 普鲁卡因接近。杨华等以醋酸刺激痛、福尔马林刺激痛等实验，观察细辛的镇痛作用，结果显示，细辛挥发油成分甲基丁香酚有明显镇痛抗炎作用，其镇痛作用机制与激动 GABAA 受体，抑制 NO 水平相关。

【性味归经】味辛，性温，小毒。归肺、肾、心经。

【功效主治】散寒祛风，止痛，温肺化饮，通窍。主治风寒表证，头痛，牙痛，风湿痹痛，痰饮咳喘，鼻塞，鼻渊，口疮。

【配伍应用】

1. **细辛配羌活** 细辛散寒祛风止痛，配羌活、防风等同用，加强疏风散寒之功，用于治疗寒邪束表，发热恶寒，头痛体痛无汗者，方如《此事难知》九味羌活汤。

2. **细辛配麻黄** 取二药的表散风寒作用，可治疗外感风寒。取细辛温肺化饮，麻黄宣肺定喘，可止风寒痰饮咳喘。取细辛温散经脉寒湿，麻黄宣散肌表风寒，可治风寒湿痹而止痛。若阳虚外感，邪犯少阴而见无汗，恶寒，发热，脉沉者，应以本品散少阴寒邪，佐麻黄、附子温阳解表，方如《伤寒论》麻黄附子细辛汤。

3. **细辛配独活**　细辛有散寒止痛作用，独活散风祛寒，除湿止痛。配伍应用于头痛、齿痛、风湿痹痛等痛证，方如《症因脉治》独活细辛汤。

4. **细辛配柴胡**　细辛升肾阳而散寒止痛，柴胡升肝经清阳而疏泄郁结。合用能升正气上济于头，散经气之郁而止痛。可用于风寒郁遏经气不宣或外伤引起的头痛。

5. **细辛配辛夷**　细辛辛香走窜，善于通关利窍，辛夷上行疏风通窍，两者合用治疗风寒鼻塞、鼻渊头痛。

6. **细辛配生地黄**　细辛善于止痛，但其性辛燥升散，得生地黄滋阴清热，可去其燥烈升散之弊，而有清热止痛的功效。

7. **细辛配南星、半夏**　细辛香窜升散祛风止痛，南星、半夏常于燥湿化痰，两者配伍可用于治疗风痰头痛，方如《证治准绳》芎辛导痰汤。

8. **细辛配石膏**　石膏味辛性寒，清热泻火，配伍细辛可标本同治，用于风火牙痛。

【用法用量】内服：煎汤，1.5～9g；研末，1～3g。外用：适量，研末吹鼻、塞耳、敷脐；或煎水含漱。

【使用注意】阴虚、血虚、气虚多汗及火升炎上者禁服。反藜芦。本品服用剂量过大，可发生面色潮红、头晕、多汗，甚则胸闷、心悸、恶心、呕吐等不良反应。

【医家论述】

1.《神农本草经》："主咳逆、头痛、脑动、百节拘挛、风湿痹痛、死肌。久服明目，利九窍，轻身长年。"

2.《名医别录》："温中下气，破痰，利水道，开胸中，除喉痹、风痫、癫疾，下乳结。汗不出，血不行，安五脏，益肝胆，通精气。"

3.《药性论》："治咳逆上气、恶风、风头、手足拘急，安五脏六腑，添胆气，去皮风湿痒，能止眼风泪下，明目，开胸中滞，除齿痛，主血闭、妇人血沥腰痛。"

4.《本草衍义》："治头面风痛。"

5.《珍珠囊》："主少阴苦头痛。"

6.《医学启源》："治少阴经头痛如神。《主治秘要》云：止诸阳头痛，诸风通用之。辛热，温阴经，散水寒，治内寒。"

7.《本草正》："善祛阴分之寒邪，除阴经之头痛。益肝温胆。"

【按语】现代临床用干燥细辛经乙醚提取的挥发油制成3%麻醉液，作为局部浸润麻醉与神经阻滞麻醉的注射剂，施行耳鼻喉科、口腔科及眼科手术，结果麻醉效果良好。由于此药于局部注射后向周围组织的渗透、扩散范围较普鲁卡因稍差，故注射的范围宜稍大些。

参考文献

[1] 张美莉. 细辛煎剂对离体神经传导阻滞作用的初步观察 [J]. 中药通报，1984，9（6）：35.

[2] 杨华，徐凤，万丹，等. 甲基丁香酚镇痛抗炎作用及机制研究 [J]. 中药新药与临床药理，2017，28(3)：292-297.

⊙ 草乌头《药谱》

【异名】芨、乌头、乌喙、奚毒、即子、鸡毒、毒公、耿子、土附子、草乌、竹节乌头、金鸦、五毒根、耗子头。

【来源】为毛茛科植物乌头（野生种）、北乌头等的块根。

【炮制】生用，或制成制草乌：炮制、煮或高压蒸制；黑豆制；甘草制；白矾、黑豆、甘草制；生姜、皂角、甘草制。

【镇痛药理】乌头碱类生物碱是草乌头镇痛的主要有效成分。草乌头用甘草、黑豆炮制后毒性降低，但镇痛效力不受影响。小鼠尾部加压实验证明，口服草乌头（野生品）子根 0.1～1g／kg 可抑制疼痛反应，使痛阈值提高 30%～40%。北乌头注射液腹腔注射 5mg／kg 可使小鼠热痛阈提高 2 倍以上。北乌头总碱还有抗组胺、局部麻醉等作用。

【性味归经】味辛、苦，性热，大毒。归心、肝、脾经。

【功效主治】祛风除湿，散寒止痛，消肿散结。主治风寒湿痹，关节疼痛，头风头痛，中风不遂，心腹冷痛，寒疝作痛，跌打损伤，瘀血肿痛，阴疽肿毒等。并可用于麻醉止痛。

【配伍应用】

1. 草乌头配川乌头　草乌头辛热气锐，善搜风散寒，通痹止痛。常与川乌头相须为用，以祛风除湿，散寒止痛。用于风寒湿痹，肢体酸痛，麻木等，方如《青囊秘传》十三太保丸。

2. 草乌头配细辛　草乌头温经散寒止痛，细辛香窜升散有通窍止痛之功。合用可增强祛风散寒止痛之功，用于头风头痛，方如《卫生易简方》治头痛方、《圣济总录》太一麝香汤等。

3. 草乌头配吴茱萸　用于心腹冷痛。草乌头可与干姜或高良姜、吴茱萸等同用，以温中散寒止痛；若寒疝腹痛，可配伍吴茱萸、小茴香、肉桂等，以温暖下焦，散寒止痛。

4. **草乌头配乳香、没药** 草乌头能消肿止痛，乳香、没药辛散温通，能活血行气，宣通经络，消瘀止痛。三者合用有活血散瘀、行气止痛之效，用于跌打损伤，筋骨疼痛，方如《世医得效方》寻痛丸。

5. **草乌配天南星** 二药均有祛风除痰作用。但草乌搜风通络力猛，天南星祛痰解痉力强。二者相配则祛风除痰止痛效力增强。常用于治疗风痰所致的肌肉疼痛、麻木、拘挛以及阴疽等症。

6. **单用** 草乌头能攻坚消肿止痛，用治疮疡，以阴证、寒证和外用为主。单取本品外治痈疽肿毒，可使未溃者内消，已溃者速愈，方如《普济方》草乌头散。

7. **草乌头配洋金花** 两药均有麻醉止痛之功，外科手术前以本品与洋金花或蟾酥等配合外用，可作表面麻醉止痛药。

【**用法用量**】内服：煎汤，3～6g；或入丸、散。外用：适量，研末调敷；或用醋、酒磨涂。

【**使用注意**】阴虚火旺、各种热证患者及孕妇禁服。老弱及婴幼儿慎服。反半夏、瓜蒌、天花粉、川贝母、浙贝母、白蔹、白及。内服须炮制后用，入汤剂应先煎1～2小时，以减低毒性。酒剂，酒煎服，易致中毒，应慎用。内服过量可致中毒。

【**医家论述**】

1. 《神农本草经》："主中风，恶风洗洗出汗，除寒湿痹，咳逆上气，破积聚寒热。"

2. 《名医别录》："乌头，消胸上痰冷，食不下，心腹冷疾，脐间痛，肩胛痛不可俯仰，目中痛不可久视，又堕胎。""乌喙，主风湿，丈夫肾湿阴囊痒，寒热历节掣引腰痛，不能行步，痈肿脓结，又堕胎。"

3. 《本草蒙筌》："理风痹，却风痰，散寒邪，除寒痛，破滞气积聚，去心下痞坚。"

4. 《本草纲目》："乌头：治头风，喉痹，痈肿疔毒。""乌喙：主大风顽痹。"

参考文献

[1] 李敏民. 乌头注射液治疗晚期消化道肿瘤简况 [J]. 中医学研究参考资料，1984，（1）：10.

[2] 杨毓章，刘世芳. 北乌头总生物碱及乌头碱对几种药物引起心电图变化的影响 [J]. 药学学报，1980，15（9）：520.

[3] 王永高，朱元龙，朱任宏. 中国乌头的研究十三. 北草乌中的生物碱 [J]. 药学学报，1980，15（9）：526.

⊙ 胡椒《新修本草》

【异名】昧履支、浮椒、玉椒。

【来源】为胡椒科植物胡椒的果实。

【炮制】取原药材，除去杂质，筛去灰屑，用时捣碎。

【镇痛药理】药理研究表明胡椒属植物具有镇痛、抗炎、抗微生物及拮抗血小板活化因子（PAF）等多方面活性。

【性味归经】味辛，性热。归胃、大肠、肝经。

【功效主治】温中散寒，下气止痛，止泻，开胃，解毒。主治胃寒疼痛，呕吐，受寒泄泻，食欲不振，中鱼蟹毒。

【配伍应用】

1. 胡椒配高良姜 胡椒性味辛热，主入胃经，具有温中散寒止痛之功。一般作粉剂或丸剂内服，与温中行气的高良姜同用，治疗胃寒疼痛。若胃痛剧烈者可配行气活血之品如乳香或没药同用，以增强止痛作用，方如《寿域神方》治心下大痛方。

2. 胡椒配生姜 胡椒入胃，能温中下气降逆，生姜具有温里散寒止呕作用，两者合用共奏温胃散寒，降逆止呕之效，用于胃寒呕吐。

3. 胡椒单味 本品温肠胃，解毒，能止痛、止吐、止泻。若食鱼蟹过多，腹痛吐泻，或单用解毒、止痛。

4. 胡椒配荜茇 龋齿疼痛，可同荜茇研末，蜡丸如芝麻大填入龋齿中。

【用法用量】内服：煎汤，1～3g；或入丸、散。外用：适量，研末调敷，或置膏药内外贴。

【使用注意】热病及阴虚有火者禁服，孕妇慎服。服小量有增进食欲之效；用大量则刺激胃黏膜，引起充血性炎症之局部作用。

【医家论述】

1. 《海药本草》："去胃口虚冷，宿食不消，霍乱气逆，心腹卒痛，冷气上冲。和气。"

2. 《日华子本草》："调五脏，止霍乱、心腹冷痛；壮肾气及主冷痢，杀

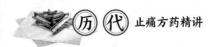

一切鱼、肉、鳖、蕈毒。"

3. 《本草蒙筌》: "疗产后气血刺痛, 治跌扑血滞肿痛。"

4. 《本草纲目》: "暖肠胃, 除寒湿反胃, 虚胀冷积, 阴毒, 牙齿浮热作痛。"

5. 《药性歌括》: "助命门之真火, 理腹内之绞痛。"

参考文献

[1] 周亮, 许旭东, 杨峻山. 胡椒属植物生物碱及木脂素类化合物研究新进展 [J]. 中国药学杂志, 2002, 37 (3): 161.

⊙ 荜茇《雷公炮炙论》

【异名】毕勃、荜拨梨、阿梨诃祛、椹圣、蛤蒌、鼠尾。

【来源】为胡椒科植物荜茇的果穗。

【炮制】多生用, 取原药材, 除去杂质及残存果柄, 筛去灰屑。用时捣碎。

【镇痛药理】荜茇挥发油在增强乌头总碱镇痛作用的同时, 还能降低其毒性; 进一步研究证实, 荜茇挥发油具有镇痛、镇静和解热作用。

【性味归经】味辛, 性热。归胃、脾、大肠经。

【功效主治】温中散寒, 下气止痛。主治脘腹冷痛, 呕吐, 泄泻, 头痛, 牙痛, 鼻渊。近年来临床上用其治疗冠心病心绞痛。

【配伍应用】

1. **荜茇配高良姜** 荜茇味辛性热, 主入胃, 兼入大肠。功能温中散寒, 下气止痛, 凡寒凝肠胃, 气机不调之疾皆可投用。治脾胃阳虚, 久寒积冷, 脘腹疗痛, 肠鸣泄泻, 自汗身冷者, 常配高良姜、干姜、肉桂, 以加强温中散寒止痛之力, 方如《太平惠民和剂局方》大己寒丸。

2. **荜茇单味** 治疗偏头痛。荜茇为末, 令患者口中含温水, 左边疼令左鼻吸一字, 右边疼令右鼻吸一字。

【用法用量】内服: 煎汤, 1~3g; 或入丸、散。外用: 适量, 研末算鼻; 或为丸纳龋齿孔中, 或浸酒擦患处。

【使用注意】阴虚火旺者禁服, 多服走泄真气, 令人肠虚下重。

【医家论述】

1. 《本草拾遗》: "温中下气, 补腰脚, 杀腥气, 消食, 除胃冷, 阴疝, 痃癖。"

2.《海药本草》："主老冷心痛，水泻，虚痢，呕逆醋心，产后泄利，与阿魏和合良。亦滋食味。"

3.《日华子本草》："治霍乱，冷气，心痛血气。"

4.《本草衍义》："走肠胃中冷气，呕吐，心腹满痛。"

5.《本草纲目》："治头痛，鼻渊，牙痛。"

6.《天宝本草》："荜茇辛温壮骨精，跌打损伤脚手疼，腹内包块腰脊痛，通关利窍效如神。"

7.《现代实用中药》："治神经性头痛，慢性鼻黏膜炎症，鼻塞等症。"

【按语】现代临床用荜茇、高良姜、细辛、丁香、冰片、白芷等制成牙痛药水或复方荜茇牙痛粉，止痛杀菌，防蛀。用于风火牙痛，牙龈红肿，虫蛀牙痛及一切神经牙痛。外用，用药棉蘸药水涂于患处或塞入鼻孔〔《中华人民共和国卫生部药品标准·中药成方制剂》第二册，1990 年〕。

参考文献

[1] 李瑞和，苏日纳，郭林云，等. 荜茇化学成分与药理作用研究概况 [J]. 中国民族医药杂志，2006，12（3）：73.

⊙ **独活**《神农本草经》

【异名】胡王使者、独摇草、独滑、长生草、川独活、肉独活、资邱独活、巴东独活、香独活、绩独活、大活、山大活、玉活。

【来源】为伞形科植物重齿当归的根。

【炮制】生用或盐水炒用。

【镇痛药理】范莉等通过醋酸扭体法和小鼠热板法观察独活的镇痛作用，结果显示，独活挥发油具有明显的抗炎作用和镇痛作用。

【性味归经】味苦、辛，性微温。归肾、膀胱经。

【功效主治】祛风胜湿，散寒止痛。主治风寒湿痹，腰膝疼痛，头痛齿痛。

【配伍应用】

1. **独活配羌活** 独活辛散苦燥温通，其性和缓，善行血分，长于祛风湿，能通行气血，疏导腰膝，下行腿足，善治少阴伏风头痛、腰腿膝足风湿痹痛等，偏治下部；羌活辛苦温，气清性烈，发散力强，善行气分，质体清轻，能直上巅顶，横行肢臂，善治上部风邪，尤以肩背肢节疼痛者为佳。二药相伍，一治足少阴伏风，一治足太阳游风，相须相助，上下兼治，既增强了祛风胜湿、通痹止痛。常用于治疗风湿痹痛，关节炎、历节风等。

2. 独活配细辛 独活辛能祛风，苦能胜湿，性温散寒，为治疗风寒湿痹之要药。因其主入肾经，"专理下焦风湿"，故尤多用于病位偏下之腰膝疼痛，细辛散肾经风寒而使之外达，两者相配有散风寒、除湿邪、通痹止痛的功效，用于风寒湿痹，腰膝疼痛。《本经逢原》："与细辛同用，治厥阴头痛目眩。又足少阴经伏风头痛，两足湿痹，不能动止者，非此不治"。方如《症因脉治》独活细辛汤。

3. 独活配藁本 两药均有散风祛寒、除湿止痛之功。但独活偏于温散伏风，藁本偏于升散达巅，两者相配除湿之痛效果更佳，可用于风寒湿邪所致的头痛。

4. 独活配麻黄 独活祛风胜湿止痛，麻黄解表发汗，相配有解表祛风、除湿止痛之功，可治外感风寒表实无汗身痛。取独活通络除痹，麻黄宣肺散寒止痛，可用于痹证疼痛。

用时常与秦艽、威灵仙、细辛等祛风除湿、散寒止痛之品以加强疗效。若少阴寒湿腰痛，不能转侧，可与苍术、防风、细辛等同用，共奏胜湿散寒止痛之效，方如《症因脉治》之独活苍术汤。若病程日久，肝肾不足，气血亏虚而见腰腿冷痛，酸软无力，屈伸不利等，常与桑寄生、地黄、当归、人参等同用，以祛风湿，益气血，补肝肾，标本同治，方如《备急千金要方》独活寄生汤。

5. 治牙痛，可单用本品止痛，如《肘后备急方》治风齿疼颊肿，用独活以酒煎热含漱。

6. 独活配白芷 独活、白芷均能祛风湿、散寒止痛，凡头痛、齿痛之因于风寒湿而引发者，皆可用之以散邪止痛。

7. 独活配桑寄生 独活辛苦微温，气芳香，性走窜，搜风祛湿，为治疗风湿痹之要药；桑寄生苦甘而性平，既能祛风湿，调血脉，舒筋通，又能补肝肾，强筋骨。二药合用，相使配对，擅入足少阴经，能益肾壮骨，祛风除湿，通痹止痛。临床用于痹证日久，肝肾两虚，症见腰膝酸痛，风邪偏胜，拘挛掣痛，游走不定及新产之后腰脚挛痛。

8. 独活配白芍 独活辛温，辛散达邪，善理伏风，王好古称其能"搜肝风"，可升清阳；白芍苦酸微寒，养血柔肝。二药合伍，相辅相成，共奏升阳养血柔肝之功。临床用于肝之阴血不足，阴不制阳，风阳上扰之眩晕。

9. 独活配秦艽 独活气香温通，性善走窜，搜风祛湿，通络止痛；秦艽祛风胜湿，通络止痛，为治痹证常用药，风湿痹痛无问寒热新久，均可随证配伍应用。两者相须伍用，祛风之力胜，可治一切风病，症见关节肌肉疼痛，时轻时重，甚至历节俱痛，活动则痛剧，每遇阴雨天发作或加重等。

10. 独活配黄柏　独活辛散苦燥，气香温通，能宣散在表之湿；黄柏苦寒沉降，善清下焦湿热而消肿止痛。二药相伍，独活宣散在表之湿热，黄柏清利在里之湿热，使内外湿热得以消散，且黄柏苦寒能制约独活之温性。临床用于：湿痹痿症，足膝肿痛，或软弱无力，湿热在表，身体重着，走注疼痛。

11. 独活配当归　独活辛散苦燥，气香温通，具有良好的祛风除湿、通痹止痛之功；当归辛甘温，功专养血活血。二药配伍，标本兼治，血虚得复，风湿得除。临床用于产后中风，体痛汗出，肢体麻木不仁，脉弦涩。

12. 独活配附子　独活辛香温通，祛风胜湿，通络止痛；附子大辛大热，温阳寒逐湿。二药相合，相辅相成，共奏祛风除湿，温经散寒，通止痛之效。临床用于风寒湿毒，脚气肿满，挛急痹痛等症。

【用法用量】内服：煎汤，3～10g；或浸酒；或入丸、散。外用：适量，煎汤洗。

【使用注意】气血虚而遍身痛，及阴虚下体痿弱者禁用。

【医家论述】

1. 《神农本草经》："主风寒所击，金疮止痛，奔豚，痫痓，女子疝瘕。久服轻身耐老。"

2. 《名医别录》："疗诸贼风，百节痛风无久新者。"

3. 《药性论》："能治中诸风湿冷，奔喘逆气，皮肤苦痒，手足挛痛，劳损。主风毒齿痛。"

4. 《珍珠囊补遗药性赋》："其用有二：诸风掉眩，颈项难伸；风寒湿痹，两足不用。"

5. 王好古："去肾间风邪，搜肝风，泻肝气，治项强腰脊痛。"（引自《本草纲目》）

6. 《滇南本草》："（疗）表汗。""又治两胁面寒疼痛。"

7. 《本草正》："善行滞气。""专理下焦风湿，两足痛痹，湿痒拘挛。"

8. 《医林纂要·药性》："补肝，润肾，行湿，祛风。"

9. 缪希雍："独活气细。细者治足少阴伤风头痛，两足湿痹不能行动，非此不能除"。

10. 《药品化义》："（独活）能治风，风则胜湿，专疏湿气，若腰背酸重，四肢挛痿，肌黄作块，称为良剂。"

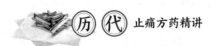

11.《本草正义》"独活气味雄烈，芳香四溢，故能宣通百脉，调和经络，通筋骨而利机关，凡寒湿邪之痹于肌肉，著于关节者，非利用此气雄味烈之味，不能直达于经脉骨节之间，故为风痹痿软诸证必不可少之药。"

参考文献

[1] 范莉，李林，何慧凤.独活挥发油抗炎、镇痛药理作用的研究 [J].安徽医药，2009，13(2)：133-134.

⊙ 透骨香《贵阳民间药草》

【异名】透骨草、满山香、搜山虎、煤炭子、煤炭果、万里香、九里香、芳香草、满天香、透骨消、小透骨草、九木香、鸡骨香。

【来源】为杜鹃花科植物滇白珠的全株或根。

【炮制】全年均可采，根切片，全株切碎，晒干。

【镇痛药理】孙学蕙等对透骨香根茎的水提醇沉浸膏进行了镇痛药理研究，扭体法试验表明，透骨香浸膏镇痛百分率为 58.8%；电刺激法，痛阈提高率为 120.8%；热板法，痛阈提高率为 54.4%。覃容贵 [2] 等用不同炮制方法对透骨香抗炎镇痛作用进行实验，结果显示，不同炮制方法对透骨香抗炎、镇痛作用及水杨酸甲酯苷含量有显著影响，透骨香用于镇痛抗炎宜采用清炒炮制方法。

【性味归经】味辛，性温。

【功效主治】祛风除湿，散寒止痛，活血通络，化痰止咳。主治风湿痹痛，胃寒疼痛，跌打损伤，咳嗽多痰。

【用法用量】内服：煎汤，9～15g，鲜品30g；或浸酒。外用：适量，煎水洗；或浸酒擦；或捣敷。

【使用注意】忌酸冷、鱼腥、荞面，孕妇禁服。

【医家论述】

1.《滇南本草》："子：治痰火筋骨疼痛，泡酒用之良。其根、梗，治风寒湿痹，筋骨疼痛，暖筋透骨，熬水洗之。"

2.《天宝本草》："祛风散寒，退热。（治）筋骨疼痛，脚气。"

3.《分类草药性》"治胃寒气痛，风湿麻木，筋骨疼痛，吐血，跌打损伤。"

4.《四川中药志》（1960 年版）："（根）活血祛瘀，续筋接骨。治风湿筋骨痛及折损劳伤。"

5.《贵州草药》："祛风除湿，舒筋活血。"

6. 《全国中草药汇编》："主治胃寒疼痛，风寒感冒。"

参考文献

[1] 孙学蕙，曲莉莎. 透骨香药理作用及毒性研究 [J]. 贵阳中医学院学报，1989，11（3）：56.

[2] 覃容贵，龙庆德，秦拴梅，等. 不同炮制方法对透骨香抗炎镇痛作用及水杨酸甲酯苷含量的影响 [J]. 时珍国医国药,2013,24(2)：409-410.

⊙ 高良姜《名医别录》

【异名】高凉姜、良姜、蛮姜、小良姜、海良姜。

【来源】为姜科植物高良姜的根茎。

【炮制】取原药材，除去杂质，洗净，润透。切薄片，晒干或低温干燥。

【镇痛药理】高良姜醚提取物 0.4ml/kg、0.8ml/kg 和水提取物 10g/kg、20g/kg 给小鼠灌胃，均有减少乙酸引起的扭体反应次数和延长热刺激痛反应潜伏期作用，水提取物具镇痛抗炎活性，而醚提取物只有镇痛作用。

【性味归经】味辛，性热。归脾、胃经。

【功效主治】温中散寒，理气止痛。主治脘腹冷痛，呕吐，噫气。现代临床用于消化道肿瘤患者，胸脘疼痛，呕吐清水，呃逆、噫气，以下气止痛。

【配伍应用】

1. **高良姜配干姜** 高良姜辛热，功专温脾暖胃，散寒止痛，干姜温里散寒止痛，相须而用，益增温中止痛之效。用于凡中焦寒凝，或冷物所伤，脘腹冷痛者，方如《太平惠民和剂局方》二姜丸。

2. **高良姜配香附** 二药均有止痛作用，相配则温胃理气止痛作用更好，善治肝郁气滞，胃有寒凝，以致痛者，并随肝郁与胃寒的轻重主次，调整二药用量比重，可起疏肝温胃，散寒止痛之功，方如《良方集腋》良附丸。

3. **高良姜配人参** 若中虚而脘腹冷痛，可与人参、白术同用，以补虚温中止痛。

4. **高良姜配栀子** 高良姜理气止痛，本品虽属温热之品，但肝胃郁热而痛者，可与栀子同用，以清热柔肝，理气止痛。

5. **高良姜配荜茇** 两药都辛温行气，有止痛作用。相须为用，行气止痛效力较好，可治胃寒疼痛、呕吐，方如《太平惠民和剂局方》已寒丸。

6. **高良姜配大枣** 取高良姜温中散寒止呕，大枣和胃健脾，两者相配能健脾温中止呕，治霍乱呕甚者有一定疗效，《圣济总录》冰壶汤。

7. **高良姜配防己** 高良姜温中散寒止痛，防己散风祛湿止痛。两者等分捣大蒜和为饼，按痛处，治风寒湿气，腰脚疼痛（《外科大成》）。

8. **高良姜配全蝎** 高良姜温中散寒止痛，全蝎通络止痛，二药相配，用于风牙疼痛，不拘新久，亦治腮颊肿痛，《百一选方》逡巡散。

9. **高良姜配茴香** 两者均能温里散寒止痛，相须同用于寒疝小腹掣痛（《本经逢原》）。

10. **高良姜配苍术** 高良姜虽能止痛，但不能祛湿，然苍术能健脾燥湿，用于止心中之痛，必与苍术同用为妙，否则有愈有不愈，以良姜不能祛湿故耳（《本草新编》）。

【用法用量】内服：煎汤，3～6g；或入丸、散。

【使用注意】阴虚有热者禁服。

【医家论述】

1. 《名医别录》："主暴冷，胃中冷逆，霍乱腹痛。"

2. 《药性论》："治腹内久冷，胃气逆，呕吐。治风，破气，腹冷气痛，去风冷痹弱，疗下气冷逆冲心，腹痛吐泻。"

3. 《滇南本草》："治胃气疼，肚腹疼痛。"

4. 《本草求原》："治脚气欲吐，目卒赤，风冷痹痛。"

5. 《广东中药》："治寒疝，湿痹。"

参考文献

[1] 张明发，段泾云. 高良姜温经止痛的药理研究 [J]. 陕西中医，1992，13（5）：232.

[2] 朱自平，陈光娟，张明发. 高良姜的温中止痛药理研究 [J]. 中药材，1991，14（10）：37.

⊙ 雪上一枝蒿《科学的民间药草》

【异名】一支蒿。

【来源】为毛茛科植物短柄乌头、展毛短柄乌头、曲毛短柄乌头、宣威乌头、小白撑、铁棒锤、伏毛铁棒锤等多种乌头属植物的块根。

【炮制】取原药材漂净，晒干，置通风干燥处，防蛀。生品应专柜贮藏。

【镇痛药理】雪上一枝蒿总碱注射液可明显提高热板法小鼠痛阈，对甲醛疼痛模型小鼠舐足反应具有明显的抑制作用。从短柄乌头中提得的总生物碱亦有镇痛与抗炎作用。展毛短柄乌头细粉混悬液给小鼠灌胃 1／5LD$_{50}$ 剂量，对扭体法实验的抑制率分别为〔0.132g（生药）／kg〕24%、〔0.276g（醋制品）／

kg〕24%、〔1.84g（童尿制品）／kg〕68%、〔0.416g（油制品）／kg〕75%、〔1.38g（甘草制品）／kg〕81%、〔1.15g（水煮品）／kg〕95%。表明本品的水煮品、甘草制品、油制品镇痛效果较好，而毒性亦大大降低。

【性味归经】味苦、辛，性温，有大毒。归肝经。

【功效主治】祛风除湿，活血止痛。主治风湿骨痛，跌打损伤，肢体疼痛，牙痛，疮疡肿毒，癌性疼痛。现代临床用雪上一枝蒿注射液，治疗风湿性关节炎、关节疼痛以及外伤性腰腿痛，也可治创伤及术后疼痛。

【用法用量】内服：研末，每次不超过0.02g，1日量不超过0.04g。外用：适量，浸酒涂擦；或研末调敷；或煎汤熏洗。

【使用注意】本品剧毒，未经炮制，不宜内服；治疗剂量与中毒量比较接近，必须严格控制用量。孕妇、老弱、婴幼儿及心脏病、溃疡病患者均禁服。酒剂禁内服。中毒症状主要表现迷走神经强烈兴奋，出现流涎、呕吐、腹痛、心律失常、血压下降、休克、呼吸困难或抽搐昏迷，可因循环和呼吸衰竭而死亡。《云南中草药》："忌酸冷、豆类、糯食。"

【医家论述】

1.《四川中药志》（1960年版）："麻醉镇痛，除湿消肿。治顽固性风湿关节剧痛，疗劳伤，跌仆损伤，肢体疼痛及无名肿毒。"

2.《云南中草药》："止血镇痛，祛风除湿。主治内伤出血，跌打损伤；外伤出血，牙痛，风湿关节痛，神经性皮炎。"

3.《云南抗癌中草药》："治胃癌、食管癌、肺癌、横纹肌肉癌、癌性疼痛。"

4.《云南中药志》："用于骨折肿痛，胃痛，痛经。"

参考文献

[1] 张红宇，王莉. 雪上一枝蒿总碱注射液的药效学研究 [J]. 中华实用中西医杂志，2005，18（15）：483.

[2] 袁惠南. 短柄乌头总生物碱有镇痛与抗炎作用. 药学通报，1985，20（9）：562.

[3] 江林. 雪上一枝蒿炮制方法的探讨. 中成药研究，1985，（12）：18.

⊙ 曼陀茄根《云南中草药》

【异名】向阳花根、天山一支龙、野洋芋。

【来源】为茄科植物曼陀茄的根。

【炮制】秋季挖取，洗净，晒干。

【性味归经】味甘、微苦，性温，有毒。

【功效主治】温中止痛。主治脘腹疼痛，跌打损伤。现代用于急性胃炎引起的胃痛。

【用法用量】内服：研末，0.06～0.09g。

【使用注意】不可过量，儿童禁服。若过量则身热面红，大渴，烦躁，重者狂言，乱跑，甚则致精神病或中毒死亡。忌酸、冷、茶、豆类。中毒，用绿皮洋芋一个生吃解救。

【医家论述】

1.《云南中草药》："温中散寒，解郁止痛。主治胃痛。"

2.《全国中草药汇编》："镇痛。主治胃痛，腹痛，跌打损伤。"

⊙ 澄茄子《中药志》

【异名】山胡椒、味辣子、山苍子、木姜子、木香子、野胡椒、臭樟子。

【来源】为樟科植物山鸡椒的果实。

【炮制】取原药材，除去杂质及残留果柄，洗净，晒干。用时打碎。

【性味归经】味辛、微苦，性温。归脾、胃、肾经。

【功效主治】温中止痛，行气活血，平喘，利尿。主治脘腹冷痛，食积气胀，反胃呕吐，中暑吐泻，泄泻痢疾，寒疝腹痛，哮喘，寒湿水臌，小便不利，小便浑浊，疮疡肿毒，牙痛，寒湿痹痛，跌打损伤。

【用法用量】内服：煎汤，3～10g；研末，1～2g。外用：适量，研末撒或调敷。

【使用注意】实热及阴虚火旺者忌用。

【医家论述】

1.《滇南本草》："治面寒疼痛，暖腰肾而兴阳道，治阳痿。"

2.《广西中药志》："驱寒利尿，杀虫，消蛊。治寒湿水臌，心胃气痛，近有用治血吸虫病。"

3.《广西中草药》："祛风散寒，消肿止痛，行气消积，主治感冒头痛，风湿骨痛。"

4.《福建中草药》："治寒痹，跌打损伤。"

5.《全国中草药汇编》："治感冒头痛，消化不良。"

⊙ 藁本《神农本草经》

【异名】西芎、藁茇、鬼卿、地新、山茝、蔚香、微茎、藁板。

【来源】为伞形科植物藁本和辽藁本的根茎和根。

【炮制】洗净，润透，切厚片，干燥，生用。

【镇痛药理】藁本中性油灌胃，能明显减少小鼠自发活动，加强硫喷妥钠引起的睡眠，显著抑制苯丙胺所致小鼠运动性兴奋及腹腔注射酒石酸锑钾所致小鼠扭体反应，明显延长热板法痛阈时间，对伤寒副伤寒混合菌苗引起发热的家兔有明显解热作用，并能降低小鼠的正常体温，表明有显著的镇静、镇痛、解热和降温等中枢抑制作用。藁本水提取液 7g（生药）/kg 灌胃，对小鼠也有明显的镇痛和镇静作用。藁本所含藁本内酯和阿魏酸也有相似的中枢抑制作用。细叶藁本和辽藁本的挥发油，有相似的镇静和镇痛作用。

【性味归经】味辛，性温。归膀胱经。

【功效主治】祛风胜湿，散寒止痛。主治风寒头痛，巅顶疼痛，风湿痹痛，疥癣，寒湿泄泻、腹痛，疝瘕。

【配伍应用】

1. 藁本配川芎 藁本辛温发散，长于散寒止痛，又入太阳膀胱经，川芎上行头目，下达血海，为治疗头痛之要药。两者合用治疗外感风寒头痛，尤治巅顶疼痛，甚至痛连齿颊者。

2. 藁本配羌活 藁本祛风胜湿，散寒止痛，与祛风胜湿药羌活同用，可增强祛风除湿功效，用于治疗风湿外感，肢体痹痛，头痛项强，四肢酸重，方如《内外伤辨惑论》羌活胜湿汤。

3. 藁本配细辛 二药都有辛温升散、祛风寒止痛作用。但藁本能达头顶，细辛兼可通窍，而祛较深之风寒。相配祛风寒、通窍达巅止痛功效较好。可治风寒湿邪所致的头痛、头顶痛、项强及齿痛连颊等症。

4. 藁本配苍术 两药都有散寒湿止痛作用，但藁本偏于散寒，苍术偏于燥湿，相配则散寒燥湿止痛的功效更强。治疗寒湿客于肠胃，腹痛泄泻及痹证初起腰、背及关节痛，方如《圣济总录》藁本散。

5. 藁本配吴茱萸 两药都有祛寒止痛作用，但藁本偏于温散风寒，吴茱萸重在温中，且可降浊，相配有温经散寒、理气止痛之功。可用于寒湿凝滞的腹痛、疝痛等。常与小茴香同用以增强其散寒理气的效能。

【用法用量】内服：煎汤，3～10g；或入丸、散。外用：适量，煎水洗；或研末调涂。

【使用注意】阴血虚及热证头痛禁服。

【医家论述】

1.《神农本草经》："主妇人疝瘕，阴中寒，肿痛，腹中急，除风头痛，长肌肤，悦颜色。"

2.《珍珠囊》："治巅顶痛，脑、齿痛。"

3.《医学启源》："治寒气郁结于本经，治头痛，脑痛，齿痛。"

4.《本草正》："疗风湿泄泻，冷气腰痛，妇人阴中风邪肿痛，风痫，雾露瘴疫。"

5.《本草再新》："治风湿痛痒，头风目肿，泄泻疟痢。"

6.《全国中草药汇编》："发散风寒，祛风止痛。主治风寒感冒头痛，头顶痛，腹痛泄泻。"

7.《本草纲目》："藁本，乃太阳经风药，其气雄壮，寒气郁于本经头痛必用之药，巅顶痛，非此不能除。与木香同用，治雾露之清邪中于上焦；与白芷同作面脂，既治风，又治湿，亦各从其类也。"

8.《本草汇言》："藁本，升阳而发散风湿，上通巅顶，下达肠胃之药也。其气辛香雄烈，能清上焦之邪，辟雾露之气，故治风头痛，寒气犯脑以连齿痛。"

9.《本经逢原》："今人只知藁本为治巅顶头脑之药，而《神农本草经》治妇人疝瘕，腹中急，阴中寒等证，皆太阳经寒湿为病，亦属客邪内犯之候，故用藁本去风除湿，则中外之疾皆瘥，岂特除风头痛而已哉。"

参考文献

[1] 沈雅琴，陈光娟，马树德. 藁本中性油的镇静、镇痛、解热和抗炎作用 [J]. 中西医结合杂志，1987，7（12）：738.

[2] 沈雅琴，陈光娟，马树德，等. 藁本中性油的药理研究Ⅳ [J]：抗炎症作用. 中草药，1989，20（6）：22.

[3] 张明发，沈雅琴，朱自平，等. 藁本抗炎和抗腹泻作用的实验研究 [J]. 基层中药杂志，1999，13（3）：3.

[4] 谢发祥，陶静仪. 当归成分藁本内酯的中枢抑制作用 [J]. 陕西新医药，1985，（8）：59.

[5] 王维宁，梁军. 细叶藁本的生药学研究 [J]. 沈阳药学院学报，1991，8（3）：182.

⊙ **藏茴香**《中国药用植物图鉴》

【异名】蒿、小防风、野胡萝卜、马缨子、郭乌。

【来源】为伞形科植物葛缕子的果实。

【炮制】7～8月割取将成熟果实的全株，晒干，打下种子，去其杂质，备用。

【性味归经】味辛、甘，性温。

【功效主治】理气开胃，散寒止痛。主治脘腹冷痛，呕逆，消化不良，疝气痛，寒滞腰痛。

【使用注意】阴虚火旺者慎服。

【用法用量】内服：煎汤，3~6g。

【医家论述】

1.《西藏常用中草药》："芳香健胃，驱风理气。治胃痛，腹痛，小肠疝气。"

2.《青藏高原药物图鉴》："治心脏病。"

3.《台湾药用植物志》："洗眼可增强视力，利尿，驱虫。入浴可治子宫肿痛，敷痔疾，治痛风。"

4.《新疆药用植物志》："治肠胃失调，消化不良，气胀，气痛，胃炎，胃酸减少。"

祛湿止痛药

凡能祛除湿邪、通络止痛的药物为祛湿止痛药，适用于湿邪留着肌肉、经络及筋骨所致的风湿痹痛、腰痛等。常用药包括防己、萆薢、杉寄生等。如《本草纲目·木部》云："防己苦寒，能泄血中之湿热，通血中之滞塞。"《本草经疏·木部之上品》谓防己"治湿风、口眼㖞斜，手足拘痛，真由中风湿而病者方可用之"。

⊙ 上石田螺《广西药用植物名录》

【异名】金耳环、打不死、石钱、上树田螺。

【来源】为水龙骨科植物倒卵叶伏石蕨的全草。

【性味归经】味辛、微苦，性凉。归肺、肝、胃经。

【功效主治】通络止痛，清肺止咳，凉血止血，清热解毒。主治风湿疼痛，肺痛，咳血，吐血，衄血，尿血，血淋，牙痛，痢疾，风疹，皮肤湿

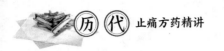

痒，恶疮肿疖，梅毒。

【用法用量】内服：煎汤，9～18g，鲜品60～120g；或捣汁。外用：适量，捣敷；或煎水洗。

⊙ 小寸金黄《贵州草药》

【异名】小茄。

【来源】为报春花科植物小寸金黄的全草。

【性味归经】味微甘，性平。

【功效主治】除湿止痛，清热解毒。主治风湿热痹，关节疼痛，腹痛。

【用法用量】内服：煎汤，5～10g；或浸酒。

【医家论述】《贵州草药》："清热解毒，除湿止痛。治巴骨癀，腹痛，风湿关节痛。"

⊙ 小花青藤《贵州中草药名录》

【异名】黑九牛、鹰爪、九牛藤、翅果藤。

【来源】为莲叶桐科植物小花青藤的根及茎。

【性味归经】味辛，性温。

【功效主治】祛风除湿，消肿止痛。主治风湿关节疼痛，肢体麻木，跌打损伤，小儿麻痹症后遗症。

【用法用量】内服：煎汤，10～15g；或浸酒。

⊙ 水石油菜《广西药用植物名录》

【异名】虎牙草、地油仔、蚯蚓草、矮冷水花、苔水花、透明草、圆叶豆瓣草、坐镇草、水麻儿。

【来源】为荨麻科植物齿叶矮冷水花的全草。

【性味归经】味淡、微辛，性微寒。

【功效主治】祛瘀止痛，祛风除湿，清热解毒，化痰止咳。主治风湿痹痛，跌打损伤，骨折，咳嗽，哮喘，水肿，痈疖肿毒，皮肤瘙痒，毒蛇咬伤。

【用法用量】内服：煎汤，6～9g，鲜品可用至30～60g；或浸酒。外用：鲜全草适量，捣敷；或浸酒涂。

【医家论述】

1.《全国中草药汇编》："清热解毒，祛瘀止痛。主治跌打损伤，骨折，痈疖肿毒。"

2. 《湖南药物志》："清热解毒，祛瘀止痛，利水消肿。"

3. 《广西药用植物名录》："治跌打损伤，骨折，矮冷水花鲜全草捣烂，用酒炒热后，包敷患处。"

⊙ 白独活《中药大辞典》

【异名】独活、朱噶尔、法洛海、白羌活、藏当归、香白芷、骚独活。

【来源】为伞形科植物白亮独活的根。

【性味归经】味辛、苦，性温。

【功效主治】除湿止痛，散风止咳。主治风湿痹痛，感冒，咳嗽，头痛，牙痛，脘腹痛，麻风，风湿疹。

【用法用量】内服：煎汤，3～9g；或入丸、散；或泡酒。

【医家论述】

1. 《西藏常用中草药》："祛风胜湿，止痛。主治风寒头痛，风湿性关节炎，牙痛。"

2. 《西昌中草药》："治胃痛，法洛海、蜘蛛香各 12g。煎水服。"

⊙ 龙州线蕨《广西药用植物名录》

【来源】为水龙骨科植物龙州线蕨的全草。

【性味归经】味淡、微涩，性凉。

【功效主治】止痛，祛风除湿。治风湿骨痛，胃脘痛。

【用法用量】内服：煎汤，9～15g。

⊙ 红叶木姜子根《新华本草纲要》

【异名】樟树根、油炸条。

【来源】为樟科植物红叶木姜子的根。

【性味归经】味辛，性温。

【功效主治】祛风散寒止痛。主治感冒头痛，风湿骨痛，跌打损伤。

【用法用量】内服：煎汤，3～9g。

【医家论述】《西藏常用中草药》："祛风散寒。治风湿骨痛，跌打损伤。"

⊙ 红花寄生《生草药性备要》

【异名】红花寄、柏寄生、桃树寄生、红花桑寄生、寄脏匡、寄居花童。

【来源】为桑寄生科植物红花寄生、小红花寄生的带叶茎枝。

【性味归经】味辛、苦，性平。

【功效主治】祛风湿，强筋骨，活血解毒。主治风湿痹痛，腰膝酸痛，胃痛，跌打损伤，乳少，疮疡肿毒。

【用法用量】内服：煎汤，30～60g。外用：嫩枝叶适量，捣敷。

【医家论述】《福建药物志》："祛风除湿，补肝强筋，安胎下乳。主治风湿关节痛，高血压，腰痛，坐骨神经痛，胎动不安，产后乳少。"

⊙ 尾叶稀子蕨《中国药用孢子植物》

【来源】为稀子蕨科植物尾叶稀子蕨的全草。

【性味归经】味微苦，性平。

【功效主治】止痛，祛风除湿。主治风湿痹痛，痛风。

【用法用量】内服：煎汤，9～15g。

【医家论述】《中国药用孢子植物》："治痛风。"

⊙ 杉寄生《新华本草纲要》

【异名】枫木寄生、龙眼寄生、发冷果寄生、沙梨寄生、柿树寄生、菠萝树寄生、白蜡树寄生、八角鞘花寄生、寄生包。

【来源】为桑寄生科植物鞘花的茎枝。

【性味归经】味甘、苦，性平。

【功效主治】活血止痛，祛风湿，补肝肾，止咳，止痢。主治风湿痹痛，腰膝酸痛，跌打损伤，痔疮肿痛，头晕目眩，脱发，咳嗽，咳血，痢疾。现代临床用于冠心病心绞痛等。

【用法用量】内服：煎汤，9～15g。

【医家论述】《中国中药资源志要》："祛风除湿，清热止咳，补肝肾。用于痧症，痢疾，咳血，风湿筋骨痛。"

⊙ 沙枣树皮《陕甘宁青中草药选》

【来源】为胡颓子科植物沙枣的树皮和根皮。

【性味归经】味涩、微苦，性凉。

【功效主治】利湿止痛，清热止咳，解毒，止血。主治胃痛，慢性气管炎，肠炎，急慢性肾炎，黄疸型肝炎，白带，烧烫伤，外伤出血。

【用法用量】内服：煎汤，9～15g。外用：适量，煎汁涂；或研末撒。

【医家论述】《全国中草药汇编》："主治慢性气管炎，胃痛，肠炎，白带；

外用治烧烫伤，止血。"

⊙ 牡荆根《名医别录》

【来源】为马鞭草科植物牡荆的根。

【性味归经】味辛、微苦，性温。

【功效主治】除湿止痛，祛风解表。主治风湿痹痛，感冒头痛，牙痛，疟疾。

【用法用量】内服：煎汤，10～15g。

【医家论述】

1.《福建民间草药》："治感冒头痛：牡荆根9～15g。冲开水炖服，每日2次。"

2.《福建中草药》："治关节风湿痛：牡荆根30g。水炖服。"

3.《江西民间草药》："治牙痛：牡荆根9～15g。水煎服。"

⊙ 鸡蹼《广西药用植物名录》

【异名】珍珠草、一包针。

【来源】为水龙骨科植物广叶星蕨的全草。

【性味归经】味苦、甘，性微寒。

【功效主治】消肿止痛，清热利湿。主治风湿骨痛，跌打损伤，小便不利，热淋，石淋，白浊，小儿疳积，脾脏肿大。

【用法用量】内服，煎汤：6～15g。

⊙ 青藤《本草纲目》

【异名】寻风藤、青风藤、滇防己、大青木香、大青藤、岩见愁、排风藤、过山龙、羊雀木、鼓藤、豆荚藤、追骨风、爬地枫、毛防己、青防己、风龙、苦藤、黑防己、吹风散、追骨散、土藤。

【来源】为防己科植物青藤或毛青藤的藤茎。

【镇痛药理】应用3种镇痛实验方法，青藤碱皆呈现镇痛作用。小鼠热板法镇痛实验证明，青藤碱口服和皮下注射的 ED_{50} 分别为154.9mg/kg和125.2mg/kg。青藤碱可抑制小鼠腹腔注射醋酸扭体反应，其 ED_{50} 为36.4mg/kg；电刺激小鼠尾部法测痛实验表明，青藤碱皮下注射的 ED_{50} 为（161.2±28.7）mg/kg。青藤碱腹腔注射可抑制由角叉菜诱发的大鼠足肿胀，并显著降低大鼠足跖炎症渗出物中的 PGE 含量，提示青藤碱抑制炎症局部 PG 的合成和/或释放的作用可能是其镇痛和抗炎作用机制之一。

【炮制】取原药材，除去杂质及残叶，粗细分开，洗净，润透，切厚片，干燥。贮干燥容器内，密闭，置阴凉干燥处，防潮。

【性味归经】味苦、辛，性平。归肝、脾经。

【功效主治】祛风通络，除湿止痛。主治风湿痹痛，脚气肿痛，劳伤骨痛，胃气疼痛，历节风，鹤膝风。现代临床用于风湿性关节炎，心律失常等。

【配伍应用】

1. 青藤配姜黄 青藤味辛通散，苦能燥湿，能祛风通络，除湿止痛，姜黄辛温而兼苦，能外散风寒湿邪，内行气血，通络止痛，尤长于行肢臂而除痹痛，配伍使用，能增强祛风通络，除湿止痛的功效，用于风湿痹痛以肩痹痛为甚者。

2. 青藤配独活 青藤味辛通散，苦能燥湿，能祛风通络，除湿止痛，独活味辛苦，性微温，性善下行，以腰膝、腿足关节疼痛属下部寒湿者为宜，配伍使用，用于风湿痹痛以腰膝痛为甚者。

3. 青藤配木香 两者皆入脾经，青藤味辛苦，能行气燥湿止痛，木香辛行苦泄温通，善行脾胃之滞气，为行气止痛之要药，两药配伍，能增强行气止痛的功效，用于胃痛。

【用法用量】内服：煎汤，9～15g；或泡酒或熬膏服。外用：适量，煎水洗。

【使用注意】可出现瘙痒、皮疹、头昏头痛、皮肤发红、腹痛、畏寒发热、过敏性紫癜、血小板减少、白细胞减少等不良反应，使用时应予注意。

【医家论述】

1.《药性考》："湿痹骨痛，脚腿转筋，鹤膝风痿，麻木肤疼，熬膏浸酒，治风有灵。"

2.《中国药用植物图鉴》："本品有祛风行水，泻下焦血分湿热的功能。主作利尿剂，用治水肿，风肿，脚气湿肿，风湿关节疼痛，痈肿，恶疮等症。"

3.《甘肃中草药手册》："祛风湿，治劳伤，止痛，利尿，主治风湿骨痛，劳伤骨痛，感冒，咳嗽，胃气疼痛，皮肤痒疹，水肿等症。"

4.《本草纲目》引《普济方》："治风湿痹痛，青藤根三两，防己一两。入酒一瓶，煮饮。"

5.《陕西中草药》："治关节疼痛，青藤15g，红藤15g。水煎服，每日1次，酒为引。"

参考文献

[1] 霍海如，车锡平．青藤碱镇痛和抗炎作用机理的研究 [J]．西安交通大学学报（医学版），1989, 10(4): 346-349.

⊙ 柠檬桉叶《广西中药志》

【来源】为桃金娘科植物柠檬桉的叶。

【性味归经】味辛、苦，性微温。归脾、胃、肝经。

【功效主治】健胃止痛，散风除湿，解毒止痒。主治胃气痛，风湿骨痛，风寒感冒，食积，痧胀吐泻，痢疾，哮喘，疟疾，疮疖，风疹，湿疹，顽癣，水火烫伤，炮弹伤。

【用法用量】内服：煎汤，3～6g。外用：适量，煎汤外洗。

【医家论述】

1.《广西中药志》："外用煎汤洗疮疖，治皮肤诸病及风湿痛。民间用治痢疾。"

2.《福建药物志》："生肌，活血，健胃祛痰。治疟疾，哮喘，筋骨酸痛，荨麻疹，皮炎，外伤出血。预防麻疹。"

⊙ 荞麦七《陕西中药志》

【异名】白药子、金翘仁、石天荞、红要子、红药子、金荞仁、黑驴蛋、红药、荞麦头、荞麦蔓、珠沙莲。

【来源】为蓼科植物翼蓼的块根。

【性味归经】味苦、涩、辛，性凉。

【功效主治】凉血止血，除湿止痛，清热解毒。主治风湿痹痛，腰腿痛，咽喉肿痛，疮疖肿毒，烧伤，吐血，衄血，便血，崩漏，痢疾，泄泻。

【用法用量】内服：煎汤，6～15g；或研末。外用：适量，捣敷；或研末调敷。

【使用注意】《陕西中药志》："脾胃虚寒者慎用。"

【医家论述】

1.《陕西中药志》："祛痰止血，消肿解毒。主治咳嗽，吐血，衄血，咽喉肿塞，恶疮痈肿。""治红白痢疾，崩带，风湿痹痛。"

2.《陕西中草药》："凉血止血，除湿解毒。治痢疾，崩漏，腰腿痛，疔疮，疯狗咬伤。"

3. 《河北中草药》："解毒除湿，消肿止痛，止血。治咳嗽，咽喉肿痛，疮疡肿毒，及吐血、衄血等症。"

4. 《秦岭巴山天然药物志》："清热解毒，凉血止血，止痛，除风湿。主治肠炎，痢疾，腰腿痛，便血，崩漏；外用治烧烫伤。"

⊙ 荨麻根《贵州民间方药集》

【来源】为荨麻科植物宽叶荨麻、荨麻、狭叶荨麻、麻叶荨麻等的根。

【性味归经】味苦、辛，性温，有小毒。

【功效主治】祛风，止痛，活血。主治风湿疼痛，荨麻疹，湿疹，高血压。

【用法用量】内服：煎汤，15～30g；或浸酒。外用：适量，煎水洗。

【使用注意】本品有毒。过量服用，可致剧烈呕吐，腹痛，头晕，心悸，以至虚脱。

【医家论述】《贵州民间方药集》："治虚弱劳伤，舒筋活血，又可驱风。"

⊙ 臭冷杉《长白山植物药志》

【异名】臭松。

【来源】为松科植物臭冷杉的叶，树皮。

【镇痛药理】镇痛和解热作用精油 1.70ml/kg、0.85ml/kg 灌胃能显著增加小鼠对热刺激的痛阈，减少乙酸引起的小鼠扭体反应；精油对角叉菜胶及酵母混悬液引起的大鼠发热有非常显著的抑制作用，1.70ml/kg 灌胃能明显降低正常大鼠体温。

【功效主治】祛湿止痛。主治腰腿疼痛。

【用法用量】外用：适量，煎汤熏洗。

【医家论述】《长白山植物药志》："治疗腰腿疼。"

参考文献

[1] 金春花，周重楚，付平平，等.臭冷杉精油的药理研究 [J].中草药，1989，20（6）：265.

⊙ 救必应《岭南采药录》

【异名】白木香、羊不吃、土千年健、矮陀陀、观音柴、消癀药、白银香、白银树、山熊胆、红子儿、冬青柴、白皮冬青、白山叶、白沉香、白兰香、狗屎木、冬青仔、小风藤、白凡木、九层皮、红熊胆、山冬青、白银木、过山风。

【来源】为冬青科植物铁冬青的树皮或根皮。

【性味归经】味苦，性寒。

【功效主治】止痛，清热解毒，利湿。主治咽喉肿痛，胃痛，腹痛，风湿痹痛，感冒发热，暑湿泄泻，黄疸，痢疾，跌打损伤，湿疹，疮疖。现代临床用于胃痛，腹痛，肾绞痛等。

【用法用量】内服：煎汤，9～15g。外用：适量，捣敷；或熬膏涂。

【医家论述】

1. 《广西本草选编》："清热解毒，消肿止痛。主治感冒风热，小儿发热，急性扁桃腺炎，咽喉炎，急性胃肠炎，急性阑尾炎，肾炎水肿，急性盆腔炎，附件炎，痈疮疖肿，毒蛇咬伤，湿疹，稻田皮炎，烧烫伤。"

2. 《福建药物志》："清热利湿，消肿止痛，祛风解暑。治胃痛，中暑腹痛，痢疾，腹泻，胆囊炎，胰腺炎，风湿关节痛，阴道滴虫病，跌打损伤，关节扭伤。"

⊙ 野塘蒿《湖南药物志》

【异名】小山艾、小加蓬、火草苗、襄衣草。

【来源】为菊科植物香丝草的全草。

【性味归经】味苦，性凉。

【功效主治】除湿止痛，清热解毒，止血。主治风湿性关节炎，感冒，疟疾，疮疡脓肿，外伤出血。

【用法用量】内服：煎汤，9～12g。外用：适量，捣敷。

【医家论述】《全国中草药汇编》："清热去湿，行气止痛。主治感冒，疟疾，急性风湿性关节炎。外用治小面积创伤出血。"

⊙ 黄花堇菜《云南中草药》

【异名】土细辛、踏膀药、黄花细辛、黄花地丁、小黄药。

【来源】为堇菜科植物灰叶堇菜的根或带根全草。

【性味归经】味辛、甘，性温。归肝、脾经。

【功效主治】除湿止痛，温经通络，消疳健脾。主治风湿痹痛，小儿麻痹后遗症，小儿疳积，气虚头晕。

【用法用量】内服：煎汤，3～6g；或研末，1.5～3g。

【医家论述】

1.《云南中草药》："温经通络，除湿止痛。治慢性风湿关节炎，小儿麻痹。"

2.《全国中草药汇编》："温经通络，消疳健脾。主治风湿性关节炎，小儿麻痹后遗症，小儿疳积，气虚头晕。"

⊙ 黄草乌《新华本草纲要》

【来源】为毛茛科植物丽江乌头的块根。

【镇痛药理】小鼠皮下注射滇乌碱 $10\mu g/kg$、$20\mu g/kg$、$40\mu g/kg$、$80\mu g/kg$ 和 $100\mu g/kg$ 的扭体反应抑制率分别为 15%、25%、45%、71% 和 87%，ED_{50} 为 39（34 ~ 44）$\mu g/kg$。热板法试验 $20\mu g/kg$、$50\mu g/kg$ 和 $100\mu g/kg$ 的抑制率分别为 20%、60% 及 80%，ED_{50} 为 42（37 ~ 49）$\mu g/kg$。对于甲醛所致大鼠脚爪疼痛，皮下注射 $10\mu g/kg$、$30\mu g/kg$ 的镇痛率为 16% 和 50%。

【性味归经】味辛，性温，大毒。

【功效主治】祛风湿，镇痛。主治风湿关节疼痛，跌打损伤。

【用法用量】外用：适量，捣敷。

参考文献

[1] 林志共，蔡文，唐希灿．滇乌碱的抗炎和镇痛作用．中国药理学与毒理学杂志，1987，1（2）：93.

⊙ 葫芦藓《中国药用孢子植物》

【异名】石松毛、红孩儿、牛毛七、火堂须、地七。

【来源】为葫芦藓科植物葫芦藓的植物体。

【性味归经】味淡，性平。

【功效主治】止痛，止血，祛风除湿。主治风湿痹痛，湿气脚痛，鼻窦炎，跌打损伤，劳伤吐血。

【用法用量】内服：煎汤，30 ~ 60g。外用：适量，捣敷。

【使用注意】体虚者及孕妇慎服。

【医家论述】《全国中草药汇编》："除湿止血。主治痨伤吐血，跌打损伤，湿气脚痛。"

⊙ 黑大艽《全国中草药汇编》

【异名】大艽、黑秦艽、马尾大艽。

【来源】为毛茛科植物草地乌头或西伯利亚乌头的根。

【性味归经】味辛，性热，大毒。

【功效主治】祛风散寒，除湿止痛。主治风寒湿痹，肢体疼痛，神经痛，跌打损伤，心腹冷痛，手足拘挛，大骨节病，外治痈疽疔疮。

【用法用量】内服：煎汤，2.5 ~ 7.5g（生品宜减量）。外用：适量，研末调敷或以酒醋磨汁涂。

【使用注意】孕妇禁服。

⊙ **新疆羌活**《新疆药品标准》

【异名】羌活。

【来源】为伞形科植物灰绿叶当归的根。

【性味归经】味辛、苦，性温。

【功效主治】胜湿止痛，祛风发表。主治风湿痹痛，风寒湿感冒，头痛身疼。

【用法用量】内服：煎汤，3 ~ 9g；或入丸、散。

【使用注意】阴虚内热者慎服。

【医家论述】《新疆中草药》："祛风湿，发汗解表。主治感冒发烧，周身疼痛，风湿性关节痛，内滞发热，肢节肿痛，二便阻隔。"

⊙ **箭刀草**《云南药用植物名录》

【异名】箭子草、紫威灵、白脚威灵仙、紫花地丁、黑继参。

【来源】为菊科植物刺苞斑鸠菊的根。

【性味归经】味苦、辛，性微寒。

【功效主治】止痛，健脾消食，除湿。主治风湿关节痛，偏头痛，消化不良，疮疖。

【用法用量】内服：煎汤，9 ~ 30g；研粉，每次 3 ~ 6g，每日 2 ~ 3 次。外用：适量，鲜品捣敷。

【医家论述】《全国中草药汇编》："健脾消食，止痛，除湿，消炎。主治消化不良，腹胀闷，风湿关节痛，偏头痛，疮疖。"

⊙ **蝴蝶藤**《广西本草选编》

【异名】花叶蝴蝶藤、双飞蝴蝶草、半边叶。

【来源】为西番莲科植物金粟藤的全草。

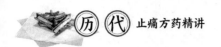

【性味归经】味苦、甘，性平。

【功效主治】祛湿止痛，活血止血，清热解毒。主治风湿关节炎，胃痛，吐血，便血，产后流血不止，功能失调性子宫出血，毒蛇咬伤。

【用法用量】内服：研末，3～6g，开水冲服。外用：适量，研末调敷。

【医家论述】《广西本草选编》："止血调经，散瘀止痛。主治吐血，便血，产后流血不止，功能性子宫出血，胃痛，风湿骨痛，毒蛇咬伤。"

清热止痛药

凡能降火除热，或清热凉血以止痛的药物为清热止痛药，适用于热邪壅盛，气血运行不畅而致的目赤痛、咽喉肿痛、肌肤灼痛等疼痛。常用药包括孩儿茶、山豆根、秦艽、大金银花等。如《开宝本草·草部》曰："山豆根，止痛。"《本草新编·草部》云："山豆根，味苦气寒，无毒。入肺经，止咽喉肿痛第一要药。"

⊙ 三叉虎《广西药用植物名录》

【异名】三脚赶、三桠苦、三桠虎、跌打王、三岔叶。

【来源】为芸香科植物三叉苦的茎、叶或根。

【性味归经】味苦，性寒。

【功效主治】消肿止痛，清热解毒，祛风除湿。主治感冒发热，流脑，乙脑，胃痛，咽喉肿痛，肺热咳嗽，胃痛，风湿痹痛，跌打损伤，湿疹，疮疖肿毒。

【用法用量】内服：煎汤，9～15g。外用：适量，捣敷；或煎水洗。

【使用注意】虚寒者慎用。

【医家论述】

1.《岭南采药录》："清热毒，治跌打发热作痛。"

2.《广西中药志》："治风湿骨痛，感触痧气；外治疮疡。"

3. 广州部队《常用中草药手册》："清热解毒，燥湿止痒。防治流感，流脑，乙型脑炎，治疗扁桃体炎，咽喉炎，黄疸型肝炎，坐骨神经痛，腰腿痛，虫蛇咬伤，疖肿，湿疹，皮炎，痔疮。"

⊙ **下果藤**《云南中草药选》

【异名】吹风藤。

【来源】为鼠李科植物咀签的茎叶。

【性味归经】味涩、微苦，性凉。

【功效主治】止痛，止血，清热解毒。主治胃痛，风湿痛，发热，烧烫伤，疮疡，外伤出血。

【用法用量】内服：煎汤，6～15g。外用：适量，鲜品捣敷；或干粉撒敷。

【医家论述】《云南中草药》："清热消炎。主治烧伤，烫伤。"

⊙ **广东万年青**广州部队《常用中草药手册》

【异名】万年青、土千年健、粤万年青、井干草。

【来源】为天南星科植物广东万年青的根茎或茎叶。

【性味归经】味辛、微苦，性寒，有毒。

【功效主治】止痛，清热凉血，消肿拔毒。主治咽喉肿痛，白喉，肺热咳嗽，吐血，热毒便血，疮疡肿毒，蛇、犬咬伤。现代临床用于治疗白喉等。

【用法用量】内服：煎汤，6～15g。外用：适量，捣汁含漱；或捣敷；或煎水洗。

【使用注意】本品有毒，内服宜慎。

【医家论述】

1. 广州部队《常用中草药手册》："清热凉血，消肿拔毒，止痛。主治蛇咬伤，咽喉肿痛，小儿脱肛，疗疮肿毒。"

2.《全国中草药汇编》："清热解毒，消肿止痛。主治狗咬伤，尿道炎，肠炎，肺热咳嗽。"

3.《福建药物志》："主治白喉，鼻窦炎。"

⊙ **方儿茶**《全国中草药汇编》

【异名】棕儿茶。

【来源】为茜草科植物儿茶钩藤带叶嫩枝煎汁浓缩而成的干浸膏。

【炮制】取原药材，除去杂质。用时打碎或研成细粉。

【性味归经】味苦、涩，性凉。

【功效主治】止血定痛，收湿敛疮，清热化痰。主治疮疡久溃不敛，湿疮

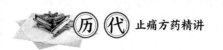

流水，牙疳，口疮，咯血，吐血，尿血，便血，血崩，外伤出血，痔疮痈肿，痰热咳嗽。

【用法用量】外用：适量，研末撒或调敷。内服：煎汤（包煎），1～3g；或入丸、散。

⊙ 白花射干《植物名实图考》

【来源】为鸢尾科植物野鸢尾的根茎或全草。

【性味归经】味苦、辛，性寒，小毒。归肺、胃、肝经。

【功效主治】止痛止咳，清热解毒，活血消肿。主治胃痛，咽喉、牙龈肿痛，痄腮，乳痈，肝炎，肝脾肿大，肺热咳喘，跌打损伤，水田性皮炎。

【用法用量】内服：煎汤，3～9g；入丸、散或绞汁。外用：适量，鲜根茎切片贴或捣敷；或煎汤洗。

【使用注意】脾虚便溏者禁服。

【医家论述】

1. 《内蒙古中草药》："清热解毒，活血消肿。治咽喉肿痛，扁桃体炎，牙龈肿痛，肝炎，肝肿大，胃痛，乳腺炎"；"治咽喉肿痛：鸢尾9g。水煎当茶饮"；"治肝炎，胃痛：鸢尾15～30g。水煎服"；"治牙龈肿痛：鲜鸢尾根茎，捣汁内服，或将根茎切片，贴痛牙处"。

2. 《长白山植物药志》："根茎为全身强壮剂。敷于牙上可止牙痛。"

⊙ 向日葵花盘《福建民间草药》

【异名】向日葵花托、向日葵饼、葵房、葵花盘。

【来源】为菊科植物向日葵的花盘。

【性味归经】味甘，性寒。归肝经。

【功效主治】止痛，止血，清热，平肝。主治头痛，脘腹痛，痛经，风热牙痛，头晕，耳鸣，高血压，子宫出血，疮疹。

【用法用量】内服：煎汤，15～60g。外用：适量，捣敷；或研粉敷。

【医家论述】

1. 《安徽中草药》："平肝降压，止咳平喘。治头痛眩晕，支气管哮喘，胃痛。"

2. 《河北中草药》："清热燥湿，舒气散结。治头痛，头晕，风热牙痛，目赤云翳，经前腹痛，外用于蜂窝组织炎。"

⊙ 刺郎果《全国中草药汇编》

【异名】老虎刺、绣花针、刺檀香、三颗针。

【来源】为夹竹桃科植物假虎刺的根。

【性味归经】味苦、辛，性平。

【功效主治】消炎止痛，清热解毒。主治胃痛，风湿关节痛，黄疸型肝炎，急性结膜炎，咽喉炎，牙周炎，淋巴结炎。

【用法用量】内服：煎汤，10～15g，大剂量可用30g。

【医家论述】《全国中草药汇编》："消炎，解热，止痛。主治黄疸型肝炎，胃痛，风湿关节炎，疮疖，淋巴结炎，急性结膜炎，牙周炎，咽喉炎。"

⊙ 罗锅底《云南中草药选》

【异名】金盆、金龟莲、金银盆、土马兜铃、小金瓜、野黄瓜、金吊嫩黄瓜、金茨菇、土瓜内消、苦金盆、金腰莲金盆、苦丁板、盘莲。

【来源】为葫芦科植物中华雪胆、曲莲和大籽雪胆的块茎。

【炮制】取原药材，除去杂质，洗净，润透，切厚片，干燥。

【性味归经】味苦，性寒，小毒。归心、胃、大肠经。

【功效主治】止痛止血，清热解毒，利湿消肿。主治咽喉肿痛，牙痛，目赤肿痛，胃痛，菌痢，肠炎，肝炎，尿路感染，前列腺炎，痔疮，子宫颈炎，痈肿疔疮，外伤出血。现代临床用于治疗慢性化脓性上颌窦炎，慢性气管炎，冠状动脉粥样硬化性心脏病，菌痢与肠炎，子宫颈炎，止痛等。

【用法用量】内服：煎汤，6～9g；研末，0.5～1g。外用：适量，捣敷；或研末调敷。

【使用注意】脾胃虚寒者慎服。

【医家论述】

1.《草木便方》："主祛风，治火眼热毒，痔，肠胃热结气痛。"

2.《分类草药性》："治咽喉痛，风寒火牙，涂恶疮。"

3.《四川中药志》（1960年版）："清热解毒，消肿去火。治虚火牙痛，外涂疮毒。"

4.《贵州草药》："利湿，镇痛。"

5.《云南中草药》："健胃止痛，止血消炎。止痢。主治痢疾，胃痛，消化不良，肺炎，肝炎，尿路感染，前列腺炎。"

6.《中草药学》（南京药学院编）："主治子宫颈炎，外伤痛。"

7.《全国中草药汇编》："治胃、十二指肠溃疡，胃痛：雪胆研粉，每次

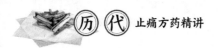

0.6 ~ 1.2g，冲服。或 6 ~ 9g，水煎服。"

⊙ 茄叶一枝蒿《云南中草药》

【来源】为菊科植物岗斑鸠菊的全草。

【性味归经】味淡、微苦，性凉。

【功效主治】消炎止痛，清热解毒。主治腮腺炎，风火牙痛。

【用法用量】内服：煎汤，9 ~ 15g。

附注：同属植物棒头斑鸠菊的全草亦供药用，功效相同，分布于贵州、云南。

【医家论述】《云南中草药》："消炎止痛。治腮腺炎，风火牙痛。"

⊙ 柳叶菜花《全国中草药汇编》

【异名】地母怀胎草花、水丁香花。

【来源】为柳叶菜科植物柳叶菜的花。

【性味归经】味苦、微甘，性凉。归肝、胃经。

【功效主治】清热止痛，调经涩带。主治牙痛，咽喉肿痛，目赤肿痛，月经不调，白带过多。

【用法用量】内服：煎汤，9 ~ 15g。

【医家论述】

1. 《全国中草药汇编》："清热消炎，调经止带，止痛。治牙痛，急性结膜炎，咽喉炎，月经不调，白带过多。"

2. 《云南中草药选》："治牙痛，火眼，月经不调：地母怀胎草花9 ~ 15g。水煎服。"

⊙ 胜红蓟《福建民间草药》

【异名】白花草、脓泡草、绿升麻、白毛苦、毛射香、白花臭草、消炎草、胜红药、水丁药、鱼腥眼、紫红毛草、广马草。

【来源】为菊科植物霍香蓟的全草。

【性味归经】味辛、微苦，性凉。

【功效主治】止痛，止血，清热解毒。主治脘腹疼痛，风湿痹痛，跌打损伤，外伤出血，咽喉肿痛，感冒发热，口舌生疮，咯血，衄血，崩漏，痈肿疮毒，湿疹瘙痒。

【用法用量】内服：煎汤，15 ~ 30g，鲜品加倍；或研末；或鲜品捣汁。

外用：适量，捣敷；研末吹喉或调敷。

【医家论述】《全国中草药汇编》："祛风清热，止痛，止血，排石。主治上呼吸道感染，扁桃体炎，咽喉炎，急性胃肠炎，胃痛，腹痛，崩漏，肾结石，膀胱结石；湿疹，鹅口疮，痈疮肿毒，蜂窝织炎，下肢溃疡，中耳炎，外伤出血。"

⊙ 药用狗牙花《全国中草药汇编》

【异名】山辣椒树、狗牙花。

【来源】为夹竹桃科植物药用狗牙花的根。

【性味归经】味苦，性凉。

【功效主治】消肿止痛，清热降压。主治咽喉肿痛，腹痛，高血压。

【用法用量】内服：煎汤，10～15g。

【医家论述】《全国中草药汇编》："主治腹痛。"

⊙ 追骨风《南京民间药草》

【异名】八里花、八里麻、蓝刺头。

【来源】为菊科植物禹州漏芦的花序。

【性味归经】味苦，性凉。

【功效主治】止痛，清热，解毒，活血。主治胸痛，骨折，创伤出血。

【用法用量】内服：煎汤，3～9g。

⊙ 秦艽《神农本草经》

【异名】秦胶、秦札、秦纠、秦爪、左秦艽、大艽、左宁根、左扭、西大艽、西秦艽、萝卜艽、瓣子艽、鸡腿艽、山大艽、曲双。

【来源】为龙胆科植物秦艽、粗茎秦艽、麻花艽、达乌里秦艽的根。

【炮制】

1. **秦艽** 取原药材，除去杂质，大小个分开，略泡，洗净，润透，切厚片，干燥。

2. **酒秦艽** 取秦艽片加黄酒拌匀，闷润至透，置锅中，用文火加热，炒干，取出放凉。每秦艽片100kg，用黄酒10kg。酒制后可增强活血舒筋之功。

【镇痛药理】

1. 4种秦艽水提物与醇提物分别用醋酸引起的鼠腹痛试验其镇痛作用。结果表明，所试验的4种秦艽都有一定的镇痛作用，其中以粗茎秦艽作用明显。这可以表明，秦艽的药理作用与其"祛风湿，止痹痛"的功能相一致。

2. 用扭体法、热板法观察栽培秦艽水煎液对小鼠的镇痛作用；用二甲苯致小鼠耳廓肿胀、小鼠棉球肉芽肿增生的方法观察栽培秦艽水煎醇提液的抗炎作用，并与野生秦艽进行比较。结果显示，栽培秦艽水煎液27g/kg、20.7g/kg、16g/kg均能明显减少小鼠扭体次数（$P<0.01$），栽培秦艽水煎醇提液10g/kg、5g/kg、2.5g/kg均能明显抑制小鼠棉球肉芽肿增生（$P<0.01$）。表明宁夏3年生栽培秦艽具有一定的镇痛、抗炎作用，但作用较野生秦艽稍差。

【性味归经】味苦、辛，性微寒。归胃、肝、胆经。

【功效主治】祛风湿，舒筋络，清虚热，利湿退黄。主治风湿痹痛，筋骨拘挛，手足不遂，骨蒸潮热，小儿疳热，湿热黄疸。

【配伍应用】

1. **秦艽配防己** 秦艽味辛质润，性微寒，能祛风湿，舒筋络，清虚热而止痛，防己味苦辛，性寒，辛能宣散，苦寒降泄，能祛风湿，清热止痛通络。两药配伍，能增强祛风湿，清热止痛的功效。用于风湿痹痛见发热、关节红肿等热象偏盛之证者。

2. **秦艽配羌活** 秦艽辛散通行，味苦燥湿，能祛风湿，通筋络而止痛，羌活辛散祛风，味苦燥湿，性温散寒，能祛除风寒湿邪，通利关节而止痛，配伍使用，用于风湿痹痛偏寒者。

【用法用量】内服：煎汤，5～10g；或浸酒；或入丸、散。外用：适量，研末撒。

【使用注意】久痛虚羸、溲多、便溏者慎服。

【医家论述】

1. 《神农本草经》："主寒热邪气，寒湿风痹，肢节痛，下水，利小便。"

2. 《本草正义》："秦艽能通关节，流行脉路，亦治风寒湿痹之要药。"

3. 《痧胀玉衡》："活血祛风，消痧毒。筋骨疼痛，壮热不清者，非此不解。"

4. 《本草求真》："除肠胃湿热，兼除肝胆风邪，止痹除痛。"

参考文献

[1] 崔景荣，赵喜元，张建生，等.四种秦艽的抗炎和镇痛作用比较[J].北京大学学报（医学版），1992，（3）：28.

[2] 高亦珑，白洁，孙丽琴，等.宁夏栽培秦艽与野生秦艽镇痛抗炎作用的比较[J].宁夏医学院学报，2007，29（5）：21.

⊙ **粘毛鼠尾草**《中国中药资源志要》

【异名】野芝麻、黄花鼠尾草、吉子嘎保。

【来源】为唇形科植物粘毛鼠尾草的全草。

【性味归经】味微苦、微甘，性凉。归肝、胃经。

【功效主治】止痛，清肝，明目。主治目赤肿痛，牙痛，翳障，肝炎。

【用法用量】内服：煎汤，3～9g；或研末。

【医家论述】

1.《甘肃中草药手册》："明目退翳。治目赤肿痛，翳膜遮睛。"

2.《青藏高原药物图鉴》："治肝炎，牙痛。"

⊙ **缅枣**《云南中草药选》

【异名】西西果、酸枣、马典西西果。

【来源】为鼠李科植物滇刺枣的树皮及果实。

【性味归经】味涩、微苦，性凉。

【功效主治】清热止痛，收敛止泻。主治烧烫伤，咽喉痛，腹泻，痢疾。

【用法用量】内服：煎汤，6～9g。外用：适量，浸酒涂。

【医家论述】《云南中草药》："消炎止痛，收敛止泻。治烫火伤，肠炎，痢疾。"

⊙ **蜂胶**江西《中草药学》

【来源】为蜜蜂科动物中华蜜蜂等用于修补蜂巢所分泌的黄褐色或黑褐色的黏性物质。

【镇痛药理】采用甲醛法、热板法、温浴法、扭体法。随机将小鼠分为生理盐水（NS）对照组、吗啡阳性对照组及不同剂量蜂胶总黄酮（TFP）组，各组灌胃给药后分别测定各实验条件下各项疼痛指标。结果：与 NS 对照组比较，TFP 组用药后疼痛评分降低（15 分钟后），扭体反应数减少（50mg/kg、100mg/kg），舔足潜伏期延长（50mg/kg、100mg/kg），缩尾反应潜伏期延长（50mg/kg），小鼠血清和脑组织中丙二醛、前列腺素 -2 合成及一氧化氮含量明显降低。表明：TFP 具有明显的镇痛作用，其机制可能与抑制前列腺素 -2 和脂质过氧化及减少脑组织一氧化氮释放有关。王海华等将造模成功的 36 只炎性痛大鼠随机均分成 6 组，观察水溶性蜂胶联合阿司匹林对大鼠炎性痛的作用。结果表明，水溶性蜂胶联合阿司匹林对炎性痛大鼠的抗炎镇痛机制可能是抑制细胞因子及炎症介质的产生而实现的，阿片受体途径可能也发挥一定的作用。

【性味归经】味微甘，性平。

【功效主治】消炎止痛，润肤生肌。主治皮肤裂痛，胃溃疡，口腔溃疡，口腔黏膜白斑，宫颈糜烂，带状疱疹，牛皮屑，银屑病，鸡眼，烧烫伤。

【用法用量】外用：适量，制成酊剂或软膏涂敷。内服：制成片剂或醇浸液，1～2g。

【医家论述】《中国动物药》："溶解角质，杀菌，生肌，止痛。治鸡眼，胼胝，跖疣，寻常疣，足癣，痒疹，黄癣，湿疹，化脓性创伤，溃疡，烧伤，乳腺炎等。"

参考文献

[1] 张波，王东凤，王爽.蜂胶总黄酮镇痛作用及其机制研究 [J].中国药房，2005，16（19）：31.

[2] 王海华，王海珍，曾瑾，等.水溶性蜂胶联合阿司匹林对大鼠炎性痛作用 [J].中成药，2015，37(06)：1157-1164.

⊙ 赛金刚《云南思茅中草药选》

【异名】穿山龙。

【来源】为葫芦科植物棒锤瓜的块根。

【性味归经】味苦、涩，性寒。

【功效主治】止痛，清热解毒。主治菌痢，肠炎，胃炎，咽喉炎，腮腺炎，牙周炎，暴发火眼，扁桃体炎，高热，尿路感染。

【用法用量】内服：煎汤，6～9g；或研末，每次 0.6～1.2g。

⊙ 鲨鱼油《中国药用海洋生物》

【来源】为六鳃鲨科动物扁头哈那鲨的油。

【功效主治】清热解毒，止痛。主治烧烫伤。现代临床用以治疗恶性肿瘤等。

【用法用量】内服：制成乳剂，每次 20ml，每日 3 次。外用：适量，涂。

【医家论述】《中国药用动物志》："清热解毒，消炎止痛。主治水火烫伤。"

⊙ 翼首草《西藏常用中草药》

【异名】棒子头、狮子草。

【来源】为川续断科植物匙叶翼首花的根或全草。

【性味归经】味苦，性寒，小毒。

【功效主治】止痛，清热解毒，祛风除湿。主治风湿热痹，外感发热，热病烦躁，泄泻痢疾。

【用法用量】内服：煎汤，3～9g。

【医家论述】《西藏常用中草药》："清热解毒，祛风湿，止痛。治感冒发烧及各种传染病所引起的热症，心热，血热等。"

⊙ **露水草**《贵州草药》

【异名】万人羞。

【来源】为禾本科植物黑穗画眉草的全草或根。

【性味归经】味甘，性平。

【功效主治】止痛，清热，止咳。主治百日咳，头痛，腹痛。

【用法用量】内服：煎汤，9～15g；或研末，1.5～3g。

【医家论述】

1. 《贵州草药》："清热，止咳，镇痛。主治百日咳，急性腹痛。"
2. 《秦岭巴山天然药物志》："主治发热，咳嗽，头痛。"

理气止痛药

　　凡能调畅气机、解郁止痛的药物为理气止痛药，适用于气滞或气逆而致的胁肋胀痛、疝痛、少腹胀痛等。常用药物包括木香、川楝子、沉香、九香虫等。如《珍珠囊·木部》曰："川楝子主上下部腹痛，心暴痛。"《脏腑药式补正·木部》谓："川楝子……凡胸腹膜胀，胁肋撑撑，上之为头痛、耳痛、胃脘心痛，下之为腹痛、少腹疝痛，无论为寒为热，类多肝络窒滞，气不调达，有以致之"。《本草纲目·草部》说："木香乃三焦气分之药，能升降诸气。"《简便单方》谓木香："治一切走注，气痛不和。"

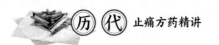

⊙ **九香虫**《本草纲目》

【异名】黑兜虫、瓜黑蝽、屁板虫。

【来源】为蝽科动物九香虫的全体。

【炮制】

1. **九香虫** 取原药材,除去杂质,筛去灰屑。

2. **炒九香虫** 取净九香虫置锅内,用文火加热,炒至有香气逸出时,取出,放凉。

【性味归经】味咸,性温。归肝、肾、脾经。

【功能与主治】行气止痛,温肾壮阳。主治肝胃不和或寒郁中焦所致的胸胁胃脘胀痛以及肾阳不足之腰痛、阳痿。现代临床用于治疗神经性胃痛,腰膝酸痛等。

【配伍应用】

1. **九香虫配香附** 两药皆入肝、脾经,九香虫香散,善行气散滞而止痛,香附辛平,能疏肝理气而止痛,配伍使用能增强行气止痛的功效,用治肝胃气滞所致的脘胁胀痛等症。

2. **九香虫配高良姜** 九香虫性温香散,能行气散滞而止痛,高良姜味辛性热,能温中散寒止痛,二药配伍奏温中行气止痛之功,用治寒郁中焦,脘腹冷痛,得温或嗳气则舒者。

3. **九香虫配熟地** 两药皆入肾经,九香虫味咸性温,能温补肾阳,熟地味甘性微温,能滋补肾阴,配伍应用能增强补肾之功,用治肾气亏损之腰膝酸痛。

【用法用量】内服:煎汤,3~9g;或入丸、散,0.6~1.2g。

【使用注意】凡阴虚内热者禁服。

【医家论述】

1.《本草用法研究》:"壮脾肾之元阳,理胸膈之凝滞,气血双宣。"

2.《现代实用中药》:"为镇痛药,有强壮之效。适用于神经性胃痛,腰膝酸痛,胸脘郁闷,因精神不快而发胸窝滞痛等症,配合其他强壮药同服有效。"

⊙ **人参娃儿藤**《全国中草药汇编》

【异名】土人参、土牛膝、藤了刁竹、三十六根参、山豆根。

【来源】为萝藦科植物人参娃儿藤的根。

【性味归经】味辛、微苦,性平。

【功能与主治】行气止痛，清肝明目。主治脘腹胀痛，两目视物昏花。

【用法用量】内服：煎汤，5～10g。

【医家论述】《全国中草药汇编》："止痛，主治腹痛。"

⊙ 八月瓜

【异名】牛腰子果、六月瓜、小八瓜、哪瓜、黄狗肾、木王瓜（江西）、八月果、野人瓜、刺藤果、牛懒袋果。

【来源】为木通科植物五风藤、宽叶八月瓜和小花八月瓜的果实。

【性味归经】味苦，性凉。归膀胱、心、肝经。

【功效主治】行气止痛，清热利湿，活血通脉。主治风湿痹痛，跌打损伤，乳汁不通，疝气痛，小便短赤，淋浊，水肿，子宫脱垂，睾丸炎。

【用法用量】内服：煎汤，3～9g。

【医家论述】

1.《西藏常用中草药》："活血通淋，理气止痛。主治小便不利，难产，风湿脚气等证。外用解蛇虫毒。"

2.《云南中草药》："纳气止痛。主治疝气痛，子宫脱垂，睾丸炎。"

3.《全国中草药汇编》："利湿，通乳，解毒，止痛。治小便不利，脚气浮肿，乳汁不通，胃痛，风湿骨痛，跌打损伤。"

⊙ 土木香《本草图经》

【异名】青木香、祁木香、藏木香。

【来源】为菊科植物土木香的根。

【性味归经】味辛、苦，性温。归脾、胃、肝经。

【功能与主治】行气止痛，健脾和胃，驱虫。主治牙痛，胃脘、胸腹胀痛，岔气，呕吐腹泻，痢疾，食积，虫积。

【用法用量】内服：煎汤，3～9g；或入丸、散。

【使用注意】血虚内热者慎服。

【医家论述】

1.《东北常用中草药手册》："健胃，行气，止痛。治胃痛，气滞胸腹胀满、疼痛。"

2.《西藏常用中草药》："调气解郁，安胎。主治慢性胃炎，胃肠功能紊乱，肋间神经痛，胸壁挫伤和岔气作痛。"

3.《湖北中草药志》："主治牙痛，蛔虫病。""治牙痛，土木香适量。

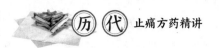

捣烂或嚼烂，含患处或入虫牙孔内。"

⊙ 大乌金草《四川省中药材标准》

【异名】大乌金草、毛乌金、乌花草、土细辛、水细辛、大细辛、白三百棒。

【来源】为马兜铃科植物长毛细辛的全草或根、根茎。

【性味归经】味辛，性温。

【功效主治】理气止痛，温肺祛痰，祛风除湿。主治风湿性关节痛，胃痛，腹痛，牙痛，风寒咳嗽，劳伤。

【用法用量】内服：煎汤，1～5g。

【医家论述】《神农架中草药》："（大乌金草）根茎，嚼烂，含于牙痛处。治牙痛。"

⊙ 大叶青木香《四川中药材标准》

【异名】宜宾防己、川防己、南瓜叶广木香、葛藤香。

【来源】为马兜铃科植物川南马兜铃的块根。

【性味归经】味苦，性微寒。

【功效主治】行气止痛，排脓解毒。主治气滞脘腹胀痛，风湿关节痛，骨关节结核，毒蛇咬伤，睾丸炎。

【用法用量】内服：煎汤，3～6g；或研末。外用：适量，研末酒调敷。

【医家论述】

1.《湖北中草药志》："行气止痛，解毒排脓。用于胃痛，风湿性关节炎，睾丸炎，骨结核，慢性骨髓炎等症。"

2.《四川中药志》（1982年版）："用于脘腹胀痛，毒蛇咬伤。"

⊙ 大百解薯《广西中草药》

【异名】金银袋、大总管、萝卜防己、大青木香（广西）。

【来源】为马兜铃科植物广西马兜铃的块根。

【镇痛药理】

1. 镇痛作用　从广西马兜铃中提取的总生物碱腹腔注射后有明显抑制醋酸诱发的小鼠扭体反应，ED_{50} 为 176.55mg/kg，作用持续 2 小时，总碱腹腔注射或脑室注射给药均能明显提高小鼠痛阈。对小鼠脚掌皮肤温度无明显影响。总碱镇痛作用以给药后 30 分钟最强，持续 2 小时以上，而镇痛强度随剂量加大而增强，以腹腔注射量 300mg/kg 的 1/125（2.4mg/kg）脑室注射，其镇痛作用强度和作用时程与腹腔给药相当，表明总碱镇痛作用不是由于降低脚掌皮肤温度所致，而有中枢参与作用。纳洛酮不能拮抗总碱镇痛作用，表明与脑内阿片受体无关。

2. **解痉作用**　总碱对离体豚鼠回肠自动收缩及乙酰胆碱和氯化钡所致的肠收缩均呈抑制作用。对临床各种疾患所致平滑肌痉挛性腹痛，止痛效果较好。

【性味归经】味苦，性寒。归心、胃、大肠经。

【功效主治】理气止痛，清热解毒，止血。主治痉挛性胃痛、腹痛，急性胃肠炎，胃及十二指肠溃疡，肾炎水肿，痢疾，跌打损伤，疮痈肿毒，外伤出血，蛇咬伤，骨结核，高血压。

【用法用量】内服：煎汤，6～9g；研末，1.5～3g。外用：适量，干品研末撒患处；或鲜品捣敷。

【医家论述】《广西中草药》："清热解毒，止血，止痛。"

参考文献

[1] 广西壮族自治区医药研究所，等.中草药通讯，1977，（10）：30.

[2] 洪庚辛，韦宝伟，覃文才，等.园叶马兜铃总生物碱镇痛作用机制的研究 [J].中药通报，1985（1）：38.

⊙ **大高良姜**《广西药用植物名录》

【异名】大良姜、山姜、良姜。

【来源】为姜科植物大高良姜的根茎。

【炮制】取原药材，除去杂质，洗净，润透，切厚片，干燥，筛去灰屑。

【性味归经】味辛，性温。

【功能与主治】行气止痛，温胃，散寒。主治胃脘冷痛，伤食吐泻。

【用法用量】内服：煎汤，3～5g；或入丸、散。外用：适量，鲜品捣敷。

【使用注意】胃热者忌服。

【医家论述】《广西中药志》："温胃散寒，止痛。治胃气痛，胃寒冷及伤食吐泻。"

⊙ **小青藤香**《贵州民间药物》

【异名】青藤、滚天龙、青藤细辛、青藤香、良藤、山豆根、毛青藤、土

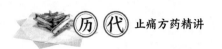

广藤。

【来源】为防己科植物轮环藤的根。

【性味归经】味辛、苦，性微温，小毒。

【功效主治】理气止痛，除湿解毒。主治胸脘胀痛，腹痛吐泻，风湿疼痛，咽喉肿痛，毒蛇咬伤，狗咬伤，痈疽肿毒，外伤出血。

【用法用量】内服：煎汤，6～15g；研末，1.5～3g。外用：适量，研末调敷。

【医家论述】

1.《贵州民间药物》："顺气止痛，解蛇毒。"

2.《万县中草药》："理气止痛，清热解毒。主治胸脘胀痛，急性胃肠炎，咽喉肿痛，痈疽肿毒，狗咬伤，外伤出血。"

⊙ 小茴香《本草蒙筌》

【异名】蘹香、蘹香子、茴香子、土茴香、野茴香、大茴香、谷茴香、谷香、香子、小香。

【来源】为伞形科植物茴香的果实。

【炮制】

1. 取原药材，除去梗及杂质，筛去灰屑。

2. 取净小茴香，用文火炒至微黄色，略具焦斑，或炒至深黄色，取出放凉。

3. 取净小茴香，用盐水拌匀，吸尽后，用文火炒至微黄色，取出放凉。每小茴香100kg，用食盐2kg。

4. 将大青盐加入黄酒、醋和童便的混合液中化开，投入净小茴香，拌匀，稍闷，用文火炒至微黄色，取出放凉。每小茴香100kg，用大青盐17kg，黄酒、醋及童便各625kg。

【性味归经】味辛，性温。归肝、肾、膀胱、胃经。

【功能与主治】行气止痛，温肾暖肝，和胃。主治寒疝腹痛，胁痛，肾虚腰痛，膀胱痛，痛经，脘腹冷痛，睾丸偏坠，食少吐泻。

【配伍应用】

1. **小茴香配肉桂** 小茴香味辛、性温、气香，能温肾祛寒，理气疏肝，主散下焦寒邪而止痛，肉桂味辛性热，能补火助阳，散寒止痛，配伍使用，能增强温肾散寒之力，用治寒疝痛甚者。

2. **小茴香配川楝子** 小茴香长于温里散寒止痛，川楝子专于疏肝理气止痛，配伍使用，用治寒疝气滞明显，小腹胀痛者，方如《瑞竹堂方》川楝茴香散。

3. **小茴香配橘核** 小茴香能温里散寒止痛，橘核能理气散结止痛，两药配伍，共具散寒理气止痛的功效，用治睾丸肿痛。

4. **小茴香配山栀** 小茴香能行气散寒止痛，山栀能清热泻火，消肿止痛，配伍应用能清热理气止痛，用治气郁化火，阴囊肿痛发热者。

5. **小茴香配丁香** 小茴香芳香，有温中散寒，理气和胃止痛之功，丁香能温中降逆，散寒止痛，两相配伍，能增加温中散寒，理气止痛之功，用于胃寒呕吐食少，脘腹冷痛者，方如《卫生家宝》鸡舌香汤。

6. **小茴香配杜仲** 小茴香能温肾暖腰止痛，杜仲能补肾强筋骨止痛，配伍后用于肾虚腰痛。

7. **小茴香配当归** 两药皆味辛性温，小茴香能祛寒理气止痛，当归能补血活血，调经止痛，配伍使用共奏理气散寒，活血止痛之功，用治女子经行少腹冷痛，经色黯紫有块者。

【用法用量】内服：煎汤，3～6g；或入丸、散。外用：适量，研末调敷；或炒热温熨。

【使用注意】阴虚火旺者禁服，肺、胃有热及热毒盛者禁用。

【医家论述】

1. 《医学入门·本草》："小茴香，止疼痛者，一切肾冷脾寒，心腹气痛，肋如刀刺及外肢节疼痛。"

2. 《日华子本草》："治干、湿脚气并肾劳，疝气，开胃下食，治膀胱痛，阴疼。"

3. 《开宝本草》："主膀胱间冷气及盲肠气，调中止痛，呕吐。"

4. 《玉楸药解》："治水土湿寒，腰痛脚气，固瘕寒疝。"

5. 《得配本草》："运脾开胃，理气消食，治霍乱呕逆，腹冷气胀，闪挫腰痛。"

⊙ **小粘药**《云南药用植物名录》

【异名】三爪金龙、三叶五香血藤（云南）。

【来源】为毛茛科植物滑叶藤的根、皮和叶。

【性味归经】味辛，性温。

【功效主治】行气止痛，活血化瘀，祛风除湿，镇痛消炎。主治气滞腹胀，风湿骨痛，跌打损伤，骨折，乳痈，疮疖肿毒，刀伤出血。

【用法用量】内服：煎汤，5~10g。外用：适量，捣敷。

【医家论述】《全国中草药汇编》："活血祛瘀，镇痛消炎。主治跌打损伤，骨折。"

⊙ 山吴萸果《云南思茅中草药选》

【来源】为芸香科植物山吴萸的果实。

【性味归经】味苦、辛，性温。

【功效主治】理气止痛，祛风散寒。主治胃腹冷痛，肝胃气痛，腹泻，感冒，咳嗽。

【用法用量】内服：煎汤，9~15g。

【医家论述】

1.《云南中草药》："祛风解表，疏肝理气，散寒止痛。主治风湿，头痛，皮肤痒，感冒，全身疼痛。"

2.《全国中草药汇编》："理气止痛。主治胃痛，腹痛，腹泻，感冒，咳嗽。"

⊙ 山油柑叶 广州部队《常用中草药手册》

【来源】为芸香科植物山油柑的叶。

【性味归经】味辛、苦，性平。归肝、胃、肺经。

【功效主治】理气止痛，活血消肿，祛风止咳。主治风湿性腰腿痛，胃痛，疝气痛，跌打损伤，支气管炎，感冒咳嗽，疔疮痈肿。

【用法用量】内服：煎汤，9~15g。外用：适量，捣敷。

【医家论述】

1.《全国中草药汇编》："祛风活血，理气止痛。治胃气痛，疝气痛。"

2. 广州空军《常用中草药手册》："治支气管炎，感冒，咳喘，心胃气痛，疝气痛：山油柑叶15~60g。水煎服。"

3.《广西本草选编》："治跌打肿痛：用鲜山油柑叶捣烂调酒外敷。"

⊙ 山胡椒《新修本草》

【异名】山花椒、山龙苍（浙江）、雷公尖（四川、湖南）、野胡椒（湖南）、香叶子（安徽）、楂子红、臭樟子（江西）。

【来源】为樟科植物山胡椒的果实。

【性味归经】味辛，性温。归肺、胃经。

【功效主治】温中散寒，行气止痛，平喘。主治脘腹冷痛，胸满痞闷，哮喘，中风不语。

【用法用量】内服：煎汤，3～15g。

【医家论述】

1. 《新修本草》："主心腹痛，中冷，破滞。"

2. 《浙江药用植物志》："温中健胃，祛风。主治胃痛，气喘。"

⊙ 山海棠《昆明民间常用草药》

【异名】一口血、大麻酸汤杆、野海棠、白棉胡、老鸦枕头、水八角、金蝉脱壳、红耗儿、酸苹果、腰包花、化血丹。

【来源】为秋海棠科植物云南秋海棠的根、全草或果实。

【功能与主治】行气止痛，活血调经。主治胃痛，小儿疝气，月经不调，痛经，白带过多，跌打损伤。

【使用注意】孕妇及月经过多者慎服。

【用法用量】内服：煎汤，3～9g。外用：适量，鲜品捣敷。

【医家论述】《云南中草药》："根、果实：活血祛瘀，行气止痛。根治更年期月经紊乱，吐血，骨折，小儿吐泻；果实治小儿血尿、疝气。"

⊙ 山蒟《浙江民间常用草药》

【异名】酒饼藤、爬岩香、二十四症、上树风、石蒟、穿壁风、满天香、小风藤、山蒌、绿藤、香藤、钻骨风、臭骨藤、辣椒姜、见风追、过节风、千节风、上树蛇、抱蛇、水蒌、血姜、山老叶、也侧苗。

【来源】为胡椒科植物山蒟的茎叶或根。

【性味归经】味辛，性温。归肝、肺经。

【功效主治】行气止痛，祛风除湿，活血消肿，化痰止咳，壮阳。主治风寒湿痹，胃痛，痛经，跌打损伤，风寒咳喘，疝气痛，瘫痪，阳痿，小儿惊风。

【用法用量】内服：煎汤，9～15g，鲜品加倍；或浸酒。外用：适量，煎水洗或鲜品捣敷。

【使用注意】孕妇及阴虚火旺者禁服。

【医家论述】

1. 《常用中草药手册》："祛风湿，强腰膝。治风湿痛，风寒骨痛，腰膝无力，四肢肌肉萎缩，咳嗽气喘。"

2. 《广西实用中草药新选》："消肿止痛，驱风寒，通经。治跌打损伤，毒蛇咬伤。"

3. 《广西中草药》："治风湿骨痛，手足麻痹，感冒风寒，咳嗽气喘，腹寒痛。"

4. 《浙江民间常用草药》："山蒟鲜茎叶 30g。水煎服，每日 1 剂。治风湿痹痛。"

5. 《文山中草药》："干山蒟根 3 ~ 10g。水煎服，日服 2 次。治月经不调，痛经，消化不良，胃痛，咳嗽哮喘。"

6. 《福建药物志》："山蒟鲜叶适量。捣烂，炒热，加酒少许，先擦患处，然后敷之。治跌打损伤。"

7. 《浙江民间常用草药》："山蒟鲜茎叶 30g。水煎服。治暑湿腹痛。"

⊙ 川楝子《本草正》

【异名】楝实、练实、金铃子、仁枣、楝子、苦楝子、石茱萸、楝树果、川楝树子、川楝实。

【来源】为楝科植物川楝的果实。

【炮制】

1. **盐川楝子** 取川楝子片或碎块，用盐水拌匀，闷透，置锅中用文火加热，炒至深黄色。取出，晾干。每川楝子片或碎块 100kg，用食盐 2kg。盐川楝子用于疝痛、腹痛。

2. **醋川楝子** 取川楝子片或碎块，用米醋拌匀，闷透，置锅内，用文火加热，炒至深黄色，取出晾干。每川楝子片或碎块 100kg，用米醋 20kg。醋川楝子用于胸胁胀痛。

【性味归经】味苦，性寒，小毒。归肝、胃、小肠经。

【镇痛药理】采用小鼠扭体法、热板法对川楝子不同炮制品进行了镇痛作用研究，结果表明：川楝子不同炮制品都有显著镇痛作用。以小鼠由巴豆油所致的耳肿进行抗炎作用比较，结果显示，各制品均具抗炎作用。其中以盐制品镇痛抗炎作用最强。

【功效主治】疏肝泄热，行气止痛，杀虫。主治脘腹胁肋疼痛，疝气疼痛，虫积腹痛，头癣。

【配伍应用】

1. **川楝子配延胡索** 川楝子苦寒，能清热疏肝，行气止痛，延胡索辛温，能理气止痛，两者配伍，可增强理气止痛的功效，用于寒热错杂、气机不利之胃脘或胁肋疼痛，方如《素问病机气宜保命集》金铃子散。

2. **川楝子配生地**　川楝子能清热疏肝、理气止痛，生地能滋养肝肾阴血，涵养肝木，柔肝止痛，合用共奏清肝、柔肝、止痛之功效，用治脘胁疼痛日久，肝郁化热，阴血受伤者，方如《续名医类案》一贯煎。

3. **川楝子配乌药**　川楝子苦寒，能疏肝行气止痛，有"治疝专药"之誉，乌药辛温，能行气散寒止痛，配伍使用，用于诸多疝气疼痛。

4. **川楝子配小茴香**　川楝子为"治疝专药"，能疏肝理气止痛，小茴香能温里散寒止痛，配伍使用，兼具疏肝理气，散寒止痛的功效，可用治疝痛因寒湿盛者，方如《医方集解》导气汤。

5. **川楝子配使君子**　川楝子有驱虫、止痛之功，使君子亦能驱虫消积，配伍使用治疗虫积腹痛，尤适用于蛔虫引起的腹痛。

【用法用量】内服：煎汤，3～10g；或入丸、散。外用：适量，研末调涂。行气止痛炒用，杀虫生用。

【使用注意】脾胃虚寒者禁服。内服不宜用量过大及久服，以免引起恶心、呕吐，甚至死亡等毒副作用。

【医家论述】

1.《绍兴本草》："治疝瘕，除痛气。"

2.《珍珠囊》："主上下部腹痛，心暴痛，非此不能除。"

3.《医学入门·本草》："治肾脏气伤，膀胱连小肠气痛。又治脏毒下血。"

4.《本草纲目》："治诸疝、虫、痔。""导小肠、膀胱之热，因引心包相火下行，故心腹痛及疝气为要药。"

5.《本草汇言》："散热结，导小肠、膀胱之气之药也。"

6.《药性切用》："导引湿热下行，为治疝专药。"

7.《本草求原》："行经血，利小便。治淋病茎痛引胁，遗精，积聚，诸逆冲上，溲下血，头痛，牙宣出血，杀虫。"

8.《得宜本草》："得延胡索治热厥心痛，得吴茱萸治气痛囊肿，得补骨脂、小茴香、食盐治偏坠痛不可忍。"

参考文献

[1] 纪青华，陆兔林.川楝子不同炮制品镇痛抗炎作用研究[J].中成药，1999，（4）：24.

⊙ 木香《神农本草经》

【异名】蜜香、青木香、五香、五木香、南木香、广木香。

【来源】为菊科植物木香的根。

【炮制】

1. 取原药材，除去杂质，大小个分开，用清水洗净泥土，润透，切厚片或晾干后置打碎机内，打成碎块，过 10mm 筛子，再用 1mm 筛子筛去颗粒中的粉末。大小块掺匀即可。

2. 炒木香，取木香片，置锅内，用文火炒至表面焦黄色，取出放凉。

3. **煨木香**

（1）将木香截成 16mm 长段，另取面粉，加水适量，作成适宜的面团，将木香段逐个包裹，置炉旁焙，煨至面皮焦黄色，闻到木香气味为度，取出，放凉，除去面皮。每木香 100kg，用面粉 60kg。

（2）纸煨法：取未干燥的木香片，在铁丝匾中，用一层草纸，一层木香，照此平铺数层，置炉火旁或烘干室内，烘烤至木香中挥发油渗至纸上，取出。

（3）麸煨法：将锅以武火加热，置麸皮于锅内，待起烟时，投入木香片，轻轻翻动药片，至表面深黄色，取出，筛去麸皮。每木香片 100kg，用麸 30kg。

（4）酒木香：取净木香，刷去灰屑，置适宜容器内，用酒浸润，经常翻动，使酒均匀渗入药内，润透后，切成薄片，晒干。每木香 100kg，用酒 25kg。

【镇痛药理】用热板法和扭体法分别观察木香、丁香、威灵仙三药水煎剂的镇痛作用，结果：丁香、威灵仙水煎剂和水煎醇沉液均具有明显镇痛作用（$P<0.01$），且显示出一定的量效关系，木香显示可能具有一定镇痛作用。

【性味归经】味辛、苦，性温。归脾、胃、肝、肺经。

【功能与主治】行气止痛，调中导滞。主治脘腹胀痛，心痛，膀胱冷痛，疝气，胸胁胀满，呕吐泄泻，痢疾后重。现代临床用于治疗胃肠气胀、急性胃肠炎、慢性胃炎、胃肠神经症、股疝及绝育结扎术后等所致胃肠气胀、治疗急性腰扭。

【配伍应用】

1. **木香配橘皮**　两药皆入脾胃经，木香辛散温行，能行气散结，消痞除胀，橘皮能健脾燥湿，理气止痛，合用增强行气止痛之功，兼能化滞，用治食滞中焦，脘痞腹痛者，方如《内外伤辨惑论》木香化滞汤。

2. **木香配香附**　两药皆入肝经，木香辛散温行，能行气散结止痛，香附能疏肝理气止痛，配伍增强了行气止痛的功效，用治肝气郁结，腹胁胀满，甚则刺痛不舒者，方如《万病回春》木香调气散。

【用法用量】内服：煎汤，3～10g；或入丸、散。生用专行气滞，煨用可实肠止泻。

【使用注意】脏腑燥热，阴虚津亏者禁服。

【医家论述】

1.《本草汇言》："木香，入脾则夺土郁，入肝则达木郁。凡上而雾露清邪，中而水谷寒痰，下而水湿淤留，为痛为胀为结为滞之证，无不宣通。"

2.《本草正义》："专治气滞诸痛，于寒冷结痛，尤其所宜。然虽曰辛苦气温，究与大辛大热不同，则气火郁结者，亦得用之以散郁开结，但不可太多。"

3.《药性论》："治女人血气刺心，心痛不可忍，末酒服之，治九种心痛，积年冷气，痃癖癥块、胀痛，逐诸壅气上冲，烦闷。"

4.《日华子本草》："治心腹一切气，止泻，霍乱，痢疾，安胎，健脾消食，疗羸劣，膀胱冷痛，呕逆反胃。"

参考文献

[1] 吴承艳，李振彬，石建喜.木香、丁香和威灵仙镇痛及胃肠动力作用的实验研究[J].江苏中医药，2005，26（12）：41.

⊙ 五香草《浙江民间草药》

【异名】土香薷、小叶香薷、痧药草、小叶天香油、野香草。

【来源】为唇形科植物苏州荠苧的全草。

【性味归经】味辛，性温。归肺、胃经。

【功能与主治】理气止痛，解表，祛暑。主治胃气痛，咽喉肿痛，感冒，中暑，痧气，疝子，蜈蚣咬伤。

【用法用量】内服：煎汤，9～15g，大剂量可用至30～45g。外用：适量，鲜品捣敷。

【医家论述】

1.《杭州药用植物志》："治胃痛，痧气，感冒和吐血。"

2.《浙江民间常用草药》："解表消炎，利尿镇痛。治扁桃体炎，蜈蚣咬伤，疝子，溃疡病，中暑，感冒，胃痛。"

⊙ 五香血藤《贵州草药》

【异名】大血藤、紫金藤、钻骨风、小血藤、岩枇杷、内风消、野五味子藤。

【来源】为五味子科植物华中五味子的藤茎及根。

【性味归经】味酸，性温。归肝、肺、胃经。

【功效主治】舒筋活血，理气止痛，健脾消食，敛肺生津。主治跌打损伤，骨折，劳伤，风湿腰痛，关节酸痛，食积停滞，胃痛，腹胀，久咳气短，津少口渴，月经不调，小儿遗尿，烧伤、烫伤。

【用法用量】内服：煎汤，10～30g；或浸酒。外用：适量，捣敷；或研末撒。

【医家论述】

1.《四川中药志》（1960年版）："通经活血，强筋壮骨。治五劳七伤，跌打损伤，风湿血痹，筋骨肢节酸痛，及脚气痿躄等症。"

2.《贵州草药》："舒筋活血，驱风除湿，镇痛生新。"

3.《陕西中草药》："根皮健脾胃，助消化，生津止渴，利水，止咳化痰，活血消肿，止痛。主治消化不良，腹胀，积块，久咳，气短，劳伤，跌打损伤，骨折及小儿遗尿。"

4.《浙江药用植物志》："舒筋活血，消积，收敛解毒。治跌打损伤，风湿腰痛，消化不良，烫伤，小儿遗尿。"

5.《贵州草药》："五香血藤30g，泡酒服。治劳伤疼痛。"

6.《贵州草药》："五香血藤晒干研末，每次3g，温酒吞服。治胃痛。"

7.《浙江药用植物志》："华中五味子根6～9g。水煎服。治神经衰弱、胃痛。"

8.《贵州草药》："五香血藤10～15g。煎水服。治胸膈胀痛。"

⊙ 化香树果《湖南药物志》

【异名】化香树球、化树果。

【来源】为胡桃科植物化香树的果实。

【性味归经】味辛，性温。

【功效主治】活血行气，止痛，杀虫止痒。主治内伤胸腹胀痛，跌打损伤，筋骨疼痛，痈肿，湿疮，疥癣。

【用法用量】内服：煎汤，10～20g。外用：煎水洗；或研末调敷。

【医家论述】

1.《植物名实图考》："顺气，散痰。"

2.《湖南药物志》："顺气，祛风，化痰，消肿，止痛，燥湿，杀虫。治痊痛，风毒，疮肿。"

3.《福建药物志》："治关节痛，痈肿。

⊙ **乌药**《开宝本草》

【异名】旁其、天台乌药、蓍萐、矮樟、矮樟根、铜钱柴（浙江）、土木香、鲫鱼姜（江西）、鸡骨香、白叶柴。

【来源】为樟科植物乌药的根。

【炮制】

1. **乌药片** 取原药材，除去杂质，大小个分开，浸泡至六七成透时，取出，润透，切薄片，干燥。

2. **炒乌药** 取净乌药片，置锅内，用文火炒至深黄色，取出放凉。

3. **醋乌药** 取乌药片，加醋拌匀略闷，置锅内，用文火加热，炒至略带焦斑，取出，放凉。每乌药片 100kg，用醋 12kg。

4. **酒乌药** 取乌药片，加黄酒喷洒拌匀，闷润，置锅内，用文火加热，炒至微干，取出放凉。每乌药片 100kg，用黄酒 12kg。

【性味归经】味辛，性温。归脾、胃、肝、肾、膀胱经。

【功效主治】行气止痛，温肾散寒。主治胸胁满闷，脘腹胀痛，头痛，寒疝疼痛，痛经及产后腹痛，尿频，遗尿，霍乱及反胃吐食，泻痢，痈疖疥癞，痰食稽留。

【配伍应用】

1. **乌药配木香** 乌药味辛能行气止痛消胀，木香辛行苦泄温通，芳香气烈而味厚，善通行脾胃之滞气，两药相配行气止痛功效增强，能除脘腹气滞胀痛。

2. **乌药配黄连** 乌药能行气止痛，黄连善清利大肠之湿热，配伍合用兼具清热理气止痛的功效，能治痢疾腹痛后重。

3. **乌药配川芎** 两药皆味辛性温，皆能行气散寒止痛，然川芎为血中之气药，又具活血止痛的功效，能上行头目，祛风止痛。乌药与川芎配用可上引头目，利气和血止痛，用治气厥头痛及妇人产后血气不和之头痛。

4. **乌药配小茴香** 乌药性温，功能散寒而行气止痛，小茴香能温里祛寒止痛，配伍同用，共收散寒行气止痛之功，用治寒疝少腹痛引睾丸，方如《景岳全书》暖肝煎、《医学发明》天台乌药散。

5. **乌药配当归** 两药皆味辛性温，皆能行气散寒止痛，当归又能补血活血，配伍后可治疗经行腹痛属寒凝气滞者，方如《圣济总录》乌药散。

6. **乌药配炮姜** 乌药能行气散寒止痛，炮姜能温中散寒止痛，两者配伍用以治疗产后少腹冷痛。

【用法用量】内服：煎汤，5～10g，或入丸、散。外用：适量，研末调敷。

【使用注意】气虚及内热证患者禁服；孕妇及体虚者慎服。

【医家论述】

1. 《开宝本草》："主中恶心腹痛，蛊毒，疰忤，鬼气，宿食不消，天行疫瘴，膀胱肾间冷气攻冲背膂，妇人血气，小儿腹中诸虫。"

2. 《本草纲目》："（治）中气，脚气，疝气，气厥头痛，肿胀喘急，止小便频数及白浊。"

3. 《玉楸药解》："破瘀泄满，止痛消胀。"

4. 《本草要略》："贺岳：'乌药，味辛而薄，性轻热而散，气胜于味也，用于风药，则能疏风；用于胀满，则能降气；用于气沮，则能发疳；且疏寒气，又治腹疼；乃疏气散寒之剂。此药味薄，无滋益人，但取辛散凝滞而已，不可多用。'"

5. 《药品化义》："乌药气雄性温，故快气宣通，疏散凝滞甚于香附，外解表而理肌，内宽中而顺气，以之散寒气，则客寒冷痛自除；驱邪气则天行疫瘴即却；开郁气，中恶腹痛，胸膈胀满，顿然可减；疏经气，中风四肢不遂，初产血气凝滞，渐次能通，皆藉其气雄之功也。"

⊙ 文钱《云南思茅中草药选》

【异名】抱母鸡、荷叶暗消、乌龟抱蛋、青藤、藤子内消、金不换、铜钱根、金钱暗消、小寒药。

【来源】为防己科植物一文钱的根或全株。

【炮制】切片，煮2小时后晒干。

【性味归经】味苦，性微寒，有毒。归肝、胃经。

【功效主治】理气止痛，祛风湿，消肿毒。主治气滞食积，脘腹疼痛，风湿痹痛，痈肿疮毒，毒蛇咬伤。

【用法用量】内服：煎汤，1~3g。外用：适量，研末，用蜜或醋调敷患处。

【使用注意】体虚者慎服。

【医家论述】《中草药学》（南京药学院编）："清热解毒，理气，截疟。主治慢性胃炎，胃痛，疟疾，痰食停滞，痈疮肿毒。"

⊙ 毛叶小寒药《新华本草纲要》

【异名】躲蛇生、避蛇灵、朱砂灵、躲蛇草、背蛇生、小南木香、岩蚌壳。

【来源】为马兜铃科植物川西马兜铃的根及藤茎。

【性味归经】味苦、微辛，性微寒。归肝、胃经。

【功效主治】行气止痛，散瘀止血，清热消食。主治胃炎，胃及十二指肠溃疡，胃痛，腹痛，痢疾，鼻衄，痔疮出血。

【用法用量】内服：煎汤，6～9g；研末，1～15g，开水送，每日2～3次。

【医家论述】《红河中草药》："躲蛇生干品0.9～1.5g，开水送服。治胃痛，胃肠炎，十二指肠溃疡，菌痢，高热不退，鼻衄，痔疮出血"。

⊙ 水田七《南宁市药物志》

【异名】水三七、土三七、屈头鸡、水鸡头、水鸡仔、圆头鸡、水虾公、山大黄、田螺七、马老头、小田螺七、水狗仔、水槟榔。

【来源】为蒟蒻薯科植物裂果薯的块茎。

【性味归经】味苦、微甘，性凉，小毒。

【功能与主治】理气止痛，散瘀止血，清热解毒，止咳祛痰。主治脘腹胀痛，泻痢腹痛，咽喉肿痛，牙痛，腰痛，腹痛，感冒发热，痰热咳嗽，百日咳，消化不良，小儿疳积，肝炎，痄腮，瘰疬，疮肿，烫、烧伤，带状疱疹，跌打损伤，外伤出血。

【用法用量】内服：煎汤，9～15g；或研末，每次1～2g。外用：适量，捣敷；或研粉调敷。

【使用注意】孕妇禁服。本品有毒，服用过量易致吐泻，严重者会引起大量出血。

【医家论述】

1. 《广西中药志》："民间用作止血，止咳化痰，各种痛症及调经药。"

2. 广州部队《常用中草药手册》："理气止痛，祛瘀生新。主治胃、十二指肠溃疡，慢性胃炎，咽喉肿痛，跌打损伤，疮疡疔毒。"

3. 《江西草药》："祛风活血。治产后风（头晕，腰痛，腹痛），风湿性关节炎。"

⊙ 水松球果《新华本草纲要》

【异名】水松果（广州空军《常用中草药手册》）。

【来源】为杉科植物水松的球果。

【性味归经】味苦，性平。

【功效主治】理气止痛。主治胃痛，疝气痛。

【用法用量】内服：煎汤，15～30g。

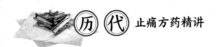

【医家论述】《湖南药物志》："治心胃气痛，疝气疼痛。水松果15~30g。水煎服。"

⊙ 火索麻 广州部队《常用中草药手册》

【异名】买买刘才、野芝麻、麻纽赛、扭索麻。

【来源】为梧桐科植物火索麻的根。

【性味归经】味辛、微苦，性平。

【功效主治】理气止痛。主治腹部扭痛，慢性胃炎，胃溃疡，肠梗阻，肠炎腹泻。

【用法用量】内服：煎汤，9~15g。

【医家论述】

1.《常用中草药手册》："行气止痛。治慢性胃炎，胃溃疡。"

2.《全国中草药汇编》："解表，理气止痛。治感冒发热，慢性胃炎，胃溃疡，肠梗阻。"

3.《西双版纳傣药志》："治腹部扭痛，呕吐，腹泻。"

⊙ 母丁香《名医别录》

【异名】鸡舌香、亭炅独生、雌丁香。

【来源】为桃金娘科植物丁香的果实。

【性味归经】味辛，性温。归脾、胃、肝、肾经。

【功能与主治】理气止痛，温中散寒。主治暴心气痛，风冷齿痛，胃痛，小儿疝气，胃寒呕逆，口舌生疮，口臭，妇人阴冷。

【用法用量】内服：煎汤，1~3g；或研末。外用：适量，研末调敷或作栓剂。

【使用注意】热证及阴虚内热者禁服。

【医家论述】

1.《肘后备急方》："治暴心气痛，鸡舌香末，酒服一钱。"

2.《名医别录》："疗风水肿毒，去恶气，疗霍乱心痛。"

3.《药性考》："温中暖肾，理气回阳，补三焦命门。治胃痛，疝瘕。"

⊙ 甘松《本草纲目》

【异名】甘松香、香松。

【来源】为败酱科植物甘松和宽叶甘松的根和根茎。

【炮制】取原药材，除去杂质，筛去灰屑。贮干燥容器内，置阴凉干燥处。

【性味归经】味辛、甘，性温。归脾、胃经。

【功能与主治】理气止痛，醒脾健胃。主治脘腹胀痛，牙痛，头痛，不思饮食，脚气。

【配伍应用】

1. **甘松配山柰**　甘松辛温气香，善行脾胃气滞而止脘腹胀痛，山柰味辛性温，能温中止痛，配伍使用，共奏温中行气止痛的功效，用于脾胃气滞之脘腹胀痛。

2. **甘松配干姜**　甘松味辛性温能理气止痛，干姜味辛性温能散寒止痛，配伍共收散寒理气止痛之功，用治若脘腹因寒而气滞胀痛者。

3. **甘松配郁金**　甘松能理气止痛，郁金能活血行气止痛，配伍使用，能增强理气活血止痛的功效，用治冠心病心绞痛者。

【用法用量】内服：煎汤，3~6g；或入丸、散。外用：适量，研末敷；或泡水含漱；或煎汤外洗。

【使用注意】气虚血热者慎服。

【医家论述】

1. 《开宝本草》："主心腹卒痛，散满下气，皆取温香行散之意，其气芳香，入脾胃药中，大有扶脾顺气，开胃消食之功。"

2. 《本草纲目》："治脚气浮膝。"

3. 《现代实用中药》："适用于头痛、腹痛及精神抑郁等证，并能驱蛔。凡因蛔虫而发惊痫者，用此有效。"

⊙ **白千层油**《中国药用植物图鉴》

【来源】为桃金娘科植物白千层的叶或枝蒸取的挥发油。

【性味归经】味辛，性平。归肝、胃、心经。

【功能与主治】理气止痛，祛风通络，杀虫。主治风湿痹痛，脘腹胀痛，牙痛，胃痛，头痛，耳痛，疝气痛，跌打肿痛，胃肠胀气及呃逆，拘挛麻木，疥疮。

【用法用量】内服：每次1~3滴。外用：适量，涂擦。

【使用注意】内服不宜过量。

【医家论述】

1. 《中国药用植物图鉴》："镇痛，驱风及防腐。治齿痛，风湿痛及神经痛。"

2. 《台湾药用植物志》："镇痛，驱虫，发汗，强心。治耳痛，牙痛，风湿痛，神经痛，头痛，挫伤，痉挛，哮喘，霍乱，喉头麻痹，膀胱麻痹，寄生虫性之皮肤病。"

3. 《台湾药用植物志》："治疝痛、霍乱白千层油1～3滴，滴于糖上服。"

⊙ 山稔根 《生草药性备要》

【异名】岗稔根、当梨根、刀莲头、多年片、哆呢根、多年头、哆啤子根、哆啅头。

【来源】为桃金娘科植物桃金娘的根。

【性味归经】味辛、甘，性平。

【功能与主治】理气止痛，利湿止泻，祛瘀止血，益肾养血。主治脘腹疼痛，胁痛黄疸，跌打伤痛，风湿痹痛，肾虚腰痛，疝气，心痛，胃痛，消化不良，呕吐泻痢，癥瘕，痞块，崩漏，劳伤出血，血虚体弱，膝软，尿频，白浊，浮肿，痈肿瘰疬，痔疮，烫伤。

【用法用量】内服：煎汤，15～60g；或酒水各半煎，或炖肉。外用：适量，烧存性研末调涂。

【医家论述】

1. 《生草药性备要》："治心痛。"

2. 《全国中草药汇编》："祛风活络，收敛止泻。主治急、慢性胃肠炎，胃痛，消化不良，肝炎，痢疾，风湿性关节炎，腰肌劳损，功能性子宫出血，脱肛。"

3. 《福建药物志》："益肾。治头风，肾虚腰痛，肾炎，脱肛，瘰疬，痈疽。"

4. 《福建中草药》："治关节风湿痛，久伤痛，干桃金娘根60g。水煎，酒冲服。"

⊙ 白牛胆根 《泉州本草》

【异名】山白芷、土白芷、小茅香、黑骨风、寻骨风、铁杆香、白面风根。

【来源】为菊科植物羊耳菊的根。

【性味归经】味辛、甘，性温。

【功能与主治】行气止痛，止咳定喘，祛风散寒。主治头痛，牙痛，胃痛，疝气，腰痛，风湿痹痛，跌打损伤，风寒感冒，咳嗽，哮喘，月经不调，白带，肾炎水肿。

【用法用量】内服：煎汤，15～30g。外用：适量，研末撒敷。

【使用注意】服药期间禁食酸、辣食物。

【医家论述】

1.《四川中药志》（1960 年版）："治风湿麻木，筋骨疼痛，跌打损伤及风寒咳嗽等症。"

2.《海南岛常用中草药手册》："祛风行气，散寒，消肿止痛。主治感冒，偏正头痛，产后风痹，跌打肿痛。"

3.《江西草药》："主治风湿关节痛，腰痛，牙痛，胃痛，上吐下泻，小儿疳积，还可治崩漏，白带，黄肿，疟疾。"

4.《泉州本草》："治头痛，牙痛。白面风根 21～30g。水煎去渣，加鸡蛋（去壳）2 个，同煮，服汤食蛋。"

⊙ 石柑子《四川中药志》

【异名】石气柑、柑子菌芋、岩香、青蒲芦茶、石葫芦、藤桔、石葫芦茶、爬岩香、爬山蜈蚣、伸筋草、青竹标、铁斑鸠、小毛铜钱菜、风瘫药、六扑风、石上蟾蜍草、猛药、铁板草。

【来源】为天南星科植物石柑子、紫苞石柑的全草。

【性味归经】味辛、苦，性平，小毒。归肝、胃经。

【功能与主治】行气止痛，消积，祛风湿，散瘀解毒。主治心、胃气痛，疝气，风湿痹痛，脚气，跌打损伤，骨折，小儿疳积，食积胀满，血吸虫晚期肝脾肿大，中耳炎，耳疮，鼻窦炎。

【用法用量】内服：煎汤，3～15g；或浸酒。外用：适量，浸酒搽，或鲜品捣敷。

【使用注意】孕妇禁服。

【医家论述】

1.《民间常用草药汇编》："治心胃气痛，疝气，除脚气。"

2.《广西中药志》："清热，解毒，祛风湿。治风湿骨痛，耳疮。"

3.《广西本草选编》："舒筋活络，散瘀消肿，导滞去瘀。主治风湿痹痛，跌打损伤，骨折，小儿疳积。"

⊙ 地血香《云南思茅中草药选》

【异名】大饭团、梅花钻、风藤、吹风散、大钻骨风、绣球香、通血香、风藤、红吹风、南蛇风、冷饭团、大风沙藤、过山龙藤、海风藤、大叶过山龙、大通血香、大红袍。

【来源】为五味子科植物异型南五味子的根或藤茎。

【性味归经】味辛、苦，性温。归脾、胃、肝经。

【功效主治】祛风除湿，行气止痛，舒筋活络。主治风湿痹痛，胃痛，腹痛，痛经，产后腹痛，跌打损伤，慢性腰腿痛。

【用法用量】内服：煎汤，9～15g；或研末，1.5～3g；或浸酒。外用：适量，研末调敷。

【医家论述】

1. 《广西本草选编》："祛风镇痛，舒筋活络。主治风湿痹痛，慢性腰腿痛，胃痛，腹痛，痛经。"

2. 《全国中草药汇编》："祛风除湿，理气止痛，活血散瘀。主治风湿筋骨疼痛，腰肌劳损，坐骨神经痛，急性胃肠炎，慢性胃炎，胃、十二指肠溃疡，痛经，产后腹痛，跌打损伤。"

3. 《湖北中草药志》："行气活血，消胀止痛。用于腹痛腹胀，肝炎，关节疼痛，劳伤腰痛等症。"

⊙ 安息香《新修本草》

【异名】拙贝罗香。

【来源】为安息香科植物安息香和越南安息香的树脂。

【炮制】

1. 取原药材，除去杂质，捣碎。

2. 取安息香加酒与水煮4～5小时至成粉膏状，或煮至沉于底部凝成块时，取出晒干。每安息香0.03kg，用黄酒0.015kg。贮干燥容器内，置阴凉干燥处，避光密闭保存，防热。

【性味归经】味辛、苦，性平。归心、肝、脾经。

【功能与主治】止痛，行气活血，开窍醒神，豁痰辟秽。主治心腹疼痛，风痹肢节痛，腰痛，中风痰厥，惊痫昏迷，产后血晕。

【配伍应用】

1. **安息香配木香** 安息香芳香，能行气活血而止痛，木香能行气散寒止痛，配伍应用，能增强行气止痛之功，用治心腹疼痛。

2. 安息香配麝香　安息香能行气活血止痛，麝香辛香，开通走窜，可行血中之瘀滞，开经络之壅遏，通经散结止痛，配伍使用，共奏行气活血，蠲痹止痛之效，用治顽痹血脉凝涩，遍身疼痛，不得屈伸者，方如《太平惠民和剂局方》麝香天麻丸。

【用法用量】内服：研末，0.3～1.5g；或入丸、散。

【使用注意】阴虚火旺者慎服。

【医家论述】

1.《本草述》："治中风，风痹，风痫，鹤膝风，腰痛，耳聋。"

2.《本经逢原》："止卒然心痛，呕逆。"

3.《本草便读》："治卒中暴厥，心腹诸痛。"

⊙ 延胡索《神农本草经》

【异名】元胡索、玄胡索。

【来源】为罂粟科多年生草本植物延胡索的块茎。

【炮制】一般醋炙用，称醋延胡。取延胡索，用醋拌匀，待醋吸尽后，蒸至透心，取出切片或捣碎。醋炙后有效成分易煎出，可增强止痛作用。生用较少，采挖后除去杂质，洗净，润透，切片或捣碎。晒干即可。

【镇痛药理】实验研究表明：本品多种制剂均有明显的镇痛作用，尤以醇提浸膏、醋制流浸膏及散剂作用最为明显。延胡索中总碱的镇痛效价则为吗啡的40%，总碱中以甲素、乙素、丑素的镇痛作用最为明显，甚中尤以乙素最强，丑素次之，甲素最弱。

研究表明，罗通定可加强电针（单侧"合谷"和"外关"穴）镇痛强度和延长电针镇痛后效应的作用，本品对脑内多巴胺受体（D_1和D_2）亚型均有亲和力。初步认为本品镇痛作用与中枢多巴胺受体活动有关，进一步研究表明：罗通定可能通过阻断D_1多巴胺受体使脑内纹状体亮氨酸脑啡肽含量增加，而产生镇痛作用。

延胡索各种制剂产生镇痛作用，皆在半小时内达峰值，维持时间约2小时。罗通定同吗啡等成瘾性镇痛相比，作用强度虽不如后者，但副作用少而安全，没有成瘾性，如给猴每天剂量从60mg/kg开始，逐渐增加到200mg/kg，连续给药3个多月，停药后并无戒断症状出现。动物实验曾发现本品及丑素对大鼠镇痛作用可产生耐药性，但较吗啡慢一倍，与吗啡有交叉耐药现象。

【性味归经】味辛、苦，性温。归心、肝、脾经。

【功效主治】行气止痛，活血散瘀。主治胸痹心痛，脘腹疼痛，腰痛，疝气痛，痛经，产后瘀滞腹痛，跌打损伤。现代临床用于治疗急、慢性扭挫伤，急性心肌梗死，各种平滑肌痉挛疼痛，胃及十二指肠溃疡，慢性胃炎之疼痛等。

【配伍应用】

1. **延胡索配丹参**　延胡索能理气活血止痛，丹参入心经，有活血祛瘀止痛、安神之功，两药配伍，既可理气，更能行畅心脉，活血化瘀止痛。用于气滞血瘀之胸痹心痛，痛如针刺者。

2. **延胡索配柴胡**　两者均入肝经，延胡索善理气活血止痛，柴胡疏散肝胆之经气，配伍同用，可治疗肝经气滞血瘀之胁肋胀痛。

3. **延胡索配川楝子**　延胡索辛温，能理气止痛，川楝子苦寒，能清热疏肝，行气止痛，两者配伍，可增强止痛作用，用于寒热错杂、气机不利之胃脘或胁肋疼痛，方如《素问病机气宜保命集》金铃子散。

4. **延胡索配当归**　延胡索理气以止痛，当归养血和血以止痛，配伍后可用于妇人气血瘀滞之小腹刺痛，经行涩少，或月经不调，闭经，痛经等妇科疼痛，方如《名家方选》延胡索汤。

5. **延胡索配小茴香**　延胡索理气止痛，小茴香散寒止痛，配伍后治疗寒疝作痛，方如《医学发明》天台乌药散。

6. **延胡索配益母草**　延胡索理气止痛，益母草活血祛瘀通经，相配伍祛瘀止痛，治疗产后恶血不尽，心膈烦闷，腹中刺痛（《太平圣惠方》）。

7. **延胡索配自然铜**　延胡索能理气活血止痛，自然铜味辛，入血，有活血散瘀止痛之功，尤长于促进骨折的愈合。配伍后用于跌打损伤，骨折筋断，瘀阻肿痛等。

【用法用量】内服：煎汤，3～10g；研末服，1.5～3g；或入丸、散。

【使用注意】孕妇禁服，体虚者慎服。

【医家论述】

1.《本草纲目》："延胡索，能行血中气滞，气中血滞，故专治一身上下诸痛，用之中的，妙不可言。"

2.《本草正义》："延胡虽为破滞行血之品，然性情尚属和缓，不甚猛烈。古人必以酒为导引，助其运行，其本性之不同于峻厉，亦可想见。而又兼能行气，不专于破瘀见长，故能治内外上下气血不宣之病。通滞散结，主一切肝胃胸腹诸痛，盖攻破通导中之冲和品也。"

3.《医学入门·本草》："善理气痛及膜外气块，止心气痛及小肠、肾气、腰暴痛，活精血。又破血及堕落车马疼痛不止。"

4.《本草正》："延胡索，善行滞气破滞血，血中气药，故能止腹痛，通经，调月水淋滞，心气疼痛。"

【按语】延胡索有显著的止痛作用，且止痛部位广泛，具备辛散温通之性，能活血利气，可治一身上下诸痛，也无论寒、热、气、血，凡积而不散，不通而痛者，服之均有效。醋炒制可明显增强止痛效果。

参考文献

[1] 吕富华，方达超，张覃沐，等.延胡索的止痛作用[J].中华医学杂志,1955,41（10）：928.

[2] 吕富华，方达超，张覃沐，等.延胡索几个剂型止痛作用的比较[J].中华医学杂志,1956,42（16）：518.

[3] 吴钢，姜建伟.吴根诚，等.静脉注射左旋四氢巴马汀及其同类物加强家兔电针镇痛[J].针刺研究,1989,(Z1)：160-161.

[4] 吴钢，姜建伟.吴根诚，等.脑室给予多巴胺受体激动剂PA、APO和LY171555对左旋四氢巴及电针镇痛作用的影响[J].针刺研究,1989,（Z1）：164-165.

[5] 胥彬，金国章.延胡索的药理作用Ⅱ.延胡索乙素和丑的耐药性[J].生理学报,1957,21（2）：158.

⊙ 竹叶椒叶《湖南药物志》

【来源】为芸香科植物竹叶椒的叶。

【性味归经】味辛、微苦，性温，小毒。

【功效主治】理气止痛，活血消肿，解毒止痒。主治脘腹胀痛，跌打损伤，痈疮肿毒，毒蛇咬伤，皮肤瘙痒。

【用法用量】内服：煎汤，9～15g。外用：适量，煎水洗；或研粉敷；或鲜品捣敷。

【医家论述】

1.《湖南药物志》："治腹胀痛，肿毒，蛇毒。"

2.《全国中草药汇编》："活血止痛，治跌打肿痛。"

3.《福建药物志》："治乳痈。"

4.《广西民族药简编》："治刀伤。"

⊙ 红木香《本草纲目拾遗》

【异名】紫金皮、金谷香、紧骨香、木腊、广福藤、内风消、冷饭包、大活血、小血藤、大红袍、内红消、小钻、钻骨风、紫金藤、香藤根、过山龙。

【来源】为五味子科植物长梗南五味子的根或根皮。

【性味归经】味辛、苦,性温。归脾、胃、肝经。

【功效主治】理气止痛,祛风通络,活血消肿。主治胃痛,腹痛,风湿痹痛,痛经,月经不调,产后腹痛,咽喉肿痛,痔疮,无名肿毒,跌打损伤。

【用法用量】内服:煎汤,9~15g;或研末,1~1.5g。外用:适量,煎汤洗;或研粉调敷。

【医家论述】

1.《采药书》:"入膏用,行血散气。"

2.《本草纲目拾遗》:"治风气痛,伤力,跌扑损伤,胃气疼痛,食积,痧胀等症,俱酒煎服。"

3.《天目山药用植物志》:"行血散气,治跌仆损伤,胃气疼痛。"

4.《广西本草选编》:"祛风活血,行气止痛,散瘀消肿。主治胃痛,痛经,产后腹痛,风湿痹痛,疝气。"

5.《安徽中草药》:"消肿解毒,驱虫。主治鼻咽癌,毒蛇咬伤,蛔虫性腹痛。"

6.《全国中草药汇编》:"主治溃疡病,胃肠炎,中暑腹痛,月经不调,风湿性关节炎,跌打损伤。"

7.《福建药物志》:"治睾丸炎,中耳炎,无名肿毒。"

⊙ 过江龙子《岭南采药录》

【来源】为豆科植物龙须藤的种子。

【性味归经】味苦,辛,性温。

【功效主治】行气止痛,活血化瘀。主治胁肋胀痛,胃脘痛,跌打损伤。

【用法用量】内服:煎汤,6~15g。

【医家论述】

1.《岭南采药录》:"止气痛,理跌打伤,去瘀生新。"

2.《生草药手册》:"妇科消郁气痛,肝胃痛。"

⊙ 杨梅树皮《本草纲目》

【异名】杨梅皮。

【来源】为杨梅科植物杨梅的树皮、根皮或根。

【性味归经】味苦、辛、微涩,性温。归肝、胃经。

【功效主治】行气活血，止痛，止血，解毒消肿。主治脘腹疼痛，胁痛，牙痛，疝气，跌打损伤，骨折，吐血，衄血，痔血，崩漏，外伤出血，疮疡肿痛，痄腮，牙疳，汤火烫伤，臁疮，湿疹，疥癣，感冒，泄泻，痢疾。

【用法用量】内服：煎汤，9～15g；或浸酒；或入丸、散。外用：适量，煎汤熏洗；或漱口；或研末调敷；或吹鼻。

【医家论述】

1. 《日华子本草》："煎汤洗恶疮疥癣。"

2. 《本草纲目》："煎水，漱牙痛；服之，解砒毒；烧灰、油调，涂汤火伤。"

3. 《随息居饮食谱》："研末烧酒调敷，治远近挛缩。"

4. 《贵州民间方药集》："凉血止血，化瘀生新。治吐血，血崩，痔血，痢疾，胃痛。外治骨折，臁疮。"

5. 《全国中草药汇编》："散瘀，止血，止痛。主治跌打损伤，骨折，痢疾，胃、十二指肠溃疡；外用治创伤出血，烧烫伤。"

6. 《福建药物志》："行气活血，通关窍，消肿解毒。治哮喘，慢性气管炎，感冒，中暑发痧，腮腺炎，蛀牙痛，无名肿痛，雷公藤中毒。"

⊙ 沉香《名医别录》

【异名】蜜香、栈香、沉水香、奇南香、琪䏑、伽蒂香。

【来源】为瑞香科植物沉香、白木香含树脂木材。

【炮制】取原药材，除去枯废白木，刷净，劈成小块，镑或刨成薄片，或研成细粉；贮干燥容器内，密闭，置阴凉干燥处。

【性味归经】味辛、苦，性温。归肾、脾、胃经。

【功能与主治】行气止痛，纳气平喘，温中降逆。主治脘腹冷痛，心腹痛，气逆喘息，胃寒呕吐呃逆，腰膝虚冷，大肠虚秘，小便气淋。

【配伍应用】

1. **沉香配乌药**　沉香芳香辛散，温通祛寒，善于行气止痛，乌药辛温，长于温肾散寒，行气止痛，两药配伍，能增强温散行气止痛之功，用于寒凝气滞之胸腹胀痛，方如《卫生家宝方》沉香四磨汤。

2. **沉香配肉桂**　沉香味辛性温，功善温通祛寒，行气止痛，肉桂味辛性热，长于补火助阳，散寒止痛。配伍使用，能增强温中散寒止痛的功效，用于脾胃虚寒较甚，脘腹胁肋积冷胀痛，肢冷便溏者，方如《卫生宝鉴》沉香桂附丸。

3. **沉香配附子**　沉香能温通散寒，理气止痛，附子能回阳就逆，助阳补火，散寒止痛。配伍应用，能回阳救急，用于命门火衰，手足厥冷，脐腹疼痛者，方如《百代医案》接真汤。

【用法用量】内服：煎汤，2～5g，后下；研末，0.5～1g；或磨汁服。

【使用注意】阴虚火旺，气虚下陷者慎用。

【医家论述】

1. 《日华子本草》："调中，补五脏，益精壮阳，暖腰膝，去邪气，止转筋吐泻、冷气，破癥，（治）冷风麻痹，骨节不任，湿风皮肤痒，心腹痛，气痢。"

2. 《药品化义》："沉香，纯阳而升，体重而沉，味辛走散，气雄横行，故有通天彻地之功，治胸背四肢诸痛及皮肤作痒。且香能温养脏腑，保和卫气。""总之，疏通经络，血随气行，痰随气转，凡属痛痒，无不悉愈。"

3. 《本经逢原》："沉香专于化气，诸气郁结不伸者宜之。温而不燥，行而不泄，扶脾达肾，摄火归原。主大肠虚秘，小便气淋及痰涎血出于脾者为之要药。凡心腹卒痛、霍乱中恶、气逆喘急者，并宜酒磨服之。"

⊙ 牡荆子《本草经集注》

【异名】小荆实、牡荆实、荆条果、黄荆子。

【来源】为马鞭草科植物牡荆的果实。

【炮制】

1. **牡荆子** 取原药材，除去杂质，筛去灰屑。用时打碎。

2. **炒牡荆子** 取净牡荆子，置锅内，用文火加热，炒至微鼓起，有香气，取出，放凉。用时打碎。炒牡荆子形如牡荆子，表面棕褐色，鼓起，微有香气。

【性味归经】味苦、辛，性温。归肺、大肠经。

【功能与主治】理气止痛，化湿祛痰，止咳平喘。主治胃痛，疝气痛，心痛，咳嗽气喘，泄泻，痢疾，脚气肿胀，白带，白浊。

【配伍应用】

牡荆子配小茴香 两者皆味辛性温，牡荆子能理气止痛，小茴香能散寒理气止痛，两者配伍可增强理气散寒止痛的功效，用治疝气痛。

【用法用量】内服：煎汤，6～9g；或研末；或浸酒。

【使用注意】恶石膏。

【医家论述】

1. 朱丹溪引自《本草纲目》："炒焦为末，饮服。治心痛及妇人白带。"

2.《药性考》："除寒热，疗风止咳，心痛疝疾，带浊耳聋，服之有益。"

3.《全国中草药汇编》："止咳平喘，理气止痛。主治咳嗽哮喘，胃痛，消化不良，肠炎，痢疾。"

4.《全国中草药汇编》："治胃肠绞痛，手术后疼痛。黄荆子 18g。研细粉，每服 6g，每日 3 次。"

5.《浙江药用植物志》："健脾止痛。"

⊙ 苏合香《名医别录》

【异名】帝膏、苏合油、苏合香油、帝油流。

【来源】为金缕梅科植物苏合香树所分泌的树脂。

【性味归经】味辛、微甘、苦，性温。归心、脾经。

【功效主治】开窍辟秽，开郁豁痰，行气止痛。主治中风，痰厥，气厥之寒闭证；温疟，惊痫，湿浊吐利，心腹猝痛以及冻疮、疥癣。

【配伍应用】

1. **苏合香配冰片** 苏合香温通走窜，能开浊化郁，祛寒止痛，冰片味辛，能行气开窍，清热止痛，两药配伍，能增强行气开窍止痛的功效，用于因心阳不振，复受寒邪，或因痰浊之邪，停于心胸，痹阻胸阳，窒塞气机，络脉瘀阻，而致心胸剧痛闷塞者。方如苏冰滴丸及冠心苏合丸。

2. **苏合香配藿香** 苏合香辛温行气止痛，芳香和中止吐利，藿香气味芳香，能行气化湿止呕，配伍应用能增强行气化湿止痛的功效，用治感受暑湿秽浊之邪而致猝然腹痛吐泻者。

【用法用量】内服：0.3～1g，入丸、散；或泡汤；不入煎剂。外用：适量，溶于乙醇或制成软膏、搽剂涂敷。

【使用注意】脱证禁服；阴虚有热、血燥津伤、气虚者及孕妇慎服。

【医家论述】

1.《本草正》："杀虫毒，疗癫痫，温疟，止气逆疼痛。"

2.《本草备要》："走窜，通窍，开郁，辟一切不正之气。"

⊙ 苏铁叶《全国中草药汇编》

【异名】番蕉叶、铁树叶。

【来源】为苏铁科植物苏铁的叶。

【性味归经】味甘、淡，性平，小毒。入肝、胃经。

【功效主治】理气止痛，散瘀止血，消肿解毒。主治肝胃气滞疼痛，经

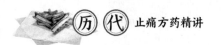

闭, 吐血, 便血, 痢疾, 肿毒, 外伤出血, 跌打损伤。

【用法用量】内服: 煎汤, 9～15g; 或烧存性, 研末。外用: 适量, 烧灰; 或煅存性研末敷。

【医家论述】

1. 《本草纲目拾遗》: "平肝, 统治一切肝气痛。"

2. 《本草求原》: "散瘀止血, 活筋骨中血。治下血、吐血、跌打肿痛。加葱头醋敷之, 拔一切毒风、酒风。"

3. 《四川常用中草药》: "治哽食病。"

4. 《安徽中草药》: "治肿毒初起, 外伤出血, 肝癌。"

5. 《青岛中草药手册》: "收敛止血, 活血止痛。主治各种出血症, 痢疾, 腰痛, 胃痛, 关节酸痛, 经闭。"

6. 《全国中草药汇编》: "治胃炎, 胃溃疡, 高血压, 神经痛。"

7. 《台湾药用植物志》: "嫩叶治痘疮, 解酒。"

⊙ 鸡骨香《生草药性备要》

【异名】山豆根、水沉香、土沉香、驳骨消、滚地龙、黄牛香、鸡脚香、矮脚猪、滚地龙、透地龙、过山香、金锦枫。

【来源】为大戟科植物鸡骨香的根。

【性味归经】味微苦、辛, 性温, 小毒。归胃、大肠、肝经。

【功效主治】理气活血, 祛风除湿, 消肿止痛。主治脘腹胀痛, 风湿痹痛, 疝气痛, 痛经, 咽喉肿痛及跌打肿痛。

【用法用量】内服: 煎汤, 6～15g; 研末 0.9～1.5g; 或浸酒。外用: 适量, 研末调敷。

【使用注意】本品有小毒, 内服宜慎。

【医家论述】

1. 《生草药性备要》: "治咽喉肿痛, 心气痛。"

2. 《常用中草药手册》: "行气止痛, 舒筋活络。治风湿性关节炎, 胃及十二指肠溃疡, 胃肠功能紊乱, 胃肠胀气。外治毒蛇咬伤。"

3. 《广西本草选编》: "行气止痛, 活血祛风。治慢性肝炎, 疝气痛, 咽喉肿痛, 跌打损伤, 腰腿痛。"

4. 《全国中草药汇编》: "治痛经。"

5. 《福建药物志》: "理气止痛, 祛风除湿, 舒筋活络。"

⊙ 法罗海《滇南本草》

【异名】发罗海、法罗梅、土川芎、法落海、法落梅、骚独活、红独活、白独活、小独活、红法罗海、臭法罗海。

【来源】为伞形科植物阿坝当归的根。

【炮制】取原药材，除去杂质，洗净，润透，切薄片，干燥。

【镇痛药理】法罗海总香豆精 200mg/kg，300mg/kg 灌胃，对小鼠热板法及化学（酒石酸锑钾）刺激引起疼痛反应均有明显的镇痛作用，随着剂量增加作用也加强。

【性味归经】味辛、苦，性温。归脾、肝、肺经。

【功能与主治】理气止痛，止咳平喘。主治胸胁脘腹疼痛，头痛，咳喘。

【用法用量】内服：煎汤，6～15g；或入丸、散。

【使用注意】阴虚有热及胃病唾血者忌用。

【医家论述】

1.《滇南本草》："专治面寒，背寒，胃气、心气、肝气疼，肺部疼，两胁肋胀疼。"

2.《本草纲目拾遗》："治心痛。"

3.《四川中药志》（1960 年版）："行气定痛。治心腹痛，头痛及发痧等症。"

参考文献

[1] 卫珍，邓士贤. 法落海的镇痛及消炎作用 [J]. 云南医药，1982（5）：8.

⊙ 苦楝叶《本草纲目》

【来源】为楝科植物楝和川楝的叶。

【性味归经】味苦，性寒，有毒。

【功效主治】清热燥湿，杀虫止痒，行气止痛。主治湿疹瘙痒，疮癣疥癫，蛇虫咬伤，滴虫性阴道炎，疝气疼痛，跌打肿痛。

【用法用量】外用：适量，煎水洗、捣敷或绞汁涂。内服：煎汤，5～10g。

【医家论述】

1.《本草纲目》："疝入囊痛，临发时煎酒饮。"

2.《广东中药》："治跌打肿痛，止刀伤出血。"

⊙ 茉莉花《本草纲目》

【异名】白末利、小南强、柰花、鬊华、末梨花。

【来源】为木犀科植物茉莉的花。

【炮制】取原药材，除去杂质，筛去灰屑。

【性味归经】味辛、微甘，性温。归脾、胃、肝经。

【功能与主治】理气止痛，辟秽开郁。主治泻痢腹痛，头晕头痛，目赤肿痛，耳心痛，湿浊中阻，胸膈不舒，目赤，疮毒。

【用法用量】内服：煎汤，3～10g；或代茶饮。外用：适量，煎水洗目或菜油浸滴耳。

【医家论述】

1.《随息居饮食谱》："和中下气，辟秽浊。治下痢腹痛。"

2.《四川中药志》（1960年）："能避瘟疫，醒脑。治目赤肿痛，耳心痛。"

3.《福建药物志》："安神。治头痛头晕。"

⊙ 金狮藤《全国中草药汇编》

【异名】香藤、藤薯、痧药草、南木香、熏鼓藤。

【来源】为马兜铃科植物大叶马兜铃的根茎及根。

【性味归经】味苦、辛，性微寒。归肝、胃、大肠经。

【功效主治】行气止痛，清热解毒，降压。主治气滞脘胀，胃痛，腹痛，风湿关节痛，暑湿下痢，痈疽疔肿，毒蛇咬伤，高血压病。

【用法用量】内服：煎汤，6～15g；或研末，每次0.3～0.5g，每日3次。外用：适量，捣敷。

【使用注意】体虚者慎服。

【医家论述】

1.《全国中草药汇编》："清热解毒，收敛镇痛。主治中暑腹痛，胃痛，腹痛下痢，风湿性关节痛，毒蛇咬伤，高血压病，皮肤湿疹。"

2.《浙江药用植物志》："清热解毒，活血，健脾利湿。主治消化不良，腹痛痢疾，败血症，毒蛇咬伤，骨髓炎，痈疖，湿疹。"

3.《台湾药用植物志》："调经。治腹痛，眩晕，解热，镇咳，祛痰。"

⊙ 金橘根《闽东本草》

【异名】寿星柑根。

【来源】为芸香科植物金橘、金弹、金柑的根。

【性味归经】味酸、苦，性温。归肝、脾经。

【功效主治】行气止痛，化痰散结。主治胃脘胀痛，疝气，产后腹痛，子宫下垂，瘰疬初起。

【用法用量】内服：煎汤，3～9g，鲜品 15～30g。

【使用注意】气虚火旺者慎服。

【医家论述】

1. 《四川中药志》（1960 年版）："行血，散瘰疬，顺气化痰。治胃痛，九子疡初起未溃由于气滞者。"

2. 《全国中草药汇编》："健脾，理气。主治水肿，胃气痛，疝气，脱肛，产后气滞，腹痛，子宫脱垂。"

⊙ 青木香《本草蒙筌》

【异名】马兜铃根、兜铃根、土青木香、独行根、云南根、土木香、青藤香、蛇参根、铁扁担、痧药（江西）、野木香根、水木香根、白青木香、天仙藤根（江苏）。

【来源】为马兜铃科植物马兜铃和北马兜铃的根。

【镇痛药理】有学者就马兜铃科青木香、辽宁地产北马兜铃根（野生和家种）煎剂的镇痛、抗炎作用进行了比较。结果表明三者皆有明显的镇痛、抗炎作用，并随剂量增加，作用增强。抗炎作用三者无差异，镇痛作用由强到弱为野生北马兜铃根、家种北马兜铃根、青木香。马兜铃根、家种北马兜铃根、野生北马兜铃根皆有明显抑制冰醋酸对小鼠的致痛作用，并随剂量增加，镇痛作用增强。镇痛作用强度由强至弱为野生北马兜铃根、家种北马兜铃根、马兜铃根。三者尚有明显抑制二甲苯所致小鼠耳廓肿胀作用，并随剂量增加，抗炎作用增强，作用强度三者无差异。

【炮制】取原药材，除去杂质，洗净，润透，切厚片，晒干。

【性味归经】味辛、苦，性寒，小毒。归肺、胃、肝经。

【功效主治】行气止痛，解毒消肿，平肝降压，利大肠。主治胸胁脘腹疼痛，疝气痛，肠炎，下痢腹痛，咳嗽痰喘，蛇虫咬伤，痈肿疔疮，湿疹，腋气，皮肤瘙痒，高血压，头风，瘙痒，秃疮，调经，妇人小便出血不止。

【配伍应用】

1. **青木香配延胡索** 两者均入肝经，青木香善行气止痛，能疏散肝经之郁气，延胡索理气活血止痛，合用配伍，用于肝胃气滞所致的胸胁刺痛，脘腹胀痛，疝气痛。

2. **青木香配黄连** 青木香辛行苦降，能行气散结止痛，黄连善去脾胃大肠湿热，配合应用，兼具清利理气止痛的功效，用治湿热下痢或中暑之腹痛。

【用法用量】内服：煎汤，3～9g；研末，1.5～2g，每日2～3次。外用：适量，研末调敷；或磨汁涂。

【使用注意】脾胃虚寒者慎服。服用过量，可引起肠胃反应，如恶心、呕吐、胸闷、腹胀、腹痛、口苦、口干等。

【医家论述】

1. 《本草图经》："治气下膈，止刺痛。"

2. 《本经逢原》："治痈肿，痰结，气凝诸痛。"

3. 《草木便方》："发表，除风。（治）风湿瘫痪，腰脚疼痛，跌打损伤。"

4. 《南京民间药草》："治腹痛、胃气痛。"

5. 《江西草药》："青木香根（鲜）9～15g，捣汁，温开水送服；亦可用青木香根3～6g，研末，温开水送服。治中暑腹痛。"

6. 《东北常用中草药手册》："青木香鲜品一块，放牙痛处咬之。治牙痛。"

参考文献

[1] 张宏，王玉良，李显华. 北马兜铃根与青木香镇痛抗炎作用比较 [J]. 中药材，1990，13（9）：35.

⊙ **枸橘**《本草纲目》

【异名】枳实、臭橘、枸棘子、野橙子、铁篱笆、唐橘、臭枳子、臭刺、臭杞、青旦旦、土枳实、钢橘子、枸橘梨、枸橘李、臭橘子、杨橘、枸橘子、野梨子、苦橘子、绿衣枳实、绿衣枳壳。

【来源】为芸香科植物枸橘幼果或未成熟果实。

【性味归经】味辛、苦，性温。归肝、胃经。

【功效主治】疏肝和胃，理气止痛，消积化滞。主治胸胁胀满，脘腹胀痛，乳房结块，疝气疼痛，睾丸肿痛，跌打损伤，食积，便秘，子宫脱垂。

【配伍应用】

1. **枸橘配青皮** 两者都入肝、胃经，皆味辛性温，均有疏肝理气、消积止痛之功，合用能增强疏肝和胃，理气散结止痛之效。用治肝气郁结或肝胃不和之胃脘疼痛，胁肋胀痛。

2. **枸橘配柴胡** 两者皆入肝经，均能疏肝理气止痛，配伍后能增强疏肝理气止痛的功效，用于乳房胀痛。

3. **枸橘配川楝子** 枸橘能疏肝理气，散结止痛，川楝子能行气止痛，两相配伍，兼具行气散结止痛的功效，用治疝气疼痛，睾丸肿痛。

4. **枸橘配淡竹叶**　枸橘味苦，能清热解毒止痛，淡竹叶甘淡性寒，功能清心降火，渗湿泄热，配伍使用能增加清热解毒的功效，煎汤代茶，用治咽喉肿痛。

【用法用量】内服：煎汤，9～15g；或煅研粉服。外用：适量，煎水洗；或熬膏涂。

【使用注意】气血虚弱、阴虚有火或孕妇慎服。

【医家论述】

1.《本经逢原》："破气散热，解酒毒。""以枸橘煅末存性，酒服方寸匕，治胃脘结痛。以醋浸熬膏，摊贴内伤诸痛。"

2.《植物名实图考》："治跌打。"

3.《江苏省植物药材志》："治肝胃气，疝气。"

4.《中国药用植物图鉴》："治胸腹满、胸腹痛；祛痰、利尿、发汗及健胃。"

5.《山东中草药手册》："清热解毒，理气止痛。"

6.《陕西中草药》："理气，健胃，通便，利尿，祛风，除痰，抗癌。主治胸腹胀满，腹痛，消化不良，便秘，食道癌，子宫脱垂，脱肛，疝气，关节炎，足跟痛。"

7.《青岛中草药手册》："主治咽喉肿痛，淋巴结核，试治于胃癌。"

⊙ 柚叶《本草纲目》

【异名】气柑叶（四川）。

【来源】为芸香科植物柚的叶。

【性味归经】味辛、苦，性温。

【功能与主治】行气止痛，解毒消肿。主治头风痛，寒湿痹痛，食滞腹痛，乳痈，扁桃体炎，中耳炎。

【用法用量】内服：煎汤，15～30g。外用：适量，捣敷或煎水洗。

【医家论述】

1.《重庆草药》："治小儿寒食肚胀痛，寒湿脚膝痛，冻疮。"

2.《全国中草药汇编》："解毒消肿，治乳腺炎，扁桃体炎。"

3.《福建药物志》："调气降逆，解毒消肿。主治胃痛，痢疾，砒中毒，中耳炎。"

4.《本草纲目》："治头风痛：柚叶，同葱白捣，贴太阳穴。"

⊙ 荔枝核《本草衍义》

【异名】荔核、荔仁、枝核、大荔核。

【来源】为无患子科植物荔枝的种子。

【炮制】

1. **荔枝核** 取原药材，除去杂质，洗净，干燥。用时捣碎。生品可用于肝郁气滞的胃脘疼痛。

2. **炒荔枝核** 取净荔枝核置锅内，用文火炒至微焦，取出放凉。用时捣碎。炒荔枝核散寒止痛作用较强，多用于寒凝气滞引起的胃痛、痛经及产后腹痛。

3. **盐荔枝核** 取净荔枝核捣碎，用盐水拌匀，闷透，置锅内，用文火加热，炒干，取出放凉；或将荔枝核洗净，用盐水煮沸至盐水被吸尽为度，取出干燥，捣碎。每荔枝核100kg，用食盐2kg。盐荔枝核多用于疝气疼痛。

【性味归经】味甘、微苦，性温。归肝、肾、胃经。

【功效主治】理气止痛，祛寒散滞。主治疝气痛，睾丸肿痛，胃脘痛，痛经及产后腹痛。

【配伍应用】

1. **荔枝核配橘核** 荔枝核入肝经血分，善行血中之气，性温能散寒邪；橘核亦入肝经，能理气疏肝，散结止痛。两者配伍，可增强行气散结止痛的功效，用治肝经血分寒凝气滞所致的寒疝腹痛、睾丸肿痛。

2. **荔枝核配龙胆草** 荔枝核能理气止痛，祛寒散结；龙胆草能清除肝经实火，清热止痛。两药相配，可用于治疗肝经实火，湿热下注之睾丸肿痛、阴囊红肿者。

3. **荔枝核配木香** 荔枝核入肝、胃经，能疏肝理气止痛；木香入胃经，能行气止痛。两者配伍能治肝郁气滞之胃脘疼痛，方如《景岳全书》之荔香散。

4. **荔枝核配香附** 荔枝核入肝经能行血中之气，能理气止痛，祛寒散滞；香附能疏肝解郁，行气散结，调经止痛。两者配伍能行气散寒，散结止痛，用治妇人血瘀经痛及产后少腹刺痛，方如《妇人良方》之蠲痛散。

【用法用量】内服：煎汤，6～10g；研末，1.5～3g；或入丸、散。外用：适量，研末调敷。

【医家论述】

1. 《本草衍义》："治心痛及小肠气。"

2. 《本草纲目》："行散滞气。治癞疝气痛，妇人血气刺痛。"

3. 《本草备要》："治胃脘痛。"

4. 《全国中草药汇编》："治鞘膜积液，睾丸肿痛，痛经。"

⊙ **荔枝根** 《本草图经》

【来源】为无患子科植物荔枝的根。

【性味归经】味微苦、涩，性温。

【功效主治】理气止痛，解毒消肿。主治胃痛，疝气，咽喉肿痛。

【用法用量】内服：煎汤，10~30g，鲜品60g。

【医家论述】《全国中草药汇编》："主治胃脘胀痛。"

⊙ **荜澄茄** 《雷公炮炙论》

【异名】澄茄、毗陵茄子、毕茄。

【来源】为胡椒科植物荜澄茄的果实。

【炮制】取原药材，除去杂质及残留的果柄，洗净，晒干。用时捣碎。

【性味归经】味辛，性温。归胃、脾、肾、膀胱经。

【功效主治】温中散寒，行气止痛，下气消食，暖肾。主治胃寒呕逆，脘腹胀满冷痛，肠鸣泄泻，寒疝腹痛，寒湿小便淋沥浑浊。痢疾及血吸虫病之下痢、慢性支气管炎。痘疮入目，羞明生翳。蜈蚣咬伤。

【配伍应用】

1. **荜澄茄配高良姜、木香** 三药均入脾胃经，荜澄茄能温中散寒，行气止痛，高良姜增强其温中散寒止痛的功效，木香增强了其理气止痛的功效，三药相配，共奏温中理气、散寒止痛之功，用治脘腹胀满冷痛，方如《宣明论方》荜澄茄丸。

2. **荜澄茄配香附** 荜澄茄辛散温通，能温中散寒止痛，香附能疏肝行气止痛，两药相配，散寒与理气之功兼俱，用治气证见寒疝腹痛者。

【用法用量】内服：煎汤，1~5g，或入丸、散。外用：适量，研末擦牙或搐鼻。

【使用注意】阴虚火旺及实热火盛者禁服。

【医家论述】

1. 《海药本草》："主心腹卒痛，霍乱吐泻，痰癖冷气。"

2. 《日华子本草》："治一切气，并霍乱泻肚腹痛，肾气膀胱冷。"

⊙ **香排草** 《四川中药志》

【异名】排香、排香草、香草、排草、毛柄珍珠菜、合血草、满山香。

【来源】为报春花科植物细梗香草的全草。

【性味归经】味甘，性平。

【功能与主治】行气止痛，调经，祛风除湿，解毒。主治风湿痹痛，脘腹胀痛，胃痛，感冒，咳嗽，月经不调，疔疮，蛇咬伤。

【用法用量】内服：煎汤，9～15g。外用：适量，鲜品捣敷。

【医家论述】

1.《四川中药志》（1960年）："祛风湿，理气，止气痛，醒脑除烦，搽雀斑。"

2.《湖南药物志》："消炎退肿，理气消积，行气。用于血气痛，胃痛，妇女经闭，小儿疳积，疔疮，骨疽，蛇咬伤。"

3.《浙江药用植物志》："清热解毒，理气止痛，宁神。主治流行性感冒，风湿痹痛，胸腹胀痛，心神不宁。"

⊙ 娑罗子《本草纲目》

【异名】天师栗、娑婆子、武吉、仙栗、开心果、苏罗子、索罗果、梭椤子、莴噜子。

【来源】为七叶树科植物七叶树、天师栗的果实或种子。

【炮制】取原药材，除去外壳及杂质，洗净，干燥。用时捣碎；或润透切薄片。

【性味归经】味甘，性温。归肝、胃经。

【功效主治】理气止痛，疏肝宽中。主治胸胁、乳房胀痛，痛经，胃脘痛。现代临床用于治疗冠心病，胸痛、胸闷，心绞痛，尤其是重度心绞痛，头痛。

【配伍应用】

1. **娑罗子配郁金** 两者都入肝经，娑罗子能疏肝宽中，理气止痛，郁金能活血行气止痛，两药配伍，用治气滞血瘀之胸胁胀痛。

2. **娑罗子配当归** 娑罗子能疏肝理气止痛，当归能补血活血，调经止痛，配伍使用可收疏肝活血，调经止痛之功，用治经前气滞乳房胀痛，经行腹痛诸证。

3. **娑罗子配干姜** 娑罗子能疏肝理气止痛，干姜能温中散寒止痛，两药配伍，能收理气温中止痛之功，用治胃寒气滞，胃脘疼痛者。

【用法用量】内服：煎汤，5～10g；或烧灰冲酒。

【使用注意】气阴虚患者慎服。

【医家论述】

1. 《药性考》：“宽中下气，治脘痛肝膨，痞积疟痢，吐血劳伤，平胃通络，酒服称良。”

2. 《本草纲目拾遗》引《百草镜》：“治胃痛，娑罗子1枚，去壳，捣碎煎服。”

3. 《本草纲目拾遗》引《杨春涯验方》：“治九种心痛，娑罗子烧灰，冲酒服。”

4. 《本草纲目拾遗》：“葛祖遗方：治心胃寒痛，虫痛。杀虫。”

5. 《杭州药用植物志》：“健胃，镇痛。”

⊙ 核桃楸果《东北药用植物志》

【异名】马核桃、楸马核果、马核果、山核桃。

【来源】为胡桃科植物核桃楸未成熟果实或果皮。

【性味归经】味辛、微苦，性平，有毒。归胃经。

【功效主治】行气止痛，杀虫止痒。主治脘腹疼痛，牛皮癣。

【用法用量】内服：浸酒，6～9g。外用：适量，鲜品捣搽患处。

⊙ 素馨花《本草纲目》

【异名】耶悉茗花、野悉蜜、玉芙蓉、素馨针。

【来源】为木犀科植物素馨花的花蕾。

【性味归经】味微苦，性平。归肝经。

【功能与主治】行气止痛，舒肝解郁。主治肝郁气滞所致的胁肋脘腹作痛，下痢腹痛。

【用法用量】内服：煎汤，5～10g；或代茶饮。

【医家论述】

1. 《岭南采药录》：“解心气郁痛，止下痢腹痛。”

2. 《常用中草药手册》：“舒肝解郁，化滞止痛。”

⊙ 艳山姜广州部队《常用中草药手册》

【异名】玉桃、草扣、大良姜、大草蔻、假砂仁、土砂仁、草豆蔻。

【来源】为姜科植物艳山姜的根茎和果实。

【性味归经】味辛、涩，性温。

【功能与主治】行气止痛，温中燥湿，截疟。主治心腹冷痛，胃脘冷痛，疝气，胸腹胀满，消化不良，呕吐腹泻，疟疾。

【用法用量】内服：煎汤，种子或根茎 3 ~ 9g；种子研末，每次 1.5g。外用：适量，鲜根茎捣敷。

【医家论述】

1.《常用中草药手册》："燥湿祛寒，除痰截疟，健脾暖胃。治心腹冷痛，胸腹胀满，痰食积滞，消化不良，呕吐腹泻。"

2.《广西本草选编》："燥湿散寒，行气止痛，截疟。主治胃脘冷痛，消化不良，呕吐泄泻，疟疾。"

3.《福建药物志》："主治急性胃肠炎，噎膈，疝气，疸。"

⊙ 莳萝子《海药本草》

【异名】时美中、慈谋勒、莳萝椒、小茴香、瘪谷茴香、土茴香。

【来源】为伞形科植物莳萝的果实。

【炮制】

1. 莳萝子取原药材，除去杂质，筛去灰屑。用时捣碎。

2. 炒莳萝子，取净莳萝子，置锅内，用文火加热，炒至微鼓起为度。炒莳萝子形如莳萝子，表面棕黑色，香气较浓。

【性味归经】味辛，性温。归脾、胃、肝、肾经。

【功能与主治】理气止痛，温脾开胃，散寒暖肝。主治腹中冷痛，膈气，阴囊冷痛，湿气成疝，肾虚腰痛，血虚腿痛，湿气成疝，齿疼，胁肋胀满，呕逆食少，寒疝。

【用法用量】内服：煎汤，1 ~ 5g；或入丸、散。

【使用注意】气阴不足及内有火热者禁服。

【医家论述】

1.《药品化义》："主治阴囊冷痛，湿气成疝，肾虚腰痛不能转侧，血虚腿痛不能行。"

2.《随息居饮食谱》："温胃健脾，散寒止痛，杀虫，消食，调气止呕。定腰、齿疼，解鱼、肉之毒。"

⊙ 假蒟《生草药性备要》

【异名】蛤蒟、不拨子、假蒌、蛤蒌、假萎、蛤萎、大柄萎、荜拨子、猪拨菜（广州部队）、钻骨风、臭蒌、山蒌、马蹄蒌。

【来源】为胡椒科植物假蒟的茎、叶或全草。

【性味归经】味苦，性温。

【功效主治】祛风散寒，行气止痛，活络消肿。主治风寒咳喘，哮喘，风湿痹痛，脘腹胀满，泄泻痢疾，产后脚肿，跌打损伤，外伤出血。解新膏药火毒。

【用法用量】内服：煎汤，9～15g。外用：适量，捣敷。

【医家论述】

1.《广西民间常用中草药手册》："行气止痛，祛风杀虫，外用止血。治风湿，跌打，外伤出血，虫牙痛。"

2.《广西本草选编》："驱风活络，行气止血。主治外感风寒，腹痛泄泻，痢疾，肾炎水肿。"

3.《广西民族药简编》："治心胃痛。"

4.《广西本草选编》："假蒌全草9～15g，水煎服，或倍量浸酒内服外搽。治风湿痹痛。"

5.《广西民间常用中草药手册》："假蒌叶15g。水煎服。治气滞腹痛。"

6.《广东中草药》："假蒟鲜叶15g。捣烂，加米粉，在锅上煎成饼状，隔布热敷肚脐。治腹痛腹胀。"

7.《广西民间常用中草药手册》："假蒌叶适量。捣烂，酒炒，敷患处。治跌打肿痛。"

⊙ 假蒟子 广州部队《常用中草药手册》

【异名】假蒟果穗、钻骨风果。

【来源】为胡椒科植物假蒟的果穗。

【性味归经】味辛，性温。

【功效主治】温中散寒，行气止痛，化湿消肿，活血。主治脘腹胀痛，寒湿腹泻，风湿痹痛，疝气痛，牙痛，水肿。

【用法用量】内服：煎汤，1.5～3g；或煎水含漱。

【使用注意】孕妇及月经不调禁服。堕胎。忌吃糯米、酸类、豆类等食物。

【医家论述】

1. 广州部队《常用中草药手册》："温中暖胃，驱风行气。主治腹胀腹痛，肠炎腹泻，食欲不振，肾炎水肿，风湿痛。"

2.《广东中草药》："化湿消肿，行气通窍，消滞化痰。治水肿，风湿性关节炎，疝气痛，风寒咳嗽。"

3.《云南中草药选》："钻骨风果15～30g。煎服。治胃痛，腹胀，食欲

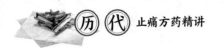

不振。"

4. 广州部队《常用中草药手册》："假蒟子 15g。煎水含漱。治牙痛。"

⊙ 野鸦椿子《四川中药志》

【异名】鸡眼睛、鸡眼椒、淡椿子、狗椿子、鸡肫子、乌眼睛、开口椒、鸡肾果、小山辣子、山海椒。

【来源】为省沽油科植物野鸦椿的果实或种子。

【炮制】取原药材，除去杂质，洗净，干燥；贮干燥容器内，置通风干燥处。

【性味归经】味辛、微苦，性温。

【功效主治】行气止痛，祛风散寒，消肿散结。主治胃痛，寒疝疼痛，睾丸肿痛，偏头痛，外伤肿痛，筋骨疼痛，疝气，泄泻，痢疾，脱肛，月经不调，子宫下垂。

【用法用量】内服：煎汤，9～15g；或泡酒。

【医家论述】

1. 《湖南药物志》："达表，散寒行气，利湿祛风，软坚消积。主治月经过多，小腹坠胀，寒疝，睾丸肿痛，子宫脱垂。"

2. 《四川中药志》："治头痛野鸦椿干果 15～30g，水煎服。"

3. 《四川中药志》："治气滞胃痛野鸦椿干果实 30g。水煎服。"

4. 《福建药物志》："解毒，行气，镇痛。治头痛，眩晕，感冒，荨麻疹，漆过敏。"

⊙ 麻布七《陕西中草药》

【异名】破布七、麻布袋、统天袋、九连环、网子七、蓑衣七、背网子、龙骨七、龙膝、辫子七、花花七、碎骨还阳、破骨七、七连环。

【来源】为毛茛科植物高乌头的根。

【镇痛药理】小鼠扭体法实验证实有镇痛作用。

【炮制】拣去杂质，洗净，稍润，切片，晒干。

【性味归经】味苦、辛，性温，有毒。

【功效主治】祛风除湿，理气止痛，活血消肿。主治风湿痹痛，关节肿痛，跌打损伤，胃痛，胸腹胀满，急慢性菌痢，急慢性肠炎，瘰疬，疮疖。

【用法用量】内服：煎汤，3～9g；或浸酒服，或入散剂。外用：适量，捣敷；或浸酒搽。

【使用注意】本品有毒，内服宜慎。

【医家论述】

1. 《贵州民间药物》："治痨伤，止痛"；"治跌打损伤：穿心莲 15g。泡酒，早晚服"；"胃气痛：穿心莲（麻布七）6g（研末）。煎水或蒸酒服"；"治瘀证心气痛：穿心莲（麻布七）、青藤香各 15g。研末。用开水吞服，成人每次 1~5g，小儿每次 0.6~1.5g"。

2. 《贵州草药》："宁心，理气，止痛，活血化瘀。"

3. 《陕西中草药》："活血散瘀，消肿止痛，祛风湿。主治跌打损伤，骨折，风湿腰腿痛，劳伤，疮疖，瘰疬。"

4. 《四川常用中草药》："能理气，消胀，定痛。治心胃气痛，胸腹胀满，发痧气痛，产后血气痛，冷气痛，穿气（鼓肠）痛等症。"

5. 《恩施中草药手册》："治胃痛，腹泻，痢疾：麻布七每用 6~9g，水煎服。"

参考文献

[1] 唐希灿，朱海英，冯洁，等. 刺乌头碱氢溴酸盐的药理作用研究 [J]. 药学学报，1983，18（8）：579.

⊙ 黄皮果核 《本草求原》

【异名】黄皮核。

【来源】为芸香科植物黄皮的种子。

【性味归经】味辛、微苦，性微温。

【功效主治】行气止痛，解毒散结。主治气滞脘腹疼痛，疝痛，睾丸肿痛，痛经，小儿头疮，蜈蚣咬伤。

【用法用量】内服：煎汤，9~15g。外用：捣烂敷。

【使用注意】气虚者禁服。

【医家论述】

1. 《生草药性备要》："治疝气。"

2. 《广西中药志》："行气，消滞，散结。治食滞胃痛，睾丸肿痛。外用捣烂涂小儿头疮。"

3. 《全国中草药汇编》："止痛，健胃消肿。主治腹痛，风湿骨痛，痛经。"

4. 《福建药物志》："治蜈蚣咬伤。"

5. 《食物中药与便方》："治肠痉挛、肠疝痛、胃神经痛。"

⊙ 黄皮根《福建民间草药》

【来源】为芸香科植物黄皮的根。

【性味归经】味辛、苦，性微温。

【功效主治】行气止痛。主治气滞胃痛，腹痛，疝痛，风湿骨痛，痛经。

【用法用量】内服：煎汤，9~60g。

【医家论述】

1.《全国中草药汇编》："行气止痛，健胃消肿。主治胃痛，腹痛，疝痛，风湿骨痛，痛经。"

2.《食物中药与便方》："治气痛。"

⊙ 黄荆根《草木便方》

【来源】为马鞭草科植物黄荆的根。

【性味归经】味辛、微苦，性温。

【功能与主治】理气止痛，解表，止咳，祛风除湿。主治风湿痹痛，胃痛，痧气，腹痛，感冒，慢性气管炎。现代临床用于腹痛，头痛等。

【用法用量】内服：煎汤，15~30g，根皮用量酌减。

【医家论述】

1.《分类草性味归经》："治刀伤，止痛，并治痧症，盗汗。"

2.《陕甘宁青中草药选》："治风湿关节痛。"

⊙ 黑老虎《岭南采药录》

【异名】过山风、风沙藤、钻地风、透地连珠、三百两银、红钻、十八症、入地麝香、密多罗、大钻、猩猩南五味子、钻骨风、红外消、过山香、厚叶五味子、大叶钻骨风、鸡肠风、红火风藤。

【来源】为五味子科植物冷饭团的根及蔓茎。

【性味归经】味辛、微苦，性温。

【功效主治】行气止痛，散瘀通络。主治胃、十二指肠溃疡，慢性胃炎，急性胃肠炎，风湿痹痛，跌打损伤，骨折，痛经，产后瘀血腹痛，疝气痛。

【医家论述】

1.《岭南采药录》："治妇女经期前后肚痛，产后风迷，半身不遂，霍乱吐泻抽筋。"

2.《广西本草选编》："活血祛风，散瘀消肿，行气止痛。主治风湿骨痛，胃痛，产后腹痛，痛经，疝气，跌打损伤。"

3.《全国中草药汇编》："主治胃、十二指肠溃疡，慢性胃炎，急性胃肠炎，风湿性关节炎。"

4.《湖南药物志》："治闭经，病久无力，劳伤腰痛。"

【用法用量】内服：煎汤，藤茎 9 ~ 15g；或研粉，0.9 ~ 1.5g；或浸酒。外用：适量研末撒；或捣敷；或煎水洗。

【使用注意】《广西本草选编》："孕妇慎服。"

【按语】治疗多种疼痛取黑老虎根、救必应制成注射液（每 2ml 相当于黑老虎根 3.5g，救必应氯仿抽出物干品 5mg），每次 2 ~ 4ml 肌内或穴位注射。

⊙ 鼻血雷《中草药土方土法战备专辑》

【异名】南木香、红叶青木香、避蛇参、九月生、白朱砂莲、万丈龙、一点血、一吊血、天然草、鼻血莲、毕石牛、红白药、金丝丸。

【来源】为马兜铃科植物管花马兜铃的根或全草。

【性味归经】味辛、苦，性寒。归心、胃经。

【功效主治】清热解毒，行气止痛。主治疮疡疖肿，毒蛇咬伤，胃脘疼痛，肠炎痢疾，腹泻，风湿关节疼痛，痛经，跌打损伤。

【用法用量】内服：煎汤，3 ~ 6g；研末，每次 1.5 ~ 3g，每日 2 ~ 3 次。外用：适量，鲜品捣敷。

【使用注意】孕妇慎服。

【医家论述】

1.《湖南药物志》："清热解毒，祛风开窍，理气止痛，活血消肿。"

2.《中国民族药志》："清热解毒，活血祛瘀，除湿止痛，止咳定喘（苗族）。""舒经活络，活血祛瘀，行气止痛，解热镇痛。用于跌打损伤，毒蛇咬伤，胸腹疼痛，肠炎痢疾，呕吐腹泻，关节痛，月经不调（土家族）。"

3.《湖南药物志》："红叶青木香茎、叶研末，每次服 1.5 ~ 3g，或根 3g，磨水服。治痧症腹痛，胃脘痛，痛经。"

⊙ 樟梨子《浙江药用植物志》

【异名】樟梨、香樟子、樟树梨。

【来源】为樟科植物樟的病态果实。

【炮制】原药用清水快洗，捞起，晒干，拣去杂质，筛去灰屑。用时捣碎。

【性味归经】味辛，性温。归胃、肝经。

【功效主治】健胃温中，理气止痛。主治胃寒脘腹疼痛，食滞腹胀，呕吐腹泻；外用治疮肿。

【用法用量】内服：煎汤，6～12g。外用：适量，磨汁涂患处。

【医家论述】

1. 《本草纲目拾遗》："磨涂肿毒，治中酒，心胃疼皆效。"

2. 《浙江药用植物志》："健胃理气。治胃寒腹痛，食滞腹胀，泄泻。"

⊙ 缬草 《科学的民间药草》

【异名】穿心排草、鹿子草、甘松、猫食菜、山香、抓地虎、拔地麻、七里香、大救驾、小救驾、香草、蜘蛛香、满坡香、五里香。

【来源】为败酱科植物缬草、黑水缬草、宽叶缬草的根、根茎。

【炮制】取原药材，除去杂质，抢水洗净，闷润，根茎切厚片；根切中段，干燥，筛去灰屑。

【性味归经】味辛、苦，性温。归心、肝经。

【功能与主治】行气血，止痛，祛风湿，安心神。主治风湿痹痛，脘腹胀痛，痛经，心神不安，心悸失眠，癫狂，脏躁，经闭，跌打损伤。

【用法用量】内服：煎汤，3～9g，或研末；或浸酒。外用：适量，研末调敷。

【医家论述】

1. 《陕西中药志》："有镇静、驱风作用。治心悸及腰痛。"

2. 《陕西中草药》："安神镇静，驱风解痉，生肌止血，止痛。主治神经衰弱失眠，癔病，克山病，心脏病，腰腿痛，胃肠痉挛，关节炎，跌打损伤，痛经，外伤出血等。"

3. 《湖南药物志》："驱风镇痉，发汗解表。治麻疹初起，感冒。"

4. 《全国中草药汇编》："理气止痛。主治胃腹胀痛。"

⊙ 橘核

【异名】橘子仁、橘子核、橘米、橘仁。

【来源】为芸香科植物橘及其栽培变种的种子。

【炮制】

1. **橘核** 取原药材，除去杂质，洗净，干燥。生品擅于行气止痛，多用于疝痛，肝胃气痛，乳痈肿痛。

2. **盐炒橘核** 取净橘核，用盐水拌匀，闷润至尽，置锅内，用文火炒至微黄，并有香气逸出时，取出放凉。每橘核 100kg，用食盐 2kg。盐制后引药下行，偏于治疗疝气疼痛，睾丸肿痛。

3. **炒橘核**　取原药材，除去杂质，置热锅内，炒至微黄或微焦为度，取出放凉。

4. **麸炒橘核**　取麦麸撒于热锅内，用中火加热，候冒烟时，加入净橘核，拌炒至深黄色带焦味，取出，筛去焦麸皮，放凉。每橘核 100kg，用麸皮 10kg。

【性味归经】味苦，性平。归肝、肾经。

【功效主治】理气，散结，止痛。主治疝气，睾丸肿痛，乳痈，腰痛。

【配伍应用】

1. **橘核配川楝子**　两者皆入肝经，橘核能理气散结止痛，川楝子苦寒，能清热疏肝，行气止痛，两药相配，兼具疏肝理气，清热止痛的功效，用治小肠疝气，睾丸肿痛者。

2. **橘核配桃仁、延胡索**　橘核能散结理气止痛，桃仁能活血化瘀止痛，延胡索能行气化瘀止痛，三药相配，既能理气止痛，又能活血化瘀止痛，用治癫疝，阴囊肿大，睾丸坚硬，偏坠，上引脐腹绞痛者，方如《济生方》橘核丸。

3. **橘核配胡芦巴**　橘核入肾经，能散结理气止痛，胡芦巴亦入肾经，能温肾祛寒止痛，相配伍共奏理气散结，祛寒止痛之功，用于寒湿下注之肾冷腰痛，方如《国药诠证》橘香丸。

【用法用量】内服：煎汤，3～9g；或入丸、散。

【使用注意】体虚患者慎服。

【医家论述】

1. 《日华子本草》："治腰痛，膀胱气，肾疼。"

2. 《本草纲目》："治小肠疝气及阴核肿痛。"

3. 《本草汇言》："疏肝，散逆气，下寒疝之药也。"

4. 《四川中药志》（1960 年版）："能温通下焦滞气，治小肠疝、睾丸肿硬及小腹痛等症。"

⊙ **橙子核** 《本草图经》

【异名】香橙仁。

【来源】为芸香科植物香橙的种子。

【性味归经】味苦，性微温。

【功效主治】理气止痛。主治疝气，闪挫腰痛。

【用法用量】内服：煎汤，3～9g；或研末。

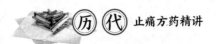

【医家论述】《摄生众妙方》："治闪挫腰疼不能屈伸：橙子核炒干为细末三钱，以白酒调服。"

⊙ 檀香《名医别录》

【异名】旃檀、白檀、檀香木、真檀。

【来源】为檀香科植物檀香树干的心材。

【性味归经】味辛，性温。归脾、胃、肺经。

【功效主治】行气，散寒，止痛。主治胸腹胀痛，寒疝腹痛及肿毒，霍乱吐泻，噎膈吐食。

【配伍应用】

1. **檀香配橘皮、干姜**　檀香辛散温通，能宣发气机，擅理脾肺之气；橘皮辛散温通，能行气止痛；干姜温中散寒，能增强温通止痛的功效。三药配伍，既可理气止痛，又能温通止痛，用于寒凝气滞之胃痛，方如《杨氏家藏方》五辛宽膈汤。

2. **檀香配丹参**　檀香辛温，能行气散寒止痛，丹参能活血祛瘀止痛，两药配伍，既可行气散寒，更能活血祛瘀止痛，用于气滞血瘀之胃痛，方如《时方歌括》丹参饮。

3. **檀香配苏合香**　檀香辛温散寒，理气止痛，苏合香温通走窜，化浊开郁，祛寒止痛，两者配伍兼具散寒理气止痛的功效，可治疗冠心病心绞痛。

4. **檀香配乌药**　两药皆辛散温通，配伍使用能增强散寒行气止痛的功效，用于寒疝腹痛。

【用法用量】内服：煎汤，1.5～3g，后下；或入丸、散。外用：适量，磨汁涂。

【使用注意】阴虚火盛之证禁服。

【医家论述】

1. 《本草拾遗》："主心腹（《本草图经》作"心绞痛"）霍乱，中恶鬼气，杀虫。"

2. 《日华子本草》："治痛，霍乱。肾气腹痛，浓煎服；水磨敷外肾并腰肾痛处。"

3. 《本草正》："散风热，辟秽恶邪气，消毒肿；煎服之，可散冷气，止心腹疼痛。"

4. 《本草备要》："调脾肺，利胸膈，为理气要药。"

5. 《玉楸药解》："消痕疝凝结。"

⊙ **藤檀**《全国中草药汇编》

【异名】红香藤、藤香、大香藤、痛必灵、黄龙脱衣、白鸡刺藤、屈叶藤。

【来源】为豆科植物藤黄檀的藤茎。

【性味归经】味辛，性温。

【功效主治】理气止痛。主治胸胁痛，胃脘痛，腹痛，劳伤疼痛。

【用法用量】内服：煎汤，3~9g。

【医家论述】

1.《广西本草选编》："理气止痛。主治胃痛，腹痛，胸胁痛。"

2.《福建药物志》："行气，止痛，破积。治心胃气痛，气喘，鼻衄，久伤积痛。"

⊙ **樱桃核**《滇南本草》

【异名】樱桃米。

【来源】为蔷薇科植物樱桃的果核。

【性味归经】味辛，性温。归肺经。

【功效主治】发表透疹，消瘤去瘢，行气止痛。主治痘疹初期透发不畅，皮肤瘢痕，瘿瘤，疝气疼痛。

【用法用量】内服：煎汤，5~15g。外用：适量，磨汁涂；或煎水熏洗。

【使用注意】（痘症）阳症忌服；樱桃，其核今人用以升发麻斑，力能助火，大非所宜，在春夏尤为切忌。

【医家论述】

1.《滇南本草图说》："痘症色白，陷顶不升浆者，以核为末，敷之，可以升浆起长。"

2.《青岛中草药手册》："止痛。主治疝气疼痛。"

活血祛瘀止痛药

凡能活血祛瘀、通经止痛的药物为活血（祛瘀）止痛药，适用于血行不畅或瘀血阻滞引起的胸胁、脘腹刺痛，妇女痛经、产后腹痛等疼痛。常用药物包括丹参、川芎、三七、没药、姜黄等。如《吴普本草·中品》谓丹参：

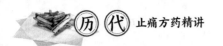

"治心腹痛。"《本草新编·草部》谓:"丹参味苦,气微寒,无毒,入心、脾二经,专调经脉。理骨节酸痛,生新血、去恶血……。"

⊙ 八月札《饮片新参》

【异名】畜裉子、拿子、桴薚子、八月楂、木通子、压惊子、八月瓜、预知子、八月炸、羊开口、八月果、百日瓜、牵藤瓜、冷饭包、拉拉果、野香蕉、腊瓜。

【来源】为木通科植物木通、三叶木通或白木通成熟果实。

【炮制】取原药材,除去杂质,洗净,稍润,切厚片,干燥。

【性味归经】味微苦,性平。归肝,胃,膀胱经。

【功效主治】活血止痛,疏肝和胃。主治肝郁气滞,胁肋胀痛,疝气疼痛,腰痛,胃痛,经闭痛经,睾丸肿痛,饮食不消,下痢便泄,肝胃气滞,瘿瘤瘰疬,恶性肿瘤。

【配伍应用】

1. **八月札配香附** 八月札活血止痛、疏肝和胃,香附疏肝理气止痛。二药相配,用于胁肋胀痛,脘腹疼痛,以及痛经,疝气,睾丸肿痛。

2. **八月札配丹参** 八月札活血止痛、疏肝和胃,丹参活血祛瘀、通经止痛。二药相配,用于经闭,痛经。

3. **八月札配浙贝母** 八月札活血止痛、疏肝理气,浙贝母散结消瘰。二药相合,用于瘰疬,结核及癌肿。

【用法用量】内服:煎汤,9～15g,大剂量可用30～60g;或浸酒。

【使用注意】孕妇慎服。

【医家论述】

1.《南京民间药草》:"治腰痛。"

2.《陕西中草药》:"疏肝益肾,健脾和胃。治消化不良,腹痛,泻痢,疝气,子宫脱垂。"

3.《全国中草药汇编》:"治胃痛,睾丸肿痛,遗精,月经不调,白带。"

⊙ 八角莲《植物名实图考》

【异名】鬼臼、爵犀、马目毒公、九臼、天臼、解毒、害母草、独脚莲、独荷草、羞天花、术律草、琼田草、山荷叶、旱荷、八角盘、金星八角、独叶一枝花、八角连、金魁莲、八角乌、白八角莲、金边七。

【来源】为小檗科植物八角莲、六角莲和川八角莲的根及根茎。

【性味归经】味苦、辛，性凉，有毒。归肺、肝经。

【功效主治】化痰散结，祛瘀止痛，清热解毒。主治咳嗽，咽喉肿痛，瘰疬，瘿瘤，痈肿，疔疮，毒蛇咬伤，跌打损伤，痹证。现代用于腮腺炎，乙型脑炎，恶性肿瘤等。

【配伍应用】

1. **八角莲配伍黄芩、百部** 八角莲有化痰止咳之功，尤宜于肺热咳嗽，可与黄芩、矮地茶、百部等清热化痰止咳药配伍用于外感咳嗽。

2. **八角莲配伍重楼、半边莲** 八角莲既有较强的清热解毒作用，又能散结消肿。临床可单用，或随证配伍以增强疗效，可与重楼、杠板归、半边莲等配伍用治毒蛇咬伤。

3. **八角莲配伍八月札、王不留行** 八角莲功能化痰散结，祛瘀止痛，常与八月札、王不留行、枸橘等疏肝活血行气药配伍，用治乳腺癌。

4. **八角莲配伍夏枯草、昆布、黄药子** 八角莲具有化痰散结，祛瘀止痛，清热解毒之功效，常与夏枯草、昆布、黄药子等泻火软坚化痰药配伍，用治淋巴肉瘤、鼻咽癌等。

【用法用量】内服：煎汤，3～12g；磨汁；或入丸、散。外用：适量，磨汁或浸醋、酒涂搽；捣烂敷或研末调敷。

【使用注意】孕妇禁服，体质虚弱者慎服。

【医家论述】

1.《神农本草经》："主杀蛊毒鬼注精物，辟恶气不祥，逐邪，解百毒。"

2.《名医别录》："疗咳嗽喉结，风邪烦惑，失魄妄见，去目中肤翳，杀大毒。"

3.《本草经疏》："散结辟邪。"

4.《本草汇言》："攻湿积，散瘀血。""能攻散结痰、结气、结血等疾。"

5.《草药方》："消一切毒，力能软坚透脓。"

6.《广西中药志》："清热化痰，解蛇虫毒。治肺热痰咳，虫蛇咬伤，单双蛾喉痛。"

7.《四川中药志》(1960年版)："追风散毒，杀虫。治劳伤吐血，腰痛，口喉鼻痛，疥癣白秃。"

8.《江西草药》："治肾虚，劳伤，中暑，胃痛。"

9.《福建药物志》："治哮喘，胆囊炎，胆石症，小儿惊风，癫痫，无名肿毒，背痈溃破，颈淋巴结核，瘿瘤。"

⊙ **八楞木**《饮片新参》

【异名】八楞麻、青竹标、八面风、三棱草。

【来源】为菊科植物风毛菊的全草。

【性味归经】味苦、辛，性平。

【功效主治】祛风除湿，散瘀止痛。主治风湿痹痛，跌打损伤。

【用法用量】内服：煎汤，9～15g；或浸酒。外用：适量，捣敷；或煎水洗。

【使用注意】孕妇忌服。

【医家论述】

1.《饮片新参》："活血祛风，散痹止痛。"

2.《贵州草药》："舒筋活络，追风定痛，杀虫。"

3.《全国中草药汇编》："祛风活络，散瘀止痛。主治风湿关节痛，腰腿痛，跌打损伤。"

4.《贵州民间方药集》："有镇静追风、镇痛作用。民间用治跌打劳伤、风湿疼痛、拔子弹、麻风等病。"

5.《广西民族药简编》："治牙龈炎。"

6.《浙江药用植物志》："清肺，止咳。主治烦热口渴，鼻干咽燥，热咳烦闷。"

⊙ **三七**《本草纲目》

【异名】山漆、金不换、血参、人参三七、佛手山漆、参三七、田漆、田三七、田七、滇三七。

【来源】为五加科植物三七的根。

【炮制】

1. **三七**　取原药材，除去杂质，洗净，大小分开，淋水，润软，切极薄片，干燥。

2. **三七粉**　取净三七，打碎，分开大小块，用食用油炸至表面棕黄色，取出，研细粉。

【镇痛药理】三七中的镇痛成分主要为三七皂苷 Rb 组，而 Rg 组无止痛作用，这与人参总皂苷中 Rb 组具镇痛作用的报道一致，吗啡受体阻断剂纳洛酮能阻断 Rb 组皂苷的镇痛作用，故认为作用部位可能在中枢。

【性味归经】味甘、微苦，性温。归肝、胃、心、肺、大肠经。

【功效主治】消肿定痛，止血散瘀。主治胸痹绞痛，产后瘀阻腹痛，经闭，痛经，疮痈肿痛，各种出血证，跌仆瘀肿，血瘀，癥瘕。

【配伍应用】

1. **三七配当归、红花** 三药相配，活血化瘀，消肿止痛。用于跌仆瘀肿，胸痹绞痛，癥瘕，瘀血经闭，痛经及产后瘀阻腹痛。

2. **三七配人参、黄芪** 三药相配，以益气活血，通脉止痛，用于胸痹绞痛，证属瘀血痹阻兼气虚者。

3. **三七配全瓜蒌、薤白** 三药相配，以涤痰通阳，化瘀止痛。用于胸痹属阳虚痰滞夹瘀者。

4. **三七配桂枝、艾叶** 三药相配，以温阳散寒，通经止痛。用于血瘀经闭，痛经，兼阳虚有寒者。

5. **三七配川芎、当归** 三药相配，活血散瘀止痛。用于产后瘀阻腹痛，恶露不尽。

6. **三七配益母草、败酱草** 三药相配，以清热凉血，散瘀止痛。用于产后瘀热阻滞腹痛，恶露不尽。

7. **三七配全蝎、茴香** 三七散瘀消肿定痛，全蝎祛风通络止痛，茴香温经散寒止痛。三药相配，散瘀消肿、温经止痛，用于小肠疝气，有茎囊抽痛，不可忍耐者。

8. **三七配丹参、冰片** 三七活血化瘀止痛，丹参、冰片活血散瘀，芳香开窍，理气止痛。三药相配，用于冠心病胸闷，心绞痛。

【用法用量】内服：煎汤，3～9g；研末，1～3g；或入丸、散。外用：适量，磨汁涂；或研末调敷。

【使用注意】孕妇慎服。

【医家论述】

1. 《本草纲目》："止血，散血，定痛。金刃箭伤，跌扑杖疮，血出不止者，嚼烂涂，或为末掺之，其血即止。亦主吐血，衄血，下血，血痢，崩中，经水不止，产后恶血不下，血运，血痛，赤目，痈肿，虎咬，蛇伤诸病。"

2. 《上海中医药杂志》（1984年第3期第21页）："治痛经：田七末2～3g，经前或经行痛时，温开水送服。"

3. 《浙江药用植物志》："冠心病心绞痛：三七粉0.45g，吞服，每日5次，重症加倍。"

4. 《本草纲目》："治无名痈肿，疼痛不止，山漆磨米醋调涂。已破者，研末干涂。"

参考文献

[1] 王俐文,黄新中,刘杰.三七皂甙组分镇痛作用的研究[J].贵州医药,1983(1):14.

[2] NABATA H, SAITO H, TAKAGI K. Pharmacological studies of neutral saponins (GNS) of Panax Ginseng root[J]. Jpn J Pharmacol, 1973 ,23(1): 29-41.

[3] 朱惠兰,张秀兰,陈建中,等.三七人参二醇甙的消炎镇痛作用[J].中药材,1989,12(9):36.

⊙ 三棱《本草拾遗》

【异名】京三棱、红蒲根、光三棱。

【来源】为黑三棱科植物黑三棱、细叶黑三棱、小黑三棱的块茎。

【炮制】冬季苗枯时收获,割去枯残茎叶,挖取块茎,洗净,晒至八成干时,放入竹笼里,撞去须根和粗皮,或削去外皮,晒或炕至全干。

【性味归经】味辛、苦,性平。归肝、脾经。

【功效主治】破血行气,消积止痛。主治癥瘕痞块,瘀滞经闭,痛经,食积胀痛,跌仆伤痛。

【配伍应用】

1. **三棱配伍莪术、青皮** 用于癥瘕痞块。三棱辛散苦泄,破瘀消积之功力颇强,为治血瘀气滞致癥瘕痞块要药。可单味独行,或与莪术、青皮等同用,方如《三因极一病证方论》三棱煎。

2. **三棱配伍鳖甲、大黄** 三棱与鳖甲、大黄等配伍,可治胁下痞块。体质虚弱,不宜攻者,每与黄芪或党参配合,攻补兼施,缓图取效。现代临床用三棱治疗肝脾肿大、肝硬化、腹腔包块及癌肿等有一定疗效。还可用于血滞经闭及痛经。

3. **三棱配伍当归、红花、牛膝** 三棱破血祛瘀,善通经止痛。用治妇女瘀血阻滞,月经闭止,每与当归、红花、牛膝等活血调经药同用。

4. **三棱配伍当归、川芎、桃红** 三棱亦治产后瘀滞胀痛,可配当归、川芎、桃红等以散瘀止痛。

5. **三棱配伍莪术** 三棱与莪术相伍,用治血瘀痛经有效。以三棱、莪术同用,治男子疝癖,女子癥瘕。

6. **三棱配伍失笑散、延胡索等** 如痛甚者,加配失笑散、延胡索;寒瘀者,加配吴茱萸、乌药;兼血虚者,又应配当归、川芎以养血和血,散瘀止痛。

7. **三棱配伍莪术、青皮、陈皮** 用于食积停滞。三棱又能入脾,具行气消积之功，用治食滞腹胀，常与莪术、青皮、陈皮同用，方如《普济方》三棱丸。

8. **三棱配伍神曲、木香** 用治小儿停积、脘腹胀满、不思饮食，可配神曲、木香等同用，方如《证治准绳》三棱丸。

9. **三棱配伍莪术、益智仁、茯苓** 治伤食泄泻，可配莪术、益智仁、茯苓等同用，方如《仁斋直指方》三棱散。

10. **三棱配伍三七、当归、血竭** 三棱也可用治跌仆伤损，常与三七、当归、血竭等活血化瘀药同用。

【用法用量】内服：煎汤，5～10g；或入丸、散。

【使用注意】气虚体弱、血枯经闭、月经过多及孕妇禁服。

【医家论述】

1. 《日华子本草》："治妇人血脉不调，心腹痛，落胎，消恶血，补劳，通月经，治气胀，消扑损瘀血，产后腹痛，血运，并宿血不下。"

2. 《开宝本草》："主老癖癥瘕结块。"

3. 《医学启源》："主心膈痛，饮食不消，破气。"

4. 《本草纲目》："通肝经积血，治疮肿坚硬。"

5. 《汤液本草》："破血中之气。"

6. 《医学入门·本草》："破血通经下乳汁"，"兼治小儿痫热。"

7. 《西双版纳傣药志》："用于月经不调，痛经，尿淋，荨麻疹。"

8. 《中国民族药志》："清热解毒，除湿祛风。用于疟疾，咽喉炎，扁桃腺炎，风湿骨痛，感冒咳嗽。"

⊙ 土田七《广西药用植物名录》

【异名】小田七、竹田七、毛七、贼佬姜、姜三七、三七姜、姜叶三七、竹叶三七、姜七、姜田七。

【来源】为姜科植物土田七的块根和根茎。

【炮制】全年均可采挖，鲜用或置沸水中烫1～2分钟，捞出，晒干。

【性味归经】味辛、微苦，性温。

【功效主治】散瘀，止痛，止血。主治跌打瘀痛，风湿骨痛，吐血衄血，月经过多，外伤出血。

【用法用量】内服：煎汤，6～15g；或浸酒。外用：适量，捣敷；研末撒或调敷。

【医家论述】

1. 《广西中草药》："活血散瘀，消肿止痛。""治跌打损伤：姜叶三七

3～9g，水煎服或浸酒内服；外用酒炒热敷患处。"

2.《全国中草药汇编》："主治跌打损伤，风湿骨痛，吐血衄血，月经过多；外用治蛇虫咬伤，外伤出血。"

3.《广西民族药简编》："治骨鲠喉，胃下垂，胃出血，产后流血过多，月经过多，咯血，血痢，胃寒痛，浸酒服治脾脏肿大，煅成炭水煎服，治月经不调，血崩，捣烂冲开水服治尿潴留，捣烂敷患处治跌打损伤，研末敷患处治刀伤出血。"

⊙ 土一枝蒿《文山中草药》

【异名】千叶蓍、马茴香、飞天蜈蚣、一支蒿、野一枝蒿、蜈蚣草。

【来源】为菊科植物云南蓍的全草。

【性味归经】味辛、苦，性微温，有毒。

【功效主治】祛风除湿，散瘀止痛，解毒消肿。主治风湿疼痛，胃痛，牙痛，跌打瘀肿，经闭腹痛，痈肿疮毒，蛇虫咬伤。

【用法用量】内服：煎汤，1.5～3g；或研末；或浸酒。外用：适量，捣敷；或研末撒。

【使用注意】孕妇禁服。不可过量服用。

【医家论述】

1.《云南中草药》："通经活血，消肿止痛，消炎止血。""治牙痛：飞天蜈蚣根米粒大，放痛处。"

2.《四川中药志》（1979年版）："活血止痛，解毒。治跌打损伤，腹中包块，胃寒痛，头风痛，经闭腹痛，痈肿疮毒，蛇虫咬伤。"

3.《万县中草药》："治胃寒腹痛，飞天蜈蚣1.5g。嚼服。""治经闭腹痛，飞天蜈蚣3g。水煎服。"

⊙ 大叶藤《广西本草选编》

【异名】越南大叶藤、奶汁藤、假黄藤、黄藤子、黄藤、土黄连、藤黄莲。

【来源】为防己科植物大叶藤的根或茎。

【性味归经】味苦，性寒。归肝经。

【功效主治】祛风湿通络，散瘀止痛，解毒。主治风湿痹痛，腰痛，跌打损伤，目赤肿痛，咽喉肿痛。

【用法用量】内服：9～15g，水煎；或浸酒。外用：适量，研末调敷或外搽。

【医家论述】《广西本草选编》:"壮筋骨,活血通络。主治风湿痹痛,小儿麻痹后遗症,肥大性脊椎炎,骨折。"

【按语】研究证实,黄藤药酒中的黄藤具有抗炎和免疫抑制作用。目前多用于风湿性疾病,如强直性脊柱炎、类风湿关节炎等的治疗。

⊙ 大血藤《简易草药》

【异名】血藤、过山龙、红藤、千年健、血竭、见血飞、血通、大活血、黄省藤、红血藤、血木通、五花血藤、血灌肠、花血藤、赤沙藤、山红藤、活血藤。

【来源】为木通科植物大血藤的藤茎。

【炮制】取原药材,除去杂质,洗净,稍浸,润透,切厚片,干燥。

【性味归经】味苦,性平。归大肠,肝经。

【功效主治】活血止痛,祛风除湿,杀虫。主治筋骨疼痛,风湿痹痛,痛经,经闭,心腹绞痛,虫积腹痛,跌打损伤,肠痈,痢疾,乳痈。

【配伍应用】

1. 大血藤配紫花地丁、连翘 大血藤善清解大肠热毒,又兼可活血止痛,紫花地丁、连翘清热解毒,三药相配,用于肠痈腹痛。

2. 大血藤配益母草、香附 大血藤活血止痛,益母草、香附活血行气调经,三药相配,用于经闭痛经。

3. 大血藤配骨碎补 大血藤活血止痛,骨碎补益肾强骨,活血止痛。二药相合,用治跌打伤痛。

4. 大血藤配牛膝、威灵仙 大血藤活血止痛,牛膝、威灵仙祛风除湿通络止痛。三药相配,用治风湿痹痛。

【用法用量】内服:煎汤,9～15g;或酒煮,浸酒。外用:适量,捣烂敷患处。

【使用注意】孕妇慎服。

【医家论述】

1. 《简易草药》:"治筋骨疼痛,追风,健腰膝,壮阳事。"

2. 《草药新纂》:"作收敛药。治妇人月经过多及痛经,疗血痢,肠痈。"

3. 《四川中药志》(1960年版):"能行血破滞,调气行瘀。治跌打损伤,疮疡肿痛等症。"

4. 《湖南药物志》:"通经补血,强筋壮骨,驱虫。""治跌打损伤,风湿疼痛,血晕,血淋,疮疖,阑尾炎,血丝虫病。"

5. 《闽东本草》："治心腹绞痛，赤白痢疾，经闭。"

6. 《常用中草药手册》："治肢节酸痛，麻木拘挛，水肿，血虚头昏。"

7. 《陕西中草药》："抗菌消炎，消肿散结，理气活血，祛风，杀虫。主治阑尾炎，跌打损伤，风湿疼痛，月经不调，崩漏，小儿疳积，蛔虫、蛲虫症。"

8. 《浙江民间常用草药》：治肠胃炎腹痛：大血藤 9 ~ 15g。水煎服。

⊙ 山乌龟

【异名】地乌龟、吊金龟、金线吊乌龟。

【来源】为防己科植物广西地不容、桂南地不容、大叶地不容、荷苞地不容、马山地不容、小花地不容和黄叶地不容等的块根。

【镇痛药理】

1. **镇痛作用** 小鼠热板法、兔光照鼻部镇痛试验均证明荷苞地不容中荷包牡丹碱有明显镇痛作用，但小鼠烫尾法发现镇痛作用不明显。

2. **镇静作用** 荷包牡丹碱预先注射给药可拮抗苯丙胺对小鼠的兴奋作用。

【性味归经】味苦，性寒。归胃、肝经。

【功效主治】散瘀止痛，清热解毒。主治胃痛，痢疾，咽痛，跌打损伤，疮疖痈肿，毒蛇咬伤。

【用法用量】内服：煎汤，6 ~ 15g。外用：适量，鲜品捣敷患处。

参考文献

[1] 朱兆仪，冯毓秀，何丽，等. 中国防己科千金藤属药用植物资源利用研究 [J]. 药学学报，1983，18（6）：460.

[2] 胡之璧，徐任生. 山乌龟碱的结构鉴定与药理作用 [J]. 药学通报，1979，14（3）：110.

⊙ 山羊角《本草新编》

【来源】为牛科动物青羊、北山羊的角。

【炮制】捕得后，锯取羊角，干燥。

【镇痛药理】实验研究表明，山羊角水溶性成分可明显减少冰醋酸所致小鼠扭体反应，热板法亦证实其可提高小鼠痛阈值；效果与羚羊角相当，提示山羊角替代羚羊角具有可行性。

【性味归经】味咸，性寒。

【功效主治】清热，镇惊，散瘀止痛。主治小儿发热惊痫，头痛，产后腹痛，痛经。

【用法用量】内服：煎汤，30～50g；或磨粉；或烧焦研末，3～6g。外用，0.6～0.9g，研末吹耳中。

【医家论述】

1.《本草新编》："专活死血。"

2.《吉林中草药》："镇静，退热，明目，止血。治小儿惊痫，头痛，产后腹痛，痛经。"

参考文献

[1] 姜清华，翟延君. 羚羊角与山羊角药理作用比较 [J]. 山西医药杂志，2006，35（7）：582.

⊙ 川芎《汤液本草》

【异名】山鞠穷、芎䓖、香果、胡䓖、马衔芎䓖、雀脑芎、京芎、贯芎、抚芎、台芎、西芎。

【来源】为伞形科植物川芎的根茎。

【炮制】

1. 川芎　取原药材，除去杂质，大小个分开，浸泡至四五成透，洗净，闷润至透，切薄片，晾干或低温干燥。

2. 酒川芎　取净川芎片，用黄酒拌匀，闷透，置锅内用文火炒干，取出放凉。每川芎 100kg，用黄酒 10kg。

3. 炒川芎　取净川芎片，置锅内，用文火炒至黄色或至微焦，取出放凉。

4. 麸炒川芎　将锅烧热，撒下麦麸，至冒烟时加入川芎片，炒至深黄色，取出，筛去麸皮，放凉。每川芎片 100kg，用麸皮 18kg。

【镇痛药理】用正交设计法对川芎四个提取部位Ⅰ、Ⅱ、Ⅲ、Ⅳ进行了凝血时间、ADP 诱发血栓形成及扭体法、镇痛筛选试验，初步确定其活血、镇痛的有效成分在Ⅰ号提取部位。

【性味归经】味辛，性温。归肝、胆、心包经。

【功效主治】祛风止痛，活血祛瘀，行气开郁。主治胸胁疼痛，头痛眩晕，胃脘痛，齿痛，腿膝肿痛，经闭痛经，产后瘀滞腹痛，风寒湿痹，跌打损伤，月经不调。

【配伍应用】

1. **川芎配桃仁、红花** 川芎辛散温通，既能活血，又能行气，李时珍称其为"血中气药"；桃仁、红花活血祛瘀，调经止痛。三药相配，可用于治疗血瘀气滞所致的月经不调，痛经，经闭，难产，产后腹痛。

2. **川芎配莪术、桂枝** 川芎活血行气，莪术、桂枝破瘀散结、温经止痛。三药相配，活血祛瘀、散结止痛，用于血瘀经闭，腹中结块疼痛，方如《济生方》六合汤。

3. **川芎配当归、炮姜** 川芎行气活血，当归、炮姜活血养血、温经散寒。三药相合，用于产后恶露不行，瘀滞腹痛。

4. **川芎配柴胡** 川芎行气活血止痛，柴胡疏肝理气解郁。二药相配，疏肝理气，活血止痛，用于肝郁气滞而致血行不畅所引起的胸胁疼痛等症，方如《景岳全书》柴胡疏肝散。

5. **川芎配白芷、荆芥** 川芎辛温升散，性善疏通，上行头目，旁达肌腠，能祛风止痛；白芷、荆芥祛风散寒止痛。三药相配，用于头痛属风寒者，方如《太平惠民和剂局方》川芎茶调散。

6. **川芎配菊花、石膏** 川芎祛风止痛，菊花、石膏祛风散热。三药相配，用于头痛属风热者。

7. **川芎配当归、生姜** 川芎祛风止痛、行气活血，当归、生姜养血活血、散寒止痛。三药相合，用于产后血虚头痛，方如《医钞类编》一奇散。

8. **川芎配羌活、藁本** 川芎祛风止痛，羌活、藁本祛风胜湿。三药相配，用于头痛属风湿者。

9. **川芎配羌活、桂枝** 川芎祛风止痛，羌活、桂枝祛风胜湿，散寒止痛。三药相配，用于风湿痹阻，肢节疼痛，肌肤麻木等症。

10. **川芎配三七** 川芎行气活血又祛风止痛，三七活血祛瘀、止血定痛。二药相配，用于跌打肿痛。

【用法用量】内服：煎汤，3～10g；研末，每次1～1.5g；或入丸、散。外用：适量，研末撒；或煎汤漱口。

【使用注意】阴虚火旺，月经过多及出血性疾病慎用。

【医家论述】

1.《神农本草经》："主中风入脑，头痛，寒痹，筋挛缓急，金疮，妇人血闭无子。"

2.《名医别录》："除脑中冷动，面上游风去来，目泪出，多涕唾，忽忽如醉，诸寒冷气，心腹坚痛，中恶，卒急肿痛，胁风痛，温中内寒。"

3. 《药性论》："治腰脚软弱，半身不遂，主胞衣不出，治腹内冷痛。"

4. 《珍珠囊》："散诸经之风。治头痛颈痛。""上行头角，助清阳之气，止痛；下行血海，养新生之血调经。"

5. 《医学启源》："《主治秘要》云，其用有四：少阳引经一也；诸头痛二也；助清阳之气三也；去湿气在头四也。"

6. 张元素引《本草纲目》："能散肝经之风，治少阳，厥阴经头痛及血虚头痛之圣药也。"

7. 《本草正》："川芎其性善散，又走肝经，气中之血药也。芎、归俱属血药，而芎之散动尤甚于归，故能散风寒，治头痛。""以其气升，故兼理崩漏眩运，以其甘少，故散则有余，补则不足，惟风寒之头痛，极宜用之。若三阳火壅于上而痛者，得升反甚，今人不明升降，而但知川芎治头痛，谬亦甚矣。"

8. 《医学衷中参西录》："芎䓖气香窜，性温，温窜相并，其力上升下降，外达内透，无所不至。其特长在能引人身清轻之气上至于脑，治脑为风袭头疼，脑为浮热上冲头疼，脑部充血头疼。其温窜之力，又能通气活血，治周身拘挛，女子月闭无子。"

9. 《本草新编》："川芎，功专补血，治头痛有神。行血海，通肝经之脏，破癥结宿血，产后去旧生新，凡吐血，衄血，溺血，便血，崩血，俱能治之，血闭者能通，外感者能散，疗头风甚神，止金疮疼痛。此药可君可臣，又可为佐使，但不可单用，必须与补气补血之药佐之，则利大而功倍。"

参考文献

[1] 杨薇，曾瑾，王晓阳，等.正交设计法对川芎镇痛活血有效部位的分析 [J].中药药理与临床，2005，（1）：35.

⊙ **广香藤**《植物名实图考》

【异名】降香藤、钻山风、铁牛钻石、香藤、黑风藤、小香藤、香藤风、铁钻、笼藤、山龙眼藤、飞扬藤、古风子、藤龙眼。

【来源】为番荔枝科植物瓜馥木的根。

【性味归经】味微辛，性平。归肝、胃经。

【功效主治】活血止痛，祛风除湿。主治风湿痹痛，腰痛，胃痛，跌打损伤。

【用法用量】内服：煎汤，15～30g，大剂量可用至60g。

【医家论述】

1. 《全国中草药汇编》："祛风活血，镇痛。主治坐骨神经痛，关节炎，跌打损伤。"

2. 《湖南药物志》："理气止痛。"

3. 《福建药物志》："祛风行气，活血止痛。主治产后关节痛，腰膝酸痛，腰扭伤，跌打损伤。

⊙ 小棕包《红河中草药》

【异名】小天蒜、细毒蒜、牛挣药、绿葱、小毒蒜、披麻草。

【来源】为百合科植物蒙自藜芦的根。

【镇痛药理】披麻草根浸出液皮下注射对小鼠有镇痛作用，生物碱部分的镇痛率低于吗啡而高于可待因；对家兔角膜反射镇痛试验结果显示，生物碱的效力与吗啡相当而强于延胡索全碱。醋酸扭体法和热板法试验也证实披麻草根对小鼠有一定的镇痛作用。用戊巴比妥钠阈下催眠剂量进行镇静试验，披麻草根剂量在 1g/kg 时有明显的镇静作用。

【性味归经】味辛、微苦，性寒，剧毒。

【功效主治】散瘀消肿，镇痛止血，祛痰开窍。主治跌打损伤、骨折、截瘫、癫痫、风湿疼痛、创伤出血等症。

【用法用量】内服：研末，每次 0.05～0.1g，酒或温开水送服。外用：适量，鲜品捣敷；或干品研末撒布。

【使用注意】孕妇、小儿及体弱者禁服。

【医家论述】

1. 《全国中草药汇编》："活血散瘀，止血镇痛，催吐利水。主治跌打损伤，骨折，水肿；外用治外伤出血。"

2. 《红河中草药》："治跌打损伤，风湿疼痛，（细毒蒜）须根 15g，泡酒 250g，早晚服 5～10ml"；"治骨折，每服（细毒蒜）须根一同身寸，开水送服，日 3 次。外用，石竹子、红糖各适量，捣敷，每 3 日一换"。

【按语】披麻草根在临床上主治跌打损伤、骨折、截瘫、癫痫、风湿疼痛、创伤出血。国家中药保护品种一粒止痛丸，由主药披麻草根辅以重楼、金铁锁等组成。其药效学试验结果表明，在安全剂量下能提高对热刺激的痛阈，镇痛效果比吗啡维持时间长，但作用弱于吗啡。同时还有镇静作用，对消除患者精神紧张和烦躁不安等症状较为有利。临床观察一粒止痛丸治疗多种原因引起的阵发性或持续性疼痛 240 例，如跌打损伤疼痛、胃痛、牙痛、痛经及部分晚期肿瘤疼痛等，总止痛有效率 86.7%，大部分患者服药 30 分钟内显效，多数镇痛时间维持在 4 小时以上，其中对口腔疾患及肛周病痛的镇痛效果尤佳。

云南白药（包含披麻草）具有活血祛瘀、镇痛解毒、消炎散肿、防腐生肌等功效，临床主要用于跌打损伤、瘀血肿痛、吐血、咯血、便血、痔血、崩漏下血、疮疡肿毒、软组织挫伤、骨折、溃疡出血以及皮肤感染性疾病。

参考文献

[1] 江苏新医学院. 中药大辞典（上册）[M]. 上海：上海科学技术出版社，1977：1322.

[2] 周世清，尹才浦，彭龙玲，等. 披麻草根及叶鞘的毒性和镇痛作用的研究 [J]. 中药材，1986，9（3）：21-22.

[3] 周世清，尹才渊，杨亚斯，等. 一粒止痛丹的药理研究 [J]. 中成药研究，1982，4（10）：28-30.

[4] 余传隆. 中药辞海（第一卷）[M]. 北京：中国医药科技出版社，1993：15.

⊙ 天牛《本草拾遗》

【异名】蚘蠰、啮桑、天蝼、啮发、天水牛、八角儿。

【来源】为沟胫天牛科动物星天牛、天牛科动物桑天牛及其近缘昆虫的全虫。

【炮制】夏季捕捉，入沸水中烫死，晒干或烘干。

【性味归经】味甘，性温，有毒。

【功效主治】活血通经，散瘀止痛，解毒消肿。主治血瘀经闭，痛经，跌打瘀肿，疔疮肿毒。

【用法用量】内服：煎汤，3～5 只；或入丸、散。外用：适量，作膏敷贴；或化水点滴。

【使用注意】孕妇忌服。

【医家论述】

1.《本草纲目》："治疟疾寒热，小儿急惊风，及疔肿，箭簇入肉，去痣靥。"

2.《本经逢原》："治疔肿恶疮，出箭镞、竹木刺，与蝼蛄不殊。"

3.《常见药用动物》："活血祛瘀。治经闭腹痛，跌打损伤，瘀血作痛，疔疮肿毒。"

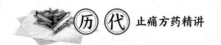

开口箭《广西本草选编》

【异名】巴林麻、心不干、岩芪、大寒药、万年攀、竹根七、牛尾七、竹根参、包谷七、岩七、石风丹、搜山虎、小万年青、开喉剑、老蛇莲、青龙胆、罗汉七。

【来源】为百合科植物开口箭及剑叶开口箭的根茎。

【镇痛药理】实验结果表明，开口箭水提物10g/kg剂量组对醋酸诱发的小鼠腹腔毛细血管通透性增加有明显的抑制作用（$P<0.05$），并且开口箭10g/kg、30g/kg两个剂量组均能显著对抗二甲苯引起的小鼠耳廓肿胀（$P<0.01$，$P<0.05$），说明其对炎症早期的水肿和渗出有明显的抑制作用。在醋酸所致小鼠扭体反应中，开口箭10g/kg剂量组能显著降低小鼠扭体次数（$P<0.05$），其对疼痛的抑制率为70%，与吲哚美辛0.01g/kg的镇痛作用相当；对热刺激引起的疼痛，开口箭10g/kg能延长小鼠的疼痛反应时间（$P<0.05$），表明其不仅能降低化学物质引起的疼痛，而且对热损伤造成的疼痛也有较强的对抗作用。有资料报道开口箭含有相当量的甾体皂苷类成分，其抗炎作用机制有待于进一步研究。

开口箭水溶性成分中含有多种甾体皂苷，是其抗炎作用的重要物质基础，但需要对皂苷进一步分离、鉴定和进行活性评价，寻找主要药效成分和特征性成分。开口箭良好的抗炎作用是其治疗咽喉炎、扁桃体炎的药理学基础之一，抑制PGE和NO等炎症介质释放是其发挥抗炎作用的一种可能途径。

【性味归经】味苦、辛，性寒，有毒。

【功效主治】清热解毒，祛风除湿，散瘀止痛。主治白喉，咽喉肿痛，风湿痹痛，跌打损伤，胃痛，痈肿疮毒，毒蛇、狂犬咬伤。

【用法用量】内服：煎汤，1.5～3g；研末，0.6～0.9g。外用：适量，捣敷。

【使用注意】孕妇禁服。

【医家论述】

1.《云南中草药》："温中散寒，行气止痛。主治胃痛，胃溃疡，跌打。"

2.《陕西中草药》："除风湿，清热泻火，镇痛止血，调经活血，滋阴补虚。主治风湿性关节炎，腰腿疼痛，跌打损伤，劳伤，月经不调，骨蒸劳热。"

3.《广西本草选编》："清热解毒，散瘀镇痛。主治咽喉肿痛，扁桃体炎，白喉，暑热腹痛，毒蛇咬伤，无名肿毒。"

4.《全国中草药汇编》："主治狂犬咬伤，外用治痈疖肿毒。"

5.《湖南药物志》："治风湿关节痛，跌打损伤，开口箭根状茎磨酒涂。亦可研末酒送服，每次 0.6 ~ 0.9g，不能过量。""治胃痛，咽喉肿痛，扁桃体炎，开口箭鲜根状茎 5g。捣烂加温开水擂汁，在 1 日内分多次含咽。"

6.《红河中草药》："治胃痛，胆绞痛，心不干鲜根 3g，生嚼吃；或干根 9g，枳实 6g，共研末，分 3 次开水送服。"

【按语】开口箭是土家族常用药物，亦为神农架四大名药之一，其漱口液治疗咽喉炎、扁桃体炎疗效显著。开口箭不同提取物均具有抗炎作用，表明其抗炎作用是多种成分协同作用的结果。临床主要用饮片热水泡服，其水溶性成分对临床治疗具有重要作用。

参考文献

[1] 李小莉，张迎庆，洪蓓蓓. 民间草药开口箭的抗炎镇痛作用的研究 [J]. 湖北中医学院学报，2005，7（4）：28-29.

[2] 黄丽，廖全斌，邹坤，等. 开口箭中甾体皂甙元含量的测定[J]. 三峡大学学报（自然科学版），2003，25（6）：562.

[3] 汪鳌植，邹坤，徐宏伟. 开口箭皂苷抗炎活性的研究 [J]. 时珍国医国药. 2006，17（1）：1970-1971.

⊙ 无名异《雷公炮炙论》

【异名】土子、干子、秃子、铁砂。

【来源】为氧化物类金红石族矿物软锰矿，从产地、形状及氧化力特性等方面与矿物软锰矿极相符，因此软锰矿应视为无名异的矿物基源。

【炮制】取原药材选择小块状或球形者，除去杂质，干燥，捣碎或碾成末。或取净无名异，置适宜的耐火容器内，用无烟武火加热，煅至红透，趁热倒入醋内渍淬（每无名异 100kg，用醋 15kg），取出，晾干，研粉，称醋淬无名异。贮干燥容器内，密闭，防尘。

【性味归经】味甘，性平。归肝、肾经。

【功效主治】祛瘀止血，消肿止痛，生肌敛疮。主治跌打损伤，金疮出血，痈肿疮疡，水火烫伤。

【配伍应用】

1. **无名异配乳香、没药** 无名异功能活血祛瘀，消肿止痛，伤科用于跌打损伤，瘀肿疼痛，多与乳香、没药等同用，以加强行气活血、散瘀止痛之功（《本草纲目》引《多能鄙事》）。

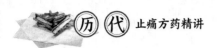

2. 无名异配自然铜 对骨折筋断者，两药相伍共奏接骨续筋之功。亦可用于金疮出血、痈肿疮疡。

3. 无名异配醋 无名异有祛瘀止血、生肌敛疮之功，故可用于外伤出血及多种疮疡、痈疽肿毒，多研末外敷。伍用醋调敷，以醋为引能入肝经，而加强疏肝止痛之功（《本草图经》）。

4. 无名异配葱汁 无名异功能祛瘀止血、消肿止痛；葱汁辛散温通，其性走窜，外敷有解毒散结之功，常用治丹毒（《简便良方》）。

【用法用量】外用：适量，研末调敷。内服：研末，每次 25～45g；或入丸、散。

【使用注意】不可久服；无瘀滞者慎服。

【医家论述】

1.《开宝本草》："主金疮折伤内损，止痛，生肌肉。"

2.《本草图经》："消肿毒痈疣。""伏硫黄。"（引自《本草纲目》）

3.《品汇精要》："续骨长肉。"

4.《本草蒙筌》："去瘀止疼。"

5.《本草纲目》："收湿气。"

6.《玉楸药解》："治痈疽，杨梅，痔瘘，瘰疬，脚气，臁疮之类。"

7.《医林纂要·药性》："能通乳。"

⊙ 五灵脂《开宝本草》

【异名】药本、寒号虫粪、寒雀粪。

【来源】为鼯鼠科动物复齿鼯鼠之干燥粪便。

【炮制】

1. 五灵脂 取原药材，除去杂质及灰屑；五灵脂块，捣碎。生品用于行血、散血。

2. 炒五灵脂 取净五灵脂置锅内，用文火加热，炒至微黑色或焦斑，取出，放凉。炒五灵脂用于化瘀止血。

3. 醋五灵脂 取净五灵脂置锅内，用文火加热，微炒后喷淋米醋，炒至微干，有光泽时，取出晾干。每五灵脂 100kg，用米醋 10kg。醋五灵脂增强散瘀止痛作用。

4. 酒五灵脂 取净五灵脂置锅内，用文火加热微炒，随而喷淋黄酒，再炒至微干，取出，晾干。每五灵脂 100kg，用黄酒 12～18kg。

5. 五灵脂炭 取净五灵脂置锅内，用中火加热，炒至黑色存性，取出，放凉。五灵脂炭用于止血。

【性味归经】味苦、甘，性温。归肝，脾经。

【功效主治】活血止痛，化瘀止血，消积解毒。主治心腹血气诸痛，胃脘疼痛，产后瘀滞腹痛，心痛，疝痛，齿痛，腰痛，骨折肿痛，手足身体疼痛，痢痛，妇女闭经，崩漏下血，小儿疳积，蛇蝎蜈蚣咬伤。

【配伍应用】

1. **五灵脂配蒲黄** 五灵脂苦泄温通，"通利气脉"，"通则不痛。《本草经疏》谓之"血滞经脉，气不得行，攻刺疼痛故等证，在所必用。"与蒲黄相须而用，治血滞心痛及产后恶露不下，少腹作痛，其效益彰，方如《经效方》失笑散。

2. **五灵脂配延胡索、没药** 三药相配，祛瘀活血，行气止痛，用于血瘀气滞，脘痛如刺者，方如《医学心悟》手拈散。近来常有用本品配活血，行气，通阳之品，治冠心病心绞痛者，亦有良好效果。

3. **五灵脂配香附** 二药相配，行气活血，祛瘀止痛。用于中暑，肚腹疼痛不已，方如《医学纲目》五灵脂汤。

4. **五灵脂配麝香、蟾酥** 五灵脂活血祛瘀止痛，麝香、蟾酥祛瘀消肿止痛，三药相配，用于一切牙痛水肿，方如《丸散膏丹集成》引徐氏方一粒笑。

5. **五灵脂配川乌头** 五灵脂活血祛瘀，川乌头祛风散寒、除湿止痛，二药相配，用于风冷凝滞，筋骨疼痛，肢体拘挛，语言謇涩，方如《鸡峰普济方》乌龙丹。

【用法用量】内服：煎汤，5～10g；或入丸、散。外用：适量，研末撒或调敷。

【使用注意】孕妇慎服，恶人参。

【医家论述】

1. 《本草经疏》："五灵脂，其功长于破血行血，故凡瘀血停滞作痛，产后血晕，恶血冲心，少腹儿枕痛，留血经闭，瘀血心胃间作痛，血滞经脉，气不得行，攻刺疼痛等证，在所必用。"

2. 《本草正》："五灵脂，味苦气辛，善走厥阴，乃血中之气药也。大能行血行气，逐瘀止痛。凡男子，女人有血中气逆而腹胁刺痛，或女人经水不通，产后血滞，男子疝气，肠风血痢，冷气恶气，心腹诸痛，身体血痹，胁肋筋骨疼痛，其效甚捷。若女中血崩，经水过多，赤带不止，宜半炒半生酒调服之。亦治小儿气逆癫痫。"

3. 《药品化义》"治头风噎膈，痰痛癫疾，诸毒热痛，女人经闭，小腹刺痛，产后恶露，大有神功。"

4.《本草元命苞》："行经血最有奇效，主心腹冷气攻冲疼痛，辟温疫，风湿关节烦疼，破月闭，兼止血崩，治产妇血晕，昏迷不省，止丈夫吐逆，粥饮难停。"

5.《本草衍义补遗》："能行血止血。治心腹冷气，妇人心痛，血气刺痛。"

6.《本草纲目》："止妇人经水过多，赤带不绝，胎前产后，血气诸痛；男女一切心腹，胁肋，少腹诸痛，疝痛，血痢，肠风腹痛；身体血痹刺痛，肝疟发寒热，反胃，消渴及痰涎夹血成窠，血贯瞳子，血凝齿痛，重舌，小儿惊风，五痫，癫疾；杀虫，解药毒及蛇蝎蜈蚣伤。"

7.《玉楸药解》："开闭，止痛，磨坚。破瘀血善止疼痛，凡经产跌打诸瘀，心腹胁肋诸痛皆疗。又能止血，凡吐衄，崩漏诸血皆取。"

8.《医林纂要·药性》："补心平肝，活血散瘀，通利百脉，和中止痛，杀虫解毒。"

⊙ 牛藤《广西本草选编》

【异名】野木瓜、七姐妹藤、六叶野木瓜、石月、郁子。

【来源】为木通科植物那藤或尾叶那藤的茎和根。

【镇痛药理】对野木瓜的化学成分野木瓜皂苷的研究表明：它能阻滞神经传导，其作用起效慢，大约需 60～80 分钟，同给药前相比，0.3% 野木瓜皂苷溶液给药后 60 分钟使大鼠隐神经复合动作电位 A 成分幅度（%）下降为给药前的（0.22±0.28）；80 分钟时下降为（0.03±0.05），传导阻滞作用极其显著（$P<0.001$）。神经的轴膜、髓鞘和神经膜都由双层磷脂膜组成，它们在神经冲动传导中发挥了重要的作用。皂苷元对脂类有较强的亲和力，能破坏红细胞膜，皂苷可使髓鞘破坏，非郎飞结间区域的轴膜暴露，该区域内钾离子通道的通透性提高，钾离子外流，膜电位超极化，膜兴奋性下降，因此发生神经冲动的传导阻滞。经野木瓜注射液处理的神经纤维髓鞘发生破裂，同时发现野木瓜皂苷进入神经干同神经髓鞘结合。由此推测，野木瓜皂苷很可能是野木瓜镇痛作用的有效成分。

【性味归经】味苦，性凉。归肝、膀胱经。

【功效主治】祛风散瘀，止痛，利尿消肿。主治风湿痹痛，跌打伤痛，各种神经性疼痛，小便不利，水肿。

【用法用量】内服：煎汤，15～30g；或入丸、散。

【使用注意】孕妇慎服。

【医家论述】

1. 《国药的药理学》："为强心、利尿药。"

2. 《广西本草选编》："清热利湿，镇痛解毒。主治风湿关节痛，手术后疼痛，麻风反应疼痛，湿热小便涩痛。"

3. 《全国中草药汇编》："散瘀止痛，利尿消肿。主治风湿性关节炎，跌打损伤，各种神经性疼痛，水肿，小便不利，月经不调"；"治外科术后引起的疼痛，鸭脚莲全株 3 ~ 9g。水煎服"。

4. 《梧州中草药》："治风湿骨痛，牛藤、臭茉莉各 30g，满山香 15g。水煎服。"

参考文献

[1] 叶文博，金荣华，胡刚，等. 野木瓜注射液阻滞神经传导 [J]. 上海师范大学学报（自然科学版），2002，31（4）：71-74

⊙ 丹参《神农本草经》

【异名】郤蝉草、赤参、木羊乳、逐马、奔马草、山参、紫丹参、红根、山红萝卜、活血根、靠山红、红参、烧酒壶根、野苏子根、山苏子根、大红袍、蜜罐头、血参根、朵朵花根、蜂糖罐、红丹参。

【来源】为唇形科植物丹参和甘西鼠尾草的根。

【炮制】

1. **丹参** 取原药材，除去杂质及残茎，洗净，润透，切厚片，干燥。

2. **酒丹参** 取丹参片，用黄酒拌匀，闷润至透，置锅内，用文火炒干，取出，放凉。每丹参 100kg，用黄酒 10kg。酒丹参用于产后瘀血腹痛。

3. **炒丹参** 取丹参片置锅内，用文火炒至紫褐色，有焦斑，取出放凉。

4. **猪血丹参** 取丹参片，用猪心血，黄酒拌匀并吸尽，干燥。每丹参 10kg，用猪心血 2kg，黄酒 1kg。

5. **鳖血丹参** 取丹参片，用鳖血，黄酒拌匀并吸尽，干燥。每丹参 10kg，用鳖血、黄酒各 1kg。

6. **醋丹参** 取丹参片，用醋拌匀，微润，置锅内，用文火炒干，取出放凉。每丹参 100kg，用米醋 10kg。

7. **米丹参** 先用水湿锅，将米撒入锅内，加热至冒烟时，投入丹片，用文火炒至深紫色，取出，筛去米，放凉。每丹参 100kg，用米 20kg。

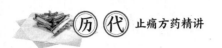
8. **丹参炭** 取丹参片，置锅内，用武火炒至焦黑色，喷淋清水少许，灭尽火星，取出凉透。

【镇痛药理】丹参注射液 8g/kg，12g/kg 腹腔注射能显著抑制小鼠扭体、嘶叫和热板反应，作用高峰在给药后 1 小时，可维持 3 小时左右，给每只小鼠脑室内注射 15mg（生药），可明显提高其痛阈，提示丹参注射液有镇痛作用。用细胞外微电极方法和脑立体定位技术，观察到丹参能抑制丘脑后核内脏痛放电，但直接作用于神经干不能阻断其兴奋传导，表明其镇痛作用是中枢性的。此外，丹参具有抑制体外实验中各组织的环腺苷酸磷酸二酯酶（cyclic AMP phosphodiesterase，PDE）的活力，尤以脑和肺的抑制最为敏感，推测大脑皮层的抑制作用可能是通过抑制 PDE 的活力，增加环腺苷酸（cyclic adenosine monophosaphate，cAMP）水平而实现的。

【性味归经】味苦，性微寒。归心，心包，肝经。

【功效主治】调经止痛，活血祛瘀。主治热痹肿痛，头痛，疝痛，胸痹心痛，腰痛，跌打损伤，产后瘀滞腹痛，心腹疼痛，妇女月经不调，痛经，经闭，癥瘕积聚。

【配伍应用】

1. **丹参配红花、桃仁** 三药相合，活血祛瘀、调经止痛。用于月经不调，痛经，经闭，产后瘀滞腹痛。

2. **丹参配三七、冰片** 丹参活血化瘀、养心安神，三七、冰片活血散瘀，芳香开窍，理气止痛。三药相配，用于冠心病胸闷，心绞痛。方如《古今名方》引上海中药制药二厂方复方丹参片。

3. **丹参配当归、川芎** 丹参活血祛瘀调经，当归、川芎养血活血止痛，三药相配，用于产后瘀滞腹痛者。

4. **丹参配川芎、降香** 丹参活血祛瘀，川芎、降香活血行气止痛，三药相合，用于胸痹心痛。现用于冠心病心绞痛有良效。

5. **丹参配香附、郁金** 丹参活血祛瘀，香附、郁金疏肝理气，三药相合，用于血瘀气滞之脘腹疼痛。

6. **丹参配三棱、莪术** 丹参活血祛瘀，三棱、莪术活血理气、软坚散结，三药相配，用于癥瘕积聚。现常用于肝脾肿大，宫外孕，恶性肿瘤等病证。

7. **丹参配忍冬藤、赤芍** 丹参活血祛瘀，忍冬藤、赤芍清热消肿、祛风通络，用于热痹关节红肿疼痛。

8. **丹参配生地、酸枣仁** 丹参活血养心安神，生地、酸枣仁滋阴清热、养血安神，用于心血不足，虚热内扰所致心悸失眠。

9. 丹参配金银花、连翘 《日华子本草》谓丹参"排脓止痛，去肌长肉。"金银花、连翘清热解毒，三药相配，用于痈疮肿毒疼痛。

【用法用量】内服：煎汤，5～15g，大剂量可用至30g。

【使用注意】妇女月经过多及无瘀血者禁服；孕妇慎服；反藜芦。

【医家论述】

1. 《本草汇言》："丹参，善治血分，去滞生新，调经顺脉之药也。主男妇吐衄，淋溺，崩漏之证，或冲任不和而胎动欠安，或产后失调而血室乖戾，或瘀血壅滞而百节攻痛，或经闭不通而小腹作痛，或肝脾郁结而寒热无时，或癥瘕积聚而胀闷痞塞，或疝气攻冲而止作无常，或脚膝痹痿而痛重难履，或心腹留气而肠鸣幽幽，或血脉外障而两目痛赤，故《明理论》以丹参一物，而有四物之功。补血生血，功过归、地，调血敛血，力堪芍药，逐血生新，惟倍芎䓖，妇人诸病，不论胎前产后，皆可常用。"

2. 《本草新编》："丹参味苦，气微寒，无毒，入心，脾二经。专调经脉，理骨节酸痛，生新血，去恶血，落死胎，安生胎，破积聚癥坚，止血崩带下。

3. 《药品化义》："丹参，原名赤参，色赤味苦，与心相合，专入心经。盖心恶热，如有邪热，则脉浊而不宁，以此清润之，使心神常清。心清则气顺，气顺则冲和，而血气皆旺也。取其微苦，故能益阴。气味轻清，故能走窍，以此通利关节，调养血脉，主治心腹邪气，寒热痼疾，骨节疼痛，四肢不遂，经水不调，胎气不安，血崩胎漏，丹毒凝聚，暴赤眼痛，此皆血热为患，用之清养其正，而邪自祛也。"

4. 《吴普本草》："治心腹痛。"

5. 《药性论》："能治脚弱，疼痹；主中恶，治百邪鬼魅，腹痛气作，声音鸣吼；能定精。"

6. 《日华子本草》："养神定志，通利关脉。治冷热劳，骨节疼痛，四肢不遂；排脓止痛，生肌长肉，破宿血，补新生血，安生胎，落死胎，止血崩带下；调妇人经脉不匀，血邪心烦；恶疮疥癣，瘿赘肿毒，丹毒，头痛，赤眼，热温狂闷。"

7. 《本草纲目》："活血，通心胞络，治疝痛。"

8. 《全国中草药汇编》："祛瘀生新，活血调经，清心除烦。主治月经不调，经闭腹痛，产后瘀血腹痛，神经衰弱失眠，心烦，心悸，肝脾肿大，关节疼痛。"

9. 《肘后备急方》："治寒疝，小腹及阴中相引痛，自汗出欲死：丹参半

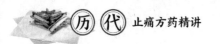

两。杵为散。每服，热酒调下一钱匕。"

参考文献

[1] 党月兰，李淑玉.丹参注射液的镇痛作用 [J].兰州医学院学报，1990，16（1）：1.

[2] 刘春林，孙丽华.丹参对猫丘脑后核内脏痛放电的影响 [J].中国中药杂志，1990，15（2）：112.

[3] 赵升皓，张传琳，王心灵，等.丹参水溶性成分对环磷酸腺苷磷酸二酯酶的抑制作用 [J].生物化学与生物物理学报，1980，12（4）：357.

⊙ 古羊藤《广西药用植物图志》

【异名】老鸦咀、毛青才、鱼藤、苦参、南苦参、奶藤、马达、红马连鞍、虎阴藤、有毛老鸦嘴、小暗消。

【来源】为萝藦科植物马连鞍的根。

【镇痛药理】从研究采用的三种动物炎症模型的实验结果显示：鱼藤酮有着极显著的消肿作用；从两种研究镇痛作用的实验亦可看出鱼藤酮表现了较强的镇痛作用。小鼠热板法被认为对测定麻醉性镇痛药较为适宜，舐足底动作不仅是脊髓反应，而且可能和高级中枢有关，甲醛致痛法对吗啡类镇痛剂较敏感，鱼藤酮搽剂在热板法和甲醛致痛模型中都表现了一定活性，鱼藤酮是一种神经毒，局部外用，不能排除神经阻滞所致的麻醉作用。搽剂给药，局部组织药物浓度高，可避免口服或其他途径给药引起的全身副作用。

鱼藤酮为双黄酮类化合物，其结构类型有别于目前临床应用的解热镇痛剂、激素类及植物生物碱等，其消肿作用为首次报道。鱼藤酮抑制炎症组织红肿热痛，可能是由于其对细胞生物氧化呼吸链的抑制作用，相对抑制了能量的产生，使细胞处于较低的能量代谢状态，并抑制炎症组织细胞的增多；另外由于炎症组织中的致炎因素及酶活性变化引起毛细血管及细胞通透性升高，鱼藤酮可能在防止组织中与表面张力有关的表面活性物质减少，维持细胞结构稳定，消除过氧化脂质、自由基等方面发挥一定作用。

【性味归经】味苦、微甘，性凉。

【功效主治】清热解毒，散瘀止痛。主治感冒发热，泻痢，胃痛，腹痛，跌打瘀痛，毒蛇咬伤。

【用法用量】内服：煎汤，3~6g；或研末，1.5~3g。外用：鲜品适量，捣敷。

【使用注意】体弱虚寒者禁服。

【医家论述】

1. 《常用中草药手册》："清热解毒。治感冒发热，跌打瘀积肿痛，腰腿酸痛，慢性肾炎。"

2. 《全国中草药汇编》："清热解毒，散瘀止痛。治肠炎，痢疾，胃痛，毒蛇咬伤。"

3. 《广西药用植物图志》："治急慢性肠炎，心胃气痛，外感寒热，古羊藤根，晒干研末。每服 1.5～3g，开水送下，日服 2 次。"

【按语】古羊藤味苦，性凉，能清热解毒，主治泄泻、痢疾、疟疾、感冒、胃痛、淋浊等病症。

参考文献

[1] DUBUISSON D, DENNIS S G. The formalin test: a quantitative study of the analgesic effects of morphine, meperidine, and brain stem stimulation in rats and cats[J].Pain. 1977, 4(2):161-174.

[2] 赵春景，梁明，管智声. 鱼藤酮搽剂的消肿镇痛作用 [J]. 第三军医大学学报，1998，20（2）：173-175.

⊙ 冬凌草《名医别录》

【异名】山香草、破血丹、雪花草、野藿香、六月令、山荏、冰凌草。

【来源】为唇形科植物碎米桠的全草。

【镇痛药理】冬凌草煎剂及醇提取物均可抑制大鼠实验性肉芽肿的形成，但不影响大鼠肾上腺中维生素 C 的含量。小鼠热板法表明，冬凌草醇提物略可提高动物对热刺激的痛阈，并可增强小剂量哌替啶提高痛阈的作用。冬凌草水及醇提物对兔食管平滑肌张力有轻度抑制作用，对乙酰胆碱所引起的食管痉挛有解痉作用，但对食管蠕动则无影响。小鼠以 5g/kg、10g/kg 剂量腹腔注射冬凌草醇制备液，均可使小鼠自发活动减少，以 10g/kg 剂量组作用较强且持久。

【性味归经】味苦、甘，性微寒。

【功效主治】活血止痛，清热解毒。治咽喉肿痛，感冒头痛，风湿关节痛，蛇虫咬伤，气管炎，慢性肝炎，蛇虫咬伤。

【用法用量】内服：煎汤，30～60g；或泡酒。

【医家论述】

1. 《贵州草药》："驱风除湿，舒筋活络。"

2.《贵州草药》："治感冒头痛，山香草 30g。煨水服。"

3.《贵州草药》："治风湿筋骨痛，山香草 90g。泡酒 500g。早晚各服 30g。"

4.《贵州草药》："治关节痛，山香草 250g。煨水洗患处。"

参考文献

[1] 河南省医学科学研究所药理药化组.冬凌草抗肿瘤及其他药理作用的研究 [J].河南医学院学报，1975，（2）：9.

⊙ 兰香草《植物名实图考》

【异名】石将军、婆绒花、石母草、九层楼、野薄荷、茵陈草、节节花、山薄荷、独脚球、紫罗球、野仙草、避蛇虫、石仙草、血汗草、小六月寒、九层塔。

【来源】为马鞭草科植物兰香草的全草。

【性味归经】味辛，性温。

【功效主治】疏风解表，祛寒除湿，散瘀止痛。主治风寒感冒，头痛，咳嗽，脘腹冷痛，伤食吐泻，寒瘀痛经，产后瘀滞腹痛，风寒湿痹，跌打瘀肿，阴疽不消，湿疹，蛇伤。

【用法用量】内服：煎汤，10～15g；或浸酒。外用：适量，捣烂敷；或绞汁涂；或煎水熏洗。

【医家论述】

1.《本草纲目拾遗》："能活血疏风，散瘀消肿。治一切跌打损伤，血瘀不散，捣汁服之，或以水、酒同煎；如风寒闭塞或痈疽初起，服之俱效。"

2.《植物名实图考》："焰肉（食）可治嗽。"

3.《岭南采药录》："祛风散瘀，凡产后风迷或瘀血作痛，以之煎服。"

4.《浙江中药资源名录》："治伤风咳嗽。"

5.《湖南药物志》："根：治腰痛，伤食腹泻。"

6.《广东中药》："治月经不调腹痛，理跌打。""治产后瘀血腹痛，兰香草、黑老虎。煎汤或浸酒服。"

7.《广西中草药》："治跌打肿痛，鲜兰香草捣敷患处。"

8.《广西本草选编》："治产后瘀血腹痛，兰香草全草 15～45g。水煎服。"

9.《浙江民间常用草药》："治感冒头痛，咽喉痛，兰香草 15g，白英 9g。水煎服。"

⊙ **亚乎奴**《中华人民共和国药典》(2005 版)

【来源】为防己科植物锡生藤的干燥全株。

【性味归经】味甘、苦,性温。归肝、脾经。

【功效主治】消肿止痛,止血,生肌。主治外伤肿痛,创伤出血。

【用法用量】外伤肿痛,干粉适量加酒或蛋清调敷患处。创伤出血,干粉适量外敷,每日 1 次。

【使用注意】重症肌无力患者禁服。

【医家论述】

1.《云南中草药》:"活血止痛,止血,生肌。主治跌打损伤,挤压伤,创伤出血。"

2.《中草药学》(南京药学院编):"麻醉止痛,止血生肌。""民间曾用于治疗喘息和心脏病。"

3.《全国中草药汇编》:"活血散瘀,麻醉止痛,止血生肌。"

⊙ **地蜂子**《贵州民间药物》

【异名】白里金梅、山蜂子、三爪金、铁枕头、三片风、地风子、三叶蛇子草、铁秤砣、蜂子芪、独脚伞、独脚委陵菜、地蜘蛛、三叶翻白草、三叶蒲扇、三叶蛇莓、大花假蛇莓、三张叶、软梗蛇扭、毛猴子、蜂子七、土蜂子、大救驾、地骨造、独立金蛋、白地莓。

【来源】为蔷薇科植物三叶委陵菜和中华三叶委陵菜的根及全草。

【镇痛药理】实验表明:地蜂子提取物能明显减少醋酸所致小鼠扭体反应次数. 提高热刺激小鼠痛阈,提示地蜂子对化学致痛和热板致痛等不同刺激引起的疼痛均有良好的镇痛效果。其抗炎镇痛作用机制可能涉及中枢及外周系统。

【性味归经】味苦、涩,性微寒。

【功效主治】清热解毒,敛疮止血,散瘀止痛。主治咳喘,痢疾,肠炎,痈肿疔疮,烧伤,烫伤,口舌生疮,骨髓炎,骨结核,瘰疬,痔疮,毒蛇咬伤,崩漏,月经过多,产后出血,外伤出血,胃痛,牙痛,胸骨痛,腰痛,跌打损伤。

【用法用量】内服:煎汤,10～15g;研末服,1～3g;或浸酒。外用:适量,捣敷;或煎水洗;或研末撒。

【医家论述】

1.《贵阳民间药草》:"治肺虚咳嗽喘息,跌打损伤,疯狗咬伤,腹泻痢疾。"

2.《浙江民间常用草药》："清热解毒，敛疮止血。治骨髓炎，骨结核，口腔炎，外伤出血，蝮蛇咬伤"；"治蝮蛇咬伤，三叶委陵菜根 9～15g，水煎或研粉吞服。另取根加醋磨汁，外搽伤处周围"；"治骨髓炎，三叶委陵菜根（捣碎）、大蓟根各 15g。用水或烧酒炖服，严重者连服 3 个月。另外用半边莲 2 份，榔榆根皮 8 份，捣烂外敷，日 1 次。最后用本种全草或根捣烂外敷收口，痊愈为止"。

3.《贵州草药》："治小儿白口疮，发烧，气喘，胸骨痛"，"治小儿白口疮，白地莓 3～9g，水煎浓汁，洗患处。或取叶研末，加冰片少许，布包药末，蘸开水口含"，"治发烧，气喘，胸骨痛，白地莓根 30g，肺筋草 15g。煎水服"。

4.《四川常用中草药》："散瘀血，消瘰疬。治跌打损伤。"

5.《湖南药物志》："止血，消炎。用于阴道流血，子宫出血，血崩，急性肠炎，疔毒。"

6.《全国中草药汇编》："清热解毒，止痛止血。主治肠炎，痢疾，牙痛，胃痛，腰痛，胃肠出血，月经过多，产后或流产后出血过多。外用治烧、烫伤，毒蛇咬伤。"

7.《秦岭巴山天然药物志》："清热解毒，止咳化痰，凉血止血，消坚破结。"

8.《四川中药志》（1982 年）："治跌打损伤、瘀肿疼痛，地蜂子 9g，菊叶三七 12g，白芷 6g，羌活 9g。研末，酒调服，每服 6g，或水酒各半调敷患处。"

9.《恩施中草药手册》："治胃痛，痛经，地蜂子根茎，研粉，每服 1.5～3g"，"治腰痛，地蜂子根茎 60g，泡酒 500g，每服药酒 15～30g"。

参考文献

[1] 肖本见，陈国栋，朱敏英，等. 地蜂子抗炎镇痛作用的实验研究 [J]. 天津医药，2006，34(7)：482-484.

⊙ 江南玄胡《安徽中药志》

【异名】土三七、白七、皖南元胡、花生三七、土珠参。

【来源】为小檗科植物江南牡丹草的块茎。

【炮制】

1. **江南玄胡** 除去须根，杂质，洗净泥土，分档闷润透，取出切片，干燥，筛去灰屑。

2. **蒸江南玄胡** 取块茎，蒸熟后，切片晒干。贮干燥容器内，置通风干燥处。

【镇痛药理】小鼠热板法证实，江南牡丹草醇提取物能提高痛阈，且随剂量增加，镇痛作用增强，其 100mg/kg 痛阈提高率与哌替啶 30mg/kg 作用相当。用小鼠醋酸扭体反应法，江南牡丹草醇提取物抑制率随剂量增加作用增强，100mg/kg 的江南牡丹草醇提取物组作用强于哌替啶 30mg/kg 组。小鼠甲醛致痛法证实，江南牡丹草醇提取物 ED_{50} 为 67mg/kg，给药后 20 分钟镇痛作用明显，持续时间以 100mg/kg 最长，达 120 分钟。

【性味归经】味苦，性平。

【功效主治】活血止痛，解毒消肿，止血。主治骨折疼痛，胸痛，头痛头晕，胃痛，跌打损伤，急性腰扭伤，落枕，消化道出血，吐血，外伤出血。

【用法用量】内服：煎汤，3～6g；或研末，每次 0.5～1g，每日 3 次。外用：适量，煎水熏洗；或研末，酒或醋调敷。

【医家论述】

《安徽中药志》："活血止血，消肿止痛，解毒。用于跌打损伤，骨折疼痛，胸痛，头痛，吐血，外伤出血"。"治跌打损伤，瘀血肿痛，江南牡丹草（即江南玄胡之草部）适量研末，白酒调敷。"

参考文献

[1] 刘青云，朱光宇，黄平. 江南牡丹草的抗炎、镇痛、镇静作用 [J]. 中国中药杂志，1991，16（1）：50.

⊙ 竹叶椒根《贵州民间药物》

【异名】散血飞、见血飞、野花椒根、竹叶总管根。

【来源】为芸香科植物竹叶椒的根皮或根。

【炮制】取原药材，除去杂质，洗净，润透，切厚片，干燥。

【性味归经】味辛、微苦，性温，小毒。

【功效主治】活血止痛，温中理气。主治风湿痹痛，痧症腹胀腹痛，感冒头痛，牙痛，腰痛，痛经，胃脘冷痛，跌打损伤，刀伤出血，顽癣，毒蛇咬伤，泄泻，痢疾。

【用法用量】内服：煎汤，9～30g，鲜品 60～90g；研末，3g；或浸酒。外用：适量，煎水洗或含漱；或浸酒搽；或研末调敷；或鲜品捣敷。

【使用注意】孕妇禁服。

【医家论述】

1. 《贵州民间药物》："杀虫，驱风，止痛。治咳嗽，风湿痛，顽癣，虫牙痛，刀伤出血。"

2. 《浙江民间常用草药》："活血止痛，消炎。治跌打损伤，胃痛，齿龈炎"，"治胃痛：竹叶椒根 15～30g。水煎服"。

3. 《湖南药物志》："治头痛，感冒。"

4. 《福建药物志》："治腰痛，闭经。"

5. 《广西民族药简编》："治尿路结石，胃痛，胃下垂，浮肿。

6. 《湖北中草药土方土法》："治寒性胃痛，腹痛，呕吐，竹叶椒干根 9～15g。水煎服。或研细粉，每次 0.6～1.5g，开水冲服。"

7. 《贵州民间药物》："治虫牙痛，散血飞根皮研末。以适量放入虫牙孔内。"

⊙ 丢了棒 《生草药性备要》

【异名】追风根、赶风偾、赶风柴、刁了棒、大叶大青。

【来源】为大戟科植物白桐树的根、叶。

【性味归经】味苦、辛，微温。归肝经。小毒。

【功效主治】祛风除湿，散瘀止痛。主治风湿痹痛，跌打肿痛，脚气水肿，烧伤，烫伤及外伤出血。

【用法用量】内服：煎汤或浸酒，9～18g，鲜品 15～30g。外用：适量，煎水洗；研粉撒，或捣敷。

【使用注意】体弱，孕妇忌用。

【医家论述】

1. 《生草药性备要》："祛风湿脚痛，酒顶，敷跌打，消肿痛。"

2. 《本草求原》："治一切风湿，酒风。"

3. 广州部队《常用中草药手册》："祛风除湿，散瘀止痛。治风湿性关节炎，腰腿痛，外伤瘀痛，脚气水肿。"

4. 《广西本草选编》："治外伤出血。"

⊙ 朱砂根 《本草纲目》

【异名】紫金牛、凤凰肠、老鼠尾、平地木、石青子、凉伞遮金珠、铁伞、散血丹、浪伞根、金鸡爪、高脚罗伞、小罗伞、土丹皮、金锁匙、开喉箭、三条根、三两金、高茶风、铁凉伞、雪里开花、金鸡凉伞、大罗伞、凤凰翅、大凉伞、红铜盘、高脚铜盘、青红草、硬脚金鸡、珍珠伞、桂笃油、真珠凉伞、八爪龙、郎伞树、龙山子、八爪金龙、豹子眼睛果、万龙、万两金。

【来源】为紫金牛科植物朱砂根或红凉伞的根。

【炮制】取原药材，除去杂质，洗净，润透，切段，干燥。

【性味归经】味苦、辛，性凉。

【功效主治】活血止血，止痛，清热解毒。主治咽喉肿痛，腹胀腹痛，牙痛，胃痛，痛经，风湿热痹，跌打损伤，流火，乳腺炎，睾丸炎。

【用法用量】内服：煎汤，15～30g。外用：适量，捣敷。

【使用注意】孕妇慎服。

【医家论述】

1.《广西中药志》：“治风湿骨痛，鹤膝风。”

2.《湖南药物志》：“治劳伤吐血，血崩，心胃气痛，腹胀腹痛。”

3.《陕西中草药》：“清热解毒，行气活血，消肿止痛。主治扁桃体炎，口疮，牙痛，胃痛，跌打损伤，闭经，目疾等。”

4.《福建药物志》：“清热祛湿，活血行瘀。主治风湿关节痛，咳血，黄疸，痢疾，肾炎，丝虫性淋巴管炎，乳腺炎，睾丸炎，痔疮，骨折，跌打损伤，风火牙痛。”

5.《广西民族药简编》：“水煎服治黄疸型肝炎，研末冲开水服驱蛔虫，全株水煎服治胃痛。”

6.《湖南药物志》：治咽喉肿痛，朱砂根9～15g。水煎服。

7.《浙江民间常用草药》：“治妇女白带，痛经：朱砂根9～15g，水煎或加白糖，黄酒冲服。”

⊙ 自然铜《雷公炮炙论》

【异名】石髓铅、方块铜。

【来源】为硫化物类黄铁矿族矿物黄铁矿。

【炮制】

1. **自然铜** 采挖后取原药材，拣净杂石及有黑锈者，选黄色明亮的入药。除去杂质，大者捣碎，洗净，干燥。生品其质坚硬，不便粉碎和煎出；多煅淬入药，很少生用。

2. **煅自然铜** 捣细末，用甘锅子盛之，不封，于地坑内，以炭火500g

烧之，火尽候冷，取出研细，水飞候干，却入乳钵研细如面。

3. **醋自然铜** 取净自然铜，砸成小块，置无烟炉火上或置适宜的容器内，用武火加热煅至黯红色，取出后及时放入醋内浸淬。每自然铜100kg，用醋30kg。如此反复煅淬数次至黑褐色，表面光泽消失并酥松，取出，摊凉。贮干燥容器内，置干燥处，防尘。

【性味归经】味辛，性平。归肝、肾经。

【功效主治】散瘀止痛，续筋接骨。主治跌打损伤，筋伤骨折，瘀滞肿痛等症。

【配伍应用】

1. **自然铜配当归、没药** 自然铜功擅续筋接骨疗伤，具有促进骨折愈合作用，为伤科要药。常与活血和营、化瘀止痛之当归、没药配伍，共奏活血消肿止痛之功，用于治疗各种跌打损伤。

2. **自然铜配红花、赤芍** 自然铜辛平，有行血化滞、散瘀止痛之功，功能接骨以疗折伤，伍用红花、赤芍而加强活血止痛作用，主治筋骨折伤。

3. **煅自然铜配醋淬** 醋制药物可引药入肝，醋淬自然铜更能改变自然铜的理化性质，使其便于粉碎入药，擅治心痛。

4. **自然铜配黄柏、细辛、胡椒** 自然铜入血行血，有散瘀止痛之功，伍用黄柏、细辛、胡椒而兼具清热燥湿、温辛散寒、温里止痛之特点，故清扬止痛，擅治头风痛甚之证（如《杨氏家藏方》自然铜散）。

【用法用量】内服：煎汤，10~15g；或入散剂，每次0.3g。外用：适量，研末调敷。

【使用注意】阴虚火旺、血虚无瘀者禁服。

【医家论述】

1. 《日华子本草》："排脓，消瘀血，续筋骨。治产后血邪，安心，止惊悸。"

2. 《开宝本草》："疗折伤，散血止痛，破积聚。"

3. 《玉楸药解》："燥湿行瘀，止痛续折。治跌打损伤，瘕积聚。破血消瘿，宁心定悸。疗风湿瘫痪之属。"

4. 《本草经疏》："自然铜乃入血行血，续筋接骨之药也。凡折伤则血瘀而作痛，辛能散瘀滞之血，破积聚之气，则痛止而伤自和也。"

5. 《本草衍义补遗》："自然铜，世以为接骨之药，然此等方尽多。大抵骨折在补气、补血、补胃，俗工惟在速效以罔利，迎合病人之意，而铜非火煅不可用，若新出火者，其火毒、金毒相扇，夹热毒香药，虽有接骨之功，燥散之祸，甚于刀剑，戒之。"

6. 《**本草纲目**》："自然铜接骨之功与铜屑同，不可诬也。但接骨之后，不可常服，即便理气活血可尔。"

⊙ **血竭**《雷公炮炙论》

【**异名**】骐骥竭、海蜡、麒麟血、木血竭。

【**来源**】棕榈科植物麒麟竭果实和藤茎中的树脂。

【**炮制**】采收果实，置蒸笼内蒸煮，使树脂渗出；或取果实捣烂，置布袋内，榨取树脂，然后煎熬成糖浆状，冷却凝固成块状。亦有将茎砍破或钻若干小孔，使树脂自然渗出，凝固而成。现行，取原药材，除去灰尘，敲成小块，或研成细粉。

【**性味归经**】味甘、咸，性平，小毒。归心、肝经。

【**功效主治**】散瘀定痛，止血，生肌敛疮。主治跌打损伤，内伤瘀痛，痛经，产后瘀阻腹痛，外伤出血不止，瘰疬，臁疮溃久不合及痔疮。

【**配伍应用**】

1. **血竭配伍乳药、红花** 血竭能活血散瘀止痛，用于伤折内损，瘀血不消，常与乳香、没药、红花等化瘀止痛药同用，内服外敷均可，用治跌打损伤，瘀血疼痛，方如《良方集腋》七厘散。

2. **血竭配伍蒲黄、当归、骨碎补** 血竭与蒲黄、当归、骨碎补等化瘀续骨药同用，对筋伤骨折、痛不可忍，有良好的止痛效果，方如《太平圣惠方》麒麟血散。

3. **血竭配伍三棱、莪术** 妇女瘀血经闭、痛经、产后瘀阻腹痛以及一切瘀血阻滞的心腹刺痛，常与三棱、莪术等同用，方如《卫生宝鉴》和血通经汤。

4. **血竭配伍瓜蒌、薤白、桂枝** 血竭与宣闭通阳、豁痰降浊之瓜蒌、薤白、桂枝同用，也可用于瘀血心痛。

5. **血竭配伍儿茶、乳没** 恶疮痈疽，久不收口，金疮出血，创口不合，或疮疡初起红肿者。血竭能止血生肌敛疮，能防腐，保护创面，促进溃疡愈合。用于痈疽疮疖，破溃不敛，可与儿茶、乳香、没药等配合研末外敷，方如《医宗金鉴》腐尽生肌散。

【**用法用量**】内服：研末，1～1.5g，或入丸剂。外用：适量，研末调敷或入膏药内敷贴。

【**使用注意**】凡无瘀血者慎服。

【医家论述】

1. 《新修本草》："主五脏邪气，带下，止痛，破积血，金疮生肉。"

2. 《海药本草》："治湿痒疮疥，宜入膏用。""主打伤折损，一切疼痛，补虚及血气搅刺，内伤血聚。"

3. 《日华子本草》："治一切恶疮疥癣久不合者，引脓。"

4. 《开宝本草》："主心腹卒痛，止金疮血，生肌肉，除邪气。"

5. 《珍珠囊补遗药性赋》："除血晕。"

6. 《本草纲目》："散滞血诸痛，妇人血气，小儿瘰疬。"

⊙ 汝兰《四川中药志》

【异名】金不换、山乌龟、吊金龟、金线吊乌龟。

【来源】为防己科植物汝兰的块根。

【镇痛药理】本品乙醇提取物小鼠热板法证明有明显镇痛作用。所含四氢掌叶防己碱具有镇痛、镇静等作用。

【性味归经】味苦，性寒。

【功效主治】清热解毒，散瘀止痛。主治感冒，咽痛，腹泻，痢疾，痈疽肿毒，胃痛，头风痛，风湿痹痛，跌打损伤。

【用法用量】内服：煎汤 9～15g；研末，每次 0.6～1g，每日 3 次。外用适量鲜品捣烂敷。

【使用注意】孕妇禁服。

【医家论述】

1. 《常用中草药手册》："清热解毒，散瘀止痛。治胃及十二指肠溃疡疼痛，跌打肿痛，神经痛，牙痛，急性胃肠炎，菌痢，上呼吸道感染，咽痛。"

2. 《广西本草选编》："健胃止痛"；"治急性胃肠炎，菌痢，牙痛，上呼吸道感染：汝兰块根 9～15g，水煎服"；"治胃、十二指肠溃疡疼痛，神经痛：用块根研粉，每次服 0.6g，每日 3～4 次"；"治痈疮肿毒，跌打肿痛：汝兰鲜块根，捣烂，外敷患处。"

3. 《全国中草药汇编》："治疟疾，风湿疼痛。"

参考文献

[1] 江苏新医学院. 中药大辞典（上册）[M]. 上海：上海科学技术出版社，1977：1384.

⊙ **红花**《本草图经》

【异名】红蓝花、刺红花、草红花。

【来源】为菊科植物红花的花。

【炮制】

1. **红花** 取原药材，除去杂质、花萼及花柄，筛去灰屑。

2. **炒红花** 取净红花置锅内，用文火炒至略有焦斑时，取出放凉。

3. **红花炭** 取净红花置锅内，用武火炒至红褐色，喷淋清水少许，灭尽火星，取出凉透。红花炭散热防复燃。

4. **醋红花** 取红花加醋喷匀后，置锅内，用文火炒至焦红色时，取出放凉。贮干燥容器内，醋红花密闭，置阴凉干燥处，防潮，防蛀。

【镇痛药理】腹腔注射红花黄色素 550mg/kg 对醋酸诱发小鼠扭体反应抑制率为 58.76%；热板法测定本品痛反应时，在给药后 120 分钟仍可延长 104.7%，表明红花黄色素有较强的镇痛作用，且对锐痛及钝痛均有效。并能增强巴比妥类及水合氯醛的中枢抑制作用，其作用与用量成平行关系。还能减少尼可刹米性惊厥的反应率和死亡率。

【性味归经】味辛，性温。归心、肝经。

【功效主治】活血通经，祛瘀止痛。主治经闭，痛经，产后瘀阻腹痛，胸痹心痛，癥瘕积聚，跌打损伤，关节疼痛，中风偏瘫，斑疹。

【配伍应用】

1. **红花配伍桃仁、当归、川芎** 红花辛散温通，功能活血通经，化瘀止痛，为行血和血之要药。凡因瘀滞所致血气不和，经络不利诸证，皆可应用。用于妇女血瘀所致经闭、痛经，可配桃仁、当归、川芎等同用，共奏活血通经之效。还可广泛用于血瘀诸证，方如《医宗金鉴》桃红四物汤。

2. **红花配伍丹皮** 若热病经水适来适断，热入血室而寒热谵语，则加用凉血散瘀之丹皮。

3. **红花配伍牛膝、川芎、当归** 治妇女滞产或产后胞衣不下，急用红花酒煮浓汁饮，并可与牛膝、川芎、当归相伍，方如《景岳全书》脱花煎。

4. **红花配伍干荷叶、蒲黄、当归** 治产后瘀滞腹痛，或血晕，血崩，每可与干荷叶、蒲黄、当归等合用。

5. **红花配伍赤芍、丹参、瓜蒌** 用于血瘀气滞之胸痹心痛，多与赤芍、丹参、瓜蒌等同用，以宣痹活血止痛。

6. **红花配伍柴胡、白芍** 若肝失条达，血瘀气滞所致胁肋疼痛，可配柴胡、白芍等疏肝止痛，方如《经验方》健肝汤。

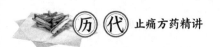

7. **红花配伍丁香、木香、五灵脂** 寒凝血瘀之胃脘疼痛，痛有定处，遇寒痛甚者，可与丁香、木香、五灵脂等合用，以温中理气，活血止痛。

8. **红花配伍当归、穿山甲、牡蛎** 治癥瘕积聚，可配当归、穿山甲、牡蛎，以活血祛瘀，软坚散结。

9. **红花配伍白芷、防风、威灵仙** 治历节四肢疼痛，则常与白芷、防风、威灵仙相伍，以活血通痹，祛风止痛，方如《医学从众录》红花白芷防风饮。

10. **红花配伍黄芪、当归** 中风偏瘫，肢体不遂属气虚血瘀者，可配黄芪、当归等益气活血通络，方如《医林改错》补阳还五汤。

11. **红花配伍川芎、乳香** 治跌打损伤瘀肿作痛，配川芎、乳香等，可增强活血化瘀，消肿止痛作用，方如《外科大成》活血止痛汤。

12. **红花配伍没药、大黄、麝香** 红花亦可与没药、大黄、麝香等共为细末，醋熬成膏，外敷患部，以活血化瘀、消肿止痛，用治外伤肿痛，方如《医宗金鉴》混元膏。

13. **红花配伍当归、紫草、大青叶** 治热郁血瘀而斑疹色黯者，常配伍清热凉血透疹之当归、紫草、大青叶等同用，方如《麻科活人全书》当归红花饮。

【用法用量】内服：煎汤，3～10g。养血和血宜少用；活血祛瘀宜多用。

【使用注意】孕妇、产后及月经过多者禁服。

【医家论述】

1. 《新修本草》："治口噤不语，血结，产后诸疾。"

2. 《开宝本草》："主产后血运口噤，腹内恶血不尽，绞痛，胎死腹中，并酒煮服。亦主蛊毒下血。"

3. 《珍珠囊》："入心养血。"

4. 《医要集览·珍珠囊补遗》："其用有四：逐腹中恶血，而补血虚之虚；除产后败血，而止血晕之晕。"

5. 《本草蒙筌》："惟入血分，专治女科。喉痹噎塞不通，捣取生汁旋咽。"

6. 《本草纲目》："活血，润燥，止痛，散肿，通经。"

7. 《本草汇言》："活男子血脉，行妇人经水。"

8. 《本草正》："达痘疮血热难出，散斑疹血滞不消。"

9. 《本经逢原》："治小儿蕾耳，解痘疗毒肿。"

10. 《医林纂要·药性》："补肝行血，泻心去瘀。"

11.《药性考》："生新破瘀，经闭便难，消肿止痛，口噤风瘫，喉痹热烦。"

12.《本草纲目》："佐当归，生新血。"

13.《用药心法》："和血，与当归同用。"（引自《汤液本草》）

14.《药品化义》："同苏木逐瘀血，合肉桂通经闭，佐归、芍治遍身或胸腹血气刺痛，此其行导而活血也。"

15.《药性考》："治风治肿行血，俱宜用酒佐之。"

参考文献

[1] 黄正良，高其铭，崔祝梅，等. 红花黄色素的药理研究 [J]. 中草药，1984，15（8）：12.

⊙ 红升麻《全国中草药汇编》

【异名】小升麻、金毛三七、阴阳虎、虎麻、荞麦三七、消食丹、三角钻、水升麻、水三七、金毛狗、乌足升麻。

【来源】为虎耳草科植物落新妇和大落新妇的根茎。

【性味归经】味辛、苦，性温。

【功效主治】活血止痛，祛风除湿，强筋健骨，解毒。主治风湿痹痛，筋骨酸痛，胃痛，跌打损伤，劳倦乏力，毒蛇咬伤。

【用法用量】内服：煎汤，9～15g，鲜者加倍；或鲜品捣汁兑酒。外用：适量，捣敷。

【医家论述】

1.《天目山药用植物志》："治劳动过度，筋骨酸痛，毒蛇咬伤，跌打损伤，陈伤积血。"

2.《陕甘宁青中草药选》："活血止痛，强筋健骨。"

3.《全国中草药汇编》："祛风除湿。治手术后疼痛，风湿关节痛。"

4.《浙江药用植物志》："治胃痛，肠炎，小儿惊风。"

5.《安徽中草药》："手术后止痛：落新妇（根茎）15g。煎服。"

6.《天目山药用植物志》："治劳动过度，筋骨酸痛：（红花落新妇）鲜根 30g 左右，切成薄片，置碗中，入黄酒适量。"

7.《安徽中草药》："治胃痛，肠炎：落新妇（根茎）15g，青木香 9g。煎服。"

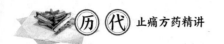

⊙ 红水芋《红河中草药》

【异名】红半夏、石芋头、独角芋、红芋头、珍珠莫玉散。

【来源】为天南星科植物五彩芋的块茎。

【炮制】9月采收，挖起块茎，去除须根和地上部分，鲜用或在通风处干燥数日后沙藏。或用大半夏，汤洗7次，焙干再洗，如此七转。每30g入龙脑0.15g，朱砂为衣染之，先铺灯草一重，约一指厚，排半夏于上，再以灯草盖一指厚，以炒豆焙之，候干取出。

【性味归经】味苦、辛，性温，有毒。

【功效主治】祛风燥湿，散瘀止痛，解毒消肿。主治风湿痹痛，跌打肿痛，胃痛，牙痛，疟腮，痈疮疖肿，湿疹，全身瘙痒，蛇、虫咬伤，刀枪伤。

【用法用量】内服：煎汤，3～9g；或研末。外用：适量，鲜品捣敷；捣汁搽；或研末酒调敷。

【使用注意】孕妇禁服。

【医家论述】《全国中草药汇编》："解毒消肿，散瘀止痛，接骨，止血。主治风湿疼痛，跌打肿痛，胃痛，无名肿毒，腮腺炎，痈、疮、疖和蛇虫咬伤，癣、湿疹，全身瘙痒，牙痛，刀枪伤"；"治风湿疼痛，跌打肿痛，胃痛，（红半夏）干品3～9g，煎服。或取（红半夏）生粉0.9g，开水送服"；"治牙痛，（红半夏）鲜品小粒塞入牙洞"；"治无名肿毒，腮腺炎，痈、疮、疖，狗和蛇虫咬伤，（红半夏）鲜品捣敷或取（红半夏）生粉酒调敷。"

⊙ 红梗草《滇南本草》

【异名】泽兰、红秆草、红升麻、黄力花、接骨草、大泽兰。

【来源】为菊科植物异叶泽兰的全草。

【性味归经】味甘、苦，性微温。归肝、肾经。

【功效主治】活血调经，祛瘀止痛，除湿行水。主治月经不调，经闭，癥瘕，腹痛，产后恶露不行，小便淋沥，水肿，跌打损伤，骨折。

【配伍应用】

1. **泽兰配伍白术**　泽兰气味辛香，能够行气利水消肿，使水道通调，全身水液运行通畅，脾气得健，脾胃功能保持正常状态，脾胃运化水谷精微的功能也得以完成，是健脾和胃、理气消胀的良药。

2. **泽兰配伍丹参、赤芍**　是活血通脉利水的常用药对，可通过活血而起到调理脾胃功能的作用。

【用法用量】内服：煎汤，9～15g。外用：适量，捣敷。

【医家论述】

1. 《滇南本草》："行血，破瘀，治腹痛，并攻痈疽疮毒，排脓，跌打损伤，一切瘀血，且用以通经。"

2. 《滇南本草图说》："主治身面、四肢湿气肿，破瘀血，去瘢，散头风，行血。"

3. 《云南中草药》："除湿止痛。治跌打损伤，骨折，睾丸炎，刀伤。"

4. 《四川常用中草药》："能解郁；治湿热口臭，月经不调，经闭。"

5. 《本草品汇精要》："味苦甘，性微温、泄。气厚味薄，阳中之阴。臭微香。"

6. 《本草纲目》："气香而温，味辛而散，阴中之阳，足太阴、厥阴经药也。"

⊙ 红毛五加皮《中药志》

【异名】五爪刺、川加皮、刺加皮、五加皮、蜀五加。

【来源】为五加科植物红毛五加的茎皮或根皮。

【炮制】取原药材，除去杂质，刮去刺，浸润，切薄片，阴干。酒洗或姜汁炒后入药。

【镇痛药理】

1. 镇痛及降温作用 红毛五加醇提取液 10g/kg、17g/kg 腹腔注射，对小鼠热板法和化学（醋酸）刺激引起疼痛反应有明显镇痛作用，并能降低家兔正常及蛋白胨致发热体温，但对霍乱菌苗引起的发热体温无影响。

2. 抗炎作用 红毛五加皮醇浸膏 5g/kg 腹腔注射，对蛋清性大鼠足跖肿胀有明显的抑制作用。10g/kg 腹腔注射对琼脂性大鼠足跖肿胀也有明显的抑制作用。此外，对二甲苯或巴豆油所致小鼠耳部炎症，红毛五加皮醇浸膏也都有显著的抑制作用。红毛五加皮醇提取物腹腔注射还对大鼠棉球肉芽组织增生性炎症有抑制作用；明显抑制大鼠由佐剂引起的早期局部急性炎症和后期继发性全身炎症反应。红毛五加醇提取物对摘除双侧肾上腺大鼠的蛋清性足肿胀仍有明显的抑制作用。结果显示其抗急性炎症作用不依赖于垂体-肾上腺系统。红毛五加醇提取物能减少炎性组织中 PGE 含量，明显降低组胺引起的毛细血管通透性增高。

【性味归经】味辛、微苦，性温。归肝、肾经。

【功效主治】祛风湿，强筋骨，活血利水。主治风寒湿痹，拘挛疼痛，腰膝酸痛，心腹疼痛，跌打损伤，骨折，疝气，跌打损伤，体虚水肿。

【用法用量】内服：煎汤，3～15g；或泡酒。外用：适量，研末调敷。

【使用注意】阴虚火旺者慎服。

【医家论述】

1.《四川常用中草药》："祛风湿，通关节，强筋骨；治痿痹，拘挛疼痛，风寒湿痹，足膝无力，皮肤风湿，阳痿，阴囊潮湿等症。"

2.《恩施中草药手册》："治跌打损伤：红毛五加 9～15g。水煎服，或泡酒服。"

参考文献

[1] 沈映君，冷怀瑛，黄国钧，等.红毛五加皮的药理研究 [J].成都中医学院学报，1983（4）：43.

[2] 邓虹珠，孙士勇.红毛五加镇痛解热作用及毒性的实验观察 [J].中国中药杂志，1994，19（1）：38.

[3] 邓虹珠，孙士勇.红毛五加的抗炎作用 [J].第一军医大学学报，1992，12（2）：127.

⊙ 苏木《医学启源》

【异名】苏枋、苏方、苏方木、棕木、赤木、红苏木、落文树。

【来源】为豆科植物苏木的心材。

【炮制】取原药材，除去杂质，锯成长约3cm的段，劈成片或研成粗粉，或锯段后刨成薄片。

【性味归经】味甘、咸、微辛，性平。归心、肝、大肠经。

【功效主治】消肿定痛，活血祛瘀。主治痛经，产后瘀阻心腹痛，跌打损伤，偏坠肿痛，妇人血滞经闭，产后血晕，痈肿，跌打损伤，破伤风。

【配伍应用】

1. **苏木配红花、当归**　苏木入血分而散瘀，有活血止痛之效，红花、当归活血散瘀、通经止痛，三药相配，用于血瘀经闭，或痛经及产后瘀阻腹痛者。

2. **苏木配人参**　苏木活血散瘀止痛，人参益气散瘀而定喘，二药相配，治产后气虚，恶露不行，败血上攻于肺，气急喘促者，方如《校注妇人良方》二味参苏饮。

3. **苏木配川芎、丹参**　苏木活血止痛，川芎、丹参活血散瘀，调经止痛，三药相合，用于冠心病心绞痛。

4. **苏木配乳香、没药** 苏木活血散瘀，消肿止痛，乳香、没药散瘀消肿、续筋接骨，三药相合，用于跌打损伤，瘀滞肿痛，或骨折者，方如《医宗金鉴》八厘散。

5. **苏木配黄连、黄柏** 苏木活血散瘀，黄连、黄柏清热解毒，三药相配，解毒散结消痈，用于痈疽疮毒，红肿热痛。

【用法用量】内服：煎汤，3~9g，或研末。外用：适量，研末撒。

【使用注意】血虚无瘀滞者，月经过多者及孕妇禁服。

【医家论述】

1.《濒湖集简方》："治偏坠肿痛，用苏木三两，好酒一壶。煮熟频饮。"

2.《日华子本草》："治妇人血气心腹痛，月经不调及蓐劳，排脓止痛，消痈肿，扑损瘀血，女人失音血噤，赤白痢并后分急痛。"

3.《本草求原》："治一切腰腹胁痛，痹痛胀满呕吐之由于败血者，疗产后血肿血晕，产后气喘面黑欲死，虚劳血遗。"

⊙ **扭筋草**《湖南药物志》

【异名】老鸦酸、酸溜溜、酸黄瓜。

【来源】为酢浆草科植物紧密酢浆草的全草。

【性味归经】味苦，性寒，小毒。

【功效主治】清热消肿，祛瘀止痛。主治流火，肿毒，淋病，跌打损伤，水火烫伤，疥癣。

【用法用量】内服：煎汤，6~9g。外用：适量，捣敷或捣烂取汁搽。

【医家论述】《湖南药物志》："杀虫，止痛，散热，消肿，祛瘀。治丝虫病初期（流火），淋病，跌打损伤，肿毒，烫火伤，疥癣。""治肿毒或烫火伤：紧密酢浆草全草，捣烂，外敷。"

⊙ **没药**《药性论》

【异名】末药。

【来源】为橄榄科植物没药树及同属植物树干皮部渗出的油胶树脂。

【炮制】

1. **没药** 取原药材，除去杂质，捣碎或剁碎。

2. **炒没药** 取净没药大小个分开，置锅内，用文火炒至冒烟，表面显油亮光泽时，取出放凉。炒后缓和刺激性，便于服用。

3. **醋没药** 取净没药大小个分开，置锅内，用文火炒至冒烟，表面微融，喷淋米醋。再炒至表面显油亮光泽时，取出放凉。每没药 100kg，用米醋 5kg。醋制增强活血止痛，收敛生肌作用。

4. 灯心制没药　取净没药碎块，置锅内，用文火炒至出油时，加入灯心同炒，至油被灯心吸尽，没药鼓胀呈球状为度，取出簸去灯心，放凉。每没药 100kg，用灯心 3kg。

5. 煮没药　取没药，加水浸 1 日，连同水倒入锅内，煮至融化，滤过，残渣加适量水再煮，滤过，弃去残渣，合并滤液，浓缩成膏状，继续加热至冒黑烟尽转冒青烟时，取出，摊放在平面板上，趁热切成方块，晾凉。

【镇痛药理】抗炎、镇痛与退热作用：没药的多种同属植物均被发现有抗炎等作用。如没药的油树脂石油醚提取物 500mg/kg 给大鼠灌胃，可明显抑制角叉菜胶与棉球肉芽肿所致炎症，此提取物在小鼠也有明显的退热作用。

通过小鼠热板法及扭体法镇痛实验，显示没药挥发油具有较强的镇痛作用，并呈一定的剂量依赖趋势。意大利佛罗伦萨大学研究人员从非洲没药中提取出了 3 种倍半萜烯成分，动物实验表明：其中至少有 2 种倍半萜烯类成分具有强烈的镇痛作用。通过研究没药不同提取物的镇痛作用，发现没药的挥发油及醇提物加挥发油对小鼠均有明显的镇痛作用，醇提物加挥发油的镇痛作用比挥发油强，说明醇提物尽管本身无镇痛作用，却可明显增强挥发油的镇痛作用。

【性味归经】味苦，性平。归心，肝，脾经。

【功效主治】活血止痛，消肿生肌。主治经络受伤肿痛，胸腹瘀痛，目赤肿痛，跌打损伤，痛经，经闭，肠痈，癥瘕。

【配伍应用】

1. 没药配乳香　两药均有相似的活血止痛之功，且相配化瘀之力更强，凡脏腑经络间有气血凝滞疼痛者常相须配伍使用。

2. 没药配干漆、桂心　没药活血化瘀，干漆、桂心祛瘀通经止痛，三药相配，用于妇人瘕腹痛，月水不通。方如《太平圣惠方》没药丸。

3. 没药配血竭　用于产后血晕，由恶血内阻，以致语言颠倒，神志失常者，二药相配，又用童便，温酒煎服，使浊血得除，新血得生。

4. 没药配自然铜、桃仁　用于跌打损伤，皮肉筋骨疼痛，三药相配，活血续筋定痛。

【用法用量】内服：煎汤，3 ~ 10g；或入丸、散。外用：适量，研末调敷。

【使用注意】胃弱者慎服，孕妇及虚证无瘀者禁服。

【医家论述】

1. 《本草衍义》："鸡屎藤通滞血，打扑损疼痛，皆以酒化服。血滞则气壅淤，气壅淤则经络满急，经络满急，故痛且肿。凡打扑着肌肉须肿胀者，经络伤，气血不行，壅淤，故如是。"

2. 《医学入门·本草》："此药推陈致新，故能破宿血，消肿止痛，为疮家奇药也。"

3. 《药性论》："主打搕损，心腹血瘀，伤折蹉跌，筋骨瘀痛，金刃所损，痛不可忍，皆以酒投饮之。"

4. 《海药本草》："主折伤马坠，推陈置新，能生好血，凡服皆须研烂，以热酒调服，近效。坠胎，心腹俱痛及野鸡漏痔，产后血气痛，并宜丸、散中服。"

5. 《开宝本草》："主破血止痛，疗金疮，杖疮，诸恶疮，痔漏卒下血，目中翳晕痛，肤赤。"

6. 《本草纲目》："散血消肿，定痛生肌。"

参考文献

[1]TARI Q M，AGEEL A M，AL-YAHYA M A，et al. Anti-inflammatory altivity of commi-phora molmol[J]. Agents Actions，1986，17（3）：381.

[2] 张湘杰, 何永恒. 花椒、延胡索、没药、三七镇痛的药理学研究概述 [J]. 海峡药学 ,2009,21(2):62-63.

⊙ 灵猫香《国药的药理学》

【异名】灵猫阴。

【来源】为灵猫科动物大灵猫，小灵猫香腺囊中的分泌物。

【镇痛药理】灵猫香醇提取物 0.5 ~ 2.0g/kg 及总大环酮 0.16g/kg 口服经小鼠和大鼠扭体法实验证明有镇痛作用，且有剂量依赖关系。总大环酮小鼠醋酸法的 ED_{50}（P=0.95）为（0.21 ± 0.12）g/kg，醇提取物小鼠醋酸法，小鼠乙酰胆碱法与大鼠醋酸法的 ED_{50} 分别为（1.68 ± 0.86），（1.14 ± 0.39），（0.51 ± 0.22）g/kg。在小鼠热扳法，总大环酮口服的 ED_{50} 为（0.18 ± 0.07）g/kg，醇提取物腹腔给药的 ED_{50} 为（0.36 ± 0.18）g/kg，醇提取物的作用于给药后 30 分钟出现，1 ~ 2 小时达高峰，4 小时后恢复。总大环酮的作用出现稍迟，但到 4 小时仍显示作用。醇提取物腹腔给药时小鼠电刺激法的 ED_{50} 为（0.34 ± 0.15）g/kg，其作用持续至 2 小时后已趋恢复。

【性味归经】味辛，性温。归心，肝经。

【功效主治】止痛，行气，活血，安神。主治心腹猝痛，疝痛，骨折疼痛，梦寐不安。

【用法用量】内服：入丸、散，每次 0.3 ~ 1g。外用：适量，研末调敷。

【医家论述】

1. 《本草拾遗》："主中恶，鬼气，飞尸，蛊毒，心腹卒痛，狂邪鬼神，功似麝。"

2. 《广西药用动物》："宣窍，行气，止痛。"

3. 《中国动物药》："治疝痛及骨折疼痛。"

参考文献

[1] 钱伯初，许衡钧，刘广玉，等.小灵猫香的镇痛作用 [J].基础医学与临床，1983（3）：14.

⊙ 鸡屎藤《生草药性备要》

【异名】斑鸠饭、女青、主屎藤、却节、皆治藤、臭藤根、牛皮冻、鸡矢藤、臭藤、毛葫芦、甜藤、五香藤、臭狗藤、母狗藤、白毛藤、狗屁藤、清风藤、臭屎藤、鸡脚藤、解暑藤、大鸡屎藤、鸭屎藤、苦藤、玉明砂、鸡屙藤、雀儿藤。

【来源】为茜草科植物鸡矢藤的全草或根。

【炮制】取原药材，除去杂质，抢水洗净，稍润，切段，干燥，过筛。

【镇痛药理】鸡屎藤提取液按人用剂量 60 倍、30 倍、15 倍给药，配成所需浓度，给小鼠灌胃后，腹腔注射致痛剂，观察注射后 30 分钟内的小鼠扭体次数。实验表明采用人的 60 倍剂量实验时，药物有良好的止痛作用。进一步的研究表明，鸡屎藤总挥发油经过精馏后获得的主要成分之一——二甲基二硫化物对家兔膈神经电位发放具有兴奋—抑制双相效应，并且随剂量增加，抑制效应加强。对蟾蜍外周神经干兴奋传导呈明显阻滞效应。对心率和脑电活动也有明显抑制作用。能明显易化青霉素所致大鼠大脑皮层癫痫放电，爆发性高波幅尖波连续发放型癫痫放电频率增加，持续性多棘波型癫痫放电振幅增高，阵发性多棘波型癫痫放电异常放电指数增多。部分动物用药后出现呼吸抑制，心率减慢，心电图波形改变以及一过性脑波等电位现象，提示二甲基二硫化物具有明显的中枢神经毒作用。同时，研究认为，二甲基二硫化物对大脑皮层癫痫放电的易化作用可以导致动物产生惊厥，因此，鸡屎藤对抗戊四唑致动物惊厥作用可能是一种阻滞外周神经干的肌肉松弛现象，而非中枢抗惊厥作用。

鸡屎藤苷酸与鸡屎藤苷酸甲酯是最近被分离出来的两种活性成分。王童超等实验研究表明，鸡屎藤所含的鸡屎藤苷酸与鸡屎藤苷酸甲酯二聚体具有镇痛效果，并表明 40mg/kg 是镇痛的最大效应浓度。

【**性味归经**】味甘、微苦，性平。

【**功效主治**】活血止痛，祛风除湿，消食化积，解毒消肿。主治风湿痹痛、胃痛、头痛、肝区痛、腹痛、跌打肿痛、湿疹、食积腹胀、小儿疳积、腹泻、痢疾、中暑、黄疸、肝炎、肝脾肿大、咳嗽、瘰疬、肠痈、无名肿毒、脚湿肿烂、烫火伤、湿疹、皮炎、跌打损伤、蛇咬蝎蜇。

【**用法用量**】内服：煎汤，10~15g，大剂量 30~60g；或浸酒。外用：适量，捣敷；或煎水洗。

【**医家论述**】

1. 《生草药性备要》："其头治新内伤，煲肉食，补虚益肾，除火补血；洗疮止痛，消热散毒。其叶擂末加糖煎食，止痢。"

2. 《李氏草秘》："煎洗腿足诸风，寒湿痛，拘挛不能转舒。"（引自《本草纲目拾遗》）

3. 汪连仕《采药书》："治风痛肠痈，跌打损伤，流注风火瘴毒，散郁气。洗疝，合紫苏煎汤。"（引自《本草纲目拾遗》）

4. 《岭南草药志》："预防暑毒，消肠胃积滞，化五淋；固阴气耗散。用于痢疾、黄疸、肺痨咯血、咳嗽、百日咳、胃痛、大便下血、疝气偏坠、风寒湿痹、烫火伤、毒蛇咬伤。"

5. 《上海常用中草药》："祛风，活血，止痛，消肿。治风湿酸痛，跌打损伤，肝脾肿大，无名肿毒。"

6. 《云南中草药》："清热解毒，祛风活络，消肿止痛，化食除痰。主治咽炎、扁桃腺炎、结膜炎、气管炎、头痛、肺结核、咯血、肝区痛、腹痛、痢疾、肠炎、消化不良、疔疮疖肿、烫火伤。"

7. 《安徽中草药》："祛风除湿，散瘀止痛，消疳化积，化痰止咳。主治风湿性关节炎、急性黄疸型肝炎、痢疾、胃肠痉挛性疼痛、小儿疳积、支气管炎、带状疱疹、热疖肿毒、跌打肿痛、毒蛇咬伤、肺结核咳嗽、百日咳、肠结核、神经性皮炎。"

8. 《全国中草药汇编》："风湿筋骨痛，跌打损伤，外伤性疼痛，肝胆、胃肠绞痛，黄疸型肝炎"，"肺结核咯血，支气管炎，放射性反应引起的白细胞减少症，农药中毒；外用治皮炎，湿疹，疮疡肿毒。"

9.《福建药物志》："消食和胃，理气破瘀，解毒止痛。主治腹泻，胸闷，脾肿大，鼻窦炎，耳道炎，头风贯眼，闭经，乳腺炎，附骨疽，蛇头疔，气性坏疽，阴囊湿疹，毒虫螫伤。""治风湿关节痛：鸡屎藤，络石藤各30g。水煎服。"

10.《安徽中草药》：治带状疱疹，热疖肿毒，跌打肿痛，毒蛇咬伤：鲜鸡矢藤嫩叶捣烂敷患处。

参考文献

[1] 王顺祥，魏经建，王奕鹏.4种中草药提取物的止痛作用 [J]. 河南中医，2004，24（6）：25.

[2] 张桂林，袁肇金.鸡屎藤的一种活性成分——二甲基二硫化物的药理研究 [J]. 湖北医科大学学报，1993，14（4）：309.

[3] 韩丹，袁肇金.鸡屎藤的活性成分——二甲基二硫化物对大鼠癫痫放电影响的实验研究 [J]. 湖北医科大学学报，1994，15（4）：312.

[4] 王童超，高声传，吴琼，等.鸡屎藤苷酸与鸡屎藤苷酸甲酯二聚体对小鼠的镇痛作用研究 [J]. 科学技术与工程，2015，15（19）：90-92.

⊙ 鸡骨草《岭南采药录》

【异名】黄头草、黄仔蔃、大黄草、假牛甘子、红母鸡草、猪腰草、黄食草、小叶龙鳞草。

【来源】为豆科植物广东相思子的全草。

【性味归经】味甘、微苦，性凉。归肝、胃经。

【功效主治】清热利湿，散瘀止痛。主治黄疸型肝炎，胃痛，风湿骨痛，跌打瘀痛，乳痈。

【配伍应用】

1. **鸡骨草配伍茵陈、田基黄** 鸡骨草具有清热解毒利湿之功，治疗肝胆湿热郁蒸引起的黄疸型肝炎，可单用或与茵陈、田基黄等药配伍，以加强清热解毒，利湿退黄作用。

2. **鸡骨草配伍叶下珠、海金沙** 鸡骨草功能清热解毒利湿，如与清热利尿之叶下珠、海金沙等同用，常用治膀胱湿热所致的小便刺痛。

3. **鸡骨草配伍两面针、救必应** 鸡骨草有散瘀利湿，舒肝止痛功效，与两面针、救必应配伍，用于治疗胃脘痛、风湿骨痛。

4. **治乳痈、跌打瘀痛**　可用本品鲜叶捣烂外敷。

5. **鸡骨草配伍豨莶草**　治瘰疬，配伍豨莶草以增强疗效。

【用法用量】内服：煎汤，15～30g；或入丸、散。外用：适量，鲜品捣敷。

【使用注意】本品种子有毒，用时须将豆荚摘除，以防中毒。

【医家论述】

1.《中国药用植物图鉴》："治风湿骨痛，跌打瘀血内伤，并作清凉解热药。"

2.《岭南草药志》："清郁热，舒肝和脾，续折伤。"

3. 广州部队《常用中草药手册》："清热利湿，舒肝止痛。治急慢性肝炎，肝硬化腹水，胃痛，小便刺痛，蛇咬伤。"

4.《广西本草选编》："活血散瘀。"

⊙ **青棉花藤**《天目山药用植物志》

【异名】红棉花藤、猴头藤。

【来源】为虎耳草科植物冠盖藤的根。

【炮制】全年均可采，洗净，切片，晒干或鲜用。

【性味归经】味辛、微苦，性温。

【功效主治】祛风除湿，散瘀止痛，消肿解毒。主治腰腿酸痛，风湿麻木，跌打损伤，骨折，外伤出血，痈肿疮毒。

【用法用量】内服：煎汤，15～30g；或泡酒。外用：适量，捣敷；或研末撒。

【医家论述】

1.《全国中草药汇编》："祛风除湿，散瘀止痛，接骨。主治腰腿酸痛，风湿麻木；外用治跌打损伤，骨折，外伤出血。"

2.《浙江药用植物志》："补肾接骨，活血散瘀，消肿解毒。治肾虚腰痛，风湿性关节炎，多发性脓肿，多年烂疮。""治跌打损伤，骨折，冠盖藤根或藤15～30g。水煎冲黄酒服。另用鲜根、藤捣烂敷于伤处包扎。跌仆内伤者，可用藤、华山矾、连钱草各15g，丹参9g，加水3碗煎至1碗。顿服，3小时后再煎服。"

3.《福建药物志》："祛风行气。""治风湿关节痛，冠盖藤根30g，猪脚250g。同煮后加酒酌量，服汤吃肉。"

4.《天目山药用植物志》："治妇女产后潮热，腰痛脚酸，面黄肌瘦，（青棉花藤）根 500g，白马骨（茜草科六月雪）500g，金腰带（豆科小槐花）根 250g。同切细炒熟，再加黄酒 250g，焖一夜。分成 5 剂，日 1 剂，加水煎，冲红糖、黄酒，早晚饭前各服 1 次。"

⊙ 刺猬皮《本草原始》

【异名】猬皮、仙人衣。

【来源】为猬科动物刺猬、达乌尔猬、大耳猬的皮。

【炮制】多在春、秋季捕捉，捕后杀死、剥皮，刺毛向内，除去油脂、残肉等，用竹片将皮撑开悬放在通风处，阴干。

1. **刺猬皮** 现行，取原药材，稍浸，刷去杂质，剁成小块，干燥。

2. **制刺猬皮** 现行，取滑石粉置锅内，用文火炒热后，加入净刺猬块，拌炒至黄色，鼓起，刺尖秃时取出，筛去滑石粉，放凉。

3. **炒刺猬皮** 现行，取净刺猬皮，烫去刺毛，用热水（加碱少许）洗去灰屑污垢，再换清水洗净，干燥，去头足，切小方块，置锅内，用文火加热，炒至微焦。

【性味归经】味苦、涩，性平。归胃、大肠、肾经。

【功效主治】化瘀止痛，收敛止血，涩精缩尿。主治胃脘疼痛，反胃吐食，便血，肠风下血，痔漏，脱肛，遗精，遗尿。

【配伍应用】

1. **刺猬皮配伍九香虫、香附** 刺猬皮苦能泄降，化瘀降逆止痛，多用于胃痛日久，气病入络，气滞血瘀而致的胃脘疼痛或反胃吐食。临床常配九香虫、香附等，共奏活血理气止痛之功，用于胃痛，反胃吐食。

2. **刺猬皮配伍高良姜、延胡索** 证属寒瘀气滞者，可配温中散寒的高良姜、延胡索等品同用。

3. **刺猬皮配伍绿豆或代赭石、旋覆花** 治胃逆呕吐，用刺猬皮炙黄研末，绿豆煮粥送服。亦可配代赭石、旋覆花等降逆止呕药。

4. **刺猬皮配伍木贼、皂荚或地榆炭、侧柏叶等** 刺猬皮炒用又有收敛止血的功效，多用于止消化道出血，尤擅治疗肠风下血、便血及痔疾出血。用治肠风下血，痔疮出血，刺猬皮配木贼或皂荚，以祛风解毒止血。用于肠风，血痢，痔漏，脱肛以及吐血鼻衄，刺猬皮可与地榆炭、侧柏叶等相伍，以清肠止血，方如《圣济总录》猬皮散。

5. **刺猬皮配伍丹皮、黄连** 痔疮肿痛或痔疮成漏属血热毒盛者，加配丹皮、黄连，以加强清热解毒作用。肛门脱出亦可配磁石，或与补气升阳的黄芪同用，方如《疡医大全》猬皮丸、《疡科选粹》豚胃丸。

6. 刺猬皮配伍硫黄、炮姜 治脾胃虚寒之吐血，以本品配硫黄一味，以温胃止血；寒盛者，可配炮姜一起使用，方如《圣惠方》猬皮散。

7. 刺猬皮配伍益智仁 刺猬皮有收涩之性，功能涩精止遗，临床单味应用有效，或与益智仁相伍，其他收敛固涩之品如金樱子、芡实、龙骨、牡蛎亦可随症选用相伍，用于遗精，遗尿。

【用法用量】内服，煎汤，3～10g；研末，1.5～3g；或入丸剂。外用：适量，研末调敷。

【使用注意】孕妇慎服。

【医家论述】

1.《神农本草经》："主五痔阴蚀下血，赤白五色血汁不止，阴肿痛引腰背，酒煮杀之。"

2.《名医别录》："疗腹痛疝积，烧为灰，酒服之。"

3.《药性论》："主肠风泻血，痔病有头，多年不瘥者，炙末白饮下方寸匕；烧末吹主鼻衄。"

4.《食疗本草》："烧灰酒服治胃逆，又煮汁服止反胃。"

5.《日华子本草》："开胃气，止血汗，肚胀痛。"

6.《医学入门·本草》："令人能食，补下焦弱。兼治小儿卒惊啼。"

7.《本草备要》："泻，凉血。"

8.《本经逢原》："除目中翳障。"

9.《医林改错》："治遗精。"

⊙ **拔毒草**《西双版纳傣药志》

【异名】筋骨草、散血草。

【来源】为唇形科植物大籽筋骨草的全草。

【性味归经】味苦、辛，性寒。

【功效主治】清热凉血，散瘀止痛。主治肺热咳嗽，吐血，衄血，赤痢，淋痛，风湿痹痛，跌打肿痛。用于急、慢性支气管炎，肺脓疡、咽炎、扁桃体炎，关节疼痛；外治外伤出血。

【用法用量】内服：煎汤，6～15g。外用：适量，捣敷或煎汤洗。

【使用注意】此草虽无毒，但甚苦寒，易苦寒伤胃，故不宜久服，若久服、常服易致胃痛或呕吐、纳呆。

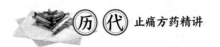

⊙ 松节 《名医别录》

【异名】黄松木节、油松节、松郎头。

【来源】为松科植物油松、马尾松、赤松、云南松等枝干的结节。

【性味归经】味苦,性温。归肝、肾经。

【功效主治】活血止痛,舒筋通络,祛风燥湿。主治历节风痛,筋骨疼痛,牙齿疼痛,跌打伤痛,腰腿疼痛,胃脘气滞疼痛,风寒湿痹,脚痹痿软。

【配伍应用】

1. 松节配羌活、独活 松节活血止痛、舒筋通络、祛风燥湿,羌活、独活祛风胜湿止痛,能治上下肢风湿痹痛,三药合用,用于风寒湿痹,历节风痛,或脚痹痿软,或腰腿疼痛。

2. 松节配细辛、桂枝 松节活血止痛、舒筋通络、祛风燥湿,细辛、桂枝温经通络、散寒止痛,三药相配,用于寒湿甚之痹痛。

3. 松节配木瓜、白芍 松节活血止痛、舒筋通络,木瓜、白芍舒筋活络、缓急止痛,三药相配,治脚挛急转筋。

4. 松节配香附 松节活血止痛,香附疏肝理气、解郁止痛,二药相配,治胃脘气滞疼痛,亦治大骨节病。

【用法用量】内服:煎汤,10~15g;或浸酒、醋等。外用:适量,浸酒涂擦;或炒研末调敷。

【使用注意】阴虚血燥者慎服。

【医家论述】

1.《名医别录》:"主百节久风,风虚,脚痹疼痛。"

2.《滇南本草》:"行经络,治痰火,筋骨疼痛,湿痹痿软,强筋舒骨。"

3.《本草纲目》:"松节,松之骨也。质坚气劲,故筋骨间风湿诸病宜之。"

4.《本草汇言》:"松节,气温性燥,如足膝筋骨,有风有湿,作痛作酸,痿弱无力者,用之立痊。"

5. 广州部队《常用中草药手册》:"治跌打瘀痛。"

⊙ 郁金 《药性论》

【异名】五帝足、黄郁、乌头。

【来源】为姜科植物温郁金、姜黄、广西莪术、莪术或川郁金的块根。

【炮制】

1. 取原药材,除去杂质,大小分开,洗净,润透,切斜或横薄片,干燥。

2. 取净郁金片，置锅内用文火加热，炒至深黄色。

3. **醋郁金** 取净郁金片加米醋拌匀，闷透，至米醋被吸尽，置锅内用文火加热炒至带火色时，取出放凉。每郁金片 100kg，用米醋 10kg。醋煮：取净郁金，用清水洗净，泡透，捞出，移入锅内，加醋、水同煮至水尽，取出，晾至半干时，切斜片，晒干。每郁金 0.5kg，用醋 0.12kg。醋蒸：取净郁金，加醋 10% 及水适量，浸约 2 日，常翻拌，吸透后，入甑内用武火蒸 2 ~ 3 小时，取出切 2mm 厚顺片，干燥。

4. **酒制郁金** 取净郁金片与黄酒拌匀，置锅内用文火炒至微干，取出晾干。每郁金 0.5kg，用黄酒 0.06kg。

【**性味归经**】味辛、苦，性寒。归心、肝、胆经。

【**功效主治**】活血止痛，行气解郁，清心凉血，疏肝利胆。主治血气心痛，胸腹胁肋诸痛，妇女痛经，经闭，头痛眩晕，咽喉肿痛，痒疮肿痛，癥瘕结块，热病神昏，癫狂，惊痫，吐血，衄血，血淋，砂淋，黄疸。

【**配伍应用**】

1. **郁金配木香** 郁金长于疏肝行气、活血止痛，木香行气止痛。二药相配，用于胸胁疼痛属气滞血瘀者。偏于气滞痛者，倍用木香；偏于血瘀者，倍用郁金，方如《医宗金鉴》颠倒木金散。

2. **郁金配香附** 郁金疏肝理气解郁，香附理气治胸腹气痛，两者可配伍使用，方如《云林神彀》九气汤。

3. **郁金配当归、白芍** 郁金散瘀行气、通经止痛，当归、白芍养血活血止痛。三药相配，用于妇女经行腹痛或闭经，方如《傅青主女科》宣郁通经汤。

4. **郁金配白芷、细辛** 郁金行气解郁止痛，白芷、细辛祛风散寒止痛。三药相配，用于牙齿疼痛，方如《仁斋直指方》郁金散。

5. **郁金配枳壳、抚芎** 郁金疏肝解郁、理气止痛，枳壳、抚芎行气活血止痛。三药相配，用于瘀血阻络之左胁痛，方如《医宗金鉴》枳芎散。

【**用法用量**】内服：煎汤，3 ~ 10g；或入丸、散。

【**使用注意**】阴虚失血及无气滞血瘀者禁服，孕妇慎服。

【**医家论述**】

1. 《药性论》：“治女人宿血气心痛，冷气结聚。”

2. 李杲：“治阳毒入胃，下血频痛。”（引自《本草纲目》）

3. 《本草纲目》：“治血气心腹痛，产后败血冲心欲死，失心颠狂，蛊毒。”

4.《本草正》："止吐血，衄血，单用治妇人冷气血积，结聚气滞，心腹作痛。"

5.《本草汇言》："郁金，清气，化痰，散瘀血之药也。其性轻扬，能散郁滞，顺逆气，上达高巅，善行下焦，心肺肝胃气血火痰郁遏不行者最验。故治胸胃膈痛，两胁胀满，肚腹攻疼，饮食不思等证。"

6.《袖珍方》：治产后心痛，血气上冲欲死：郁金烧存性为末二钱，米醋一呷。调灌。"

⊙ 罗裙带《本草纲目拾遗》

【异名】万年青、扁担叶、郁蕉、水笑草、裙带草、水蕉、郁金叶、引水蕉、海带七、腰带七、斩蛇剑、破龙刀、金武剑、玉带风、海蕉、九筋草、朱兰叶。

【来源】为石蒜科植物文殊兰的叶。

【性味归经】味辛、苦，性凉，有毒。

【功效主治】清热解毒，祛瘀止痛。主治热疮肿毒，淋巴结炎，咽喉炎，头痛，痹痛麻木，跌打瘀肿，骨折，毒蛇咬伤。

【用法用量】外用：适量，捣敷；绞汁涂；炒热罨；或煎水洗。内服：煎汤，3～10g。

【使用注意】内服宜慎，寒疝禁用。遇有皮肤过敏的患者可加适量蜂蜜调敷。此外应注意罗裙带有毒，内服慎用，如有中毒者可服米醋合生姜汁解之。

【医家论述】

1.《生草药性备要》："消热毒，敷疮，用酒糟或蜜糖捶叶敷患处。煲水洗外痔。"

2.《本草纲目拾遗》："治折伤损手足者，取叶火煨微热，贴之即愈。"

3.《植物名实图考》："治肿毒。"

4.《分类草药性》："治一切恶毒痈疮，包鱼口。"

5.《湖南药物志》："消肿解毒，散风痰。治乳癌，心气痛"；"治腰痛：鲜文殊兰叶1片。放开水内约2分钟取出，捆包在腰上"；"治蛇咬伤：文殊兰捣烂敷患处"。

6.《广西本草选编》："治关节扭伤肿痛，头风痛。"

7.《全国中草药汇编》："治咽喉炎，蛇咬伤。"

8.《广西民族药简编》："叶水煎服，治尿潴留（苗）。捣烂拌酒糟煨热敷患处，治鹤膝风；捣烂炒热敷患处，治甲状腺功能亢进（壮）。"

9. 《广西药用植物图志》："治头风痛，罗裙带叶 1 张。用火烤软，趁热包扎头部。"

10. 《泉州本草》："治脚手关节酸痛，鲜文殊兰叶，切碎调麻油，以春稻草燃烧烘热，候退温贴患处，每日一换。"

11. 《福建民间草药》："治跌扭伤筋，瘀血凝肿作痛，取鲜文殊兰叶放在铁锅内先炒软，然后用红酒淬入，乘微热包扎在伤肿处，日换一次。"

12. 《贵州草药》："治跌伤、骨折：生扁担叶 120g，水冬瓜、圆麻根各 60g。捣烂包患处。"

⊙ 金丝桃《植物名实图考》

【异名】土连翘、五心花、金丝海棠、木本黄开口、金丝蝴蝶、小狗木、狗胡花、金丝莲。

【来源】为藤黄科植物金丝桃的全株。

【炮制】四季均可采收，洗净，晒干。

【镇痛药理】金丝桃素具有消炎止痛的功效，其抗炎镇痛效果与阿司匹林等相当。

【性味归经】味苦，性凉。

【功效主治】清热解毒，散瘀止痛，祛风湿。主治肝炎，肝脾肿大，急性咽喉炎，结膜炎，疮疖肿毒，蛇咬及蜂螫伤，跌打损伤，风湿性腰痛。

【用法用量】内服：煎汤，15～30g。外用：鲜根或鲜叶适量，捣敷。

【医家论述】

1. 《浙江民间常用草药》："清热解毒，祛风湿，消肿。""治风湿性腰痛：金丝桃根 30g，鸡蛋 2 只。水煎 2 小时，吃蛋和汤。"

2. 《全国中草药汇编》："主治急性咽喉炎，眼结膜炎，肝炎，蛇咬伤。"

3. 《四川中药志》（1979 年版）："清热解毒，活血散瘀，消肿止痛。用于疮疡肿毒，跌打损伤，肝炎，肝脾肿大疼痛。""治跌打损伤肿痛：金丝桃根、土牛膝、香附子、接骨木、栀子各适量，捣烂外敷。"

4. 《四川中药志》（1979 年版）："治热疮肿痛：金丝桃花、叶适量，捣烂外敷。"

参考文献

[1] KUMAR V，SINGH P N，BHATTACHARYA S K. Anti-inflammatory and analgesic activity of Indian Hypericumperforatuml[J]. Indian J Exp Biol，2001，39（4）:339-343.

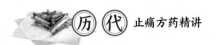

⊙ **金线草**《草药手册》

【异名】重阳柳、蟹壳草、毛蓼、白马鞭、人字草、九盘龙、毛血草、野蓼、一串红、蓼子七、化血七、大蓼子、九节风、大叶辣蓼、鸡心七。

【来源】为蓼科植物金线草、短毛金线草的全草。

【镇痛药理】黄勇其等观察了金线草茎叶水提取（AE-S）和根水提物（AE-R）镇痛作用，结果发现：不同剂量的 AE-S 和 AE-R 能明显减少醋酸致小鼠扭体次数（$P<0.05$）及延长热板致痛的潜伏期（$P<0.01$ 或 $P<0.05$），对不同致痛模型显示出显著的镇痛效应。

【性味归经】味辛、苦，性凉，小毒。

【功效主治】凉血止血，清热利湿，散瘀止痛。主治咳血，吐血，便血，血崩，泄泻，痢疾，胃痛，经期腹痛，产后血瘀腹痛，跌打损伤，风湿痹痛，瘰疬，痈肿。

【用法用量】内服：煎汤，9～30g。外用：适量，煎水洗或捣敷。

【使用注意】孕妇慎服。

【医家论述】

1.《广西中药志》："祛风止痛，健脾燥湿，散瘀消肿。治霍乱吐泻，风湿痛，痈肿，瘰疬。""风湿骨痛：人字草、白九里明各适量。煎水洗浴。"

2.《广西本草选编》："行气止痛，活血调经。主治胃脘痛，月经不调，白带，痢疾，腹痛泄泻，外伤出血。"

3.《青岛中草药手册》："散瘀止血，清湿热，消肿毒，舒筋接骨，解毒利气。"

4.《中草药学》（南京药学院编）："止血，解毒，散瘀。治肺结核咳血，经期、产后瘀阻腹痛，胃痛。"

5.《广西民族药简编》："水煎服，治腰痛，痢疾，肠炎腹泻，咯血；兼捣烂敷伤口周围，治毒蛇咬伤。"

6. 江西《草药手册》："经期腹痛，产后瘀血腹痛：金线草 30g，甜酒50ml。加水同煎，红糖冲服"；"皮肤糜烂疮：金线草茎叶。水煎，洗患处"。

参考文献

[1] 黄勇其，骆红梅，陈秀芬，等.金线草药理作用初步研究 [J].中成药，2004，26（11）：918-921.

⊙ 金铁锁《滇南本草》

【异名】昆明沙参、独丁子、金丝矮陀陀、独定子、蜈蚣七、对叶七、白马分鬃、麻参、夜翻草、独根、白暗消、小麻药、独脚暗消、小马桑、巴地蜈蚣、独鹿角姜、百步穿杨、穿石甲、爬地蜈蚣、异翻叶、铃儿草根、象牙七。

【来源】为石竹科植物金铁锁的根。

【镇痛药理】研究发现：金铁锁水煎浸膏可提高实验性关节炎疼痛模型的痛阈，改善血液循环，消除炎性肿胀，改善功能障碍；降低血清 NO／iNOS。提示金铁锁具有明显的镇痛、抗炎作用。

王美娥等在建立佐剂性关节炎疼痛模型基础上，采用金铁锁水煎浸膏进行治疗，检测其对痛阈和脑组织神经递质的影响。结果表明：金铁锁水煎浸膏对实验性关节炎大鼠具有显著的镇痛效应，可明显提高痛阈和大鼠脑中 5-羟色胺（5-HT）、5- 羟吲哚乙酸（5-HIAA）、5- 羟色氨酸（5-HTP）的含量，降低多巴胺、去甲肾上腺素（NE）等脑组织神经递质的含量。

【性味归经】味苦、辛，性温，小毒。归肝经。

【功效主治】散瘀定痛，止血，消痈排脓。主治跌打损伤，风湿痛，胃痛，痈疽疮疖，创伤出血。

【用法用量】内服：煎汤，0.6～1.5g；或研末；或浸酒。外用：适量，研末撒。

【使用注意】本品有毒，内服宜慎，孕妇禁服。

【医家论述】

1.《滇南本草》："治面寒疼，胃气、心气疼，攻疮痈，排脓。"

2.《云南中草药》："止血止痛，活血祛瘀，除风湿。主治跌打损伤，创伤出血，风湿疼痛，胃痛，蛔虫。""每次用金铁锁 0.9～1.5g，水煎服，或泡酒服。治跌打损伤，风湿疼痛，胃痛。"

3.《四川常用中草药》："痈疮，排脓，治肺痈吐脓，痈疡疼痛。"

4.《西昌中草药》："（小马桑）根 1.5g，青藤香 3g，为末，开水送服。治胃痛。"

参考文献

[1] 许建阳，王发强，郑维发，等. 金铁锁对实验性 RA 小鼠痛阈及血清 NO／NOS 含量的影响 [J]. 中医药学刊，2004，1（1）：22-23.

[2] 许建阳，王发强，王莉，等. 电针合侧脑室注射孤啡肽对实验性 RA 痛阈和血清 NO/NOS 的影响 [J]. 成都中医药大学学报，2003，26(1)：30-32.

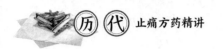
[3] 王美娥，潘惠娟，许建阳，等. 金铁锁对实验性类风湿性关节炎大鼠痛阈及其脑儿茶酚胺类神经递质的影响 [J]. 中国临床康复，2005，9（10）：96-97.

⊙ 金钟茵陈《滇南本草》

【异名】黄花茵陈、吊钟草、灵茵陈、吹风草、五毒草、徐毒草、鬼麻油、刘寄奴、铃茵陈、土茵陈、角茵陈、罐儿茶、山茵陈、金花屏、黑茵陈、铁杆茵陈、山芝麻、罐子草、北刘寄奴、节节瓶、草茵陈、壶瓶草、野油麻、山芝麻秧、山油麻、黄头翁、锁草、蜈蚣草、八角茵陈、芝麻蒿。

【来源】为玄参科植物阴行草的全草。

【性味归经】味苦，性凉。

【功效主治】清热利湿，凉血止血，祛瘀止痛。主治湿热黄疸，肠炎痢疾，小便淋浊，痈疽丹毒，尿血，便血，外伤出血，痛经，瘀血经闭，跌打损伤，关节炎。

【用法用量】内服：煎汤，9～15g，鲜品30～60g；或研末。外用：适量，研末调敷。

【医家论述】

1.《滇南本草》："利小便，疗胃中湿热，痰发黄，或眼仁发黄，或周身黄肿，消水肿。"

2.《植物名实图考》："治饱胀，顺气化痰，发诸毒。"

3.《中国药用植物图鉴》："为活血、通经、止血剂。主治刀伤出血，出血性下痢。"

4.《上海常用中草药》："清热利尿。治小便短赤，黄疸，肝炎。"

5.《山东中草药手册》："破血通经，止血。治妇女痛经，瘀血经闭，尿血，跌打损伤，瘀血肿痛。"

6.《东北常用中草药手册》："活血，通经，祛瘀止痛。主治创伤性出血，便血，尿血，尿路结石，产后瘀血腹痛，关节炎。"

7.《吉林中草药》："行瘀，通淋。治淋浊，淋痛。""刘寄奴、生地榆、大黄各等分。共研细末，香油调敷患处。治烧烫伤肿泡流水、局部皮肤灼焦疼痛。"

8.《内蒙古中草药》："治肝炎，乳腺炎，疮痈肿毒，丹毒。""刘寄奴、骨碎补、延胡索各9g。水煎服。治创伤疼痛。"

9.《贵州草药》："解表，散寒热，利湿祛风。主治感冒咳嗽，漆疮。"

10.《安徽中草药》："清热利尿，治肠炎，痢疾，风疹。""阴行草30g，委陵菜15g。煎服。治肠炎、痢疾腹痛。刘寄奴适量。焙干，研末，敷患处。治刀伤出血疼痛。"

⊙ 金猫头《全国中草药汇编》

【异名】滑野蚕豆、小红药、化血丹、灵芝草。

【来源】为玄参科植物大花胡麻草的根。

【性味归经】味甘、淡，性温。

【功效主治】活血调经，散瘀止痛。主治痛经，闭经，崩漏，跌打损伤，风湿骨痛，外伤出血。

【用法用量】内服：煎汤，3～9g；研末，1～3g。外用：适量，研末调涂。

【医家论述】《全国中草药汇编》："活血调经，舒筋活络，止痛。治闭经，痛经，崩漏，跌打损伤，风湿骨痛。外用治外伤出血。"

⊙ 金腰带《陕西中草药》

【异名】金丝带。

【来源】为梅衣科植物金丝带的地衣体。

【性味归经】味甘、苦，性平。归脾、胃、心、肝经。

【功效主治】止血镇痛，活血调经。主治劳伤腰腿痛，月经不调。

【用法用量】内服：煎汤，6～12g；或泡酒。外用：适量，研末敷。

【医家论述】《陕西中草药》："除风湿，止血止痛，调经活血，镇惊安神，健脾胃。主治劳伤腰腿痛，外伤出血，月经不调，子宫脱垂，白带，精神病，痫症，半身不遂，阳痿，头晕目眩。"

⊙ 狗筋蔓《救荒本草》

【异名】小九牯牛、抽筋草、种鹅儿肠、筋骨草、铁栏杆、水筋骨、九股牛七、白牛膝、长深根、称筋散、土牛膝、伸筋草、九股牛、接筋草、鸡肠子草。

【来源】为石竹科植物狗筋蔓的带根全草。

【炮制】取原药材，拣去杂质，抢水洗净，滤干，切段，晒干。

【性味归经】味甘、苦，性温。归肝、膀胱经。

【功效主治】活血定痛，接骨生肌。主治筋骨疼痛，风湿骨痛，慢性腰腿痛，跌打损伤，骨折，月经不调，瘰疬，痈疽。

【用法用量】内服：煎汤，9～15g；或泡酒服。外用：适量，鲜品捣敷。

【医家论述】

1. 《云南中草药》："全草：接骨生肌，祛瘀止痛。治骨折，跌打损伤，风湿关节痛。根：利尿消肿，催产。治疝气，水肿，肺结核，难产，死胎不下。"

2. 《云南中草药选》："治跌打损伤，骨折，慢性腰腿痛，风湿关节痛，大种鹅儿肠，每用6～9g，煎服；或用60g，泡酒500ml，浸泡10日内服，每次10ml，每日3次。"

3. 《贵州草药》："治缩阴症（阴茎缩入，腹部疼痛）：抽筋草6g。研末，兑开水服。"

⊙ 鱼藤《福建民间草药》

【异名】毒鱼藤、篓藤。

【来源】为豆科植物鱼藤的根或茎叶。

【性味归经】味苦、辛，性温，有毒。

【功效主治】散瘀止痛，杀虫止痒。主治跌打肿痛，关节疼痛，疥癣，湿疹。

【用法用量】外用：适量，研末调敷；或捣敷；或煎水洗。

【使用注意】禁内服。外用过量可通过皮肤吸收引起中毒，亦应慎用。中毒后主要出现消化及神经系统症状，如恶心、呕吐、阵发性腹痛、烦躁、呼吸缓慢、肌肉颤动以及阵发性痉挛，严重者出现昏迷，并可因呼吸麻痹和心力衰竭而死亡。其根粉尘对人的皮肤有刺激性。

【医家论述】

1. 广州部队《常用中草药手册》："散瘀止痛，杀虫。""用（鱼藤根、茎）干粉加酒炒热敷患处。治跌打肿痛（皮肤未破）。"

2. 《全国中草药汇编》："治湿疹，风湿关节肿痛，跌打肿痛（皮肤未破）。"

3. 《浙江药用植物志》："主治关节疼痛。"

4. 《中草药学》："（鱼藤）枝叶捣烂，酒水各半煮热，温敷患处。治关节肿痛。"

【按语】鱼藤酮是一种神经毒，为双黄酮类化合物，其结构类型有别于目前临床应用的解热镇痛剂、激素类及植物生物碱等。局部外用，不能排除神经阻滞所致的麻醉作用。搽剂给药，局部组织药物浓度高，可以避免口服或其他途径给药引起的全身副作用。

参考文献

[1] DUBUISSON D, DENNIS S G.The formalin test: a quantitative study of the analgesic effects of morphine, meperidine, and brain stem stimulation in rats and cats[J].Pain 1977, 4(2):161-174.

[2] 赵春景，梁明，管智声. 鱼藤酮搽剂的消肿镇痛作用 [J]. 第三军医大学学报，1998，20（2）：173-175.

⊙ **降香**《本草纲目》

【异名】降真香、紫藤香、降真、花梨母。

【来源】为豆科植物降香檀、印度黄檀的树干或根部心材。

【炮制】取原药材，除去杂质及边材，劈成小块或镑片或碾成细粉。

【镇痛药理】50mg/kg 降香灌服能显著延长热板法小鼠痛反应时间，表明有镇痛作用，但醋酸扭体试验 1 000mg/kg 的降香也未见有显著抑制效果。

【性味归经】味辛，性温。归肝、脾、心经。

【功效主治】止血定痛，活血散瘀，降气，辟秽。主治风湿性腰痛，胸胁疼痛，寒疝疼痛或秽浊内阻之呕吐腹痛，痈疽肿痛，胃痛，疝气痛，跌打损伤，创伤出血。

【配伍应用】

1. **降香配郁金** 降香气香辛散，温通行滞，既能散瘀定痛，又能止血，郁金理气疏肝解郁。二药相配，用于胸胁痛。

2. **降香配蒲黄、五灵脂** 降香活血散瘀、降气定痛，蒲黄、五灵脂活血祛瘀止痛。三药相合，用于胃脘痛。

3. **降香配丹参、赤芍** 降香活血散瘀定痛，丹参、赤芍活血祛瘀、养血安神、调经止痛。三药相合，用于胸痹猝痛如冠心病心绞痛。

4. **降香配乳香、没药** 降香活血散瘀，乳香、没药活血祛瘀、消肿止痛。三药相合，用于跌打损伤，瘀滞作痛。

5. **降香配川楝子、茴香** 降香活血祛瘀，川楝子、茴香理气活血、散寒止痛。三药相合，用于寒疝腹痛。

6. **降香配藿香、木香** 降香活血散瘀降气，藿香、木香辟秽行气、化浊止痛。三药相合，行气温散止痛，用于秽浊内阻之腹痛。

【用法用量】内服：煎汤 3～6g；研末吞服 1～2g；或入丸、散。外用：适量，研末敷。

【使用注意】阴虚火旺，血热妄行者禁服。

【医家论述】

1. 《本草经疏》："上部伤，瘀血停积胸膈骨，按之痛或并胁肋痛，此吐血候也，急以此药刮末，入药煎服之良。"

2. 《本经逢原》："降真香色赤，入血分而下降，故内服能行血破滞，外涂可止血定痛。又虚损吐红，色瘀味不鲜者宜加用之，其功与花蕊石散不殊。"

3. 《本草纲目》："疗折伤，金疮，止血定痛，消肿生肌。"

4. 《本草经疏》："降真香，香中之清烈者也。上部伤，瘀血停积胸膈骨，按之痛，或并胁肋痛。"

5. 《玉楸药解》："疗梃刃损伤，治痈疽肿痛。"

6. 《全国中草药汇编》："祛风活血，理气止痛。治风湿性腰痛，支气管炎，胃痛，疝气痛。"

7. 《迪庆藏药》："能清热，行气。治血热，血瘀，降血压，气血并痛，外用消肢节肿胀。"

参考文献

[1] 张磊，刘干中. 降香的中枢抑制作用 [J]. 上海中医药杂志，1987（12）：39.

⊙ **骨碎补**《药性论》

【异名】猴姜、石毛姜、过山龙、石良姜、爬岩姜、石岩姜、碎补、树蜈蚣、地蜈蚣、黄爬山虎、麻鸡翅膀、搜山虎、肉碎补、猴掌姜、石连姜、石巴掌、毛姜、申姜、岩姜。

【来源】为槲蕨科植物槲蕨、秦岭槲蕨及光叶槲蕨、崖姜蕨的根茎。

【镇痛药理】用化学刺激疼痛试验采用小鼠腹腔注射醋酸所致小鼠扭体现象，观察各组动物的典型扭体发生次数；热传导刺激试验采用热板法，观察该药不同时间点的镇痛作用。结果：骨碎补总黄酮胶囊对化学刺激（醋酸）有抑制作用，大剂量组和模型组比较有明显差异（$P<0.05$）；对热传导刺激引起的拟痛反应也有明显的拮抗作用，和模型组比较有显著差异（$P<0.01$）。提示：骨碎补总黄酮对化学刺激引起的疼痛和对热传导刺激引起的疼痛反应有显著抑制作用。

【性味归经】味苦，性温。归肝、肾经。

【功效主治】活血止痛，补肾强骨。主治肾虚腰痛，牙痛，跌打骨折，足膝痿弱，耳鸣耳聋，久泄，遗尿，斑秃。

【配伍应用】

1. 骨碎补配补骨脂 骨碎补性温入肾，能补肾强骨；补骨脂性温归肾，补肾助阳。两药相配，用于肾虚腰痛，足膝痿弱，耳鸣耳聋。

2. 骨碎补配独活 骨碎补补肾强骨；独活祛风胜湿，散寒止痛。两药相配，补肾祛风，活络止痛，用于风湿痹着者。

3. 骨碎补配熟地、山茱萸 骨碎补补肾强骨，熟地、山茱萸补益肝肾、填精补髓。三者相配，用于肾虚耳鸣耳聋，牙齿浮动疼痛或牙龈渗血。

4. 骨碎补配自然铜 骨碎补有活血散瘀，消肿止痛的作用；自然铜散瘀止痛，续筋接骨。二药相配，用于跌打骨折，瘀肿疼痛，方如《太平圣惠方》骨碎补散。

【用法用量】内服：煎汤，10～20g；或入丸、散。外用：适量，捣烂敷或晒干研末敷；也可浸酒搽。

【使用注意】阴虚内热及无瘀血者慎服。

【医家论述】

1. 《雷公炮炙论》："治耳鸣，亦能止诸杂痛。"

2. 《药性论》："主骨中毒气，风血疼痛"。

参考文献

[1] 刘剑刚，雁鸣，赵晋宁，等.骨碎补总黄酮胶囊对实验性骨质疏松症和镇痛作用的影响[J].中国实验方剂学杂志，2004，10（5）：34.

⊙ 姜黄《新修本草》

【异名】宝鼎香、黄姜。

【来源】为姜科植物姜黄的根茎。

【炮制】取原药材，除去杂质，大小个分开，洗净，润透，切厚片或薄片，晒干。

【性味归经】味苦、辛，性温。归脾、肝经。

【功效主治】通经止痛，破血行气。主治风湿痹痛，跌打损伤，胸腹胁痛，妇女痛经，闭经，产后瘀滞腹痛，胸满痞闷疼痛，胃痛，牙痛，血瘀气滞诸证，痈肿。

【配伍应用】

1. 姜黄配香附 姜黄辛散苦泄温通，入血分能活血行瘀，入气分能行散滞气，且归入肝经。香附归肝经，疏肝解郁、理气止痛，二药相配，用于肝郁气滞之胁肋疼痛及脘腹疼痛。

2. 姜黄配木香、乌药 三药相配，行气活血、散寒止痛，用于脘腹疼痛。

3. 姜黄配当归、赤芍 三药活血散瘀通经，用于妇女经闭、痛经，则与川芎、红花等配伍；

4. 姜黄配牛膝、当归 三药相配，活血祛瘀止痛，用于跌打伤痛，方如《伤科方书》姜黄散。

5. 姜黄配羌活 姜黄辛散温通，外散风寒，内行气血，善通痹止痛，为治肩臂疼痛之要药。羌活祛风散寒、除湿止痛。二药相配，用于风寒湿痹痛，方如《妇人大全良方》五痹汤。

【用法用量】内服：煎汤，3～10g；或入丸、散。外用：适量，研末调敷。

【使用注意】血虚无气滞血瘀及孕妇慎服。

【医家论述】

1.《日华子本草》："治癥瘕血块，痈肿，通月经，治扑损瘀血，消肿毒，止暴风痛冷气，下食。"

2.《本草纲目》："治风痹臂痛。"

3.《本草述》："治气证痞证，胀满喘噎，胸满痞闷疼痛，腹胁肩背及臂痛，痹，疝。"

4.《现代实用中药》："为芳香健胃药，有利胆道及肝脏之消毒作用。用于胃及十二指肠卡他性炎症，黄疸，胸满痞闷疼痛。又为止血剂，治吐血，衄血，尿血，并治痔疾。外用于脓肿创伤。"

5.《备急千金要方》："治诸疮癣初生时痛痒：姜黄敷之。"

⊙ 祖师麻《陕西中草药》

【异名】祖司麻走司马、走丝麻大救驾黄杨皮、爬岩香金腰带、冬夏青、矮陀陀。

【来源】为瑞香科植物黄瑞香、陕甘瑞香及凹叶瑞香的茎皮和根皮。

【镇痛药理】祖师麻具有明显的镇痛作用，镇痛的有效成分主要为瑞香素即祖师麻甲素（7，8-二羟基香豆精）。多种镇痛实验表明，注射和灌服瑞香素都有明显镇痛作用，且呈剂量依赖性。瑞香素腹腔注射 50mg/kg 就能明显减少乙酸所致的小鼠扭体次数，30mg/kg 就能延长热水刺激小鼠甩尾潜伏期，给狗静脉注射 50mg/kg 也能提高电刺激痛觉阈值。灌服瑞香素的 ED_{50} 在小鼠热板法中为（174±11）mg/kg；在小鼠电刺激法中为（296±21）mg/kg。瑞香素的镇痛作用可被脑室内注射 5-HT 或 NE 加强，测定脑内各部位的 5-HT，

5- 羟吲哚乙酸，NE 和 DA 含量表明，瑞香素仅使低位脑干部位（包括中脑、脑桥和延脑）的 5- 羟吲哚乙酸含量显著增加，提示其镇痛作用与加强脑干 5-HT 能系统活动有。此外 7- 羟基 -8- 甲氧基香豆精，7，8- 二甲氧基香豆精于小鼠热板试验中所表现的镇痛作用均稍强于瑞香素。李伟等研究祖师麻有效部位群总香酮的抗炎镇痛作用，结果显示：祖师麻总香酮具有明显的镇痛抗炎作用。

【性味归经】味辛、苦，性温，小毒。

【功效主治】散瘀止痛，祛风通络。主治风湿痹痛，牙痛，胃痛，肝区痛，四肢麻木，头痛，腰痛，跌打损伤。

【用法用量】内服：煎汤，3 ~ 6g；或泡酒。

【使用注意】孕妇禁服。《陕甘宁青中草药选》："本品有毒，刺激性大，用量用法应严格掌握。"

【医家论述】

1. 《陕西中药志》："止痛，散血，补血，有麻醉性。用于跌打损伤，周身疼痛，头痛，心胃痛，腰腿痛。又治四肢麻木。"

2. 《陕西中草药》："祛风除湿，温中散寒。治感冒，风湿疼痛，中风麻木，半身不遂，皮肤痒疹。"

3. 《全国中草药汇编》："祛风通络，祛瘀止痛。主治牙痛，胃痛，肝区痛。"

4. 《湖北中草药志》："舒筋通络，活血止痛。用于胃痛，风湿疼痛，腰痛，跌打损伤，骨折。"

参考文献

[1] 刘国卿，蒋葵，王秋娟，等.祖师麻甲素的药理作用 [J].中草药通讯，1977，8（3）：21.

[2] 甘肃省药品检验所，解放军第十医院.祖师麻有效成分的药理研究 [J].中草药通讯，1978，9（2）：25.

[3] 西安医学院附属二院药厂.祖师麻瑞香素的离析和注射剂 [J].陕西新医药，1976，（4）：53.

[4] 姜秀莲，曲淑岩，潘光等.瑞香素对中枢神经系统的抑制作用 [J].中药通报，1986，11（3）：2.

[5] 蒋鋆.瑞香素与中枢单体胺类介质的关系 [J].药学学报，1984，19（9）：647.

[6] 王明时，玛莱娜.祖师麻化学成分的研究 [J].中草药，1980，11（9）：49.

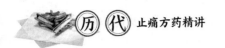

[7] 李伟，康阿龙，张琳静. 祖师麻总香酮镇痛抗炎作用的实验研究 [J]. 西北国防医学杂志,2012,33(01)：1-3.

⊙ 莪术《医学入门》

【异名】蓬莪茂、蒁药、蓬莪术、蓬术、青姜、羌七、广术、黑心姜、文术。

【来源】为姜科植物莪术、广西莪术和温郁金的根茎。

【炮制】取原药材，除去杂质，大小个分开，洗净，润透或置笼屉内蒸软后切薄片，干燥。生品行气止痛，破血祛瘀力甚。醋炙后主入肝经血分，增强散瘀止痛的作用。

【功效主治】消积止痛，行气破血。主治血气心痛，脘腹胀痛，痛经，心腹冷痛，心膈痛，腰痛，跌打损伤，饮食积滞，血滞经闭，癥瘕痞块。

【配伍应用】

1. **莪术配三棱** 莪术辛散苦泄，温通行滞，既能破血祛瘀，又能行气止痛，与三棱相须而用，加强破瘀消癥止痛之功。用于气滞血瘀所致的经闭痛经，癥瘕痞块等证，方如《证治准绳》莪术散。

2. **莪术配川芎、小茴香** 川芎、小茴香行气活血散寒，与莪术相配，用于饮食停滞兼寒，脘腹胀痛等证。

3. **莪术配木香** 二药能行气消积而止痛，用于心腹疼痛，发即欲死者。

4. **莪术配延胡索** 二药行气活血、祛瘀止痛，用于妇人血气攻心痛不可忍并走注，方如《鸡峰普济方》延胡索散。

【用法用量】内服：煎汤，3～10g；或入丸、散。外用：适量，煎汤洗；或研末调敷。行气止痛多生用，破血祛瘀宜醋炒。

【使用注意】月经过多及孕妇禁服。

【医家论述】

1. 《药性论》："治女子血气心痛，破痃癖冷气，以酒醋摩服。"

2. 《日华子本草》："治一切气，开胃消食，通月经，消瘀血；止扑损痛，下血及内损恶血等。"

3. 《开宝本草》："主心腹痛，中恶疰忤鬼气，霍乱冷气吐酸水，解毒；食饮不消，酒研服之。又疗妇人血气，丈夫奔豚。"

4. 《医学启源》："主心膈痛。"

5. 《药性能毒》："治虫积，心腹冷痛。"

6. 《明医指掌》："止痛消瘀，癥瘕痃癖，通经最宜。"

7. 《本草通玄》："专走肝家，破积聚恶血，疏痰食作痛。"

8. 《本草纲目》引《杨子建护命方》："治小肠脏气，非时痛不可忍：蓬莪茂研末，空心葱酒服一钱。"

9. 《药品化义》："蓬术味辛性烈，专攻气中之血，主破积消坚，去积聚癖块，经闭血瘀，扑损疼痛。与三棱功用颇同，亦勿过服。"

⊙ 桑蠹虫《名医别录》

【异名】蛣蜣、蝎、桑蠹、蠰、桑蝎、桑虫、蛀虫、桑蚕、铁炮虫、老母虫。

【来源】为沟胫天牛科动物星天牛、天牛科动物桑天牛或其近缘昆虫的幼虫。

【炮制】拣净杂质，和糯米入锅内同炒，至米焦黑为度，取出，筛去米，放凉。贮干燥处。

【性味归经】味苦，性温，有毒。归心、肝经。

【功效主治】化瘀，止痛，止血，解毒。主治胸痹心痛，血瘀崩漏，瘀膜遮睛，痘疮毒盛不起，痈疽脓成难溃。

【用法用量】内服：煎汤，3~6g；或入丸、散。

【使用注意】孕妇禁服。

【医家论述】

1. 《名医别录》："主心暴痛，金疮，肉生不足。"

2. 《本草拾遗》："去气，补不足。治小儿乳霍。"

3. 《日华子本草》："治胸下坚满，障翳瘀膜，风疹。"

4. 《本草纲目》："治小儿惊风，口疮，风疳，妇人崩中，漏下赤白，堕胎下血，产后下痢。"

5. 《握灵本草》："治痘疮倒靥。"

【按语】论桑蠹虫用于痘疹者宜慎：

张介宾："桑虫用以发痘，尝遍考本草、痘疹诸书，皆所不载，及审其性质，不过为阴寒湿毒之虫耳。惟其有毒，所以亦能发痘；惟其寒湿，所以最能败脾。且发痘者，不从血气而从毒药，痘虽起而终则败矣，此与揠苗者何异？以湿毒侵脾，稚弱何堪，故每见多服桑虫者，毒发则唇肤俱裂，脾败则泄泻不止，前之既覆，后可见矣。"（《景岳全书·痘疹诠》）

张璐："桑蠹虫，治痘疮毒盛白陷不起发者，用以绞汁和白酒酿服之即

起。但皮薄脚散及泄泻畏食者服之，每致驳裂而成不救，不可不慎。"(《本经逢原》)

⊙ 黄花鼠尾草 《新华本草纲要》

【异名】大紫丹参、丹参、黄花丹参。

【来源】为唇形科植物黄花鼠尾草的根。

【镇痛药理】对化学刺激和热刺激等引起的小鼠痛反应，丹参注射液有显著的抑制作用，脑室内注射给药，可提高痛阈。从丹参能抑制猫丘脑后核内脏痛放电看，其镇痛作用部位在中枢。

【性味归经】味苦，性凉。

【功效主治】活血调经，化瘀止痛。主治月经不调，痛经，经闭，崩漏，吐血，风湿骨痛，乳痈，疮肿。

【配伍应用】

1. **丹参配伍红花、桃仁、益母草** 丹参能通行血脉，功擅活血化瘀，擅调妇女经脉不匀。因其性偏寒凉，故对血热瘀滞者为相宜，可用治妇科各种瘀阻病证。

2. **丹参配伍檀香、砂仁** 用于血瘀气滞所导致的心腹、胃脘疼痛。

3. **与三棱、莪术、泽兰相伍** 用于癥瘕积聚。

4. **丹参配伍当归、红花、川芎** 可增强活血祛瘀止痛之功，用治跌打损伤、瘀滞作痛。

5. **丹参与忍冬藤、赤芍、秦艽、桑枝等清热消肿、祛风通络之药相伍** 可用治热痹，关节红肿疼痛。

【用法用量】内服：煎汤，6～15g。

【医家论述】《中国本草图录》："治月经不调，痛经，风湿骨痛，子宫出血，吐血，乳腺炎，痈肿。"

参考文献

[1] 党月兰，李淑玉.丹参注射液的镇痛作用 [J]. 兰州医学院学报，1990，16（1）：1.

[2] 刘春林，施文质，孙丽华，等.丹参对猫丘脑后核内脏痛放电的影响 [J]. 中国中药杂志，1990，15（2）：48.

⊙ 雪里见 《贵州草药》

【异名】半截烂、大半夏、独角莲、麻醉药、大麻药、野包谷、蛇包谷。

【来源】为天南星科植物雪里见的根茎。

【镇痛药理】雪里见提取物腹腔注射 0.2g/kg 时，60 分钟后就能明显提高小鼠热板痛阈值和明显减少扭体次数；腹腔注射 0.4g/kg 时，其镇痛作用更为明显；镇痛作用维持时间为 3 ~ 5 小时；大剂量 [4g/（kg·d）] 灌服对小鼠的正常肝功能无明显影响。

【性味归经】味辛，性温，有毒。

【功效主治】祛风除湿，散瘀止痛，解毒消肿。主治风湿痹痛，肢体麻木，劳伤疼痛，跌打损伤，胃痛，结核性溃疡，疮痈肿毒，毒蛇咬伤。

【用法用量】内服：研末入胶囊，0.3 ~ 0.6g。外用：适量，捣敷；或研末撒；或磨酒涂。

【使用注意】孕妇及体弱者禁服。

【医家论述】

1.《贵州草药》："解毒止痛，祛风除湿。主治无名肿毒，劳伤疼痛，风湿麻木。""雪里见 3g。泡酒 120g，每次服 3g。治劳伤疼痛"。

2.《湖南药物志》："散瘀镇痛，解毒消肿。""（雪里见）根状茎 0.3 ~ 0.6g。研末，用豆腐皮或馒头皮包好（装胶囊更好，不能接触口腔黏膜），酒送服。或用 10% 酒浸液外搽。治风湿关节痛，跌打损伤，胃痛，牙痛。"

3.《湖北中草药志》："主治外伤出血，痈疽疔毒。"

【按语】具有解毒止痛，祛风除湿，活血散瘀之功效。外用治无名肿毒，跌打损伤，劳伤疼痛，毒蛇咬伤。近年来有研究报道雪里见对心脑血管疾病有一定的治疗效果，还具有抑制肿瘤作用，对皮肤癌、宫颈癌、胰腺癌等具有明显的疗效。

参考文献

[1] 李德清. 复方雪里见提取物对小鼠的镇痛作用及对肝功能影响的初步研究 [J]. 湖北民族学院学报（医学版），2003，20（3）：24.

⊙ **野木瓜**《草药手册》

【异名】五爪金龙、假荔枝、绕绕藤、乌藤、八月挪、沙藤、鸭脚莲、土牛藤、木通七叶莲、七叶莲、拉藤、鹅掌藤、木莲、牛娘头刺、大耕绳、五月拿藤、拿藤。

【来源】为木通科植物野木瓜的根、根皮及茎叶。

【镇痛药理】谢彦海等采用热板法和乙酸扭体法实验研究不同部位提取物

的镇痛作用，结果表明，野木瓜不同部位提取物对小鼠热板致痛均有明显的镇痛作用，其中乙醚提取物镇痛效果最为明显。

【性味归经】味甘，性温。归肝、膀胱经。

【功效主治】祛风和络，活血止痛，利尿消肿。主治风湿痹痛，胃、肠道及胆道疾患之疼痛，三叉神经痛，跌打损伤，痛经，小便不利，水肿。

【用法用量】内服：煎汤，9～15g；或浸酒。外用：适量，捣烂敷。

【使用注意】孕妇慎服。

【医家论述】

1. 《福建药物志》："止痛，驱风，散瘀。治胃痛，神经痛，风湿关节痛，牙痛，脱臼，跌打损伤。""治坐骨神经痛，风湿关节痛，野木瓜根、大血藤、五加根、枎木根、福建胡颓子根各15～24g。水煎服。"

2. 《浙江药用植物志》："舒筋活络，解毒利尿，调经止痛。主治风湿性关节炎，跌打损伤，水肿，脚气，痛肿，尿闭，月经不调，天疱疮。"

3. 江西《草药手册》："治风湿性关节炎，野木瓜、虎杖、鱼腥草、马鞭草煎服及鲜品外敷。"

参考文献

[1] 谢彦海，李晶，余良忠，等. 野木瓜不同提取部位的镇痛抗炎作用研究 [J]. 时珍国医国药，2015，26(04)：861-862.

⊙ 铜锣七《鄂西草药名录》

【异名】山乌龟、地乌龟、乌龟七、白药、乌龟梢、乌龟条。

【来源】为防己科植物草质千金藤的块根。

【镇痛药理】从铜锣七中可提取药用成分左旋延胡索乙素即颅痛定，该药具有显著的镇痛作用，临床上用以代替吗啡，以治疗内脏疾病。

【性味归经】味苦、辛，性寒，小毒。

【功效主治】散瘀止痛，解毒消肿。主治胃脘疼痛，风湿痹痛，痛肿疮毒，跌打肿痛等。

【用法用量】内服：煎汤，3～9g；研末，每次3g。外用：鲜品适量，捣敷或磨汁涂。

【使用注意】孕妇禁服。

【医家论述】

1. 《贵州民间药物》："清热解毒。""山乌龟，晒干研末。每次用3g，以温开水冲服，日 3 次，连服 5 日。治胃痛呕酸。服后偶有呕吐现象。"

2. 《贵州草药》："止痛消肿。"

【按语】山乌龟富含 K、Ca、Fe、Zn、Mg、Mn、Cu、Na、P 等多种元素，特别是含有左旋延胡索乙素等镇痛物质，是一种具有开发前景的药用植物。

参考文献

[1] 陈支梅. 中药化学 [M]. 济南：山东科学技术出版社，1995：75.

⊙ **银不换**《常用中草药手册》

【异名】九条牛、猪肠换、有毛粪箕笃、银锁匙、金线风、毛莫箕笃。

【来源】为防己科植物毛叶轮环藤的根。

【性味归经】味苦，性寒，小毒。

【功效主治】清热解毒，散瘀止痛，利尿通淋。主治风热感冒，咽喉疼痛，牙痛，胃痛，腹痛，湿热泻痢，疟疾，小便淋痛，跌打伤痛，扭挫伤。

【用法用量】内服：煎汤，3～15g；研末，1.5～3g。

【医家论述】

1. 《海南岛常用中草药手册》："清热解毒，止痛。主治胃痛，咽喉痛，胃火牙痛，湿热泄泻。"

2. 广州部队《常用中草药手册》："解毒，止痛，散瘀。主治咽喉炎，腹痛，牙痛，跌打损伤。"

3. 《广西中草药》："清热解毒，镇痛利尿。治感冒风热，痢疾，砂淋等。"

⊙ **银扁担**《陕西中草药》

【异名】灯笼草。

【来源】为毛茛科植物秦岭楼斗菜的根。

【炮制】夏季采挖，去须根，洗净，阴干。

【镇痛药理】单立冬等报告：灯笼草对化学刺激（扭体法、钾离子透入法）、电刺激（嘶叫法）和热刺激（辐射热 - 缩腿法）等多种疼痛模型均能明显提高痛阈，在电生理实验中能明显抑制中枢神经元的伤害性反应。说明灯笼草对不同理化性质刺激引起的体表痛、内脏痛、炎症性疼痛和神经源性疼痛的急性期和慢性期都有一定的镇痛作用。由于该镇痛效应能被纳洛酮所逆转，反复给予灯笼草时，其镇痛作用产生耐受，提示灯笼草的镇痛机制中有阿片受体的参与。但灯笼草镇痛与吗啡镇痛之间不发生交叉耐受，说明其镇痛机制并不完全决定于阿片受体，可能还有其他因素参与。

【性味归经】味辛、微苦，性平，小毒。

【功效主治】活血祛瘀，止痛。主治跌打损伤，血瘀疼痛。

【用法用量】内服：煎汤，3～6g；或浸酒。

参考文献

[1] 单立冬，郭试瑜，俞光弟，等.灯笼草镇痛作用及其机理的研究 [J].中药药理与临床，2001，17（1）：12.

⊙ 散血莲《湖南药物志》

【异名】凤丫草、活血莲、大叶凤凰尾巴草、眉凤草、羊角草、铁蕨、凤尾草。

【来源】为裸子蕨科植物凤丫蕨的根茎或全草。

【性味归经】味辛、微苦，性凉。归肝经。

【功效主治】散血止痛，祛风除湿，清热解毒。主治风湿关节痛，瘀血腹痛，目赤肿痛，眉棱骨痛，跌打损伤，乳痈及各种肿毒初起。

【用法用量】内服：煎汤，15～30g；或泡酒。

【使用注意】孕妇慎服。

【医家论述】

1.《新编常用中草药手册》："治跌打损伤，劳伤筋骨酸痛，凤丫蕨根12g。煎服。或用根30g，酒500ml浸7日。每晚服酒15～30g。"

2. 江西《草药手册》："治目赤肿痛，鲜（凤丫蕨）根茎（去鳞毛）30g。水煎，加白糖早晚饭前各服1次。"

3.《贵州草药》："治眉毛风（眉棱骨痛），眉凤草根茎磨酒或水，外搽，每日多次。"

4. 江西《草药手册》："治妇女闭经，瘀血腹痛，凤丫蕨根茎15g。水煎，冲红糖服。"

⊙ 雷公连《贵州中草药名录》

【异名】大医药、大软筋藤、九龙上调、野红苕、青藤、下山虎、雷公药、风湿药。

【来源】为天南星科植物雷公连的全株。

【镇痛药理】青藤碱是青藤生物碱总提取物的主要化学成分，属吗啡烷型异喹啉类生物碱，具有显著的镇痛和消炎作用，其盐酸盐临床上用来治疗风湿痛。因为其化学结构上与吗啡相似，特别是与海洛因（盐酸乙基吗啡）相似，期望将其作为吗啡受体的竞争性抑制剂或非竞争性抑制剂使用，进而将其开发为海洛因及吗啡类成瘾者的戒毒剂。

【性味归经】味辛、微苦，性凉。

【功效主治】舒筋活络，祛瘀止痛。主治风湿麻木，心绞痛，骨折，跌打损伤。

【用法用量】内服：煎汤，9～15g。

参考文献

[1] 金慧子，毛雨生，周天锡，等.青藤茎中的生物碱[J].中国天然药物，2007，5（1）：37.

⊙ 鼠妇《神农本草经》

【异名】伊威、蟠、鼠负、委黍、负蟠、鼠姑、鼠粘、鼠赖虫、湿生虫、地鸡、地虱、肥蛀蚋、西瓜虫、蒲鞋头虫、潮湿虫、地虱婆、豌豆虫、瓢虫、潮虫子、土孵、暗板虫、鞋板虫。

【来源】为卷甲虫科动物普通卷甲虫或潮虫科动物鼠妇的全体。

【炮制】一般多在4～9月间捕捉，捕后用开水烫死，晒干或焙干。本品易遭虫蛀，最好放在石灰缸中贮存。

【镇痛药理】杨雅莉等采用蛋白酶法与酸碱法提取鼠妇蛋白多肽成分，利用化学刺激和热刺激法观察提取物对小鼠的镇痛作用，结果表明：酸碱法制备的富含蛋白多肽的鼠妇提取物镇痛效果优于酶法，该提取物能明显提高小鼠醋酸扭体次数抑制率与热板实验痛阈值，且能明显提高小鼠脑内 NE，DA和 5-HT 质量分数水平.酸碱法提取蛋白多肽对小鼠具有明显的镇痛作用，其镇痛作用可能与脑内的单胺递质类 5-HT 有关。

通过小鼠扭体法致痛、热板法致痛、大鼠甩尾法热刺激致痛实验对鼠妇水煎物进行镇痛活性研究。结果鼠妇水煎物（蛋白含量）90，180，360mg/kg灌胃（ig）对醋酸引起的小鼠扭体反应有明显的抑制作用，抑制率为32.00%～58.15%；灌胃给药后30分钟和45分钟明显提高小鼠热板痛阈（$P<0.01$，$P<0.05$），镇痛效果随给药量的增加呈剂量依赖关系。

【性味归经】味酸、咸，性凉。归肝、肾经。

【功效主治】破瘀消，通经，利水，解毒，止痛。主治癥瘕，疟母，血瘀经闭，小便不通，惊风撮口，牙齿疼痛，鹅口诸疮。

【配伍应用】

1. **鼠妇配伍大黄、虻虫、鳖甲** 鼠妇功专破瘀消癥、通经利水，治疗癥瘕、疟母，常与大黄、虻虫、鳖甲等同用，以加强破瘀除之力，多用治癥瘕，疟母，闭经，方如《金匮要略》鳖甲煎丸。

2. **鼠妇配伍桃仁、红花、赤芍** 治疗血瘀经闭，常与桃仁、红花、赤芍同用，以活血通经止痛。

3. **鼠妇配伍车前子、滑石、石韦** 治疗血淋涩痛，小便不利，常配伍车前子、滑石、石韦等药，以化瘀利水通淋。现代临床亦用于肝硬化腹水，肝脾肿大而硬者。

【用法用量】内服：煎汤，3～6g，或入丸、散。外用：适量，研末调敷。

【使用注意】孕妇及体虚无瘀者禁服。

【医家论述】

1. 《神农本草经》："主气癃不得小便，妇人月闭血瘕，痫，痉，寒热，利水道。"

2. 《日华子本草》："通小便，能堕胎。"

3. 《本草纲目》："治久疟寒热，风虫牙齿疼痛，小儿撮口惊风，鹅口疮，痘疮倒靥，解射工毒、蜘蛛毒，蚰蜒入耳。"

4. 《本草求原》："主寒热瘀积，湿痰，喉症，惊痫，血病，喘急。"

5. 《萃金裘本草述录》："善通经脉，能化癥瘕，治脏疟日久，结为疟母，以其破血而消坚也。"

6. 《得配本草》："配巴豆、胡椒饭丸，治风牙疼痛。"

参考文献

[1] 杨雅莉，张翼，李毓，等.鼠妇富含蛋白多肽提取物的镇痛作用研究[J].西南师范大学学报（自然科学版），2014，39(03)：77-81.

[2] 苏正兴，田晓乐，赵凌志，等.鼠妇水煎物镇痛作用的实验研究.时珍国医国药，2007，18（6）：1429-1430.

⊙ 豌豆七《全国中草药汇编》

【异名】白三七、一代宗、打不死、还阳参、接骨丹、三步接骨丹。

【来源】为景天科植物菱叶红景天的全草。

【性味归经】味微辛、甘、涩，性平。归肝、肾经。

【功效主治】散瘀止痛，止血，安神。主治跌打损伤，骨折，外伤出血，月经不调，痛经，失眠。

【用法用量】内服：煎汤，6~9g；或泡酒。外用：适量，鲜品捣敷。

【医家论述】

1.《陕西中草药》："止血，镇痛，强筋，长骨。治跌打损伤，骨折。"

2.《湖北中草药志》："散瘀止痛，解毒，安神。用于失眠，痨伤，疔肿等。""一代宗45g，白酒250ml，浸泡1日。每日服2次，每次10ml。治劳伤胸痛。"

3.《中国植物志》："可治胃痛。"

4.《秦岭巴山天然药物志》："主治月经不调，痛经。"

⊙ 薯莨《植物名实图考》

【异名】赭魁、薯良、鸡血莲、血母、朱砂莲、血三七、雄黄七、血葫芦、朱砂七、红药子、金花果、红孩儿、孩儿血、牛血莲、染布薯。

【来源】为薯蓣科植物薯莨的块茎。

【炮制】取原药材，洗净，润透，切薄片，干燥，筛去灰屑。

【性味归经】味苦，性凉，小毒。

【功效主治】理气止痛，活血止血，清热解毒。主治关节痛，筋骨痛，腰痛，跌打肿痛，产后腹痛，脘腹胀痛，痧胀腹痛，牙痛，痛经，月经不调，咳血，咯血，呕血，衄血，尿血，便血，崩漏，经闭，热毒血痢，水泻，疮疖，带状疱疹，外伤出血。

【用法用量】内服：煎汤，3~9g；绞汁或研末。外用：适量，研末敷或磨汁涂。

【使用注意】孕妇慎服。

【医家论述】

1.《湖南药物志》："活血，补血，止痛，散气。治筋骨痛，关节炎腰痛，内伤吐血，血气滞痛，疮疖，痢疾，月经不调。""治妇女血气痛：薯莨根磨1.2~1.5g，开水冲服。"

2.《贵州草药》："镇痛。治中暑发痧，腹痛呕吐。"

3. 《浙江药用植物志》："治牙痛。"

4. 《湘西苗药汇编》："治产后腹痛，牛血莲 10g。煮甜酒服。"

5. 《贵州民间药物》："治关节痛，朱砂莲 15g。煎水兑酒服。"

⊙ **繁缕**《本草图经》

【异名】繁蒌、滋草、鹅肠菜、鹅儿肠菜、五爪龙、狗蚤菜、鹅馄饨、圆酸菜、野墨菜。

【来源】为石竹科植物繁缕的全草。

【炮制】取原药材，拣去杂质，切段，筛去灰屑。

【性味归经】味微苦、甘、酸，性凉。归肝、大肠经。

【功效主治】活血止痛，清热解毒，凉血消痈，下乳。主治跌打伤痛，产后瘀滞腹痛，痔疮肿痛，痢疾，肠痈，肺痈，乳痈，疔疮肿毒，出血，乳汁不下。

【用法用量】内服：煎汤，15～30g，鲜品 30～60g；或捣汁。外用：适量，捣敷；或烧存性研末调敷。

【使用注意】孕妇慎服。

【医家论述】

1. 《本草拾遗》："主破血。产妇煮食及下乳汁；产后腹中有块痛，以酒炒绞取汁温服；暴干为末，醋煮为丸，空腹服 30 丸下恶血。"

2. 《滇南本草》："补中益气，消痰，止头痛，头目眩晕，利小便，治肝积肥气，止玉茎疼痛，治劳淋，赤白便浊，妇人赤白带下。"

3. 《中国药用植物图鉴》："生叶揉汁，外用治疮伤；茎叶拌盐咬之，能治齿痛；醋和，或烧存性麻油调敷疮及肿毒。"

4. 《湖南药物志》："止小便利，遗尿，洗手足风丹，遍身痒痛。"

5. 《全国中草药汇编》："清热解毒，化瘀止痛，催乳。主治肠炎，痢疾，肝炎，阑尾炎，牙痛，头发早白，乳汁不下，乳腺炎，跌打损伤，疮痈肿痛。"

6. 《青岛中草药手册》："治痔疮肿痛：繁缕 120g。水煎汁趁热熏洗。"

⊙ **麝香**《神农本草经》

【异名】遗香、脐香、心结香、当门子、生香、麝脐香、四味臭、元寸香、臭子、腊子、香脐子。

【来源】为鹿科动物林麝、马麝、原麝成熟雄体香囊中的干燥分泌物。近年来，人工麝香已研制成功并推广应用。

【炮制】取原药材，除去囊壳，取出麝香仁，除去杂质，研细。

【镇痛药理】研究麝鼠香与麝香的抗炎及镇痛作用。利用扭体法，对比观察麝鼠香与麝香的镇痛作用；应用二甲苯致炎模型及醋酸所致小鼠腹腔毛细血管通透性增加模型对比观察麝鼠香与麝香的抗炎作用。结果：麝鼠香与麝香均能明显减少冰醋酸所致的小鼠扭体次数（$P<0.05$ 或 $P<0.01$），显著抑制二甲苯引起的小鼠耳肿胀（$P<0.05$ 或 $P<0.01$），同剂量给药，麝香组的作用明显强于麝鼠香组；麝鼠香与麝香对醋酸所致的小鼠腹腔毛细血管通透性增加性炎症反应有明显的抑制作用（$P<0.05$ 或 $P<0.01$），相同剂量给药，两者的作用差异无显著性（$P>0.05$）。

【性味归经】味辛，性温。归心、肝、脾经。

【功效主治】止痛消肿，开窍醒神，活血散结。主治跌打损伤，痹痛麻木，心腹急痛，喉痹，热病神昏，中风痰厥，气郁暴厥，中恶昏迷，血瘀经闭，癥瘕积聚，痈疽恶疮，口疮，牙疳，脓耳。

【配伍应用】

1. **麝香配附子、肉桂** 麝香辛散温通，具散瘀通络止痛之功，附子、肉桂温阳散寒、通经止痛，三药相配，用于心痛或心腹急痛属寒者。

2. **麝香配吴茱萸、木香** 麝香散瘀通络止痛，吴茱萸、木香温经散寒止痛，三药相配，用于寒凝气滞血瘀所致的厥心痛，方如《圣济总录》麝香汤。现代用麝香治疗冠心病心绞痛，有显著缓解疼痛之功效。

3. **麝香配血竭、红花** 麝香散瘀通络止痛，血竭、红花活血祛瘀定痛，三药相配，用于跌打损伤，压伤，闪腰岔气，瘀血肿痛，方如《良方集腋》七厘散。

4. **麝香配水蛭** 二药相配逐瘀止痛，用于跌伤瘀血内结，腹痛不可忍。

5. **麝香配川乌、全蝎** 麝香散瘀通络，川乌、全蝎祛风散寒止痛，三药相配，用于历节风痛，游走不定，痛如虫咬，入夜尤剧者，方如《本事方》麝香丸。

6. **麝香配琥珀或牛膝** 麝香具走窜之性，能散结气而通闭塞，与琥珀或牛膝相配，散结通闭止痛。用于膏淋、石淋所致的尿闭，小腹胀痛，方如《疑难急症简方》牛麝通淋散。

7. **麝香配蟾酥、牛黄** 麝香为外科要药，有活血散结，消肿止痛之功。蟾酥、牛黄清热解毒，消炎止痛。三药相配，用于咽喉肿痛，口舌生疮，以及痈疽疔毒肿痛等症。

【用法用量】内服：入丸、散，0.03 ~ 0.1g，一般不入汤剂。外用：适量，研末掺，调敷或入膏药中敷贴。

【使用注意】虚脱证禁用；本品无论内服或外用均能堕胎，故孕妇禁用。

【医家论述】

1.《名医别录》："疗诸凶邪鬼气，中恶心腹暴痛，胀急痞满，风毒，妇人产难，堕胎，去面䵟，目中肤翳。"

2.《药性论》："除心痛，小儿惊痫，客忤，镇心安神，以当门子一粒，细研，熟水灌下。止小便利。能蚀一切痈疮脓。"

3.《本草正》："除一切恶疮痔漏肿痛，脓水腐肉，面䵟斑疹。凡气滞为病者，俱宜用之。若鼠咬，虫咬成疮，以麝香封之。"

参考文献

[1] 陈心智，邱智东，张永和，等.麝鼠香与麝香抗炎及镇痛作用的比较研究 [J].吉林大学学报，2005（5）：30.

祛痰止痛药

凡能消除痰浊，宜畅气机以止痛的药物为祛痰止痛药，适用于痰浊阻闭脏腑或停积四肢肌肉而致的肩臂酸痛而重，胸闷痛等疼痛。常用药包括半夏、天南星、白附子等。如《本草纲目·草部》谓半夏："治眉棱骨痛。"《本草蒙筌·草部》谓其"截痰厥头痛，止痰饮胁痛……"

⊙ 天南星《本草拾遗》

【异名】半夏精、南星、虎膏、蛇芋、野芋头、蛇木芋、山苞米、蛇包谷、山棒子。

【来源】为天南星科植物虎掌、天南星、一把伞南星及东北天南星的块茎。

【炮制】

1. 取原药材，除去杂质，大小个分开，洗净，干燥。生天南星辛温燥烈，有毒，多外用，用于痈疽瘰疬等症；亦有内服者，以祛风化痰为主，可用于破伤风，中风抽搐。

2. 制天南星

（1）白矾制：取净天南星，大小个分开，用水浸漂，每日换水 2 ~ 3 次，如起白沫时，换水后加白矾，每天南星 100kg，加白矾末 2kg，泡 1 日后，再换水，至切开口尝微有麻舌感时取出。

（2）姜制：①姜煮：取泡过天南星，加生姜煮 4 ~ 6 小时，阴干，或煮透晾至八成干，润 1 ~ 2 日，切片，晒干。每天南星 100kg，用生姜 12.5kg。②姜蒸：取泡过天南星，加姜汁，每 100kg 天南星用生姜 30kg 榨取汁，姜渣加适量水煮汤，与姜汁和匀，拌匀，候姜汁吸尽，蒸约 4 小时，至不麻或微麻舌，晒干。

（3）姜矾制：取净天南星，按大小分别用水浸泡，每日换水 2 ~ 3 次，如起白沫时，换水后加白矾（每天南星 100kg，加白矾 2kg），泡 1 日后，再进行换水，至切开口尝微有麻舌感时取出。将生姜片、白矾置锅内加适量水煮沸后，倒入天南星共煮至无干心时取出，除去姜片，晾至四至六成干，切薄片，干燥。每天南星 100kg，用生姜、白矾各 12.5kg。制天南星毒性降低，以燥湿化痰为主，可用于痰湿咳喘，痰阻眩晕，关节痹痛等。

【镇痛药理】实验证明，5% 胆南星水溶液镇痛百分率为 90.91%。

【性味归经】味苦、辛，性温，有毒。归肺、肝、脾经。

【功效主治】祛风止痉，化痰散结。主治中风痰壅，口眼㖞斜，半身不遂，手足麻痹，风痰眩晕，癫痫，惊风，破伤风，咳嗽多痰，痈肿，瘰疬，跌仆损伤，毒蛇咬伤。现代临床用于治疗冠心病，子宫颈癌等。

【配伍应用】

1. 天南星配半夏　天南星专走经络，善祛风痰而止痉，能祛风止痉，化痰散结止痛，半夏能燥湿化痰，消痞散结止痛，配伍使用，共奏息风化痰的功效，用于风痰上扰，头痛、眩晕及风痰留滞经络之半身不遂，方如《太平惠民和剂局方》化痰玉壶丸。

2. 天南星配降香　天南星外用能散血消肿止痛，降香外用能化瘀止血止痛，两药配伍使用，能增强活血化瘀止痛的功效，用于毒蛇咬伤之肿痛。

【用法用量】内服：煎汤，3 ~ 9g，一般制后用；或入丸、散。外用：生品适量，研末以醋或酒调敷。

【使用注意】阴虚燥咳，热极、血虚动风者禁服，孕妇慎服。生天南星使用不当易致中毒，症状有口腔黏膜糜烂，甚至坏死脱落，唇舌咽喉麻木肿胀，运动失灵，味觉消失，大量流涎，声音嘶哑，言语不清，发热，头昏，心慌，四肢麻木，严重者可出现昏迷，惊厥，窒息，呼吸停止。

【医家论述】

1.《神农本草经》："主心痛，寒热结气，积聚伏梁，伤筋，痿，拘缓。利水道。"

2.《药性论》："能治风眩目转，主疝瘕肠痛，主伤寒时疾。强阴。"

3.《全国中药成药处方集》"治头痛，偏正头风，痛攻眼目额角：天南星、川乌各等分。共研极细末，同莲须葱白捣烂作饼。贴太阳穴。

参考文献

[1] 杨金龙，都娟，乔保书，等.胆南星镇痛作用的研究 [J].湖南畜牧兽医杂志，1995，（1）：34.

⊙ 白附子《名医别录》

【异名】禹白附、牛奶白附、野半夏、野慈菇、鸡心白附、麻芋子。

【来源】为天南星科植物独角莲的块茎。

【炮制】炮制方法参见"关白附"条。

【镇痛药理】白附子生、制品水浸剂 30g/kg 腹腔注射，对中枢兴奋剂戊四氮、硝酸士的宁所致小鼠强直性惊厥，仅能明显或不同程度地推迟小鼠强直性惊厥出现时间（即延长惊厥潜伏期）和死亡时间（延长存活时间）。生、制品混悬液连续灌胃，不能对抗咖啡因致惊厥作用。生、制品水浸剂 30g/kg 皮下注射，能明显减少小鼠醋酸所致扭体反应次数。生品、老法制品及新法制品（矾制法）上述作用均未见明显差异。

【性味归经】味辛、甘，性温，有毒。归胃、肝经。

【功效主治】解毒镇痛，祛风痰，通经络。主治偏头痛，中风痰壅，口眼㖞斜，破伤风，毒蛇咬伤，瘰疬结核，痈肿。

【配伍应用】

1. **白附子配天南星** 两药皆味辛性温，白附子善除风痰，通经络，天南星为化风痰之要药，配伍应用，能息风止痉，化痰散结而止痛，用于中风痰壅，半身不遂，口眼㖞斜，偏正头痛，破伤风。

2. **白附子配羌活** 白附子辛温开散，入阳明经走头面部祛风止痛，羌活辛温，气雄而散，主散太阳经风邪及寒湿之邪，有散寒祛风，胜湿止痛之功，配伍应用能奏祛风除湿止痛之效，用于风寒湿所致的偏正头痛。

【用法用量】内服：煎汤 3 ~ 6g；研末服 0.5 ~ 1g，宜炮制后用。外用：适量，捣烂敷；或研末调敷。

【使用注意】血虚生风、内热生惊及孕妇禁服。

【医家论述】《四川中药志》（1960 年版）："镇痉止痛，祛风痰。治面部病，中风失音，心痛血痹，偏正头痛，喉痹肿痛，破伤风。"

参考文献

[1] 吴连英，毛淑杰，程丽萍，等. 白附子不同炮制品镇静、抗惊厥作用比较研究 [J].
中国中药杂志，1992，17（5）：275.

⊙ 半夏《神农本草经》

【异名】水玉、地文、和姑、守田、示姑、羊眼半夏、地珠半夏、麻芋果、三步跳、泛石子、老和尚头、老鸹头、地巴豆、无心菜根、老鸹眼、地雷公、狗芋头。

【来源】为天南星科植物半夏的块茎。

【炮制】

1. **生半夏**　取原药材，除去杂质，洗净，干燥，用时捣碎。有毒，多外用，以消肿止痛为主。

2. **清半夏**　①矾泡：取净半夏，大小分开，用 8% 的矾溶液浸泡，至内无干心，口尝微有麻舌感，取出，洗净，切厚片，干燥。每半夏 100kg，用白矾 20kg。②矾煮：取拣净的半夏，用凉水浸漂，避免日晒，根据其产地、质量及大小斟酌调整浸泡日数，泡 10 日后，如起白沫时，每半夏 100kg，加白矾 2kg，泡 1 日后再进行换水，至口尝无麻辣感后，加白矾与水共煮透，取出，晾至六成干，闷润后切片，晾干。每半夏 100kg，用白矾 12.5kg（夏季用 14.5kg）。③矾腌：取净生半夏，大小分开，分别倒入容器内，放入清水浸泡，水量以淹过半夏 15cm 为宜，春秋每日翻倒，换水 2 次，夏季每日 3 次，浸泡 3 日，待腌。取净白矾粉末，取少量泡好半夏铺于容器内，上面撒一层白矾面，再铺一层半夏，如此，半夏与白矾面层层铺均，然后加入清水淹没，至 3 日，再将白矾水撒掉，换清水浸泡 1 日，取出置沸水锅中，用武火煮沸后，再用文火缓煮，随时翻动，煮 2 ~ 3 小时后切开，口尝微有麻辣感时，捞出。干燥。用时粉成颗粒状。每净半夏 100kg，用白矾 10kg。与白矾共煮后，消除其辛辣刺喉的不良反应，降低了毒性，以燥湿化痰为主。

3. **姜半夏**　①姜矾煮制：取净半夏，大小分开，用水浸泡至内无干心时，另取生姜切片煎汤，加白矾与半夏共煮透，取出，晾至半干，切薄片，干燥。每半夏 100kg，用生姜 25kg，白矾 12.5kg。②姜矾腌制：取净半夏，大小分开，用水浸泡，至内无白心时取出，滤干，切厚片，加姜汁拌至吸尽，再加白矾粗粉，反复搅拌使匀透，置缸内腌 48 小时，然后沿缸边加入清水至超过半夏平面约 10cm，注意不使白矾粉冲沉缸底，继续腌 2～4 日，至口嚼无麻辣感时取出，洗去白矾粉，干燥。每半夏 100kg，用生姜 18kg，白矾 20kg。③姜矾蒸制：每取生半夏 5kg，大小分开，加水浸泡至内无白心，稍晾。另取生姜 1.25kg，捣绒煎汤，加明矾 0.620kg，溶化后，与半夏拌匀，待汁吸尽后，与半夏蒸至透心，取出，切片，干燥。④姜炒：取鲜姜切片熬水去渣，拌入半夏片内，晾七成干后，用微火炒至稍变黄。每半夏片 0.5kg，用鲜姜 0.06kg。姜炙后以温中化痰，降逆止呕为主。

4. 法半夏　石灰甘草制：取净半夏，大小分开，用水浸泡至内无干心，去水，加入甘草石灰液（取甘草加适量水煎 2 次，合并煎液，倒入加适量水制成的石灰液中）浸泡，每日搅拌 1～2 次，并保持 pH12 以上，至口尝微有麻舌感，切面黄色均匀为度，取出，洗净，阴干或烘干。每半夏 100kg，用甘草 15kg，生石灰 10kg。法半夏以治寒痰、湿痰为主，同时具有调脾和胃的作用。

【性味归经】味辛，性温，有毒。归脾、胃、肺经。

【功效主治】燥湿化痰，降逆止呕，消痞散结。主治咳喘痰多，呕吐反胃，胸脘痞满，头痛眩晕，夜卧不安，瘿瘤痰核，痈疽肿毒。现代临床用于治疗食管贲门癌梗阻、冠心病、宫颈糜烂、寻常疣等。

【配伍应用】

1. **半夏配黄连**　半夏辛散消痞，化痰散结，黄连大苦大寒，清热燥湿，尤长于清中焦湿火郁结，配伍使用，辛开苦降，既能清散痰热之郁结，又能开郁除痞而止痛，用于痰热互结，气机不畅，胸脘痞满，按之则痛者，方如《伤寒论》小陷胸汤。

2. **半夏配栝楼**　半夏辛散消痞，能化痰散结止痛，栝楼能清化痰热，宽胸散结止痛，配伍应用，增强化痰散结，消痞止痛的功效，用于胸痹，胸阳不振，痰浊较甚，心痛彻背者，方如《金匮要略》栝楼薤白半夏汤。

3. **半夏配天麻**　半夏味辛性温而燥，功善燥湿化痰，且能降逆消痞，天麻甘平柔润，能入肝经，尤善平肝息风而止眩晕头痛，两者配伍，化痰息风，止眩定痛之力尤强，用于头痛，眩晕，方如《古今医鉴》半夏白术天麻汤。

【用法用量】内服：煎汤，3～9g；或入丸、散。外用：适量，生品研末，水调敷，或用酒、醋调敷。

【使用注意】阴虚燥咳、津伤口渴、血证及燥痰者禁服，孕妇慎服。半夏使用不当可引起中毒，表现为口舌咽喉痒痛麻木，声音嘶哑，言语不清，流涎，味觉消失，恶心呕吐，胸闷，腹痛腹泻，严重者可出现喉头痉挛，呼吸困难，四肢麻痹，血压下降，肝肾功能损害等，最后可因呼吸中枢麻痹而死亡。

【医家论述】

1. 《神农本草经》："主伤寒寒热，心下坚，下气，喉咽肿痛，头眩，胸胀，咳逆肠鸣，止汗。"

2. 《名医别录》："消心腹胸膈痰热满结，咳逆上气，心下急痛坚痞，时气呕逆，消痈肿，堕胎，疗痿黄，悦泽面目。生，令人吐，熟，令人下。"

3. 《珍珠囊》："除痰涎，胸中寒痰，治太阳痰厥头痛。"

4. 《医学启源》："治寒痰及形寒饮冷伤肺而咳，大和胃气，除胃寒，进饮食。治太阴痰厥头痛，非此不能除。《主治秘要》云：其用有四：燥脾胃湿一也；化痰二也；益脾胃之气三也；消肿散结四也。"

5. 朱丹溪："治眉棱骨痛。"（引自《本草纲目》）

6. 《本草汇言》："半夏，散风寒，利痰涎，开结气，燥脾湿，温内寒之药也……治心下痞坚，胸胀饮积；或泄泻肿满，肠鸣喘嗽；或霍乱呕吐，疟痢瘴气，是皆脾胃寒湿之证；或中风、中气，痰闭昏迷；或痿痉癫痫，惊悸狂越；或心烦闷乱，眩运动摇；或痰厥头痛，时吐冷涎；或痰包心络，终夜不寐，是皆脾胃郁痰之证，半夏并能治之。观其辛温善散，辛能理气开郁，温能攻表和中，所以风、寒、暑、湿四气相搏，郁滞不清，非半夏不能和，七情、六郁、九气所为，结塞于中，非半夏不能散。古方立二陈汤以半夏为君，意在此也。"

7. 《本草蒙筌》："截痰厥头痛，止痰饮胁痛，散逆气，除呕恶，开结气，发音声，脾泻兼驱，心汗且敛。"

8. 《丹溪心法》："治湿痰喘急，止心痛，半夏不拘多少，香油炒，为末，粥丸梧子大。每服三五十丸，姜汤下。"

⊙ 红果参《贵州草药》

【异名】蜘蛛果、山荸荠。

【来源】为桔梗科植物长叶轮钟草的根。

【性味归经】味甘、微苦，性平。归肺经。

【功效主治】祛痰止痛，补虚益气。主治劳倦气虚乏力，肠绞痛，跌打损伤。

【用法用量】内服：煎汤，15～30g；或泡酒服。外用：适量，捣敷。

【医家论述】

1.《贵州草药》："理气，补虚，去瘀止痛。"

2.《贵州草药》："治肠绞痛，蜘蛛果15g，泡酒500g。每次服药酒3g。"

3.《湖南药物志》："蜘蛛果根30g，田边菊根30g。煎水兑酒服。"

⊙ 芭蕉花《日华子本草》

【来源】为芭蕉科植物芭蕉的花。

【性味归经】味甘、微辛，性凉。

【功效主治】止痛，化痰消痞，散瘀。主治心痛，风湿疼痛，胸膈饱胀，脘腹痞疼，吞酸反胃，呕吐痰涎，头目昏眩，怔忡，痢疾。

【用法用量】内服：煎汤，5～10g；或烧存性研末，每次6g。

【医家论述】

1.《日华子本草》："治心痹痛。"

2.《滇南本草》："主治寒痰停胃，呕吐恶心，吞酸吐酸，反胃吐呃，饮食饱胀，呕吐酸痰，胸膈胀满饱闷，胃口肚腹疼痛。暖胃散痰，咸能软坚。"

3.《分类草药性》："治头眩昏，气痛，散血。"

4.《滇南本草》："治反胃，吐呃饮食酸痰，胃口肚腹疼痛，胸膈饱胀。芭蕉花二钱。水煎服。忌鱼、羊、生冷、蛋、蒜。"

5.《贵州草药》："治胃痛，芭蕉花、花椒树上寄生茶各15g。煨水服，每日2次。"

6.《日华子本草》："治心痹痛，芭蕉花烧存性，研，盐汤点服二钱。"

7.《江西草药》："治心绞痛，芭蕉花250g，猪心1个。水炖服。"

8.《江苏中医》[1964，（9）：6]："治风湿痛，芭蕉，酒浸，每次饮小半杯，食后服。"

缓急止痛药

凡能养阴柔肝，缓解筋脉痉挛，改善气血流行而达到止痛目的的药物为缓急止痛药，适用于阴血不足，络脉失养而不舒所致的脘腹及四肢的挛急性疼痛. 常用药物包括白芍、甘草、蜂蜜等。如《本草正义·草部》谓白芍：
"凡心胃痛、腹满痛、胸胁刺痛、支撑胀闷，无一非刚木凌脾之病。……仲圣
以芍药治腹痛，一以益脾阴而摄纳至阴耗散之气，一以养肝阴而柔刚木桀骛
之威，与行气之药，直折肝家悍气者，截然两途。"

⊙ 甘草《神农本草经》

【异名】美草、蜜甘、蜜草、蕗草、国老、灵通、粉甘草、甜草、甜根
子、棒草。

【来源】为豆科植物甘草、光果甘草、胀果甘草的根及根茎。

【炮制】本品使用时有甘草、炒甘草、蜜甘草之分。其中甘草取原药材，
除去芦头及杂质，大小条分开，浸泡至三四成透时，捞起润软，切厚片，干
燥。生甘草常用于泻火解毒。

炒甘草，取甘草片置锅内，用文火炒至表面深黄色，取出放凉。蜜甘草
（炙甘草），取炼蜜用适量开水稀释后，加入甘草片拌匀，闷润片刻，置热锅
内，用文火炒至表面现深黄色，不粘手为度，取出放凉。每甘草片 100kg，用
炼蜜 25kg。蜜甘草用于补中益气，缓急止痛。

【性味归经】味甘，性平。归脾、胃、心、肺经。

【功效主治】缓急止痛，益气补中，润肺止咳，泻火解毒，调和诸药。主
治腹痛便溏，四肢挛急疼痛，咽喉肿痛，及倦怠食少，肌瘦面黄，心悸气
短，脏躁，咳嗽气喘，痈疮肿毒，小儿胎毒，及药物、食物中毒。

【配伍应用】

1. **甘草配人参、白术** 甘草味甘，入脾胃以补益中气；人参、白术健脾
补气。三药相合，用于脾胃虚弱，食少倦怠，面黄肌瘦，脘腹隐痛，大便溏
薄者，方如《太平惠民和剂局方》之四君子汤。

2. **甘草配黄芪** 甘草补益中气，黄芪补气升阳。两者相配用于脾虚日
久，中气下陷，久泻不止，内脏下垂，肛门坠痛等，方如《脾胃论》之补中
益气汤。

3. **甘草配白芍** 甘草味甘，能缓急舒挛而止痛。白芍滋阴补血，缓急止
痛。二药相配，用于脘腹绞痛，或四肢拘挛疼痛，现代用治胃及十二指肠球
部溃疡疼痛、泛酸者，方如《伤寒论》之芍药甘草汤。

4. **甘草配桔梗** 甘草生用，有清热泻火解毒之功；桔梗止咳化痰利咽。
二药相合，泻火解毒利咽，用于咽喉肿痛，口舌生疮，痈肿疮毒等，方如《伤

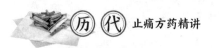

寒论》之桔梗汤。

5. 甘草配生地、竹叶 三药合用，清心利水，导热下行，用治口舌生疮，小便淋涩疼痛，方如《小儿药证直诀》导赤散。

【用法用量】内服：煎汤，2～6g，调和诸药用量宜小，作为主药用量宜稍大，可用10g左右；用于中毒抢救，可用30～60g。凡入补益药中宜炙用，入清泻药中宜生用。外用：适量，煎水洗、渍；或研末敷。

【使用注意】湿浊中阻而脘腹胀满、呕吐及水肿者禁服。长期大量服用可引起脘闷、纳呆、水肿等，并可产生假醛固酮症。反大戟、芫花、甘遂、海藻。

【医家论述】

1.《医学心悟》："芍药甘草汤治腹痛如神。"

2.《幼科指南》："治诸疮痛不可忍者。用粉草末，入口嚼烂，搽之甚效。或以粉草煎汁，熬膏搽之尤妙。"

3.《金匮要略》："蛔虫之为病，令人吐涎，心痛，发作有时。毒药不止，甘草粉蜜汤主之。甘草粉蜜汤方：甘草二两，粉一两，蜜四两。上三味，以水三升，先煮甘草，取二升，去滓，内粉、蜜，搅令和，煎如薄粥，温服一升，差即止。"

4.《轩岐救正论》："阳不足者补之以甘，甘温能除大热，故生用则气平，补脾胃不足，而大泻心火。炙之则气温，补三焦元气而散表寒，除邪热，去咽痛，缓正气，养阴血。凡心火乘脾，腹中急痛，腹皮急缩者，宜倍用之。其性能缓急而又协和诸药，使之不争，故热药得之缓其热，寒药得之缓其寒，寒热相杂者用之得其平。"

⊙ **白芍**《药品化义》

【异名】白芍药、金芍药。

【来源】为芍药科植物芍药（栽培品）及毛果芍药的根。

【镇痛药理】实验研究表明白芍有明显的镇痛作用，芍药水煎剂0.4g（生药）/10g灌胃能显著抑制小鼠醋酸扭体反应。白芍总苷5～40mg/kg肌内或腹腔注射，呈剂量依赖性地抑制小鼠扭体、嘶叫和热板反应，并在50～125mg/kg腹腔注射时抑制大鼠热板反应。小鼠扭体法的ED_{50}为27mg/kg，热板法的ED_{50}为21mg/kg。其作用高峰在给药后的0.5～1小时。此外，白芍总苷尚可分别加强吗啡、可乐定抑制小鼠扭体反应的作用。白芍总苷的镇痛作用可能有高级中枢参与，但不受纳洛酮的影响。秦亚东等制备白芍的醇提物及水提物进行实验，观察白芍提取物抗疲劳及镇痛作用，结果显示：白芍醇提物和水提物均具有镇痛作用，且醇提物作用强于水提物，但其作用均不及阿司匹林对照组；水提物具有抗疲劳作用。

【炮制】本品经炮制有白芍、炒白芍、酒白芍、醋白芍、土炒白芍、白芍炭几种。

1. **白芍** 取原药材，除去杂质，分开大小条，浸至六七成透，闷润至透，切薄片，干燥。

2. **炒白芍** 取白芍片置锅内，用文火加热，炒至表面微黄色，取出放凉。炒用性缓，柔肝、和脾、止泻。

3. **酒白芍** 取白芍片，喷淋黄酒拌匀，稍闷后，置锅内用文火加热，炒干，取出放凉。每白芍片 100kg，用黄酒 10kg。酒制行经，止中寒腹痛。

4. **醋白芍** 取白芍片，用米醋拌匀，稍闷后置锅内，用文火加热，炒干，取出放凉。每白芍片 100kg，用米醋 15kg。醋炒敛血、止血。

5. **土炒白芍** 取灶心土（伏龙肝）细粉置锅内，用中火炒热，倒入白芍片，炒至表面挂土色，微显焦黄色时，取出，筛去土粉，放凉。每白芍片 100kg，用灶心土 20kg。

6. **白芍炭** 取白芍片，置锅内，用武火加热，炒至焦黑色，喷淋清水少许灭尽火星，取出，晾干，凉透。制炭止血。

【性味归经】味苦、酸，性微寒。归肝、脾经。

【功效主治】缓急止痛，养血和营，敛阴平肝。主治经行腹痛，妊娠腹中疠痛，血崩腹痛，胁肋、脘腹疼痛，四肢挛痛，头痛，风湿百节疼痛，不可屈伸，冷疝腹痛，泄痢腹痛等。现代临床用于治疗三叉神经痛、腓肠肌痉挛、不安腿综合征等。

【配伍应用】

1. **白芍配甘草** 白芍酸苦，养营和血，又缓急止痛；甘草补中缓急止痛。二药合用，酸甘化阴，阴复而筋得所养则脚挛急疼痛自解，常用于肝脾失和、脘腹挛急作痛和血虚引起的四肢拘挛作痛，方如《伤寒论》之芍药甘草汤。

2. **白芍配当归、川芎** 白芍滋阴养血、缓急止痛，当归、川芎养血活血、调经止痛，三药相合，用于血虚而致的月经不调，崩中漏下，痛经等，方如《太平惠民和剂局方》之四物汤。

3. **白芍配桂枝** 白芍益阴和营，配伍桂枝解肌发汗，共奏调和营卫解表之功，用于外感风寒，表虚自汗而恶风、颈项强痛，方如《伤寒论》之桂枝汤。

4. 白芍配当归、白术 白芍有柔肝、缓急、止痛之功；当归、白术养血健脾。三药相配，健脾养血，柔肝止痛，用于肝郁血虚所致的两胁作痛、脘腹疼痛，以及四肢拘挛作痛，方如《太平惠民和剂局方》之逍遥散。

5. 白芍配枳实 白芍养血和营、缓急止痛，枳实理气散结。二药相配，行气和血散结，用于产后气血郁滞所致腹痛、烦满不得卧者，方如《金匮要略》之枳实芍药散。

6. 白芍配当归 白芍养血和营，当归养血活血。二药相配，用于妇人怀妊腹中疼痛，亦治痛经，方如《金匮要略》之当归芍药散。

7. 白芍配白术 白芍柔肝、止痛，白术健脾益气。二药相配，用于肝旺脾虚之腹痛泄泻，方如《丹溪心法》之痛泻要方。

8. 白芍配黄芩 白芍养血和营，黄芩清热燥湿解毒。二药相配，用于热利腹痛，方如《伤寒论》之黄芩汤。

9. 白芍配生地、牛膝 白芍养阴平肝，生地、牛膝滋阴泻火。三药相配，用于肝阳上亢所致头痛、眩晕之证，方如《医学衷中参西录》之建瓴汤。

10. 白芍配侧柏叶 白芍养血柔肝、缓急、止痛；侧柏叶凉血止血。二药相配，用于血崩腹痛，方如《一盘珠》之六一散。

【用法用量】内服：煎汤，5～12g；或入丸、散。大剂量可用15～30g。平肝阳宜生用，养肝、柔肝宜炒用。

【使用注意】虚寒之证不宜单独应用。反藜芦。

【医家论述】

1.《神农本草经》："主邪气腹痛，除血痹，破坚积，寒热疝瘕，止痛，利小便，益气。"

2.《滇南本草》："泻脾热，止腹痛，止水泄，收肝气逆痛，调养心肝脾经血，舒肝降气，止肝气痛。"

3.《本草纲目》："止下痢腹痛后重。"

4.《本草汇言》："同甘草止气虚腹痛，同芎、归止血虚腹痛，同楂、朴止积滞腹痛，同砂仁止胎孕腹痛，同芩、连止热痢腹痛，同姜、附、肉桂止阴寒腹痛"。

5. 朱丹溪："芍药泻脾火，性味酸寒，冬月必以酒炒。凡腹痛多是血脉凝涩，亦必酒炒用。然止能治血虚腹痛，余并不治。为其酸寒收敛，无温散之功也。"（引自《本草纲目》）

6.《本草备要》："白芍不惟治血虚，大能行气。古方治腹痛，用白芍四钱，甘草二钱，名芍药甘草汤。盖腹痛因营气不从，逆于皮里，白芍能行营气，甘草能敛逆气。又痛为肝木克脾土，白芍能伐肝故也。"

参考文献

[1] 殷玉生，张傲何. 白芍炮制方法的研究 [J]. 中成药，1991，（10）：38.

[2] 王永祥，陈敏珠，徐叔云. 白芍总甙的镇痛作用 [J]. 中国药理学与毒理学杂志，1988，2（1）：6.

[3] 秦亚东，钟正灵，汪荣斌，等. 白芍提取物抗疲劳及镇痛作用研究 [J]. 牡丹江医学院学报，2015，36(4)：10-12.

⊙ 林檎《备急千金要方·食治方》

【异名】文林郎果、来禽、花红果、沙果、五色林檎、金林檎、红林檎、水林檎、蜜林檎、黑林檎、蜜果、联珠果、频婆果。

【来源】为蔷薇科植物花红的果实。

【性味归经】味酸、甘，性温。归胃、大肠经。

【功效主治】和中止痛，下气宽胸，生津止渴。主治吐泻腹痛，痰饮积食，胸膈痞塞，消渴，霍乱肚痛，痢疾腹痛。

【用法用量】内服：煎汤，30~90g；或捣汁。外用：适量，研末调敷。

【使用注意】不宜多食。

⊙ 紫金标《云南中草药》

【异名】红花紫金标、九节莲、对节兰、蓝花岩陀、风湿草、小蓝雪、攀倒甑、岩五姜、东南菊。

【来源】为白花丹科植物小蓝雪花的根。

【性味归经】味辛、甘、苦，性温，有毒。

【功效主治】祛风湿，通经络，止痛。主治风湿麻木，脘腹胁痛，跌打损伤，骨折，脉管炎，腮腺炎。

【用法用量】内服：煎汤，1.5~6g。

【使用注意】《云南中草药》："忌酸冷。"

【医家论述】

1. 《中草药学》（南京药学院编）："消炎止痛。治平滑肌痉挛引起的胃、肠、胆道系统疾患的疼痛，气管炎。"

2. 《云南中草药》："通经活络，祛风湿。主治风湿麻木，脉管炎。"

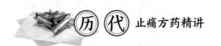

3. 《云南中草药选》："治跌打损伤，风湿性关节炎，慢性腰腿痛，月经不调，（小蓝雪）15g，加酒500g，浸泡7日后可服，每日服2次，每次10ml。也可用鲜品捣烂外敷。"

4. 《云南中草药选》："治头晕，头痛，每用（小蓝雪）12g。煎服。"

⊙ 蜂蜜《本草纲目》

【异名】石蜜、石饴、食蜜、蜜、白蜜、白沙蜜、蜜糖、沙蜜、蜂糖。

【来源】为蜜蜂科动物中华蜜蜂或意大利蜜蜂所酿的蜜糖。

【炮制】

1. **蜂蜜** 取原蜂蜜，置锅内，文火加热至沸，趁热过滤，去泡沫、杂质及死蜂。

2. **炼蜜** 取净蜂蜜置锅内，用文火熬炼至颜色稍深，黏度增强时，取出，放凉。

【性味归经】味甘，性平。归脾、胃、肺、大肠经。

【功效主治】调补脾胃，缓急止痛，润肺止咳，润肠通便，润肤生肌，解毒。主治脘腹虚痛，肺燥咳嗽，肠燥便秘，目赤，口疮，溃疡不敛，风疹瘙痒，水火烫伤，手足皲裂。

【配伍应用】

1. **蜂蜜配白芍、甘草** 蜂蜜味甘，既能调补脾胃，又能缓急止痛；白芍、甘草滋阴养血、补气健中，又缓急止痛。三味相合，用于脾胃虚弱，脘腹疼痛，现代用于治疗胃及十二指肠溃疡，均能收到较好的效果。

2. **蜂蜜配乌头** 蜂蜜味甘，既能调补脾胃，又可缓和药性；乌头有毒，祛寒止痛。二药相配，既能散寒缓急止痛，且能缓和乌头的毒副作用，用于寒疝腹痛、手足厥冷，方如《金匮要略》之大乌头煎。

3. **蜂蜜配杏仁** 蜂蜜润肺止咳，杏仁宣肺止咳化痰，二药相合，用于肺燥干咳无痰，胸闷胁痛，咽喉干燥疼痛。

4. **蜂蜜配甘草、猪脂** 蜂蜜润肺止咳，甘草、猪脂化痰止咳又润肺清热。三药相合，用于热病后期，余热上扰，咽喉干痛，方如《圣济总录》之贴喉膏。

【用法用量】内服：冲调，15～30g；或入丸剂、膏剂。外用：适量，涂敷。

【使用注意】痰湿内蕴、中满痞胀及大便不实者禁服。

【医家论述】

1. 《神农本草经》："主心腹邪气，诸惊痫痉，安五脏诸不足，益气补中，止痛解毒，除众病，和百药；久服强志轻身，不饥不老。"

2. 《名医别录》："养脾胃，除心烦，食饮不下，止肠澼，肌中疼痛，口疮，明耳目，延年。"

3. 《本草纲目》："蜂蜜，其入药之功有五：清热也，补中也，解毒也，润燥也，止痛也。生则性凉，故能清热；熟则性温，故能补中；甘而和平，故能解毒；柔而濡泽，故能润燥；缓可以去急，故能止心腹肌肉疮疡之痛；和可以致中，故能调和百药而与甘草同功。张仲景治阳明结燥，大便不通，蜜煎导法，诚千古神方也。"

4. 《本草衍义》："汤火伤涂之痛止，仍捣薤白相和。"

⊙ 颠茄草《药材学》

【异名】美女草、别拉多娜草。

【来源】为茄科植物颠茄的全草。

【功效主治】解痉止痛，抑制分泌。主治胃及十二指肠溃疡，胃肠道、肾、胆绞痛，呕恶，盗汗，流涎。

【用法用量】内服：酊剂或片剂，按制剂的规定用量服用。

【使用注意】青光眼患者禁服。

【医家论述】《全国中草药汇编》："镇痉，镇痛，止分泌，扩瞳。主要用于制止盗汗，流涎，支气管分泌过多，胃酸过多，并弛缓胃肌，解除贲门及幽门部痉挛，制止痉挛性咳嗽，以及因泻药而引起的腹绞痛等。"

通络止痛药

凡能舒经调血，疏通络脉而止痛的药物为通络止痛药，适用于气血不和或经脉不舒而致的关节酸痛、腰膝疼痛等。常用药物包括蜈蚣、大伸筋草、大透骨草、千年健等。如《中国中药资源志要》谓："大伸筋草，通经活络，消肿止痛。用于关节疼痛，四肢无力，跌打损伤"。《医学衷中参西录·蜈蚣解》谓："蜈蚣，走窜之力最速，内而脏腑，外而经络，凡气血凝聚之处皆能开之"。

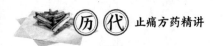

⊙ 九子不离母《玉溪中草药》

【异名】兴元府萆薢、黄山药、蛇头草、萆薢、白山药、次黄山药、黄姑里、饭沙子、川萆薢。

【来源】为薯蓣科植物叉蕊薯蓣的根茎。

【性味归经】味苦、微辛，性微寒。

【功效主治】祛风利湿，通络止痛，清热解毒。主治风湿痹痛，拘挛麻木，胃气痛，湿热黄疸，白浊，淋痛，白带，跌打伤痛，湿疮肿毒，风疹，湿疹，毒蛇咬伤。

【用法用量】内服：煎汤，9～15g；浸酒或入丸、散。外用：适量，鲜品捣敷。

【医家论述】

1.《玉溪中草药》："治风湿性关节炎，跌打损伤：九子不离母15g，金钮扣、芦藤、三棱草、岩林各9g。水煎服。

2.《玉溪中草药》："治肌肉痉挛：九子不离母、拐牛膝各15g。水煎服。"

3.《万县中草药》："治胃气痛：叉蕊薯蓣30g，橘皮9g。水煎服。"

⊙ 大母猪藤《四川常用中草药》

【异名】异叶蛇葡萄、蛇葡萄、野葡萄、绿叶扁担藤、稀果野葡萄、地五加、母猪藤。

【来源】为葡萄科植物大叶乌蔹莓的根、叶。

【性味归经】味微苦，性平，（根）有毒。

【功效主治】祛风除湿，通络止痛，活血散瘀，消炎解毒，生肌长骨。主治风湿痹痛，牙痛，无名肿毒。

【用法用量】内服：煎汤，15～30g，鲜品倍量；或浸酒、炖肉服。外用：适量，捣敷。

【医家论述】

1.《四川常用中草药》："除风湿，通经络，清热解毒。主治牙痛，风湿关节炎，无名肿毒。"

2.《本草纲目》："一切肿毒，用野葡萄根，晒研为末，水调涂之，即消也。""赤游风肿，忽然肿痒，不治则杀人，用野葡萄根捣如泥，除之即消。"

3.《中国民间单验方》："治肩周炎，鲜南竹根100g，野葡萄根20g，冰糖50g。水煎服。"

⊙ **山栀茶**《中华人民共和国药典》（1995 版）

【来源】为海桐花科植物海金子的根、根皮。

【性味归经】味苦、辛，性温。

【功效主治】活络止痛，宁心益肾，解毒。主治风湿痹痛，骨折，胃痛，失眠，遗精，毒蛇咬伤。

【用法用量】内服：煎汤，15～30g；或浸酒。外用：适量，鲜品捣敷。

【使用注意】《广西民族药简编》："孕妇忌服。"

【医家论述】

1. 《全国中草药汇编》："祛风活络，散瘀止痛。治风湿性关节炎，坐骨神经痛，骨折，胃痛，牙痛，高血压，神经衰弱，梦遗滑精。"

2. 《湖南药物志》："用于跌打损伤。"

3. 《浙江药用植物志》："活血通络，接骨消肿，解毒止痛。"

⊙ **山胡萝卜**《新华本草纲要》

【异名】胡芹菜、轮叶党参、土名山地瓜、羊乳。

【来源】为伞形科植物密花岩风的根。

【性味归经】味甘，性平。入肺、脾、肝经。

【功效主治】祛风通络止痛。主治风湿关节痛，胸痛。

【用法用量】内服：煎汤，6～15g。

【按语】山胡萝卜其根入药，有补虚润肺、通乳排脓、解毒疗疮之功效，主治身体虚弱、乳汁不足、肺脓肿、乳腺炎、淋巴结核及虫蛇咬伤等症，是我国出口朝鲜、日本、美国的山菜之王。

⊙ **千年健**《本草纲目拾遗》

【异名】一包针、千年见、千颗针、丝棱线。

【来源】为天南星科植物千年健的根茎。

【炮制】取原药材，除去杂质，洗净，取出，分档，润透，切斜片。干燥，筛去灰屑。贮干燥容器内，置阴凉干燥处，防蛀。

【镇痛药理】千年健甲醇提取物能抑制醋酸扭体法引起的小鼠扭体反应，其镇痛率达 30%～60%。千年健酒灌胃给药能延长小鼠温浴致痛反应潜伏期，但对醋酸致小鼠扭体反应无明显影响。相关机制有待进一步研究。

【性味归经】味苦、辛，性温，小毒。归肝、肾、胃经。

【功效主治】祛风湿，舒筋活络，止痛，消肿。主治风湿痹痛，肢节酸痛，筋骨痿软，跌打损伤，胃痛，痈疽疮肿。

【用法用量】内服：煎汤，9～15g；或浸酒。外用：适量，研末，调敷。

【使用注意】阴虚内热者慎服。

【医家论述】

1. 《柑园小识》："入药酒，风气痛、老人最宜食此药。"

2. 《本草纲目拾遗》："壮筋骨，止胃痛，酒磨服。"

3. 《本草求原》："祛风，壮筋骨，已劳倦。"

4. 《饮片新参》："入血分，祛风湿痹痛，强筋骨，治肢节酸疼，胃气痛。"

5. 《广西本草选编》："活血止痛。主治风湿骨痛，四肢麻木，筋络拘挛，跌打瘀肿，胃寒痛。"

6. 《全国中草药汇编》："取千年健、地风各30g，老鹤草90g。共研细粉。每服3g。治风寒筋骨疼痛、拘挛麻木。"

参考文献

[1] 易建文. 试述千年健的产销及其发展前景 [J]. 中药材, 1993, 16（10）: 37.

[2] 陈光亮，柳立新，李莉. 千年健酒的抗炎镇痛作用 [J]. 中国基层医药, 2000, 7（4）: 283-284.

⊙ 马蹄荷《全国中草药汇编》

【异名】白克木。

【来源】为金缕梅科植物马蹄荷的茎枝。

【炮制】全年均可采收，洗净，切段，晒干或鲜用。

【性味归经】味酸，性温，小毒。归肝经。

【功效主治】祛风活络，止痛。主治风湿性关节炎，坐骨神经痛。

【用法用量】内服：煎汤，3～6g。

【使用注意】孕妇慎服。

【医家论述】《云南中草药》："舒筋活血，活络止痛。"

⊙ 马钱子《本草纲目》

【异名】番木鳖、苦实把豆儿、火失刻把都、苦实、马前、马前子、牛银。

【来源】为马钱科植物马钱、长籽马钱的种子。

【炮制】

1. **生马钱子** 取原药材，除去杂质，筛去灰屑。用时去毛，打碎。

2. **制马钱子** 取净沙子置锅中，用武火炒热，加入净马钱子，拌炒至深棕色，鼓起，内面红褐色，并起小泡时，取出，除去毛，放凉。供制粉或捣碎用。

3. **炒制马钱子** 取净马钱子置锅内，用武火加热炒胀后，刮去毛，研细。

4. **油制马钱子** 取净马钱子，加水煮沸，取出，再用水浸泡，捞出，刮去皮毛，微晾，切成薄片，干燥。另取麻油少许，置锅内烧热，加入马钱子片，炒至微黄色，取出，放凉。

5. **甘草制马钱子** 取净马钱子与甘草加水同浸 20～30 日（每日换水至甘草发白时，换新甘草再浸），洗净去净毛，切片；或洗净后加黄土炒胀，内呈焦黄色，搓去毛，筛净砸碎。

甘草制马钱子贮干燥容器内。制马钱子、炒马钱子密闭，置通风干燥处。生马钱子专库保管。从文献资料看，马钱子的多种炮制方法主要是通过去皮毛和加热以降低其毒性。

【镇痛药理】实验表明：马钱子所含马钱子碱有镇痛作用，而番木鳖碱则无镇痛效果。用小鼠腹腔注射乙酸的扭体法，小鼠肌内注射马钱子碱镇痛作用的 ED_{50} 为 12.68mg/kg；小鼠热板法也表明马钱子碱有镇痛作用；钾离子导入法实验中，家兔肌内注射 3mg/kg、5.5mg/kg 和 8mg/kg，15 分钟痛阈分别提高 11.2%、24.9% 和 53.5%。马钱子碱的镇痛作用不受纳洛酮、帕吉林及利血平的影响，毛果芸香碱可加强其镇痛，而阿托品则能部分拮抗之，表明马钱子碱的镇痛作用与 M 胆碱能系统有一定联系。

【性味归经】味苦，性寒，大毒。归肝、脾经。

【功效主治】通络强筋止痛，散结消肿解毒。主治风湿痹痛，肌肤麻木，肢体瘫痪，跌打损伤，骨折肿痛，痈疽疮毒，喉痹，牙痛，疠风，顽癣，恶性肿瘤。用于风湿痹痛，肢体瘫痪。现临床上用于治疗截瘫、面神经麻痹、重症肌无力、小儿麻痹后遗症、癫痫等病，并可用于治疗跌打损伤，血瘀肿痛，痈疽肿毒，喉痹，牙痛，疠风，顽癣，恶性肿瘤，咽喉肿痛，秃疮，顽癣及带状疱疹、神经性皮炎等。此外，亦可用于治疗三叉神经痛、坐骨神经痛等。

【用法用量】内服：炮制后入丸、散，每次 0.2～0.6g，大剂量 0.9g。外用：适量，研末撒，浸水、醋磨，煎油涂敷或熬膏摊贴。内服，如按其成分番木鳖碱（士的宁）计算，一次量控制在 6mg 为宜。内服一般从小剂量开始，逐渐加量，加至患者感觉肌肉有一过性轻微颤动为最佳有效量，此反应也表明不可再加量。

【使用注意】不可多服和久服（可间断使用）。体质虚弱者及孕妇禁服，高血压、心脏病及肝、肾功能不全者，亦应禁服或慎服。据报道，麝香、延胡索可增强马钱子的毒性，故不宜同用。本品有大毒，过量易致中毒，初期表现为头痛头昏，烦躁不安，继则颈项强硬，全身发紧，甚至角弓反张，两手握拳，牙关紧闭，面呈痉笑；严重者昏迷，呼吸急促，瞳孔散大，心律不齐，可因循环衰竭而死亡。故内服应注意炮制后用，严格控制剂量。

【医家论述】

1. 《本草纲目》："治伤寒热病，咽喉痹痛，消痞块。"

2. 《外科全生集》："能搜筋骨入骱之风湿，祛皮里膜外凝结之痰毒。"

3. 《得配本草》："散乳痈，治喉痹，涂丹毒。"

4. 《串雅补》："能钻筋透骨，活络搜风。治风痹瘫痪，湿痰走注，遍身骨节酸痛，类风不仁等症。"

参考文献

[1] 张昌绍. 药理学 [M]. 北京：人民卫生出版社，1962：92.

[2] 朱燕娜. 马钱子碱和士的宁镇痛作用的初步探讨 [J]. 河南医科大学学报，1989，24（4）：288.

⊙ 火油草《广西本草选编》

【异名】走马风。

【来源】为菊科植物千头艾纳香的叶。

【性味归经】味辛，性平。

【功效主治】祛风活血，通络止痛。主治头风痛，风湿痹痛，跌打肿痛。

【用法用量】内服：煎汤，15～30g，鲜品加倍。外用：适量，鲜品捣敷；或煎水洗。

【医家论述】

1. 《广西本草选编》："火油草鲜叶捣烂，加酒炒热外敷，或煎水洗患处。治产后关节痛，风湿骨痛，跌打肿痛。"

2. 《全国中草药汇编》："火油草鲜叶 60g。水煎，冲酒 15～30g 服。治头痛。"

【按语】用于妇女月经不调、产后恶露不尽、血崩、产后体虚、肺结核、慢性支气管炎、风湿痹痛及跌打损伤等。

⊙ **白珠树**《湖南药物志》

【异名】老虎尿、老虎面、满山香、牛头药。

【来源】为杜鹃花科植物白珠树的根或茎叶。

【性味归经】味辛，性温。

【功效主治】祛风除湿，通络止痛。主治风湿痹痛，跌打损伤。

【用法用量】内服：根 30～60g 煎汤；或浸酒。外用：茎、叶适量，煎水洗；或鲜叶捣敷。

【医家论述】《湖南药物志》："祛风除湿。用于风湿关节痛，跌打损伤。""治风湿关节痛，（白珠树）根 60g。水煎煮瘦猪肉吃。服药后用茎、叶煎水洗。"

⊙ **过腰蛇**《新华本草纲要》

【异名】地旋花、凉粉甘草、飞洋草、山莴萝藤、野通心菜。

【来源】为旋花科植物尖萼鱼黄草的全草。

【性味归经】味辛，性温。

【功效主治】通络止痛。主治骨节疼痛。

【用法用量】外用：适量，捣敷。

【医家论述】

1. 《本草求原》记载，凉粉甘草有"清暑热，解藏府结热毒，治酒风"功效。

2. 《岭南采药录》记载，凉粉甘草可"治花柳毒入骨"。

⊙ **百花锦蛇**《广西中药志》

【异名】白花蛇、花蛇、菊花蛇。

【来源】为游蛇科动物百花锦蛇除去内脏的全体。

【镇痛药理】白花蛇大者（为五步蛇）含丰富的蛋白质、脂肪及皂苷，头部毒腺中含有大量的出血性毒和溶血性毒，白花蛇小者（为银环蛇）主含蛋白质和脂肪，头部毒腺含有强烈的神经毒。白花蛇提取物具有镇痛作用。

【性味归经】味甘、咸，性温。归肝、肾经。

【功效主治】搜风除湿，通经活络，止痛定惊。主治中风半身不遂，口眼㖞斜，筋脉拘急，风湿疼痛，肌肤麻木不仁，麻风疥癣，小儿惊风，破伤风。

【用法用量】内服：浸酒，20～30ml。

【使用注意】阴虚血少，内热生风者慎服。

【医家论述】

1.《本草纲目》:"白花蛇能透骨搜风,截惊定搐,为风痹、惊搐、癫癣恶疮要药。取其内走脏腑,外彻皮肤,无所不到也。凡服蛇酒药,切忌见风。"

2.《广西药用动物》:"搜风胜湿,通经络,定抽搐,强腰膝。主治中风半身不遂,口眼㖞斜,筋脉拘急,湿痹不仁,骨节疼痛,麻风疥癣,小儿惊风和破伤风。"

参考文献

[1] 高学敏. 中药学. 北京:中国医药科技出版社,1990:138.

⊙ 全蝎《本草纲目》

【异名】虿、虿、杜柏、蛊、主簿虫、蛈蝪、虿尾虫、全虫、茯背虫、蝎子。

【来源】为钳蝎科动物东亚钳蝎的全体。

【炮制】

1. **全蝎** 取原药材,除去杂质,洗净或漂洗,干燥。

2. **酒全蝎** 取净全蝎,用酒洗后,干燥。

3. **制全蝎** 取薄荷叶加沸水适量,盖密,泡 0.5 小时,去渣。再用薄荷水洗净盐霜,捞出,滤去水,晒干或低温烘干。每全蝎 100kg,薄荷叶 20kg。制全蝎形同全蝎,贮干燥容器内。酒全蝎、制全蝎密闭,置阴凉干燥处,防蛀。

【镇痛药理】蝎身及蝎尾制剂,不论灌胃或静注,对动物皮肤病(热辐射甩尾法)或内脏痛(醋酸扭体法)均有显著镇痛作用。用小鼠扭体法测得镇痛作用量效曲线,蝎身 ED_{50} 为 0.65g(生药)/kg,蝎尾为 0.128g(生药)/kg,蝎尾镇痛作用比蝎身约强 5 倍,蝎毒对小鼠内脏痛、皮肤痛及刺激大鼠三叉神经诱发皮质电位均有较强的抑制作用。

静脉注射蝎毒 0.892mg/kg 对小鼠醋酸扭体的抑制率为 72%;静脉注射蝎毒 0.15mg/kg 与皮下给予吗啡 10mg/kg 对电刺激三叉神经引起的皮质诱发电位 N 波的抑制率相近,表明蝎毒对各类疼痛均有很强的镇痛作用。它可能是作用于中枢与痛觉有关的神经元而发挥镇痛作用。向大鼠侧脑室注入 0.01% 和 0.03% 东亚钳蝎毒液 2μl,用辐射热甩尾法测定其皮肤痛阈的变化,结果亦表明东亚钳蝎毒有明显中枢镇痛作用。

从蝎毒中提纯的蝎毒素 - Ⅲ（TT- Ⅲ）是一种镇痛活性多肽，对多种疼痛模型均有很强的镇痛作用，用小鼠醋酸扭体法测得 TT- Ⅲ 的镇痛作用较粗制蝎毒强 3 倍，大大强于阿尼利定。侧脑室注射 TT- Ⅲ 14μg/kg 对皮质诱发电位 N 波的抑制率为（82±12）%，与等剂量吗啡相似。TT- Ⅲ 镇痛作用依赖于脑内 5-HT 的存在。

【性味归经】味辛，性平，有毒。归肝经。

【功效主治】祛风止痉，通络止痛，攻毒散结。主治小儿惊风，抽搐痉挛，中风口㖞，半身不遂，破伤风，风湿顽痹，偏正头痛，牙痛，耳聋，痈肿疮毒，瘰疬痰核，蛇咬伤，烧伤，风疹，顽癣。

【配伍应用】

1. **全蝎配伍蜈蚣** 全蝎为止痉要药，各种风动抽搐之证均可应用，每与蜈蚣相伍，以加强祛风止痉之力，方如《经验方》止痉散。

2. **全蝎配伍羚羊角、钩藤、地龙** 热病热极生风，小儿急惊，四肢抽搐，角弓反张，配羚羊角、钩藤、地龙等，以清热息风止痉。

3. **全蝎配伍党参、天麻** 若属脾虚慢惊，须与党参、白术、半夏、天麻等同用，以补虚健脾，祛风定惊。

4. **全蝎配伍白附子、僵蚕** 中风口眼㖞斜，半身不遂，配白附子、僵蚕等祛风化痰药同用，方如《杨氏家藏方》牵正散。

5. **全蝎配伍茯苓、薄荷** 中风言语不清者，配茯苓、薄荷，方如《普济方》正舌散。

6. **全蝎配伍郁金、菖蒲** 癫痫配化痰开窍之矾郁金、菖蒲、远志，或配镇心安神之朱砂、琥珀，方如《婴童百问》全蝎散。

7. **全蝎配伍蝉蜕、防风** 全蝎味辛，性善走窜，能引风药直达病所，有较好通络止痛作用。治风湿久痹，筋脉拘挛，顽痛不休，可单用研末服，或与僵蚕同用。若配蝉蜕、防风、僵蚕、南星等，以祛风痰，止痉搐。用于风湿顽痹、头痛、腹痛、疝气等痛证，方如《妇人良方》通灵丸。

8. **全蝎配伍川芎、白芷** 治偏正头痛，配川芎、白芷或细辛、麻黄，以加强止痛作用，方如《圣济总录》神圣散。

9. **全蝎配伍桃仁** 腹痛可与活血化瘀止痛之桃仁同用，方如《太平圣惠方》定痛丸。

10. **全蝎配伍延胡索或小茴香** 疝痛者配延胡索或小茴香，方如《东医宝鉴》立效散。

11. **全蝎配伍地鳖虫、延胡索** 全蝎有以毒攻毒的作用，能解毒散结，癌肿晚期剧痛，配活血化瘀、行气止痛之地鳖虫、延胡索等有一定效果。

【用法用量】内服：煎汤，2～5g；研末入丸、散，每次 0.5～1g；蝎尾用量为全蝎的 1/3。外用：适量，研末掺、熬膏或油浸涂敷。

【使用注意】血虚生风者及孕妇禁服。

【医家论述】

1. 《开宝本草》："疗诸风隐疹，及中风半身不遂，口眼㖞斜，语涩，手足抽掣。"

2. 《玉楸药解》："穿筋透节，逐湿除风。"

3. 《药性切用》："攻毒祛风。"

参考文献

[1] 刘崇铭，马素红. 全蝎镇痛作用的研究 [J]. 沈阳药学院学报，1993，10（2）：137.

[2] 刘崇铭，裴国强. 东亚钳蝎毒的镇痛作用研究[J]. 沈阳药学院学报，1989，6（3）：176.

[3] 何艳，宋洪臣，刘敏芝，等. 东亚钳蝎毒的中枢镇痛作用 [J]. 白求恩医科大学学报，1992，18（5）：421.

[4] 刘崇铭，王起振. 东亚钳蝎毒的提取物 Tityustoxin-Ⅲ 镇痛作用及其机理的研究 [J]. 沈阳药学院学报，1989，6（3）：181.

⊙ 华山矾根《南宁市药物志》

【来源】为山矾科植物华山矾的根。

【性味归经】味苦，性凉，小毒。

【功效主治】清热解毒，化痰截疟，通络止痛。主治感冒发热，泻痢，疮疡疖肿，毒蛇咬伤，疟疾，筋骨疼痛，跌打损伤。

【用法用量】内服：煎汤 9～15g，大剂量 15～30g。外用：适量，煎水洗或鲜根皮捣烂敷。

【使用注意】服本品过量，可引起恶心、呕吐、头晕、胸闷等症状出现。可用甘草 15～30g，水煎服，或用生姜 30～60g，水煎服。

【医家论述】

1. 《植物名实图考》："治痰火，消毒。"

2. 《湖南药物志》："清热解毒，消风祛湿，宽肠理气。"

3. 《浙江民间常用草药》："理气祛瘀，通络止痛"；"治胃痛，（华山矾）根、红木香各 9g。水煎，加生姜、白糖少许调服"。

4.《常用中草药手册》:"清热解表,化痰除烦。主治感冒发热,口渴心烦,腰腿痛。"

5.《广西本草选编》:"主治痢疾,落枕";"治落枕,(土常山)鲜根皮捣烂加酒炒热外敷"。

6.《全国中草药汇编》:"主治狂犬咬伤,毒蛇咬伤。"

7.《浙江药用植物志》:"主治跌打损伤,外伤出血,胃痛。"

⊙ 灯盏细辛《云南中草药》

【异名】灯盏花、灯盏菊、细辛草、地顶草、地朝阳、双葵花、东菊、灯盏草、牙陷药、罐儿草。

【来源】为菊科植物短葶飞蓬根及全草。

【性味归经】味辛、微苦,性温。归肺、胃、肝经。

【功效主治】散寒解表,祛风除湿,活络止痛,消积。主治感冒,风湿痹痛,瘫痪,胃痛,牙痛,小儿疳积,骨髓炎,跌打损伤。

【用法用量】内服:煎汤,9～15g;或蒸蛋。外用:适量,捣敷。

【医家论述】

1.《滇南本草》:"小儿脓耳,捣汁滴入耳内。左瘫右痪,风湿疼痛,水煎点水酒服。"

2.《云南中草药》:"发表散寒,健脾消积,消炎止痛。"

3.《全国中草药汇编》:"散寒解表,祛风除湿,活络止痛。主治感冒头痛,牙痛,胃痛,风湿疼痛,脑血管意外引起的瘫痪,骨髓炎。"

4.《昆明民间常用草药》:"治感冒头痛,筋骨疼痛,鼻窍不通。灯盏细辛9～15g。水煎服。"

5.《中国民族药志》:"治风湿疼痛,瘫痪。灯盏花泡酒,3～5日后服。日2次,每次10～30ml。"

6.《云南中草药》:"治牙痛,灯盏花鲜全草捣烂,加红糖敷痛处。"

⊙ 珍珠露水草《曲靖专区中草药手册》

【异名】血见愁、蚌花草、换肺草、如意草、露水草、鸡冠参、蓝耳草、老来红、竹叶草、贝母、鸡爪参、鸡出头草、鸭脚菜。

【来源】为鸭跖草科植物蛛丝毛蓝耳草的根。

【性味归经】味辛,微苦,性温。

【功效主治】通络止痛,利湿消肿。主治风湿痹痛,腰腿痛,四肢麻木,

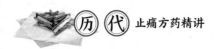

水肿，湿疹。

【用法用量】内服：煎汤，9~15g；或炖肉，30~60g。外用：适量，鲜品捣敷。

【医家论述】

1.《云南中草药》："温经通络，除湿止痛。主治风湿性关节炎，四肢麻木。"

2.《全国中草药汇编》："祛风活络，利湿消肿，退虚热。主治腰腿痛，肾炎水肿，虚热不退；外用治湿疹，脚癣，刀伤。"

⊙ 络石藤《本草述钩元》

【异名】石鲮、明石、悬石、云珠、云丹、石蹉、略石、领石、石龙藤、耐冬、石血、白花藤、红对叶肾、对叶藤、石南藤、过墙风、爬山虎、石邦藤、骑墙虎、风藤、折骨草、交脚风、铁线草、藤络、见水生、苦连藤、软筋藤、万字金银、石气柑。

【来源】为夹竹桃科植物络石的带叶藤茎。

【性味归经】味苦、辛，性微寒。归心、肝、肾经。

【功效主治】通络止痛，凉血清热，解毒消肿。主治风湿痹痛，腰膝酸痛，筋脉拘挛，咽喉肿痛，疔疮肿毒，跌打损伤，外伤出血。

【配伍应用】

1. **络石藤配伍忍冬藤、秦艽** 络石藤味苦、辛，性微寒，善走经脉，通利关节，舒筋活络。对四肢关节疼痛，肌肉酸楚，筋脉拘挛，屈伸不利，证型偏热者，尤为适宜。风湿热痹，关节红肿疼痛，四肢拘急，常与忍冬藤、地龙、秦艽等同用，则祛风清热，利湿通络作用尤著。

2. **络石藤配伍木瓜、海风藤** 若风寒湿入络，骨节疼痛，腰膝酸痛，可与木瓜、五加皮、海风藤同用。

3. **络石藤配伍当归、牛膝** 风湿痹痛日久，血虚肝肾不足，遍身疼痛，筋脉拘挛，腰膝无力，行动艰难，可配伍当归、牛膝，以滋补肝肾，养血和络。

4. **络石藤配伍射干、桔梗** 络石藤性寒入血，凉血解毒，散肿消痈。治热毒咽喉肿痛，噎塞不通，可单味煎水频服；热毒盛者，配射干、桔梗，增强解毒利咽作用。用于喉痹及痈疽疮疡。

5. **络石藤配伍皂角刺、瓜蒌** 治热毒凝聚，痈疽红肿蔻痛，配皂角刺、瓜蒌，共奏凉血解毒消痈之功，方如《外科精要》止痛灵宝散。

6. **络石藤配伍牛膝、山栀** 络石藤具有散瘀消肿、凉血止血之功，用治血淋、尿血可与牛膝、山栀同用。其凉血止血作用，亦可用治跌打肿痛，外伤出血，毒蛇咬伤，风毒疮癣。

【用法用量】内服：煎汤 6～15g，单味用至 30g；浸酒 30～60g；或入丸、散剂。外用：适量，研末调敷或捣汁涂。

【使用注意】阳虚畏寒、大便溏薄者禁服。

【医家论述】

1.《神农本草经》："主风热死肌，痈伤，口干舌焦，痈肿不消，喉舌肿，水浆不下。久服轻身明目，润泽好颜色，不老延年。"

2.《名医别录》："治大惊入腹，除邪气，养肾，主腰髋痛，坚筋骨，利关节，通神。"

3.《本草药性大全》："主诸疮，头疮白秃，治热气阴蚀疮，喉闭不通欲绝，水煎汤下立苏，背痛燃肿延开，蜜和汁服即效。"

4.《本草汇言》："暖血，壮筋，健运腰膝之药也。"

5.《中国药用植物志》："祛风止痛，通络消肿。适用于关节痛，肌肉痹痛，腰膝酸痛等症。"

6.《四川中药志》（1960 年版）："能宣风热，凉血通络。"

7.《江西草药》："祛风活络，凉血止血。治关节炎，肺结核，吐血，外伤出血，风火牙痛，瘰疬，毒蛇咬伤。"

8.《浙江药用植物志》："主治产后腹痛，肾虚泄泻，白带，外伤出血。"

⊙ 夏天无《浙江民间常用草药》

【异名】一粒金丹、洞里神仙、野延胡、飞来牡丹、伏地延胡索、落水珠。

【来源】为罂粟科植物伏生紫堇的块茎。

【炮制】4 月上旬至 5 月初待茎叶变黄时，选晴天挖掘块茎，除去须根，洗净泥土，鲜用或晒干。取原药材，除去杂质，洗净，干燥，用时捣碎。

【性味归经】味苦、微辛，性凉。归肝、肾经。

【功效主治】祛风除湿，舒筋活血，通络止痛，降血压。主治风湿性关节炎，中风偏瘫，坐骨神经痛，小儿麻痹后遗症，腰肌劳损，跌仆损伤，高血压。

【用法用量】内服：煎汤，4.5～15g；或研末，1～3g；亦可制成丸剂。

【医家论述】

1.《浙江民间常用草药》："行血，活血，止血，止痛，镇痉。"

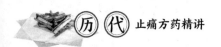
2. 《全国中草药汇编》："祛风湿，降血压。主治风湿性关节炎，腰肌劳损，高血压病，脑血管意外引起偏瘫。"

3. 江西《中草药学》："治风湿性关节炎：夏天无粉每次服9g，日2次"；"治腰肌劳损，夏天无全草15g。煎服"。

⊙ **铁线透骨草**《本草纲目拾遗》

【异名】透骨草、狗肠草。

【来源】为毛茛科植物黄花铁线莲的全草。

【性味归经】味辛、咸，性温，小毒。

【功效主治】祛风除湿，通络止痛。主治风湿性关节炎，四肢麻木，拘挛疼痛，牛皮癣，疥癣。

【用法用量】内服：煎汤6～9g。外用：适量，捣敷；或煎汤洗。

【使用注意】孕妇及消化道溃疡者禁服。

【医家论述】

1. 《宁夏中草药手册》治风湿关节痛："鲜狗肠草叶适量。捣烂敷贴痛处，纱布包扎，轻症敷1～2小时，病程5年以上，敷3～6小时。敷药时间较长者，可能出现局部肿胀，起水疱时刺破放水。"

2. 《本草纲目拾遗》引《医学指南》治风气疼痛，不拘远年近日："核桃肉4个，酸葡萄7个，斑蝥1个，铁线透骨草3钱。水煎热服，出汗愈。不问风湿皆效。"

⊙ **浙桐皮**《浙江药用植物志》

【异名】海桐皮、木满天星、鼓钉柴。

【来源】为芸香科植物樗叶花椒或朵椒的树皮。

【镇痛药理】樗叶花椒茎皮水提醇沉液以40g（生药）/kg给小鼠灌服可显著延长戊巴妥钠睡眠时间；以30g/kg给小鼠灌服，对醋酸所致小鼠扭体反应有显著抑制作用；60g/kg灌服，极显著提高热板法所得的小鼠痛阈值。

【性味归经】味辛、微苦，性平，小毒。归肝、脾经。

【功效主治】祛风除湿，通络止痛，利小便。主治风寒湿痹，腰膝疼痛，跌打损伤，腹痛腹泻，小便不利，齿痛，湿疹，疥癣。

【用法用量】内服：煎汤9～15g。外用：适量，捣敷；研末调敷或点水洗。

【使用注意】孕妇忌服。

【医家论述】

1.《备急千金要方·食治方》：“主中毒，腹痛，止齿疼。”

2.《本草拾遗》：“杀牙齿虫，止痛。”

3.《天目山药用植物志》：“祛风湿，通经络。治腰膝疼痛，顽痹，痛经，妇人产后关节风痛。”

4.《福建药物志》：“除湿利水，清热解毒，理气止痛。主治风湿关节痛，腹痛，腹泻，小便不利，精神分裂症，象皮腿。”

5.《广西民族药简编》：“治乳腺炎初起。”

参考文献

[1] 张白嘉，李吉珍. 6种海桐皮药理作用比较研究 [J]. 中药材，1992，15（6）：29.

⊙ 眼镜蛇《广西中药志》

【异名】膨颈蛇、蝙蝠蛇、五毒蛇、扁头风、琵琶蛇、吹风蛇、饭铲头、万蛇、饭匙头、吹风鳖。

【来源】为眼镜蛇科动物眼镜蛇除去内脏的全体。

【炮制】夏、秋季捕捉，杀死后，剖除内脏，鲜用或盘成圆形，文火烘干。

【性味归经】味甘、咸，性温，有毒。归肝、肾经。

【功效主治】祛风通络止痛。主治风湿痹痛，中风瘫痪，小儿麻痹症。

【用法用量】内服：煎汤，3～8g；或浸酒饮。

【使用注意】血虚筋骨失养者及孕妇禁服。

【医家论述】

1.《广西中药志》：“通经络，祛风湿。治风湿关节痛，脚气。”

2.《广西药用动物》：“活血，强筋骨。”

3.《广西药用动物》：“治风湿性关节痛，饮眼镜蛇新鲜血液，每日用一条蛇的血液冲酒服，连服半个月。若服后发热，可隔天服或停服。”

4.《常见药用动物》：“主治风湿病，神经痛。”

5.《中国动物药志》：“祛风，活络，止痛。治半身不遂，小儿麻痹等。”

⊙ 疏叶当归《新华本草纲要》

【异名】疏叶独活、红果当归、猪独活、骚羌活。

【来源】为伞形科植物疏叶当归的根。

【性味归经】味辛、苦，性温。

【功效主治】祛风胜湿，通络止痛。主治风寒湿痹，腰膝酸痛，头痛，跌打伤痛，疮肿。

【用法用量】内服：煎汤，6～15g。外用：适量，煎汤洗。

【使用注意】阴虚内热者不宜用。

【医家论述】《全国中草药汇编》："祛风胜湿，散寒止痛。治风湿痹痛，腰膝酸痛，感冒头痛，痈疮肿毒。"

⊙ 蜈蚣《神农本草经》

【异名】吴公、天龙、百脚、百足虫、千足虫。

【来源】为蜈蚣科动物少棘蜈蚣和多棘蜈蚣的全体。

【炮制】

1. **蜈蚣** 取原药材，除去竹片及头、足，用时剪成小段。

2. **炙蜈蚣** 取蜈蚣，先将头、足除去，用文火焙，焙至黑褐色，不得焦。

3. **酒蜈蚣** 取净蜈蚣，喷洒白酒适量拌匀，置锅内，用文火加热，微炒干，取出，放凉。每蜈蚣100kg，用白酒20kg。

【性味归经】味辛，性温，有毒。归肝经。

【镇痛药理】少棘巨蜈蚣、墨畜蜈蚣和多棘蜈蚣的水提物对小鼠腹腔毛细血管通透性增加和耳廓炎症均有明显的抑制作用，对小鼠热板试验和扭体反应也有一定的镇痛作用。蜈蚣可使小鼠怀孕率降低，致畸率升高；RBC数减少，Hb含量、血细胞比容降低，凝血时间延长，微血管开放数显著增加，微血管口径增大；镇痛抗炎作用明显；升高脾脏指数。为蜈蚣活血散结及属妊娠禁忌药提供一定的药理依据。蜈蚣全蝎止痛散对冰醋酸小鼠扭体反应有明显的镇痛作用。蜈蚣全蝎止痛散对小鼠棉球肉芽肿增生有明显抑制作用，对免疫器官肾上腺、胸腺、脾脏无显著影响。结论蜈蚣全蝎止痛散对化学刺激引起的疼痛有明显的镇痛作用和抑制急、慢性炎症的作用。采用小鼠灌胃少棘蜈蚣水提物，观察少棘蜈蚣抗炎、镇痛作用。结果表明少棘蜈蚣水提物对巴豆油引起的耳廓肿胀有明显的抑制作用，也能抑制小鼠腹腔毛细血管通透性。作者的研究还表明少棘蜈蚣水提物对大鼠蛋清性足跖肿胀、琼脂性关节炎、甲醛性关节炎、佐剂性多发性关节炎的初级和次级症状及棉球肉芽肿增生、琼脂引起的肉芽肿均有明显的抑制作用。陈红琳等研究表明墨江蜈蚣对热板法刺激引起的疼痛有显著镇痛作用，对二甲苯引起的小鼠耳廓炎症也有显著的抑制作用。

【功效主治】通络止痛，祛风止痉，攻毒散结。主治风湿顽痹，偏正头痛，惊风，癫痫，痉挛抽搐，中风喎斜，破伤风，毒蛇咬伤，疮疡，瘰疬。

【配伍应用】

1. **蜈蚣配钩藤、薄荷** 用于急、慢惊风，中风癫痫，破伤风等引起的痉挛抽搐、口眼喎斜诸证。蜈蚣祛风止痉功效与全蝎相似，其止痉之功尤胜，一切风动抽搐之证均可应用，方如《医学衷中参西录》白虎汤。

2. **蜈蚣配麝香** 小儿急、慢惊风，抽搐时作，可以蜈蚣为末，入芳香走窜之麝香少许吹鼻用，方如《杨氏家藏方》通关散。

3. **蜈蚣配天南星、防风** 若破伤风邪在肌表，寒热拘急，口噤咬牙者，配天南星、防风，方如《医宗金鉴》蜈蚣星风散。

4. **蜈蚣配黄连、龙胆草** 本品亦治癫痫抽搐，每与全蝎同用，火盛者配善清上、中二焦火之黄连、龙胆草；痰多者则与豁痰润肺之天竺黄、贝母同施。

5. **蜈蚣配白花蛇、乳没** 用于风湿顽痹，偏正头痛。蜈蚣祛风又具良好的通络止痛作用。如顽痹疼痛麻木，配白花蛇、乳香、没药等，共奏祛风活血、通络舒筋之功。

6. **蜈蚣配川芎、地龙** 治顽固性偏正头痛，常配川芎、地龙、僵蚕等疏风通络之品。

7. **蜈蚣配穿山甲、鹿角片** 用于疮疡肿毒，疔疮，瘰疬，毒蛇咬伤等症。蜈蚣内服或外用，均有攻毒散结，消肿止痛作用。如治疮疡肿毒作痛，可单用蜈蚣或配穿山甲、鹿角片等研末酒服。

8. **蜈蚣配雄黄、全蝎** 疔疮初起，红肿剧痛，配雄黄、全蝎研末调敷。方如《良方拔萃》不二散、《疡医大全》蜈蚣散。

【用法用量】内服：煎汤 2～5g；研末 0.5～1g；或入丸、散。外用：适量，研末撒、油浸或研末调敷。

【使用注意】本品有毒，用量不宜过大。血虚生风者及孕妇禁服。

【医家论述】

1. 《宝庆本草折衷》："治小儿急慢惊风，抽搐，项背反折，大人中风瘫痪，骨节疼痛，牙疼，偏正头风。"

2. 《医林纂要·药性》："入肝祛风，入心散瘀，旁达经络，去毒杀虫。"

参考文献

[1] 李小莉, 陈红琳, 甘民. 不同品种蜈蚣的抗炎、镇痛作用 [J]. 中国中药杂志, 1996, 21 (8): 498-499.

[2] 毛小平, 陈子珺, 毛晓健, 等. 蜈蚣的部分药理研究 [J]. 云南中医学院学报, 1999, 22 (3): 1-7.

[3] 朱寅圣. 蜈蚣全蝎止痛散的药效学实验研究 [J]. 时珍国医国药, 2006, 17 (9): 1705-1706.

[4] 梁洁, 黄华营. 药用蜈蚣的化学成分及药理活性研究近况 [J]. 广西中医药, 2005, 28 (4): 6-7.

⊙ 滇瑞香《植物名实图考》

【异名】桂花矮陀陀、黄山皮条、构皮岩陀、万年青矮陀陀、西南瑞香、小鼠皮、开花矮陀陀、细叶寡鸡蛋树皮、鼠皮黄、山皮条、雪花枸、月月绿、金腰带、矮陀陀、冷水跌打、银丝矮陀、黄皮杜仲、黄根枸皮、千年不落叶。

【来源】为瑞香科植物尖瓣瑞香的全株。

【性味归经】味辛、苦,性温,小毒。

【功效主治】祛风除湿,活络行气止痛。主治风湿痹痛,跌打损伤,胃痛。

【用法用量】内服:煎汤,3～9g;或泡酒。外用:适量,鲜品捣敷。

【医家论述】

1. 《四川常用中草药》:"除湿,通经。治风湿骨痛,劳伤腰腿痛,跌打损伤等症。"

2. 《云南中草药》:"祛风除湿,舒筋活血,消食行气。"

⊙ 蝈蝈《吉林中草药》

【异名】聒子、聒聒、山蝈蝈。

【来源】为螽斯科动物螽斯的全体。

【炮制】夏、秋季捕捉,捕后沸水烫死,晒干或烘干。取原药材,除去杂质及灰屑。贮干燥容器内,置阴凉干燥处,防蛀。

【性味归经】味辛、微甘,性平。

【功效主治】利水消肿,通络止痛。主治水肿尿少,腰膝肿痛,湿脚气。

【用法用量】内服:研末,2～3只。外用:适量,研末吹耳。

【医家论述】

1. 《吉林中草药》："行水，止痛。治水肿，腰腿疼及中耳炎。"
2. 《中国动物药》："解毒，行水，止痛。"

散结止痛药

凡能消散郁结、行滞祛积而止痛的药物为散结止痛药，适用于痰、瘀、气、热毒等互相凝结，痹阻气机而致的癥瘕积聚、乳痈等引起的疼痛以及睾丸肿痛等。常用药物包括蛴螬、山慈菇、黄零陵香等。如《婴童百问》谓蛴螬："治破伤内，……金疮内塞、主血、止痛之说也。盖此药能行血分，散结滞，故能治以上诸病。"

⊙ 了哥王《岭南采药录》

【异名】九信菜、九信药、鸡仔麻、山黄皮、鸟子麻、山麻皮、山棉皮、雀儿麻、地巴麻、山雁皮、毒鱼藤、埔银、雀仔麻、假黄皮、地棉、指皮麻、九信草、石棉皮、消山药、狗信药、大黄头树、了哥麻、山石榴、铁骨伞、山络麻、石谷皮、铺银草、红灯笼。

【来源】为瑞香科植物南岭荛花的茎叶。

【炮制】

1. **了哥王** 取原药材，除去杂质，洗净，稍润，切短段，干燥。

2. **制了哥王** 取原药材，除去杂质，洗净，蒸 4～5 小时，取出摊凉后切短段，干燥。或加酒，九蒸九晒。了哥王叶性寒有毒，酒制或久煎，可降低其毒性，性亦由寒转凉。饮片性状：了哥王为不规则的短段，茎、叶混合。有的还带花、果。茎枝段外皮棕褐色，叶坚纸质至近革质破碎，完整叶片，长椭圆形，全缘。花黄绿色，总状花序。核果卵形，成熟果实黯红色至紫黑色。制了哥王形如了哥王段，色泽加深。贮干燥容器内，置通风干燥处。

【镇痛药理】采用二甲苯所致小鼠耳部炎症试验、大鼠足跖肿胀试验（蛋清法）对了哥王片进行抗炎消肿作用的研究。结果表明，了哥王片有明显抗炎消肿作用（$P<0.05$）；对化学因素引起的疼痛有镇痛作用。

【性味归经】味苦、辛，性寒，有毒。

【功效主治】消肿止痛，清热解毒，化痰散结。主治瘰疬，风湿痛，跌打损伤，痈肿疮毒，蛇虫咬伤。

【用法用量】内服：煎汤（宜久煎4小时以上），6～9g；外用：适量，捣敷，研末调敷或煎水洗。

【使用注意】体质虚弱者慎服，孕妇禁服。

【医家论述】

1.《南宁市药物志》："杀虫、解毒、消肿、止痛、清热、泻下。治麻风、梅毒、痈疮、无名肿毒、风湿痛、肺痨、痧气、百日咳、痢症。"

2.《岭南草药志》："治痰火病（腋下鼠蹊生核疮或四肢掣挛疼痛），了哥王叶15g。加入食盐少许，共捣烂敷患处，约敷3～5次可愈。"

3.《台湾药用植物志》："治打伤，埔银叶捣汁，兑酒服。"

参考文献

[1] 柯雪红，王丽新，黄可儿. 了哥王片抗炎消肿及镇痛作用研究 [J]. 时珍国医国药，2003，14（10）：31.

⊙ 卜芥 《广西实用中草药新选》

【异名】独脚莲、观音莲、广东万年青、山荷肉、老虎耳、小虫芋、虎耳芋、狼毒、尖尾凤、野山芋、假海芋、老虎芋、大麻芋、大附子、猪不拱、猪管豆、化骨丹、蛇芋、大虫芋、狗神芋、姑婆芋。

【来源】为天南星科植物尖尾芋的根茎。

【炮制】

1. **卜芥** 取原药材，除杂质，洗净，以清水浸漂5～7日，多次换水，取出切片或切丝条，晒干，筛去灰屑。

2. **盐卜芥** 取净卜芥用盐水拌匀或喷洒均匀，闷透，置锅内文火炒至灰青色，水气干。每1kg卜芥加食盐12～15g。

3. **炒卜芥** 取净卜芥片或丝条与大米一起放入锅内同炒至米焦后，取出晾干，筛去米屑。贮干燥容器内，置阴凉干燥处。

【性味归经】味辛、微苦，性寒，大毒。

【功效主治】散结止痛，清热解毒。主治疮疡痈毒初起，瘰疬，流感，钩端螺旋体病，蜂窝组织炎，慢性骨髓炎，毒蛇咬伤，毒蜂蜇伤。现代临床用于治疗钩端螺旋体病，毒蛇咬伤等。

【用法用量】内服：煎汤，3~9g（鲜品30~60g。需炮制，宜煎2小时以上）。外用：适量，捣敷。

【使用注意】生品有大毒，禁作内服。内服需经炮制，且不可过量。外用宜慎，因本品外敷有致泡作用。中毒症状：皮肤接触汁液发生瘙痒；眼与茎液接触引起失明。误食茎或叶引起舌喉发痒、肿胀，流涎，肠、胃灼痛，恶心，呕吐，腹泻，出汗，惊厥，严重者窒息，心脏停搏而死亡。

【医家论述】《全国中草药汇编》："清热解毒，消肿止痛。主治钩端螺旋体病，肠伤寒，肺结核，支气管炎；外用治毒蛇咬伤，毒蜂螫伤，蜂窝组织炎。"

⊙ 白蔹《神农本草经》

【异名】兔核、白根、昆仑、猫儿卵、鹅抱蛋、见肿消、穿山老鼠、白水罐、山地瓜、铁老鼠、母鸡带仔、老鼠瓜薯、山栗子、八卦牛、白浆罐、野红薯、地老鼠、野蕃薯、母鸡抱蛋。

【来源】为葡萄科植物白蔹的块根。

【炮制】除去杂质，洗净，润透，切段或厚片，干燥。贮干燥容器内，置通风干燥处，防潮、防蛀。

【性味归经】味苦、辛，性微寒。归心、肝、脾经。

【功效主治】散结止痛，清热解毒，生肌敛疮。主治跌打损伤，外伤出血疮疡肿毒，瘰疬，烫伤，湿疮，温疟，惊痫，血痢，白带，肠风，痔漏。现代临床用于急、慢性菌痢等。

【配伍应用】

1. **白蔹配金银花**　白蔹味辛散能行，性微寒能清热，有清热解毒，散结止痛之功；金银花甘寒，清热解毒，散痈消肿，为治一切痈肿疔疮阳证的要药。两药配伍，能增强清热解毒散结的力量，促疮痈消散，用于热毒疮痈初起，肿硬疼痛不消者。

2. **白蔹配侧柏叶**　白蔹外用有清热解毒、生肌敛疮的功效，侧柏叶外用有清热凉血、收敛止血的功效，两药合用兼具清热活血止痛的功效，用于治水火烫伤之肿痛。

【用法用量】内服：煎汤，3~10g。外用：适量，研末撒或调涂。

【使用注意】脾胃虚寒及无实火者禁服；孕妇慎服。反乌头。

【医家论述】

1.《神农本草经》："主痈肿疽疮，散结气，止痛，除热，目中赤，小儿

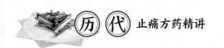

惊痫，温疟，女子阴中肿痛。"

2.《日华子本草》："止惊邪，发背、瘰疬、肠风、痔漏、刀箭疮、扑损。温热疟疾，血痢，汤火疮，生肌止痛。"

3.《本草经疏》："白蔹，苦则泄，辛则散，甘则缓，寒则除热，故主痈肿疽疮，散结止痛。盖以痈疽皆由荣气不从，逆于肉里所致；女子阴中肿痛，亦由血分有热之故；火毒伤肌肉，即血分有热；目中赤，亦血分为病，散结凉血除热，则上来诸苦，蔑不济矣。"

4.《本草汇言》："白蔹，敛疮也，拔疔毒之药也，此药甘苦寒平，故前主痈疽疮，散结止痛，未脓可消，已脓可拔，脓尽可敛。又治女子阴中肿痛，带下赤白，总属营气不和，血分有热者咸宜用之，敷贴服食，因病制作可也。"

⊙ **丽江山慈菇**《全国中草药汇编》

【异名】益辟坚、草贝母、土贝母、闹狗药、光慈菇、苦子、光苦子、光姑子。

【来源】为百合科植物山慈菇的鳞茎。

【炮制】取原药材，除去杂质。用时捣碎。贮干燥容器内，置阴凉通风处，防蛀、防霉。

【性味归经】味苦、微辛，性微温，有毒。

【功效主治】散结止痛。主治乳腺癌，鼻咽癌，唾腺肿瘤，瘰疬，皮肤肿块，痛风。

【用法用量】内服：研末，0.3 ~ 0.6g，同蜂蜜蒸。外用：适量，鲜品捣烂，醋调敷。

【使用注意】服用过量易中毒。年老体弱，尤其是肾、胃肠或心脏病患者慎服，孕妇禁服。

【医家论述】《全国中草药汇编》："镇痛，抗癌。主治痛风，乳癌，鼻咽癌，唾腺肿瘤。"

⊙ **荭草花**《本草纲目》

【异名】水荭花、何草花、狗尾巴花。

【来源】为蓼科植物荭蓼的花序。

【性味归经】味辛，性温。

【功效主治】止痛，行气活血，消积。主治头痛，心胃气痛，腹中痞积，痢疾，小儿疳积，横痃。

【用法用量】内服：煎汤，3~6g；或研末、熬膏。外用：适量，熬膏贴。

【医家论述】

1.《本草纲目》："散血，消积，止痛。"

2.《药性考》："（治）疼痛，痞积。"

3.《避水集验方》："治胃脘血气作痛，水荭花一大撮，水二钟，煎一钟服。"

4.《摘玄方》："治心气疼痛，水荭花为末，热酒服二钱。又法：男用酒水各半煎服，女用醋水各半煎服。"

5.《救急良方》："治脚气疼痛，水荭花，煮汁，浸之。"

⊙ 黄零陵香《全国中草药汇编》

【来源】为豆科植物黄香草木犀的全草。

【性味归经】味微甘，性平。

【功效主治】散结止痛，止咳平喘。主治淋巴结肿痛，肠绞痛，哮喘，支气管炎，创伤。

【用法用量】内服：煎汤，3~9g；或为粗末做成卷烟吸。外用：适量，熬膏敷。

【医家论述】《全国中草药汇编》："解痉止痛。主治哮喘，支气管炎，肠绞痛；外用治创伤，淋巴结肿痛。"

⊙ 蛴螬《神农本草经》

【异名】蟦、蟦蛴、应条、地蚕、识齐、杜齐、乳齐、土蚕、老母虫、核桃虫。

【来源】为鳃金龟科动物东北大黑鳃金龟及其近缘动物的幼虫。

【炮制】取原药材，除去杂质，洗净，干燥。饮片性状：蛴螬呈长圆形或弯曲成扁肾形。外表面棕黄色、棕褐色或黄白色。全体有轮节，头部较小，棕褐色或棕红色，有光泽，胸足3对，多已脱落。质较硬而脆，断面呈空泡状，可见常与外壁分离的棕色内含物。气微腥。贮干燥容器内，置阴凉干燥处，防虫蛀。

【性味归经】味咸，性微温，有毒。归肝经。

【功效主治】止痛，破瘀，散结，解毒。主治折伤瘀痛，痛风，血瘀经闭，癥瘕，破伤风，喉痹，痈疽，丹毒。现代临床用于治疗破伤风等。

【配伍应用】

1. 蛴螬配乳香 蛴螬味咸性温，能行血分，有破瘀散结，通痹止痛之功；乳香味辛苦性温，能活血行气止痛，又能化瘀伸筋蠲痹。两药配伍使用能增强活血祛瘀、蠲痹止痛的功效，用治历节痛风，昼静夜发，痛势剧烈者，方如《圣济总录》之蛴螬散。

2. 蛴螬配乌头 蛴螬味咸性温，行血分，能破瘀散结，通痹止痛；乌头味辛苦性温，能祛风除湿，散寒止痛。两药配伍应用兼具破瘀散结，祛风散寒而止痛的功效，用治瘀血阻络、筋脉失养而致的中风半身不遂、手足挛急、浑身疼痛，方如《圣济总录》之妙圣丸。

【用法用量】内服：研末，2～5g；或入丸、散。外用：适量，研末调敷，或用汁涂。

【使用注意】体弱者及孕妇禁服。

【医家论述】

1.《神农本草经》："主恶血血瘀，痹气，破折血在胁下坚满痛，月闭，目中淫肤，青翳白膜。"

2.《药性论》："汁滴目中，去翳障，主血，止痛。"

⊙ 鳝鱼皮《本草纲目》

【来源】为合鳃科动物黄鳝的皮。

【功效主治】散结止痛。主治乳房肿块，乳腺炎。

【用法用量】内服：焙干研末，黄酒冲服，每次3g，每日9g。

【医家论述】《水产品营养与药用手册》："治妇女乳房硬结疼痛，鳝鱼皮晒干烧灰，研末。饭前用温黄酒调服。每日3次，每次3g，10日为1个疗程。"

解毒止痛药

凡能清除毒邪而止痛的药物为解毒止痛药，适用于热毒、瘀毒、痰毒等阻遏气机而致的疔、疮、疖、肿、癥积等引起的疼痛。常用药物包括蟾酥、北豆根、金果榄等。如《本草求真·杂剂》说："蟾酥，味辛气温，有毒，能拔一切风火热毒之邪，使之外出。"

⊙ 土金耳环《新华本草纲要》

【异名】盘龙草、青叶细辛。

【来源】为马兜铃科植物山慈菇和红金耳环的全草。

【性味归经】味辛、微苦，性温。归肺、胃经。

【功效主治】祛风散寒，解毒止痛。主治感冒，胃痛，牙痛，跌打损伤，蛇咬伤。

【用法用量】内服：煎汤，3～6g。外用：适量，鲜草捣烂敷；或晒干研末撒。

【医家论述】《广西民族药简编》："治胃痛。"

⊙ 水枇杷《广西中草药》

【异名】水牛奶、红毛树、米花树、鼻涕果。

【来源】为猕猴桃科植物水东哥的根或叶。

【性味归经】味微苦，性凉。

【功效主治】疏风清热，止咳，止痛。主治风热咳嗽，麻疹发热，风火牙痛，尿路感染，白浊，白带，疮疖痈肿，骨髓炎，烫伤。

【用法用量】内服：根煎汤，10～15g。外用：叶适量，研末，香油调或制成药膏搽。

【医家论述】

1. 《广西中草药》："清热解毒，止痛，止咳。治风热咳嗽，风火牙痛，汤火伤。"

2. 《广西本草选编》："疏风清热，解毒止痛。"

⊙ 北豆根《中华人民共和国药典》（1995年版）

【异名】蝙蝠葛根、北山豆根、马串铃、狗骨头、野豆根、山豆根、黄根、黄条香、苦豆根、山豆秧根。

【来源】为防己科植物蝙蝠葛的根茎。

【炮制】取原药材，除去杂质及须根，大小条分开，浸泡6～7成透时，捞出，闷润至透，切厚片，干燥。

【性味归经】味苦，性寒，小毒。归肺、胃、大肠经。

【功效主治】清热解毒，消肿止痛，利湿。主治咽喉肿痛，风湿痹痛，痔疮肿痛，肺热咳嗽，痄腮，泻痢，黄疸，蛇虫咬伤。

【用法用量】内服：煎服，3～9g。治咽喉肿痛宜含于口中缓缓咽下。外

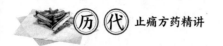

用：适量，研末调敷或煎水泡洗。

【使用注意】脾虚便溏者禁服。剂量不宜过大。

【医家论述】

1.《药材学》："清热解毒，消肿止痛，杀虫。一治喉痛喉风，外敷蛇咬、蜘蛛伤及痔疮肿痛。二为消炎药，治咽喉肿痛，发热，咳嗽，热痢，胃肠炎等。"

2.《东北常用中草药手册》："治咽喉肿痛，肺炎、支气管炎咳嗽，肠炎痢疾，绦虫。"

3.《内蒙古中草药》："抗癌。主治食道癌、胃癌等。"

4.《吉林中草药》："治咽喉肿痛，北豆根、射干各 3g。共研细末，吹入咽喉。"

5.《全国中草药汇编》："治牙痛，北豆根 9g，玄参、地骨皮各 6g，甘草 3g，水煎服。"

【按语】北豆根有良好的清热解毒及消肿止痛之功，为治咽喉肿痛、热毒较盛者之要药。另用于风湿痹痛，常与防己、独活、威灵仙等配合使用。

⊙ 田基黄《生草药性备要》

【异名】地耳草、斑鸠窝、雀舌草、合掌草、跌水草、七寸金、一条香、金锁匙、红孩儿、寸金草、田边菊、疹子草、光明草、莽壳草、小王不留行、细叶黄、观音莲、降龙草、七层塔、土防风、小元宝草、黄花仔、禾霞气、耳挖草、小田基黄、小还魂、小蚁药、小对叶草、八金刚草、蛇细草、对叶草。

【来源】为藤黄科植物地耳草的全草。

【炮制】取原药材，除去杂质及泥沙，喷淋清水，润软，切成小段，干燥。

【镇痛药理】研究田基黄抗痛风的作用，观察田基黄提取物对尿酸（MSU）所致大鼠足爪肿胀的影响；对 MSU 诱导家兔急性关节炎的影响；对次黄嘌呤所致小鼠高尿酸血症的影响；对小鼠扭体反应的影响及小鼠耳廓肿胀法观察田基提取物品抗炎、镇痛作用。结果表明，田基黄对 MSU 所致大鼠足爪肿胀有较好的抑制作用，能减轻 MSU 所致家兔急性关节炎炎症，降低高尿酸血症模型小鼠血尿酸值，有一定的抗炎作用，有一定镇痛作用。田基黄具有抗痛风作用，值得进一步研究开发。

【性味归经】味甘、微苦，性凉。归肝、胆、大肠经。

【功效主治】清热利湿，解毒，散瘀消肿，止痛。主治目赤肿痛，跌打损伤，湿热黄疸，泄泻，痢疾，肠痈，肺痈，痈疖肿毒，乳蛾，口疮，毒蛇咬伤。

【用法用量】内服：煎汤，15 ~ 30g，鲜品 30 ~ 60g，大剂可用至 90 ~ 120g；或捣汁。外用：适量，捣烂外敷，或煎水洗。

【医家论述】

1. 《四川中药志》（1979 年）："治跌打损伤肿痛，地耳草 30g，接骨木 30g。水煎，加酒少许兑服。"

2. 《安徽中草药》："治产后血瘀腹痛，地耳草 30g，炒山楂 9g，红花 6g，川芎 3g，炮姜 1.5g。煎服。"

参考文献

[1] 夏隆江，余晓红.田基黄抗痛风的实验研究 [J].中国药房，2007，18（24）：1858-1861.

⊙ 赤车使者《雷公炮炙论》

【异名】小锦枝、毛骨草、天门草、猴接骨、岩下青、拔血红、坑兰、风湿草、半边山、见血青。

【来源】为荨麻科植物赤车的全草及根。

【性味归经】味辛、苦，性温，小毒。

【功效主治】解毒止痛，祛风胜湿，活血行瘀。主治风湿骨痛，跌打肿痛，骨折，疮疖，牙痛，骨髓炎，丝虫病引起的淋巴管炎，肝炎，支气管炎，毒蛇咬伤，烧烫伤。

【用法用量】内服：煎汤，15 ~ 30g。外用：适量，鲜品捣敷；或研末调敷。

【医家论述】

1. 《浙江民间常用草药》："祛瘀，消肿，解毒，止痛。""治牙痛，赤车鲜全草 15g，鸡蛋 1 只。水煎，吃蛋和汤。"

2. 《福建药物志》："活血行瘀，消肿止痛。主治跌打损伤，骨折，急性关节炎，遗精，丝虫病引起淋巴管炎，外伤感染。"

3. 《湖北中草药志》："祛风活络，解毒止痛。用于风湿骨痛，跌打损伤，牙痛，疮疖，毒蛇咬伤等症。"

⊙ 金果榄《百草镜》

【异名】金畎榄、金苦榄、地胆、天鹅蛋、铜秤锤、金银袋、金榄、山慈菇、九龙胆、金狗胆、黄金古、金牛胆、金线吊葫芦、地苦胆、九牛子、青牛胆、苦地胆、金狮藤、九莲子、地蚕、破石珠、破岩珠、九牛胆、雪里开、青鱼胆。

【来源】为防己科植物金果榄的块根。

【炮制】取原药材，除去杂质，浸泡至七成透，切厚片，干燥。

【性味归经】味苦，性寒。归肺、胃经。

【功效主治】清热解毒，消肿止痛。主治咽喉肿痛，口舌糜烂，白喉，疟腮，热咳失音，脘腹疼痛，泻痢，痈疽疔毒，毒蛇咬伤。

【用法用量】内服：煎汤，3～9g；研末，每次 1～2g。外用：适量，捣敷或研末吹喉。

【使用注意】脾胃虚弱以及无热毒结滞者慎服。

【医家论述】

1. 《药性考》："解毒。咽喉痹急，口烂宜服。痈疽发背，焮赤疔疾，蛇蝎虫伤，磨涂痛伏。治目痛耳胀，热嗽，岚瘴，吐衄，一切外症效。"

2. 广州部队《常用中草药手册》："清热解毒，利咽止痛。治急性咽喉炎，扁桃体炎，热咳失音，菌痢，疔毒，跌打，蛇伤。"

3. 《陕西中草药》："治胃痛，腹痛，淋巴结结核，小儿急慢惊风。"

⊙ 金挖耳根《分类草药性》

【异名】野烟头。

【来源】为菊科植物金挖耳的根。

【性味归经】味微苦、辛，性平。

【功效主治】止痛，解毒。主治产后腹痛，水泻腹痛，牙痛，乳蛾。

【用法用量】内服：煎汤，6～15g；或捣烂冲酒。外用：适量，捣敷。

【医家论述】

1. 《分类草药性》："治一切小腹痛。血分通用。熬酒服。"

2. 《湖南药物志》："清热解毒，祛风杀虫。治水泻腹痛，产后血气痛。""治产后血气痛，金挖耳根 9g。捣烂，兑甜酒服。""治水泻腹痛：金挖耳根 9～15g。水煎服。"

3. 《重庆草药》："治牙齿痛（大牙痛），金挖耳根捣如泥，调合甜酒（苏糟汁），外敷腮上（在药外面涂少许稀泥）。

⊙ 瓶尔小草《植物名实图考》

【异名】独叶一枝枪、一枝箭、一枝枪、一矛一盾、矛盾草、拨云草、蛇头一支箭、独叶一支箭、蛇须草、独叶一枝蒿、蛇舌草、单枪一支箭。

【来源】为瓶尔小草科植物瓶尔小草的全草。

【性味归经】味甘，性微寒。归肺、胃经。

【功效主治】解毒镇痛，清热凉血，主治目赤肿痛，胃痛，跌打肿痛，肺热咳嗽，肺痈，肺痨吐血，小儿高热惊风，疔疮痈肿，蛇虫咬伤。

【用法用量】内服：煎汤，10～15g；或研末，每次3g。外用：适量，鲜品捣敷。

【医家论述】

1.《广西本草选编》："治胃热痛，肺结核潮热，（瓶尔小草）全草15～30g，水煎服；或用全草30g，研粉，开水冲服。"

2.《文山中草药》："治胃痛，小儿高热，瓶尔小草3～9g。水煎服，日服2次。"

⊙ 蝙蝠藤《本草纲目拾遗》

【异名】狗葡萄秧、小葛香、杨柳子棵、防己藤、黄攸香、什子苗、小青藤、黄根藤、金百脚、山地瓜秧、爬山秧子。

【来源】为防己科植物蝙蝠葛的藤茎。

【性味归经】味苦，性寒。归肝、肺、大肠经。

【功效主治】清热解毒，消肿止痛。主治腰痛，瘰疬，咽喉肿痛，腹泻痢疾，痔疮肿痛。

【用法用量】内服：煎汤，9～15g。外用：适量，捣敷。

【医家论述】

1.《本草纲目拾遗》："治腰痛，瘰疬。"

2.《陕西中草药》："清热解毒，消肿止痛。"

⊙ 蟾酥《本草衍义》

【异名】蟾蜍眉脂、蟾蜍眉酥、癞蛤蟆浆、蛤蟆酥、蛤蟆浆。

【来源】为蟾蜍科动物中华大蟾蜍或黑眶蟾蜍等近缘种的耳后腺分泌的白色浆汁加工而成。

【镇痛药理】观察比较蟾毒与蟾酥不同提取物的牙髓镇痛效果，方法采用以猫开口反射为疼痛指标的牙髓电刺激模型。结果表明，牙髓封药30分钟，蟾毒对牙痛阈值的增长率明显高于蟾酥乙醇提取物和氯仿提取物；封药 1 小时，蟾毒对牙痛阈值的增长率与蟾酥乙醇提取物无明显差别，但明显高于蟾酥氯仿提取物；封药 2 小时，对牙痛阈值的增长率，蟾毒与蟾酥乙醇提取物和氯仿提取物之间均无明显差异。结论提示：蟾毒的牙髓镇痛作用较强，起效快，其次为蟾酥乙醇提取物，蟾酥氯仿提取物作用较慢。

【炮制】

1. **蟾酥** 取原药材，捣碎研成细粉。

2. **酒蟾酥** 取原药材，捣碎，用白酒浸渍，不断搅动至呈稠膏状，干燥，粉碎。每蟾酥 10kg，用白酒 20kg。

3. **乳蟾酥** 取原药材，捣碎，用鲜牛奶浸渍，不断搅动至呈稠膏状，干燥，研粉。每蟾酥 10kg，用鲜牛奶 20kg。

【性味归经】味辛，性温，有毒。归心经。

【功效主治】消肿止痛，解毒辟秽。主治痈疽疔疮，咽喉肿痛，风虫牙痛，牙龈肿烂，痧症腹痛。

【配伍应用】

1. **蟾酥配寒水石** 蟾酥味辛性温，其性善行而散，解毒消肿止痛，寒水石清热泻火解毒，相配，用于治疗局部红肿疼痛，方如《外科正宗》蟾酥丸。

2. **蟾酥配牛黄、珍珠** 蟾酥能消一切风火热毒之邪，使之外出。牛黄、珍珠清热解毒，相配，用于喉痹、乳蛾、牙痛、牙疳等属风热痰火所致者，方如《喉科心法》之六神丸。

3. **蟾酥配麝香、雄黄** 蟾酥内服有辟秽解毒止痛，开窍醒神之功，《本经便读》谓其"善开窍辟恶搜邪"。麝香、雄黄开窍辟秽解毒，相配，用于痧症吐泻腹痛。对于夏季感受寒湿秽浊之气，误食不洁之物，腹痛吐泻，肢冷脉伏，甚则昏厥均有神效，方如《绛囊撮要》蟾酥丸。

【用法用量】外用：适量，研末调敷，或掺膏药内贴。内服：入丸、散，每次 0.015 ~ 0.03g。

【使用注意】外用不可入目，孕妇禁服。内服宜慎，过量可引起口唇发麻、上腹不适、恶心呕吐、头昏目糊、胸闷心悸、嗜睡多汗，甚则昏迷等不良反应。

【医家论述】

1. 《本草汇言》："蟾酥，疗疳积，消臌胀，解疔毒之药也。能化解一切瘀郁壅滞诸疾，如积毒、积块、积胀、内疔痈肿之证，有攻毒拔毒之功也。"

2. 《本草正》："治风、虫牙痛，以纸拈蘸少许点齿缝中。"

3. 《太平圣惠方》："治牙痛，蟾酥一字（汤浸研），麝香一字。上药和研为丸，如麻子大。每用一丸，以绵裹于痛处咬之，有涎即吐却。"

【按语】本品既解毒消肿止痛，又辟秽止痛，开窍醒神，故对于喉痹、乳蛾、牙痛、牙疳，痧症吐泻腹痛、恶性肿瘤等因火热毒、寒湿秽浊等所致的疼痛病均有良好效果。

参考文献

[1] 段建民，赵皿，陶静仪. 蟾毒与蟾酥提取物牙髓镇痛效果的比较研究 [J]. 牙体牙髓牙周病学杂志，1998，8（3）：168-170.

安神止痛药

凡能镇惊安神、除烦止痛的药物为安神止痛药，适用于神志不安、气机逆乱而致的心前区剧痛、头痛等疼痛。常用药物包括蛇含石、豆腐渣果、马蹄蕨等。如《浙江药用植物志》谓马蹄蕨："安神、止痛、祛风湿。治心烦不安，冠心痛。四肢风湿痹痛。"

⊙ 头顶一颗珠《中国药用植物志》

【异名】玉儿七、佛手七、黄花三。

【来源】为百合科植物延龄草及吉林延龄草的根茎。

【性味归经】味甘、微辛，性温，小毒。

【功效主治】止痛，镇静，活血，止血。主治眩晕头痛，腰腿疼痛，外伤出血，跌打损伤，高血压，神经衰弱，月经不调，崩漏。

【用法用量】内服：煎汤，6～9g；研末 3g。外用：适量，研末敷；或鲜品捣敷。

【使用注意】反枇杷芋、金背枇杷叶及猪油。

【医家论述】

1.《陕西中草药》："止血，镇痛，生肌，除风湿，消肿毒。主治外伤出血，各种腰痛，劳伤，跌打损伤，无名肿毒。"

2.《全国中草药汇编》："镇静止痛，止血，解毒。主治眩晕头痛，高血压病，神经衰弱，跌打损伤，腰腿疼痛，月经不调，崩漏；外用治疗疮。"

3. 《神农架中草药》："治神经性头痛，高血压头昏：头顶一颗珠 3 ~ 5 棵。水煎服，或研末同鸡蛋、白糖炖服。"

4. 《陕西中草药》："治腰痛，劳伤，玉儿七 3g。研末，凉开水冲服。"

⊙ 豆腐渣果 《云南思茅中草药选》

【异名】豆腐果。

【来源】为山龙眼科植物深绿山龙眼的果实。

【功效主治】止痛，安神。主治头痛，失眠。现代临床用于治疗血管性头痛，神经衰弱，神经衰弱综合征，三叉神经痛。

【用法用量】提取豆腐果苷，制成片剂。内服：25 ~ 75mg。

⊙ 鸡蛋果 《福建药物志》

【异名】土罗汉果、芒葛萨、洋石榴（云南）。

【来源】为西番莲科植物鸡蛋。

【性味归经】味甘、酸，性平。

【功效主治】安神止痛，清肺润燥，和血止痢。主治痛经，关节痛，咳嗽，咽干，声嘶，大便秘结，失眠，痢疾。

【用法用量】内服：煎汤，10 ~ 15g。

【医家论述】《全国中草药汇编》："清热解毒，镇痛安神。主治痢疾、痛经、失眠。"

⊙ 海狸香 《维吾尔药志》

【来源】为河狸科动物欧亚河狸及加拿大河狸的香囊分泌物。

【功效主治】镇惊止痛，通窍活络，清热解毒。主治目赤肿痛，四肢麻木，肢体瘫痪，手足搐搦，小儿惊风。

【用法用量】内服：研末冲，0.5 ~ 1g；或入丸散。

【医家论述】《中国动物药志》："具有芳香开窍，清热解毒，镇静，镇痛的功能。用于瘫痪，四肢麻木，筋扭痉挛，失眠健忘，小儿心慌易惊，手足抽搐，食少体倦，目赤痛等症。"

⊙ 铁龙穿石 《广西药用植物名录》

【异名】假里豆、黄胆树（海南）。

【来源】为豆科植物锈毛千斤拔的根或叶。

【性味归经】味苦、涩，性寒。

【功效主治】镇惊定痛，清热利湿。主治腹痛，神经痛，黄疸型肝炎，小儿高热惊厥，赤白痢疾。

【用法用量】内服：煎汤，9～15g。

⊙ 蛇含石《本草纲目》

【异名】蛇黄、蛇黄石。

【来源】为对硫化物类矿物黄铁矿（或白铁矿）结核或褐铁矿化黄铁矿结核。

【炮制】

1. **蛇含石** 取原药材，除去杂质，洗净，干燥，砸成小块或碾成粉末。生用以镇惊安神为主。

2. **煅蛇含石** 取净蛇含石，置适宜的容器内，用无烟武火加热煅至红透。取出放凉，碾碎。煅后以止血定痛为主。

3. **醋淬蛇含石** 取净蛇含石，置铁罐内，用无烟武火煅烧至红透，趁热醋淬，取出，干燥。每蛇含石100kg，用醋20kg。

【性味归经】味甘，性寒。归心包、肝经。

【功效主治】止血定痛，镇惊安神，主治胃痛，骨节酸痛，心悸，惊痫，肠风血痢，痈疮肿毒。

【用法用量】内服：煎汤，6～9g；或入丸、散。外用：适量，研末调敷。

【医家论述】

1. 《新修本草》："主心痛疰忤，石淋，产难，小儿惊痫。"

2. 《全国中草药汇编》："镇惊，止痛。主治惊风，癫痫，骨节酸痛。"

⊙ 斑花杓兰《中国本草图录》

【来源】为兰科植物紫点杓兰的花或全草。

【功效主治】镇静止痛，发汗解热。主治头痛，胃脘痛，神经衰弱，癫痫，小儿高热惊厥。

【用法用量】内服：煎汤，3～9g；或浸酒。

【医家论述】《长白山植物药志》："花之酊剂有很强的镇静作用，对各种神经、精神障碍，特别是癫痫有疗效。对儿童高烧所致的惊厥也有效，治头痛，上腹痛，并有发汗解热及利尿作用；茎治胃痛并能刺激食欲；茎与花可治疗癌症。"

⊙ 酸枣仁《名医别录》

【异名】枣仁、酸枣核。

【来源】为鼠李科植物酸枣的种子。

【镇痛药理】实验研究证实酸枣仁有止痛的作用，用热板法证明酸枣仁5g/kg注射于小鼠腹腔有镇痛作用，对小鼠无论注射或口服均有降温作用。临床也证明酸枣仁15g以上对头痛、胁痛、胃痛等有镇痛作用。

【炮制】

1. 酸枣仁　取原药材，除去杂质及核壳，洗净，晒干。

2. 炒酸枣仁　取净酸枣仁，置锅内，用文火加热炒至表面微鼓起，色微变深，有香气逸出时，取出放凉。用时捣碎。

3. 焦酸枣仁　取洁净的酸枣仁，置锅内，用武火加热炒至红黑色，取出，放凉。

4. 朱砂制酸枣仁　取净酸枣仁加水喷湿，与朱砂拌匀，晾干。每枣仁500kg，用朱砂面10kg。

【性味归经】味甘，性平。归心、肝经。

【功能主治】宁心安神，养肝，敛汗。主治虚烦不眠，惊悸怔忡，体虚自汗、盗汗。

【用法用量】内服：煎汤，6～15g；研末，每次3～5g；或入丸、散。

【使用注意】有实邪及滑泻者慎服。

【医家论述】

1.《神农本草经》："主心腹寒热，邪结气聚，四肢酸疼，湿痹。久服安五脏，轻身延年。""治心腹寒热，邪气结聚，酸痛血痹等证皆生用，以疏利肝、脾之血脉也。"

2.《名医别录》："主烦心不得眠，脐上下痛，血转久泄，虚汗烦渴，补中，益肝气，坚筋骨，助阴气，令人肥健。"

3.《得配本草》："收肝脾之液，以滋养营气。敛心胆之气，以止消渴。补君火以生胃土，强筋骨以除酸痛。"

参考文献

[1] 张仲源，李楠. 小议酸枣仁的止痛功能 [J]. 实用中医杂志，1997，（1）：39-40.

[2] 时振洲，刘树威，秦葵，等. 酸枣根与酸枣仁中枢抑制作用比较 [J]. 时珍国药研究，1996，7（4）：212-213.

特殊止痛药

　　另有一些止痛药物，不宜归于以上各类，概称为特殊止痛药。这些药物广泛适用于多种疼痛，如全身性疼痛、局部疼痛、手术治疗中的疼痛等。常用药物包括洋金花、徐长卿、蝎子草、茉莉根、藏茄等。《湖南药物志》谓蝎子草"止痛"，专治"风湿关节炎"。《本草纲目》引《本草会编·草部》谓茉莉根："以酒磨一寸服，则昏迷一日乃醒，……凡跌损骨节脱臼接骨者用此，则不知痛。"《湖南药物志》谓茉莉根："治龋齿痛，头顶痛。"《本草纲目·菜部》谓茄花："主治金疮牙痛。"

⊙ 三分三《中药形性经验鉴别法》

　　【异名】大搜山虎、野旱烟、野烟。

　　【来源】为茄科植物三分三、铃铛子、丽江山莨菪、赛莨菪、齿叶赛莨菪等的根或叶。

　　【炮制】取原药材，除去杂质，抢水洗净，捞出，晒干。

　　【性味归经】味苦、辛，性温，大毒。

　　【功效主治】解痉止痛，祛风除湿。主治胃痛，胆、肾、肠绞痛，风湿关节疼痛，腰腿痛，跌打损伤。

　　【用法用量】内服：煎汤，0.6～0.9g；或研末。外用：适量，研末酒调敷；或浸酒搽。

　　【使用注意】本品有大毒，慎服，青光眼患者禁服。

　　【医家论述】

　　1. 《云南中草药》："麻醉止痛，除湿祛瘀。"

　　2. 《西藏常用中草药》："解痉止痛。治胃痛，胆绞痛，急慢性肠胃炎。"

　　3. 《全国中草药汇编》："麻醉镇痛，祛风除湿。主治骨折，跌打损伤，关节疼痛，胃痛以及胆、肾、肠绞痛。"

　　4. 《中药形性经验鉴别法》："治胃痛，风湿痛，跌打损伤。每用（三分三）根叶0.9g，水煎服；或研末开水冲服；也可撒在膏药上贴患处。"

⊙ 九牛造茎叶《陕西中草药》

　　【来源】为大戟科植物湖北大戟的茎叶。

【性味归经】味甘、微苦，性凉，有毒。

【功效主治】定痛，止血，生肌。主治外伤出血，无名肿毒。

【用法用量】外用：适量，研末撒敷；或鲜品捣敷。

【医家论述】《陕西中草药》："止血，止痛，生肌。适用于外伤，无名肿毒。"

⊙ 大绿藤《云南中草药选》

【异名】痧症药。

【来源】为葡萄科植物光叶白粉藤的根或藤茎。

【性味归经】味辛，性温。

【功效主治】接骨，止痛。主治骨折，痧气腹痛。

【用法用量】外用：适量，捣敷。

【医家论述】《云南中草药选》："治骨折，鲜大绿藤半份，大麻药 2 份，接骨树 2 份。共捣烂，加 75% 乙醇调敷患处。"

⊙ 山麻杆《陕西中草药》

【异名】野火麻。

【来源】为大戟科植物山麻杆的茎皮及叶。

【性味归经】味淡，性平。归肝、肾、大肠经。

【功效主治】定痛，驱虫，解毒。主治腰痛，蛔虫病，狂犬、毒蛇咬伤。

【用法用量】内服：煎汤，3 ~ 6g。外用：适量，鲜品捣敷。

【医家论述】

1.《天目山药用植物志》："治劳伤腰部酸痛，（山麻杆）根皮、草桑根白皮各 21 ~ 24g，百节皮、牛人参各 15 ~ 18g。水煎，冲黄酒、红糖，早晚饭前各服 1 次。忌食酸、辣。"

2.《陕西中草药》："解毒，杀虫，止痛。主治疯狗咬伤，蛇咬伤，蛔虫病，腰痛。"

⊙ 天仙子《本草图经》

【异名】莨菪子、莨藤子、莨菪实、牙痛子、小颠茄子、米罐子、熏牙子。

【来源】为茄科植物莨菪、小天仙子的成熟种子。

【炮制】取原药材，除去杂质，筛去灰屑。

【性味归经】味苦、辛，性温，大毒。归心、肝、胃经。

【功效主治】解痉止痛，安心定痫。主治脘腹疼痛，风湿痹痛，风虫牙痛，跌打伤痛，喘嗽不止，泻痢脱肛，癫狂，惊痫，痈肿疮毒。

【用法用量】内服：煎汤，0.6~1.2g；散剂，0.06~0.6g。外用：适量，研末调敷；煎水洗；或烧烟熏。

【使用注意】本品有剧毒，内服宜慎，不可过量及连续服用。孕妇、心脏病、青光眼患者禁服。

【医家论述】

1.《神农本草经》："主齿痛出虫，肉痹拘急，使人健行，久服轻身，走及奔马，强志益力。"

2.《圣济总录》："治风湿痹痛，天仙子三钱（炒），大草乌头、甘草半两，五灵脂一两。为末，糊丸，梧子大，以螺青为衣。每服十丸，男子菖蒲酒下，女子芫花汤下。"

3.《太平圣惠方》："治妇人血风走注，腰胯脚膝疼痛：莨菪子一两，川乌头一两，附子一两。上件药捣细罗为散，以酒煎成膏，摊于帛上，于痛处贴之，多年者不过三上效。"

4.《性味归经论》："热炒止冷痢。主齿痛，虫牙孔，子咬之虫出。焦炒碾细末，治下部脱肛。"

5.《现代实用中药》："内服治喘息、胃痛、神经痛，用于剧烈咳嗽、百日咳、胃痉挛痛、三叉神经痛、呕吐、舞蹈病等。外用可治痔疾。"

【按语】本品止痛作用广泛。用于脘腹疼痛，风湿痹痛，跌打肿痛，牙痛等。用于胃肠痉挛、肾绞痛等引起的脘腹剧痛效果颇佳，可暂用本品单味研末或水煎服，能缓解痉挛而收止痛之效。治风湿痹痛，用本品止痛，若配入祛风湿、活血通络剂中，其效更佳。治跌打肿痛，用天仙子外敷，可消肿止痛。治牙痛，常用本品单味研末点牙痛处，亦可配细辛等水煎服；若龋齿疼痛，可用天仙子咬于痛处，或以之烧烟熏患处。

⊙ 马尿泡《青海常用中草药手册》

【来源】为茄科植物马尿泡的根及种子。

【性味归经】味苦、辛，性寒，有毒。

【功效主治】解痉止痛，消肿。主治胃痛，胆绞痛，急慢性胃肠炎，无名肿毒。

【用法用量】内服：煎汤，0.15~0.3g。外用：适量，煎水洗。

【使用注意】《陕甘宁青中草药选》："有毒，内服宜慎。"

【医家论述】《陕甘宁青中草药选》："镇痛消肿。主治消化道痉挛性疼痛，疮毒，癌瘤及皮肤病。"

⊙ 六轴子《饮片新参》

【异名】土连翘、山芝麻、闹羊花子、天芝麻、羊踯躅果、闹羊花头、八厘麻子。

【来源】为杜鹃花科植物羊踯躅的果实。

【镇痛药理】镇痛作用，六轴子有镇痛作用。电刺激小鼠尾法实验表明，粉剂的作用较浸剂、酊剂强。六轴子镇痛指数与阿片相似；与阿片不同的是：剂量增加，作用反有所减弱。

【性味归经】味苦，性温，有毒。

【功效主治】祛风燥湿，散瘀止痛，定喘，止泻。主治风寒湿痹，历节肿痛，跌打损伤，喘咳，泻痢，痈疽肿毒。

【用法用量】内服：研末，0.1 ~ 0.3g；煎汤，0.3 ~ 0.9g；或入丸、散；或浸酒。外用：适量，研末调敷。

【使用注意】本品有毒，内服宜慎；孕妇及体虚者禁服。

【医家论述】

1. 《本草从新》："治风寒湿痹，历节肿胀，扑损疼痛。"

2. 《中草药学》（南京药学院编）："蠲痹止痛，定喘止泻。主治风寒湿痹，喘咳，泻痢，跌打损伤。"

参考文献

[1] 赵国举，张覃休，吕富华. 闹羊花和八里麻的镇痛作用及毒性 [J]. 药学学报，1958，6（6）：337-340.

⊙ 瓦草《滇南本草》

【异名】白前、滇白前、青骨藤、大牛膝、九大牛、金柴胡。

【来源】为石竹科植物瓦草的根。

【性味归经】味苦、辛，性凉。归肝、肺、膀胱经。

【功效主治】镇痛，清热，利尿，化痰。主治跌打损伤，风湿疼痛，胃脘痛，热淋，肺热咳嗽，外伤出血，疮疖肿毒。现代临床用于治疗产后宫缩痛、手术后痛等各种疼痛。

【用法用量】内服：煎汤，9～15g；研末，1.5～3g。外用：适量，捣敷；或研末撒敷。

【医家论述】

1.《云南中草药》："止咳化痰，清热通淋，止痛。主治肺热咳嗽，热淋，外伤疼痛。""治外伤疼痛，每用（瓦草）3～6g，研末，冷开水吞服；或用根捣烂敷患处。"

2.《全国中草药汇编》："镇痛，止血，清热，利尿。治跌打损伤，风湿骨痛，胃腹疼痛，支气管炎，尿路感染；外用治外伤出血，疮疖肿毒。"

⊙ 巨紫堇《新华本草纲要》

【来源】为罂粟科植物巨紫堇的全草。

【性味归经】味苦，性寒。

【功效主治】镇痛镇静，抗菌消炎。主治各种疼痛。

【用法用量】内服：煎汤，3～6g；研末，1～2g。

⊙ 白屈菜《救荒本草》

【异名】地黄连、牛金花、土黄连、八步紧、断肠草、山西瓜、雄黄草、山黄连、假黄连、小野人血草、黄汤子、胡黄连、小黄连。

【来源】为罂粟科植物白屈菜的全草。

【镇痛药理】白屈菜主要有效成分是具有显著生理活性的多种异喹啉生物碱。李静等通过纳洛酮拮抗实验观察，证实白屈菜提取物有显著的镇痛抗炎作用。

研究还表明，白屈菜碱可明显减少 ip（腹腔注射）酒石酸锑钾引起小鼠扭体反应次数；提高热板法致小鼠疼痛反应的阈值；减少小鼠足底部 sc（皮下注射）福尔马林引起疼痛反应的积分，均呈现良好的剂量依赖关系，表明白屈菜碱有显著的镇痛作用。

【炮制】取原药材，除去杂质，抢水洗净，闷润，切成短段，干燥，过筛。贮干燥容器内，密闭，置阴凉干燥处。防潮。

【性味归经】味苦，性凉，有毒。

【功效主治】镇痛，止咳，利尿，解毒。主治胃痛，腹痛，肠炎，痢疾，慢性支气管炎，百日咳，咳嗽，黄疸，水肿，腹水，疥癣疮肿，蛇虫咬伤。

【用法用量】内服：煎汤，3～6g。外用：适量，捣汁涂；或研粉调涂。

【使用注意】本品有毒，用量不宜过大。中毒后会出现烦躁不安、意识障

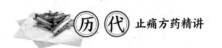

碍、谵语、血压升高等类似茛菪类药物中毒的表现。

【医家论述】

1. 《吉林中草药》："利尿，疏肝，止痛。治水肿，黄疸，肝硬化。外治肿瘤及蜂螫等。"

2. 《中国药用植物志》："治胃肠疼痛及溃疡。外用为疥癣药及消肿药，以生汁涂布之。"

3. 《陕西中药志》："治毒蛇咬伤，止疼消肿。"

4. 《北方常用中草药手册》："有镇痛，止咳，杀菌，利尿，解疮毒之功。治急慢性胃炎，胃溃疡，腹痛，泻痢，咳嗽，肝硬化腹水。"

5. 《全国中草药汇编》："治慢性胃炎，胃肠道痉挛性疼痛，白屈菜，橙皮。上药按 2∶1 比例，用 50% 乙醇浸泡，制成酊剂（每 1ml 含生药 200ml），每次 5ml，每日 3 次。"

6. 《文堂集验方》："治胃痛，久则成癌，白屈菜八分，蒲公英、刀豆壳各三钱。水煎服。"

参考文献

[1] 李静，田芳，李美艳，等.白屈菜提取物中生物碱的镇痛抗炎作用研究 [J].中国实验方剂学杂志，2013，19(8)：262-265.

[2] 何志敏，佟继铭，宫凤春.白屈菜碱镇痛作用研究 [J].中草药，2003，34（9）：838.

⊙ 回回蒜 《救荒本草》

【异名】水胡椒、蝎虎草、黄花草、土细辛、鹅巴掌、水杨梅、小桑子、糯虎掌、野桑椹、小回回蒜、鸭脚板、山辣椒、小虎掌草、青果草、水虎掌草、辣辣草。

【来源】为毛茛科植物回回蒜的全草。

【炮制】取原药材，除去杂质，用清水喷淋润透，切段，干燥，过筛。贮干燥容器内，专库（柜）保存，置阴凉干燥处。

【性味归经】味辛、苦，温，有毒。

【功效主治】镇痛，解毒退黄，截疟，定喘。主治牙痛，胃痛，风湿痛，肝炎，黄疸，肝硬化腹水，疮癣，牛皮癣，疟疾，哮喘。

【用法用量】外用：适量，外敷患处或穴位，皮肤发赤起泡时除去，或鲜草洗净绞汁涂搽，或煎水洗。内服：煎汤，3～9g。

【使用注意】本品有毒，一般供外用。内服宜慎，并需久煎。外用对皮肤刺激性大，用时局部要隔凡士林或纱布。

【医家论述】

1.《昆明民间常用草药》："治牙痛，将鲜品捣烂，取黄豆大，隔纱布敷合谷穴，左痛敷右，右痛敷左。"

2.《陕甘宁青中草药选》："治胃痛，溃疡病，野桑椹鲜草洗净捣烂；或加红糖调匀，置于洗净的有凹陷的橡皮瓶塞内倒翻贴于胃俞、肾俞2穴（或配肓门、梁丘、阿是穴），贴至微感灼痛（1~2小时）即取下。""治风湿性关节痛，腰痛，用野桑椹鲜草洗净捣烂，外敷痛点或关节附近穴位。"

⊙ 羊踯躅根《本草纲目》

【异名】山芝麻根、巴山虎、闹羊花根。

【来源】为杜鹃花科植物羊踯躅的根。

【镇痛药理】羊踯躅根治疗类性风湿关节炎效果显著。实验表明羊踯躅根对急性大鼠关节肿胀、兔毛细血管通透性和棉球肉芽肿有明显的抗炎作用，并与剂量相关。同时实验提示有一定的镇痛作用。

【炮制】洗净，切片，晒干。

【性味归经】味辛，性温，有毒。

【功效主治】散瘀止痛，祛风除湿，化痰止咳。主治风湿痹痛，痛风，咳嗽，跌打肿痛，痔漏，疥癣。

【用法用量】内服：煎汤，1.5~3g。外用：适量，研末调敷；煎水洗或涂擦。

【使用注意】本品有毒，不宜久服、过量，虚弱患者及孕妇禁服。

【医家论述】

1.《浙江药用植物志》："祛风，止咳，散瘀，止痛，杀虫。主治风湿痹痛，跌打损伤，神经痛，慢性气管炎，风湿性关节炎。""治类风湿关节炎，羊踯躅根3~9g，毛果杜鹃30g。水煎服。"

2.《医学集成》："治痛风走注，黄踯躅根一把，糯米一盏，黑豆半盏。酒、水各一碗煎，徐徐服，大吐大泄，一服便能动。"

3.《浙江民间草药》："治跌打损伤，关节风痛，羊踯躅根3g，土牛膝、大血藤、白茅根各9~12g。水煎服。"

4.《草药新纂》："止痛，治风痛及跌打损伤。"

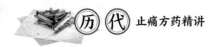
参考文献

[1] 曾凡波,孙仁荣,曲燕华,等.羊踯躅根药理作用研究 [J].中国中西医结合杂志,1995(S1):312-315,405.

⊙ 丽春花《本草纲目》

【异名】赛牡丹、锦被花、百般娇、蝴蝶满园春。

【来源】为罂粟科植物虞美人的全草或花、果实。

【性味归经】味苦、涩,性微寒,有毒。归肺、大肠经。

【功效主治】镇痛,镇咳,止泻。主治偏头痛,腹痛,咳嗽,痢疾。

【用法用量】内服:煎汤,花:1.5～3g;全草:3～6g。

【医家论述】

1.《新本草纲目》:"用作缓和、镇痛、催眠药。"

2.《中国药用植物图鉴》:"花煎剂为镇咳剂。"

3.《全国中草药汇编》:"镇咳,镇痛,止泻。主治咳嗽,腹痛,痢疾。"

⊙ 泡囊草《内蒙古中草药》

【异名】大头狼毒(内蒙古)。

【来源】为茄科植物泡囊草的全草。

【性味归经】味苦,性凉,有毒。

【功效主治】清热解毒。主治痈肿疮毒,咽喉肿毒,鼻渊,跨耳。

【用法用量】内服:煎汤,0.3～0.6g;或研末。

【医家论述】《内蒙古中草药》:"清热解毒,祛湿杀虫。主治中耳炎,鼻窦炎,咽喉肿痛,疮痈肿毒,头痛。"

⊙ 茄花《本草纲目》

【异名】紫茄子花。

【来源】为茄科植物茄的花。

【性味归经】味甘,性平。

【功效主治】止痛,敛疮,利湿。主治创伤,牙痛,妇女白带过多。

【用法用量】内服:烘干研末,2～3g。外用:适量,研末涂敷。

【医家论述】

1.《海上名方》:"治牙痛,秋茄花干之,旋烧研涂痛处。"

2. 《本草纲目》: "主治金疮牙痛。"

⊙ 茉莉根《本草纲目》

【来源】为木犀科植物茉莉的根。

【药理】小鼠热板法试验，表明本品乙醇浸出液有微弱镇痛作用。小鼠腹腔注射总碱 50mg/kg 后，表现出明显镇痛作用。茉莉根醇浸膏能够减少冰醋酸引起的小鼠扭体次数，具有一定的镇痛作用；能够使小鼠的自主活动次数减少，具有一定的镇痛作用，对戊巴比妥钠阈上剂量催眠有协同作用，具有一定的催眠作用。结论提示：茉莉根醇浸膏具有镇痛、催眠、镇静的作用，可对抗毒品依赖者戒毒过程中出现的戒断症状。该药对中枢神经系统具有抑制作用，对戒毒过程中出现的焦虑、烦躁、失眠、疼痛等戒断症状及迁延症状，可能有明显的中枢镇静、催眠及镇痛作用。

【性味归经】味苦，性热，有毒。归肝经。

【功效主治】麻醉，止痛。主治跌打损伤及龋齿疼痛，亦治头痛，失眠。

【用法用量】内服：研末，1～1.5g；或磨汁。外用：适量，捣敷；或塞龋洞。

【使用注意】内服宜慎。

【医家论述】

1. 《四川中药志》（1960 年）: "续筋接骨止痛：茉莉根捣绒，酒炒包患处。""拔牙时亦用以止痛。"

2. 《四川中药志》（1979 年）: "治骨折、脱臼、跌打损伤引起的剧烈疼痛，茉莉根 1g，川芎 3g。研细末，酒冲服。"

3. 《本草会编》: "以酒磨一寸服，则昏迷一日乃醒，二寸二日，三寸三日。凡跌损骨节脱臼接骨者用此，则不知痛。"（引自《本草纲目》）

4. 《湖南药物志》: "安眠，麻醉。治失眠，龋齿痛，头顶痛。"

参考文献

[1] 陈冀胜，郑硕. 中国有毒植物 [M]. 北京：科学出版社，1987：430.

[2] 李红，兰凤英，闫大勇，等. 茉莉根醇浸膏戒毒作用的前期研究 [J]. 白求恩医科大学学报，2001，27（3）：249-251.

[3] 王振学，王惕，胡凌歌，等. 中药茉莉根戒毒效果前期研究 [J]. 中国药物滥用防治杂志，2002（37）：41-42.

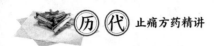

⊙ **闹羊花**《本草纲目》

【异名】羊踯躅花、踯躅花、惊羊花、老虎花、石棠花、黄喇叭花、水兰花、老鸦花、豹狗花、黄蛇豹花、三钱三、一杯倒、一杯醉、黄牯牛花、石菊花、黄杜鹃花、闷头花、山茶花、黄花花、雷公花、黄花女、毛老虎。

【来源】为杜鹃花科植物羊踯躅的花。

【镇痛药理】镇痛作用，用小鼠热板法、电击法和兔中枢神经系统总和法均证明闹羊花煎剂灌胃有显著镇痛作用，但其治疗指数低，安全范围较窄。闹羊花粉混悬剂 0.5g/kg 灌胃，电刺激鼠尾法测定，其镇痛百分率为 35%。此镇痛作用一般在用药后 30 分钟达高峰，约持续 2 小时；其浸剂和酊剂的效力不如混悬剂。木藜芦毒素 I ，电刺激鼠尾法证明其镇痛作用的最小效量为 0.5mg/kg，皮下注射 15 分钟达作用高峰，给药后 1 小时作用已消失。东莨菪碱可明显增强本毒素阈下剂量（0.25mg/kg）的镇痛作用，并延长其作用时间；阿托品也略加强本毒素的镇痛效果。从闹羊花中提取的单体 Rd II （未报道其化学性质和结构）也有较强的镇痛作用，小鼠腹腔注射镇痛作用的 ED_{50} 为 0.01mg/kg。

【炮制】取原药材，除去杂质及花梗，筛去灰屑。贮干燥容器内，置通风干燥处，防蛀。

【性味归经】味辛，性温，有毒。归肝经。

【功效主治】祛风除湿，定痛，杀虫。主治风湿痹痛，偏正头痛，跌仆肿痛，龋齿疼痛，皮肤顽癣，疥疮。

【用法用量】内服：研末，0.3～0.6g；煎汤，0.3～0.6g；或入丸、散；或浸酒。外用：适量，研末调敷，或鲜品捣敷。

【使用注意】本品有毒，不宜多服、久服。孕妇及气血虚弱者禁服。

【医家论述】

1.《神农本草经》："主贼风在皮肤中淫淫痛，温疟，恶毒，诸痹。"

2.《太平圣惠方》："治风湿痹，身体手足收摄不遂，肢节疼痛，言语蹇涩，踯躅花不限多少，酒拌蒸一炊久，取出晒干，捣罗为末。用牛乳一合，暖令热，调下一钱。"

3.《续传信方》："治风痰注痛，踯躅花、天南星。并生时同捣作饼，甑上蒸四五遍，以稀葛囊盛之，临时取焙为末，蒸饼丸梧子大。每服三丸，温酒下。腰脚骨痛，空心服；手臂痛，食后服。"

4.《性味归经纂要》："治风痛瘫痪诸酒方用其花。"

5.《科学的民间药草》："是麻醉药，能镇痉，镇痛。治气喘。"

6. 《浙江民间常用草药》："治神经性头痛、偏头痛，鲜闹羊花捣烂，外敷后脑或痛处 2~3 小时。"

7. 《海上仙方》："治风虫牙痛，踯躅一钱，草乌头二钱半。为末，化蜡丸豆大。绵包一丸，咬之，追涎。"

【按语】闹羊花能祛风湿，除风疾，止疼痛，是良好的麻醉药，又能镇痉镇痛，用于疼痛诸证。治风湿痹痛，可单用或入丸、散内服。治风痰走注疼痛，可配天南星同用，加强祛痰作用；治跌仆肿痛，单用外敷，或配泽兰同用，活血散瘀止痛。用于偏正头痛，单用或与祛风药同用内服或外敷均可。现代用本品配合金樱根浸酒内服，对于关节肿痛或运动障碍，具有止痛消肿，恢复关节活动的功效。单用或与川乌、草乌等配用，作麻醉镇痛。现代有用本品制成注射液穴位肌内注射，麻醉镇痛效果更可靠安全。

闹羊花的根也能消肿、止痛，可治跌打损伤、癣疮等；果实叫"六轴子""山芝麻"，作用强于花，能散瘀、消肿、止痛，治跌打损伤、痈疽疔毒。

参考文献

[1] 赵一.49 种中药镇痛作用的初步探讨 [J]. 军事医学杂志，1958，1（1）：25.

[2] 赵国举，张覃沐，吕富华，等.闹羊花和八里麻的镇痛作用及毒性 [J]. 药学学报，1958，6（6）：337.

[3] 张覃沐.乌头碱和闹羊花毒素的镇痛作用以及并用东莨菪碱和阿托品后的增强现象 [J]. 生理学报，1958（2）：98.

[4] 陈锦明，秦延年，舒伟.羊踯躅镇痛有效成分的研究Ⅲ、Rd-Ⅱ镇痛等的实验研究 [J]. 徐州医学院学报，1981，1（1）：6.

[5] 秦延年，陈锦明，舒伟，等.羊踯躅镇痛有效成分的研究Ⅰ——八厘麻 A 的制备及其作用 [J]. 徐州医学院学报，1980，1（2）：16.

⊙ **青胡桃果**《本草纲目》

【来源】为胡桃科植物胡桃未成熟的果实。

【性味归经】味苦、涩，性平。

【功效主治】止痛，乌须发。主治胃脘疼痛，须发早白。

【用法用量】外用：适量，搽须发。内服：煎汤，9~15g；或浸酒。

⊙ **洋金花**《药物图考》

【异名】曼陀罗花、蔓陀罗花、千叶蔓陀罗花、层台蔓陀罗花、山茄花、押不芦、胡茄花、大闹杨花、马兰花、风茄花、佛花、天茄弥陀花、洋大麻子花、关东大麻子花、虎茄花、风麻花、酒醉花、羊惊花、枫茄花、广东闹羊花、大喇叭花。

【来源】为茄科植物白曼陀罗、毛曼陀罗的花。

【镇痛药理】镇痛作用，洋金花具有很明显的镇痛作用，且在连续应用 6 天后未见耐受性。连续多次应用吗啡后，其镇痛作用出现明显耐受。洋金花明显阻止吗啡镇痛作用耐受性的发展，使同一剂量的吗啡仍然具有显著的镇痛作用。

洋金花制剂对马静脉滴注，用药后，痛觉减退或消失，针刺口唇、胸腹部皮肤和四肢末端皮肤，普遍无痛觉反射。个别马四肢下部微有痛感。

【炮制】

1. **洋金花** 取原药材，除去杂质及梗，筛去灰屑。

2. **制洋金花** 取姜汁和酒拌匀，喷入切碎的洋金花内，待其吸收，倒入 100℃热锅内，用文火炒至微焦。每洋金花 100kg，用生姜、白酒各 12kg。

【性味归经】味辛，性温，有毒。归肺、肝经。

【功效主治】平喘止咳，麻醉止痛，解痉止搐。主治哮喘咳嗽，脘腹冷痛，风湿痹痛，癫痫、惊风；外科麻醉。

【用法用量】内服：煎汤，0.3～0.5g，宜入丸、散用。如作卷烟分次燃吸，每日量不超过 1.5g。外用：适量，煎水洗；或研末调敷。

【使用注意】内服宜慎。外感及痰热喘咳、青光眼、高血压、心脏病及肝肾功能不全者和孕妇禁用。本品有毒，用量过大易致中毒，出现口干、皮肤潮红、瞳孔散大、心动过速、眩晕头痛、烦躁、谵语、幻觉甚至昏迷，最后可因呼吸麻痹而死亡。

【医家论述】

1. 《全国中草药汇编》："治风湿关节疼，曼陀罗花 30g，白酒 500g。将花放酒内泡半个月，每次饮半小酒盅（约 5ml），每日 2 次。"

2. 《广西本草选编》："治肌肉疼痛、麻木，洋金花 6g。煎水外洗。"

3. 《扁鹊心书》睡圣散："治（病）人难忍艾火灸痛，服此即昏睡不痛，亦不伤人，山茄花（八月收）、火麻花（八月收，"一说七月收"）。阴干，共研末。每服三钱，小儿只一钱，茶酒任下。一服后即昏睡，可灸五十壮，醒后再服再灸。"

4. 《全国中草药汇编》："治骨折疼痛，关节疼痛：曼陀罗全草晒干，研末，每服 0.03g。"

5.《生草药性备要》："少服止痛，通关利窍，去头风。"

6.《本草便读》："止疮疡疼痛，宣痹着寒哮。"

7.《内蒙古中草药》："定喘，止咳，祛风，止痛。主治关节痛，哮喘，咳嗽，胃肠痉挛，神经性偏头痛，蛇咬伤，跌打损伤。"

8.《全国中草药汇编》："主治支气管哮喘，慢性喘息性支气管炎，胃痛，牙痛，风湿痛，损伤疼痛，手术麻醉。"

【按语】洋金花能麻醉止痛，可广泛应用于多种疼痛疾病。如脘腹疼痛，风湿痹痛，跌打伤痛，手术麻醉。用于脘腹疼痛，可单味水煎或研末服。治风湿痹痛、跌打伤痛，可泡酒服，亦可配合川芎、当归、姜黄等活血止痛药同用或煎水洗浴。用于手术麻醉，古代早有使用，如《扁鹊心书》之睡圣散，以本品与火麻花等分为末，热酒调服，即昏睡不知痛。《世医得效方》则以本品作整骨止痛的麻药。近年来，以本品为主，配伍川芎、草乌等制成外科手术麻醉止痛剂。

参考文献

[1]. 刘振明，陈萍，衣秀义，等.洋金花对吗啡镇痛作用耐受性的影响 [J].时珍国药研究，1996，7（4）：210.

[2]. 陈金汉，刘苏玲，迟国成，等.洋金花制剂麻醉作用的动物试验 [J].中草药，1996，27（2）：101.

⊙ 迷迭香《本草拾遗》

【来源】为唇形科植物迷迭香的全草。

【炮制】5～6月采收，洗净，切段，晒干。

【性味归经】味辛，性温。

【功效主治】发汗，健脾，安神，止痛。主治各种头痛，防止早期脱发。

【用法用量】内服：煎汤，4.5～9g。外用：适量，浸水洗。

⊙ 鸦片《本草性味归经大全》

【异名】阿芙蓉、阿片。

【来源】为罂粟科植物罂粟果实中的乳汁经干燥而得。

【镇痛药理】实验研究表明，吗啡有显著的镇痛作用，并有高度选择性，镇痛时不但患者的意识未受影响，其他感觉亦存在。对持续性疼痛（慢性痛）效力胜过其对间断性的锐痛，如增加剂量对锐痛亦有效。其镇痛机制除提高痛阈外，对疼痛反应的改变也是一个重要因素，用吗啡后，痛刺激虽照旧感觉到，但紧张、恐惧、退缩等普遍应有的反应却已消失，患者痛而不苦。经常伴随疼痛的不愉快情绪若被取消，疼痛也就极易耐受。可待因的镇痛作用约为吗啡的 1／4。

内源性鸦片样物质的发现为痛觉生理的研究开辟了新的领域。针刺镇痛过程中是否有内源性鸦片样物质参与，这是针刺麻醉原理研究中的一个重要方面。研究证明，电针引起大鼠脑内内源性鸦片样物质含量升高，这种变化与针刺镇痛效果有平行关系，说明脑内的内源性鸦片样物质在针刺镇痛中可能起重要作用。内源性鸦片样物质与5-羟色胺是脑内存在的两类神经介质。它们在针刺镇痛过程中都起着十分重要的作用，功能上亦有着密切的联系。

【性味归经】味苦，性温，有毒。归肺、肾、大肠经。

【功效主治】止痛，涩肠，镇咳。主治心腹痛，久泻，久痢，咳嗽无痰。

【用法用量】内服：入丸、散，0.15～0.3g。

【使用注意】本品有成瘾性，禁长期服用。婴儿、孕妇及哺乳期、肺源性心脏病、支气管哮喘患者禁服。

【医家论述】

1.《古今医鉴》："治偏正头风，小肠气，一切气痛，咳嗽，喘急：阿芙蓉一分。用粳米饭同捣烂作丸，分作三丸，每服一丸，未效更进一丸，不可多服。偏头风，川芎汤下；正头风，羌活汤下；小肠气，川楝子汤下；一切气痛，木香磨酒下；咳嗽，生姜汤下；喘急，葶苈汤下。"

2.《本草求原》："性功同于粟壳，而止痢、止痛、行气之效尤胜。"

3.《本草省常》："暂服避风寒，解劳倦，固气涩精，止疼止泻。"

参考文献

[1] 张昌绍.药理学 [M].北京：人民卫生出版社，1965：190.

[2] 金荫昌.分子药理学 [M].天津：天津科学技术出版社，1990：444.

[3] 汤健，韩济生.电针镇痛时大鼠脑和垂体内鸦片样物质含量的变化 [J].科学通报，1979（3）：1095-1098.

[4] 李思嘉，汤健.中枢内源性鸦片样物质与5-羟色胺 [J].北京医学院学报，1980，12（3）：202-206.

⊙ **徐长卿**《神农本草经》

【异名】鬼督邮、石下长卿、别仙踪、料刁竹、钓鱼竿、逍遥竹、一枝箭、英雄草、料吊、土细辛、九头狮子草、竹叶细辛、铃柴胡、生竹、一枝香、牙蛀消、线香草、天竹、溪柳、蛇草、瑶山竹、黑薇、山刁竹、蛇利草、药王、对叶莲、上天梯、老君须、香遥边、摇边竹、摇竹消、三百根、寮刁竹、千云竹、痢止草、天竹香、一线香、马尾瑶道、观音竹、刁竹根、天竹根、寮竹细辛。

【来源】为萝藦科植物徐长卿的根及根茎，或带根全草。

【炮制】夏、秋季采收根茎及根，洗净晒干；全草晒至半干，扎把阴干。

【镇痛药理】镇痛作用。牡丹酚也可使小鼠痛阈高。但有人证明，除去牡丹酚的徐长卿药液也能延长疼痛反应时间，提高痛阈和镇痛率。

异牡丹酚亦具有明显的镇痛效应，其作用强度与牡丹酚相仿，大剂量异牡丹酚的作用强于牡丹酚，小剂量的作用较牡丹酚持久。此外，异牡丹酚的剂量效应关系较明显，可能是其生物利用度较好之故。

据药理研究表明，徐长卿内含黄酮普、丹皮酚、挥发油、糖类、氨基酸及少量生物碱、维生素和微量元素等成分，具有镇静、镇痛作用。

徐长卿提取物大、中、小剂量组 1 小时、1.5 小时镇痛阈值和中、小剂量组 2 小时镇痛阈值与对照组比较，无显著差异（$P>0.05$），而大剂量组 2 小时镇痛阈值与对照组比较，具有显著差异（$P<0.01$）；扭体法：大剂量组明显延长扭体反应潜伏期（$P<0.05$）；大剂量组和中剂量组均明显减少小鼠扭体次数（$P<0.05$ 或 $P<0.01$）。

【炮制】取原药材，除去杂质，抢水洗净，切段，阴干或低温干燥。

【性味归经】味辛，性温。归肝、胃经。

【功效主治】祛风除湿、行气活血，去痛止痒，解毒消肿。主治风湿痹痛，腰痛，脘腹疼痛，牙痛，跌仆伤痛，小便不利，泄泻，痢疾，湿疹，荨麻疹，毒蛇咬伤。

【配伍应用】

1. **徐长卿配威灵仙、木瓜** 徐长卿祛风除湿、行气活血、止痛，威灵仙、木瓜蠲痹舒筋止痛，相配伍，用于风寒湿痹，关节疼痛，筋脉拘挛。

2. **徐长卿配杜仲、续断** 徐长卿祛风除湿、行气活血、止痛，杜仲、续断补肝肾，强腰膝而止痛，相配，用于肝肾素虚，寒湿痹阻，腰膝酸软疼痛。

3. **徐长卿配高良姜、香附** 徐长卿行气活血止痛，高良姜、香附以温中散寒，理气止痛。相配，用于气滞寒凝，脘腹疼痛。

4. **徐长卿配川芎、当归** 徐长卿行气活血止痛，川芎、当归行气活血，调经止痛。相配，用于治疗气滞血瘀，经来腹痛。

5. 徐长卿配乳香、没药 徐长卿行气活血，消肿止痛，乳香、没药活血散瘀，消肿止痛。相配用于跌打伤痛。

【用法用量】内服：煎汤，3～10g，不宜久煎；研末，1～3g，或入丸剂，或浸酒。

【使用注意】体弱者慎服，孕妇慎服。

【医家论述】

1.《本草求原》："治跌打散瘀。"

2.《南京民间药草》："苗浸酒漱口，可治牙痛。"

3.《广西中药志》："驱寒，散瘀，止痛，解蛇毒。治腹痛，霍乱，跌打，蛇伤。"

4.《湖南药物志》："发表，解毒止痛，开胃。"

5.《吉林中草药》："利尿，强壮，镇静止痛，驱寒散瘀，解蛇毒，通络和血。治脚气，水肿，腹水，胀满，寒性腹痛。"

6.《福建民间草药》："治风湿痛：（徐长卿）根24～30g，猪赤肉120g，老酒60g。酌加水煎成半碗，饭前服，日2次。"

7.《安徽中草药》："治外伤肿痛，鲜徐长卿根、生栀子等量，同捣烂外敷；另用徐长卿9g，煎水，服时兑黄酒适量。"

【按语】徐长卿辛散温通，能祛邪而行气血，有良好的止痛作用，广泛用于风湿痹痛、脘腹疼痛、痛经、跌打伤痛及牙痛等症。近年来，本品亦常用以缓解癌肿及手术后疼痛，多制成注射剂使用。

参考文献

[1]《全国中草药汇编》编写组.全国中草药汇编（上册）[M]. 北京：人民卫生出版社，1975：699.

[2] 孙奋治，蔡鸣，楼凤昌. 徐长卿中3-羟-4-甲氧苯乙酮的镇痛抑制胃肠蠕动的作用[J]. 中国中药杂志，1993，18（6）：362.

[3] 叶水泉. 解毒止痛的徐长卿 [J]. 家庭中医药，2004（9）：8.

[4] 许青松，张红英，李迎年，等.徐长卿水煎剂抗炎及镇痛作用的研究[J]. 时珍国医药，2007，18（6）：1407-1408.

⊙ **莨菪叶**《科学的民间药草》

【异名】铃铛草、麻性草。

【来源】为茄科植物莨菪的叶。

【性味归经】味苦，性寒，大毒。

【功效主治】镇痛，解痉。主治脘腹疼痛，牙痛，咳嗽气喘。

【用法用量】内服：研末，0.1～0.16g；或混入烟叶内烧烟吸。

【使用注意】《内蒙古中草药》："内服慎用，心脏病、心力衰竭者忌用。"

【医家论述】

1. 《中国药用植物志》："为膀胱炎及淋病的镇痛剂；与泻药共用，可防止肠绞痛。"

2. 《东北药用植物志》："为镇痛及镇痉剂，治胃痛，神经痛，气喘等，亦用为催眠剂。"

3. 《内蒙古中草药》："镇痛，解痉，止泻。"

⊙ 接骨树皮《云南中草药选》

【异名】类梧桐、接骨树。

【来源】为马鞭草科植物思茅豆腐柴的根皮或茎皮。

【炮制】茎皮春季采收，根皮秋后采集，晒干。

【性味归经】味甘、微苦，性平。

【功效主治】止痛，接骨，止血。主治风湿骨痛，跌打损伤，骨折，外伤出血。

【用法用量】内服：煎汤，15～30g；或浸酒。外用：适量，捣敷；研末撒或调敷。

【医家论述】《全国中草药汇编》："舒筋活血，接骨镇痛，止血生肌。主治风湿骨痛，跌打损伤，骨折，外伤出血。"

⊙ 紫金龙《云南中草药》

【异名】豌豆七、串枝莲、黑牛膝、川山七、豌豆跌打、大麻药、野豌豆。

【来源】为罂粟科植物紫金龙的根。

【性味归经】味苦、辛，性凉，有毒。

【功效主治】镇痛，止血，降血压。主治神经性头痛，牙痛，胃痛，风湿关节痛等各种痛证，跌打损伤，外伤出血，产后出血不止，崩漏下血及高血压。现代临床用于治疗外伤疼痛，血管性头痛，偏头痛。

【用法用量】内服：煎汤，2～3g；或切片用开水泡服，3～5g；研粉冲服，0.5～1.5g；或泡酒服。外用：适量，研粉撒敷患处。

【使用注意】孕妇禁服。有报道服用该药浸膏片可致心律失常。

【医家论述】

1. 《中国民族药志》："治风湿，跌打，劳伤，紫金龙根 3～5g。炖肉或泡酒内服（傣族）。""治跌打疼痛，紫金龙 2～3g，配苏木、红花适量，煎服（阿昌族）。"

2. 《全国中草药汇编》："消炎，镇痛，止血，降压。治各种疼痛，跌打损伤，高血压。外用治外伤出血。""治胃痛，紫金龙 6g，白芍、防己各 3g，细辛 1.25g，共研细粉。每服 3g，每日 3 次。"

3. 《云南中草药》："止血止痛，清热消炎。"

4. 《云南思茅中草药选》："止血收敛，舒筋络，止痛。治神经性头痛，牙痛，关节痛，胃痛，痧症。"

⊙ 蓟罂粟子《新华本草纲要》

【来源】为罂粟科植物蓟罂粟的种子。

【功效主治】止痛，缓泻，催吐，解毒。主治疝痛，便秘，牙痛，梅毒。

【用法用量】内服：煎汤 2～4g。

【医家论述】《台湾药用植物志》："种子油治疝痛（台湾）"；"种子为催吐剂及泻剂，又种子作吸烟用治牙痛，种子亦为治梅毒之泻剂，鲜品之效最强，随干燥而减弱"。

⊙ 罂粟壳《宝庆本草折衷》

【异名】御米壳、米囊皮、米罂皮、粟壳、米壳、烟斗斗。

【来源】为罂粟科植物罂粟的干燥果壳。

【镇痛药理】镇痛作用，给小鼠药后 30、60、90 分钟时间点与正常对照组比较，罂粟壳水煎液组、盐酸吗啡片组、盐酸吗啡注射组痛阈均有提高（$P<0.05$），3 组间 3 个时间点痛阈提高无显著性差异（$P>0.05$）

【性味归经】味酸、涩，性微寒。归肺、肾、大肠经。

【功效主治】止痛，敛肺，涩肠，固肾。主治心腹及筋骨疼痛，久咳劳嗽，喘息，泄泻，痢疾，脱肛，遗精，白带。

【用法用量】内服：煎汤，3～10g；或入丸、散。止咳嗽，蜜炙用；止泻痢，醋炙用。

【使用注意】泻痢咳嗽初起，或久痢积滞未消者慎服。有毒，不宜过量服，婴儿尤易中毒。中毒时可出现昏睡、大汗、面色苍白、口唇发绀、瞳孔缩小、呼吸不规则等症状。易成瘾，不宜久服。

【医家论述】

1. 《本草求原》："头风痛有因肝虚不升，土无制而壅塞作痛者，宜于升散；有因肝气疏散太过而痛，服辛散反甚者，又宜此合乳香及首乌等降收。"

2. 《滇南本草图说》："止泻痢及脱肛，治遗精久咳，敛肺涩肠，止心腹筋骨诸痛。"

3. 《草药新纂》："止痛宁睡。"

4. 《现代实用中药》："适用于慢性衰弱之下痢、肠出血、脱肛，贫血拘挛之腹痛、腰痛、妇女白带。又用于慢性久咳嗽、肺结核、咳血、喘息等症。"

参考文献

[1] 王华伟，王文萍，高晶晶，等.罂粟壳与吗啡镇痛作用对比的实验研究 [J]. 辽宁中医杂志，2008，35（6）：941.

⊙ 醉马草《中国沙漠地区药用植物》

【异名】马绊肠、断肠草、醉马豆、勺草。

【来源】为豆科植物小花棘豆的全草。

【性味归经】味苦，性凉，有毒。

【功效主治】止痛镇静。主治关节疼痛，牙痛，神经衰弱，皮肤瘙痒。

【用法用量】内服：煎汤，1.5～3g（鲜者3～6g）。外用：适量，水煎洗；或揉烂塞患牙；或煎水含漱。

【使用注意】内服切勿过量，以免中毒。

【医家论述】

1. 《中国沙漠地区药用植物》："治关节痛，醉马草4.5g，杠柳皮（北五加皮）6g，地枸叶9g。水煎服。""治牙痛，醉马草4.5g，水煎含漱，漱后吐出；或取根少许揉烂咬在患牙处，勿咽下。"

2. 《全国中草药汇编》："麻醉，镇静，止痛。主治关节痛，牙痛，神经衰弱，皮肤瘙痒症。"

⊙ 藏茄《陕甘宁青中草药选》

【异名】七厘散、黑莨菪、樟柳柽、樟柳参。

【来源】为茄科植物山莨菪的根。

【性味归经】味苦、辛，性温，大毒。

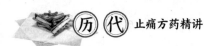

【功效主治】镇痛解痉。主治脘腹挛痛，痈疽肿痛，跌打损伤，急、慢性胃肠炎，胆道蛔虫症，胆石症，骨折。

【用法用量】内服：研末，0.3～0.5g；或酊剂，每次0.6～1.5ml，每日3次。外用：适量，研末撒或开水调敷。

【使用注意】本品有大毒，内服宜慎。孕妇禁服。

【医家论述】

1.《陕甘宁青中草药选》："治溃疡病，急、慢性胃肠炎，胃肠神经症，胆道蛔虫症，胆石症等引起的疼痛，藏茄根100g，研碎，加入70%乙醇适量……制成藏茄酊。每次0.6～1.5ml，每日量2～4.5ml。如配成合剂，藏茄酊60ml加水至1 000ml。每次10～15ml，每日2～3次内服。"

2.《云南中草药》："止血生肌，活血祛瘀，止痛。主治跌打损伤，外伤出血，骨折。"

止痛方剂索引

止痛中药索引